CB051216

ESPORTE PARALÍMPICO
DA ORGANIZAÇÃO AO ALTO RENDIMENTO

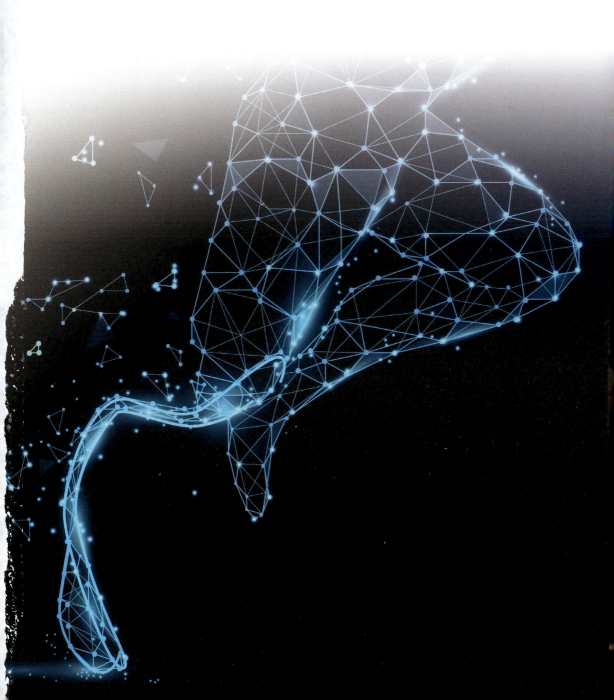

ESPORTE PARALÍMPICO
DA ORGANIZAÇÃO AO ALTO RENDIMENTO

Andressa Silva
Marco Túlio de Mello

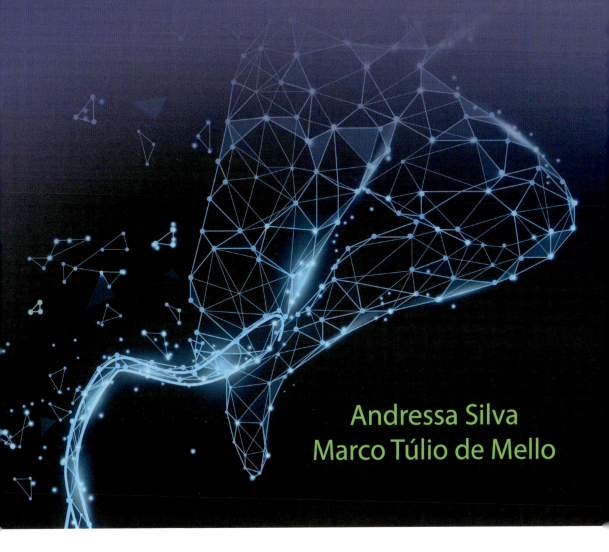

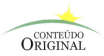

ESPORTE PARALÍMPICO – DA ORGANIZAÇÃO AO ALTO RENDIMENTO
Andressa Silva, Marco Túlio de Mello

Produção editorial: 3Pontos Apoio Editorial Ltda.
Revisão: Tânia Cotrim
Diagramação: 3Pontos Apoio Editorial Ltda.
Capa: 3Pontos Apoio Editorial Ltda.

© 2022 Editora dos Editores

Todos os direitos reservados. Nenhuma parte deste livro poderá ser reproduzida, sejam quais forem os meios empregados, sem a permissão, por escrito, das editoras. Aos infratores aplicam-se as sanções previstas nos artigos 102, 104, 106 e 107 da Lei nº 9.610, de 19 de fevereiro de 1998.

ISBN: 978-65-86098-48-8

Editora dos Editores

São Paulo: Rua Marquês de Itu, 408 - sala 104 – Centro.
(11) 2538-3117

Rio de Janeiro: Rua Visconde de Pirajá, 547 - sala 1121 – Ipanema.

www.editoradoseditores.com.br

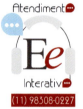

Impresso no Brasil
Printed in Brazil
1ª impressão – 2022

Este livro foi criteriosamente selecionado e aprovado por um Editor científico da área em que se inclui. A Editora dos Editores assume o compromisso de delegar a decisão da publicação de seus livros a professores e formadores de opinião com notório saber em suas respectivas áreas de atuação profissional e acadêmica, sem a interferência de seus controladores e gestores, cujo objetivo é lhe entregar o melhor conteúdo para sua formação e atualização profissional. Desejamos-lhe uma boa leitura!

Dados Internacionais de Catalogação na Publicação (CIP)
(Câmara Brasileira do Livro, SP, Brasil)

Esporte paralímpico : da organização ao alto rendimento / [editores] Andressa Silva, Marco Túlio de Mello. -- São Paulo : Editora dos Editores Eireli, 2021.

Vários colaboradores.
Bibliografia.
ISBN 978-65-86098-48-8

1. Esportes para pessoas com deficiência física 2. Esportes para pessoas com deficiência intelectual 3. Esportes para pessoas com deficiência visual 4. Jogos paralímpicos 5. Pessoas com deficiência - Reabilitação I. Silva, Andressa. II. Mello, Marco Túlio de.

21-75380   CDD-613.7087

Índices para catálogo sistemático:

1. Esporte paralímpico : Pessoas com deficiência física, visual e intelectual : Educação física   613.7087

Cibele Maria Dias - Bibliotecária - CRB-8/9427

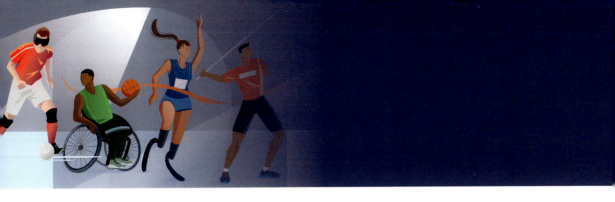

Sobre os Editores

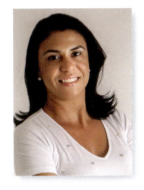

Andressa Silva

Graduada em Fisioterapia pela Universidade de Cruz Alta (UNI-CRUZ). Especialista em Fisioterapia Musculoesquelética pela Universidade São Marcos (UNIMARCO). Especialista em Fisioterapia Ortopédica e Traumatológica pela UNIMARCO. Mestre em Ciências pela Universidade Federal de São Paulo (UNIFESP). Doutora em Fisioterapia pela Universidade Federal de São Carlos (UFSCAR). Pós-Doutorado em Ciências do Esporte pela Universidade Federal de Minas Gerais (UFMG). Professora Adjunta do Departamento de Esportes, Orientadora de Mestrado e Doutorado nos Programas de Pós-Graduação em Ciências do Esporte e em Ciências da Reabilitação da Escola de Educação Física, Fisioterapia e Terapia Ocupacional da Universidade Federal de Minas Gerais (EEFFTO/UFMG). Coordenadora Geral do Centro de Estudos em Psicobiologia e Exercício CEPE/EEFFTO/UFMG. Coordenadora de Esporte Paralímpico do Centro de Treinamento Esportivo CTE/UFMG. Membro da Academia Paralímpica Brasileira do Comitê Paralímpico Brasileiro APB/CPB.

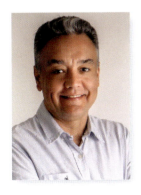

Marco Túlio de Mello

Graduação em Educação Física pela Universidade Federal de Uberlânia (UFU). Especialização em Atividade Física e Deficientes pela UFU. Doutorado em Psicobiologia pela Universidade Federal de São Paulo (UNIFESP). Pós-Doutorado em Psicobiologia pela UNIFESP. Professor Titular do Departamento de Esportes pela Escola de Educação Física, Fisioterapia e Terapia Ocupacional da Universidade Federal de Minas Gerais (EEFFTO/UFMG). Orientador de Mestrado e Doutorado em Ciências do Esporte da EEFFTO/UFMG. Coordenador Técnico-Científico do Centro de Estudos em Psicobiologia e Exercício CEPE/EEFFTO/UFMG. Membro da Academia Paralímpica do Comitê Paralímpico Brasileiro APB/CPB.

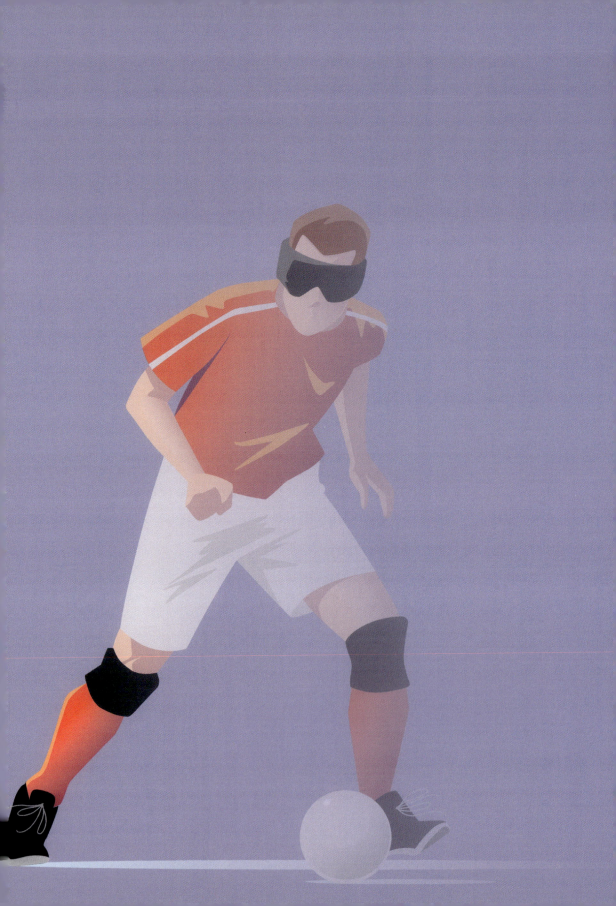

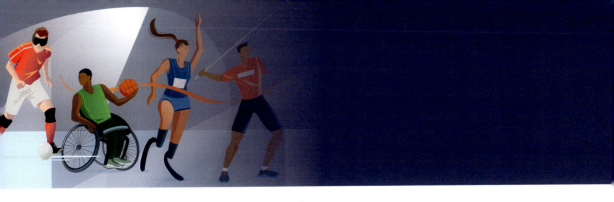

Sobre os Colaboradores

Alberto Martins da Costa
Graduado em Educação Física pela Universidade Federal de Uberlândia (UFU). Mestre em Ciências da Educação Física pela Universidade de Frankfurt, Alemanha. Doutor em Atividade Física Adaptada pela Universiade Estadual de Campinas (UNICAMP). Chefe da Delegação Paralímpica Brasileira em vários Campeonatos Mundiais, Jogos Parapan-americanos e Paralimpíadas. Atualmente é Diretor Técnico do Comitê Paralímpico Brasileiro (CPB).

Aline Ângela da Silva Cruz
Mestre em Ciências do Esporte e Especialização em Fisioterapeuta Neurofuncional pela Escola de Educação Física, Fisioterapia e Terapia Ocupacional da Universidade Federal de Minas Gerais (EEFFTO/UFMG). Formada em Fisioterapia pela Pontífica Universidade Católica de Minas Gerais (PUC-MG). Professora do Centro Universitário Estácio de Belo Horizonte. Colaboradora do Centro de Estudo em Psicobiologia e Exercício da Universidade Federal de Minas Gerais (CEPE/UFMG).

André Gustavo Pereira de Andrade
Graduado em Física e Doutor em Ciências do Esporte pela Universidade Federal de Minas Gerais (UFMG). Pesquisador na Área Científica da Biomecânica no Projeto Esporte Paralímpico de Alto Rendimento do Centro de Treinamento Esportivo da Universidade Federal de Minas Gerais (CTE/UFMG). Coordenador do Laboratório de Biomecânica da Escola de Educação Física, Fisioterapia e Terapia Ocupacional da Universidade Federal de Minas Gerais (EEFFTO/UFMG) e Vice-Presidente da Sociedade Brasileira de Biomecânica (SBB) auxiliando nas pesquisas e análises na Área de Biomecânica do Esporte.

Andrea Maculano Esteves
Profissional de Educação Física, Professora do Curso de Ciências do Esporte da Faculdade de Ciências Aplicadas da Universidade Estadual de Campinas (FCA/UNICAMP). Experiência em pesquisa (básica e clínica), na área de aspectos psicobiológicos, atuando principalmente nos seguintes temas: sono, distúrbios do sono, educação física adaptada e exercício físico.

Augusto Carvalho Barbosa

Mestrado e Doutorado em Educação Física pela Universidade Estadual de Campinas (UNICAMP). Experiência em biomecânica e análise de desempenho com atletas olímpicos e paralímpicos de nível mundial. Dirigente da Meazure Ciências do Esporte e atua como cientista do esporte no Comitê Paralímpico Brasileiro (CPB). Envolvido em diversos projetos de pesquisa com resultados disponíveis em diversas publicações internacionais.

Carla Patrícia da Mata

Graduada em Educação Física pela Universidade Federal de Juíz de Fora (UFJF). Especialista em Atividades Físicas e Esportivas para Pessoas com Deficiência (UFJF). Mestre em Desenvolvimento Humano e Tecnologias pela Universidade Estadual de São Paulo (UNESP-Rio Claro). Atua como Supervisora do Centro de Referência Paralímpico Brasileiro do Centro de Treinamento Esportivo da Universidade Federal de Minas Gerais (CRPB CTE/UFMG). É Coordenadora Nacional de Arbitragem de Goalball da Confederação Brasileira de Desportos de Deficientes Visuais (CBDV) e Membro do Subcomitê de Goalball da International Blind Sports Federation (IBSA).

Carlos Makleyton Caetano Schuchter

Bacharel em Educação Física pela Universidade Federal de Juíz de Fora (UFJF). Mestre em Exercício e Esporte da UFJF/UFV. Técnico de Atletismo Nível V do Centro de Referência Paralímpico Brasileiro do Centro de Treinamento Esportivo da Universidade Federal de Minas Gerais (CRPB CTE/UFMG).

Christopherson Dias Nascimento

Graduado em Educação Física pela Pontifícia Universidade Católica de Minas Gerais (PUC/MG). Pós-Graduado em Esporte e Atividade Física Inclusiva pela Universidade Federal de Juíz de Fora (UFJF). Técnico Nível III da Natação Paralímpica do Centro de Referência Paralímpico Brasileiro (CRPB) e Preparador Físico em natação e outros esportes.

Ciro Winckler

Professor-Associado da Universidade Federal de São Paulo (USP). Bacharel em Educação Física pela Faculdade de Educação Física da Universidade Estadual de Campinas (FEF/UNICAMP). Doutor em Educação Física pela UNICAMP. Docente do Programa de Pós-Graduação *Stricto Senso* em Ciências do Movimento Humano e Reabilitação. Participou de cinco edições de Jogos Paralímpicos (2000-2016). Membro do Conselho Gestor da Academia Paralímpica Brasileira (APB). Foi Coordenador de Alta Performance do Comitê Paralímpico Brasileiro, 2017-2019 (CPB).

Claudia Ridel Juzwiak

Nutricionista, Especialista em Nutrição e Esporte pela Associação Brasileira de Nutrição (ASBRAN). Mestre e Doutora em Ciências pela Universidade Federal de São Paulo (UNIFESP). Professora Associada do Departamento de Ciências do Movimento Humano da UNIFESP. Pós-doutora na Área de Antropologia da Alimentação pela Universitat de Barcelona. Pesquisadora da Academia Paralímpica Brasileira (APB).

Cristina Carvalho de Melo

Graduada em Educação Física e Administração. Doutoranda em Ciências do Esporte. Mestre em Estudos do Lazer. Especialista em Psicologia do Esporte. MBA em Gestão Estratégica de Projetos. Docente dos cursos de Educação Física, Fisioterapia e Psicologia da Faculdade UNA. Integrante do Laboratório de Psicologia do Esporte da Universidade Federal de Minas Gerais (LAPES/UFMG) e Membro da International Society of Sport Psychology (ISSP). Atuou e coordenou diversos projetos relacionados à saúde, bem-estar e capacitação profissional

Dalva Rosa dos Anjos

Mestre em Ciências do Esporte pela Universidade Federal de Minas Gerais (UFMG). Especialista em Educação Física e Esportes Adaptados pela Universidade Federal de Uberlândia (UFU). Graduada em Educação Física pela UFU. Professora no Centro Universitário de Sete Lagoas e Coordenadora do Curso de Educação Física desde 2011. Experiência no Treinamento e Arbitragem de Goalball e AFA.

Daniel Paduan Joaquim

Nutricionista. Especialista em Fisiologia do Exercício e Mestre em Ciências pela Universidade Federal de São Paulo (UNIFESP). Pesquisador da Academia Paralímpica Brasileira (APB). Foi nutricionista do Comitê Paralímpico Brasileiro entre 2013 e 2019. Nutricionista do atletismo nos Jogos Paralímpicos do Rio 2016 e da delegação brasileira nos Jogos Parapan-americanos de Lima 2019.

Danusa Dias Soares

Graduada em Educação Física pela Universidade Federal de Minas Gerais (UFMG). Mestre em Treinamento Esportivo pela UFMG. Doutora em Fisiologia pelo Instituto de Ciências Biológicas pela Universidade Federal de Minas Gerais (ICB-UFMG) e Estágio Sênior (pós-doutoral) em Fisiologia (Vrije Universiteit Brussels). Professora Titular de Fisiologia do Exercício do Laboratório de Fisiologia do Exercício (LAFISE)/Fisioterapia e Terapia Ocupacional (EEFFTO)/Universidade Federal de Minas Gerais (UFMG). Tem pesquisado nas áreas de Fisiologia Humana e do Exercício, principalmente nas temáticas: controle do metabolismo, neurotransmissão, fadiga e termorregulação.

Dawit Albieiro Pinheiro Gonçalves

Graduado em Educação Física pela Escola de Educação Física de Cruzeiro (ESEFIC). Especialista em Medicina Desportiva pela Faculdade de Medicina de Catanduva (FAMECA). Mestre e Doutor em Fisiologia pela Faculdade de Medicina de Ribeirão Preto da Universidade de São Paulo (FMRP-USP), Pós-Doutorado em Bioquímica e Fisiologia pela FMRP-USP e Biologia Molecular pela Università di Padova. Professor de Fisiologia do Exercício pelo Laboratório de Fisiologia do Exercício (LAFISE)/Fisioterapia e Terapia Ocupacional (EEFFTO)/Universidade Federal de Minas Gerais (UFMG). Fisiologista do Exercício (CRPB-CTE-UFMG). Tem pesquisado os mecanismos biológicos de remodelamento muscular esquelético.

Eduardo Stieler

Graduado em Educação Física – Licenciatura e Bacharel pela Horus Faculdades. Mestre em Ciências do Esporte pela Universidade Federal de Minas Gerais (UFMG). Membro Pesquisador do Centro de Estudos em Psicobiologia e Exercício (CEPE) e da Academia Paralímpica Brasileira do Comitê Paralímpico Brasileiro (APB/CPB).

Elke Lima Trigo

Bacharel em Esporte e Mestre pela Escola de Educação Física e Esporte da Universidade de São Paulo (EEFE-USP). Doutoranda na Universidade Federal de São Paulo (UNIFESP) com pesquisa na área do esporte paralímpico. Membro da Academia Paralímpica Brasileira do Comitê Paralímpico Brasileiro (APB-CPB). Docente no Centro Universitário SENAC. Foi coordenadora do curso de Pós-graduação em Esporte Adaptado da Universidade Gama Filho (UGF). Árbitra Internacional de Para natação WPS-IPC.

Filipe Lopes Barboza

Graduação em Educação Física pela Universidade da Cidade (UniverCidade). Especialização em Atividades Físicas e Esportes para Pessoas com Deficiência pela Universidade Federal de Juiz de Fora (UFJF). Coordenador no Departamento de Esporte Escolar do Comitê Paralímpico Brasileiro (CPB).

Flavia Rodrigues da Silva

Graduação em Nutrição pelo Centro Universitário Newton Paiva. Mestrado em Neurociências pela Universidade Federal de Minas Gerais (UFMG). Doutorado em Ciências pela UFMG. Pós-Doutorado em Bioquímica pela UFMG. Pós-Doutorado em Ciências Farmacêuticas pela UFMG. Pós-Doutorado em Ciências Aplicadas à Saúde pela Universidade Federal de Sergipe (UFS). Pós-Doutorado em Biotecnologia Farmacêutica pela UFMG e Membro colaborador do Centro de Estudos em Psicobiologia e Exercício – (CEPE)/Escola de Educação Física, Fisioterapia e Terapia Ocupacional (EEFFTO)/Universidade Federal de Minas Gerais (UFMG).

Franco Noce

Graduado em Educação Física e Psicologia. Mestre em Educação Física e Doutor em Ciências/Psicobiologia. Professor efetivo do Programa de Pós-graduação em Ciências do Esporte da Universidade Federal de Minas Gerais (UFMG). Membro do Managing Council da International Society of Sport Psychology (ISSP). Coordenador da Psicologia do Esporte do Centro de Treinamento Esportivo da Universidade Federal de Minas Gerais (CTE/UFMG). Atuou como psicólogo do esporte em diversas equipe e seleções nacionais.

Guilherme Menezes Lage

Bacharel e Mestre em Educação Física. Doutor em Neurociências. Prof. Adjunto IV da Universidade Federal de Minas Gerais (UFMG).

Gustavo de Oliveira Zanetti

Graduando em Educação Física pela Universidade Federal de Minas Gerais (UFMG) e aluno de iniciação científica do Laboratório de Fisiologia do Exercício (LAFISE). Bolsista do Programa de Monitoria da Graduação na disciplina de Fisiologia do Exercício. Estagiário em Treinamento Esportivo (natação) no Centro de Treinamento Esportivo (CTE) da UFMG. Atleta federado de natação (Mackenzie). Ilustrador digital. Pesquisador das adaptações do organismo ao treinamento físico em ambiente quente.

Gustavo Ramos Dalla Bernardina

Graduado e Mestre em Educação Física pela Universidade Federal de Viçosa (UFV). Assistente técnico da natação paralímpica do Centro de Referência Paralímpico Brasileiro (CTPB), desenvolvido no Centro de Treinamento Esportivo da Universidade Federal de Minas Gerais (CTE/UFMG). Integrante do Laboratório de Biomecânica da Escola de Educação Física, Fisioterapia e Terapia Ocupacional da Universidade Federal de Minas Gerais (EEFFTO/UFMG). Colaborador na área científica do projeto Esporte Paralímpico de Alto Rendimento do CTE/UFMG, auxiliando nas pesquisas e análises na área de Biomecânica do Esporte.

Hans Joachim Karl Menzel

Coordenou o Laboratório de Biomecânica (Biolab/UFMG) de 1998 a 2005. Foi Presidente da Sociedade Brasileira de Biomecânica (SBB) e organizou o X Congresso Brasileiro de Biomecânica, realizado em 2003 e trouxe pela primeira vez para a América Latina o Congresso Internacional de Biomecânica do Esporte (ISBS) em 2007.

Heloísa Pereira Pancotto Ruy

Profissional da Educação Física, Bacharel em Ciências do Esporte pela Faculdade de Ciências Aplicadas e Mestre pela Faculdade de Educação Física na Universidade Estadual de Campinas (UNICAMP). Tem experiência em pesquisa na área do esporte adaptado e Paralímpico, atuando principalmente nos seguintes temas: sono, exercício físico e políticas públicas.

Henrique de Araújo Andrade

Graduando em Educação Física pela Universidade Federal de Minas Gerais (UFMG) e Membro do Centro de Estudos em Psicobiologia e Exercício do Centro de Estudos em Psicobiologia e Exercício (CEPE)/ Escola de Educação Física, Fisioterapia e Terapia Ocupacional (EEFFTO)/Universidade Federal de Minas Gerais (UFMG).

Hesojy Gley Pereira Vital da Silva

Mestrado e Doutorado pela Faculdade de Ciências Médicas da Universidade Estadual de Campinas (UNICAMP). Membro da Sociedade Brasileira de Ortopedia e Traumatologia (SBOT). Membro da Sociedade Brasileira de Medicina do Esporte e do Exercício (SBMEE). Vice-Presidente da Sociedade Paulista de Medicina do Esporte e Exercício (SPAMDE). Coordenador de Saúde de Centro de Treinamento Paralímpico Brasileiro (CTPB).

Ingrid Ludimila Bastos Lôbo

Doutoranda em Ciências do Esporte (UFMG). Mestre em Educação Física Universidade Federal de Minas Gerais (UFMG) e Especialista em Esportes e Atividades Físicas Inclusivas pela Universidade Federal de Juiz de Fora (UFJF). Licenciada e Bacharelada em Educação Física UFMG. Professora do Departamento de Ciências do Movimento Humano da Universidade do Estado de Minas Gerais (UEMG). Coordenadora do Grupo de Pesquisa em Psicologia do Esporte e Comportamento Motor (GEPECOM/UEMG). Colaboradora do Núcleo de Pesquisas em Atividades Paradesportivas (NPAP/UEMG) e do Centro de Estudos em Psicobiologia do Exercício (CEPE/UFMG).

Isadora Grade

Mestranda em Ciências do Esporte pela Universidade Federal de Minas Gerais (UFMG). Licenciada e Bacharelada em Educação Física pela Horus Faculdade.

Jacqueline Martins Patatas

Graduada em Educação Física pela Universidade Federal de Uberlânida (UFU). Mestre em Atividade Física Adaptada pela Universidade Estadual de Campinas (UNICAMP). Doutora em Movement and Sport Sciences com ênfase em Gestão e Políticas do Esporte aplicada ao Esporte Paralímpico pela Vrije Universiteit Brussel, Bélgica. Pós-doutorado na UNESCO Chair Research Centre, Irlanda. Publicações na área da Educação Física Adaptada, Esporte Paralímpico, Desenvolvimento de Atletas e Gestão do Esporte.

João Roberto Ventura de Oliveira

Doutorando e Mestre em Ciências do Esporte pela Universidade Federal de Minas Gerais (UFMG). Especialista em Treinamento Esportivo pela UFMG. Bacharel e Licenciado em Educação Física pelo Centro Universitário de Belho Horizonte (Uni-BH). Professor na Universidade do Estado de Minas Gerais (UEMG). Coordenador do Núcleo de Pesquisas em Atividades Paradesportivas (NPAP). Membro do Grupo de Pesquisa em Psicologia do Esporte e Comportamento Motor (GEPECOM).

Jonas Rodrigo Alves Pereira Freire

Licenciado em Educação Física e Bacharel em Treinamentos em Esportes pela Universidade Estadual de Campinas (UNICAMP). Mestrando em Atividade Física Adaptada na UNICAMP. Atualmente atua como Diretor Técnico Adjunto do Comitê Paralímpico Brasileiro (CPB).

Juliana Melo Ocarino

Fisioterapeuta. Mestre e Doutora em Ciências da Reabilitação pela Universidade Federal de Minas Gerais (UFMG). Professora do Curso de Fisioterapia e do Programa de Pós-graduação em Ciências da Reabilitação pela UFMG. Coordenadora da Fisioterapia do Centro de Treinamento Esportivo da UFMG. Membro da Comissão Científica da Associação Brasileira de Pesquisa e Pós-Graduação em Fisioterapia (ABRAPG-FT). Mentora da Formação em Raciocínio Clínico pela Fisioconsult. Belo Horizonte, Minas Gerais. Experiência com pesquisa, ensino e atuação na área de fisioterapia musculoesquelética e esportiva.

Kamila Teixeira
Fisioterapeuta do Comitê Paralímpico Brasileiro (CPB). Mestranda em Saúde Baseada em Evidências pela Escola Paulista de Medicina da Universidade Federal de São Paulo (UNIFESP/EPM); Especialista em Ortopedia e Traumatologia pela UNIFESP/EPM. Especialista em Fisiologia do Exercício e Biomecânica da Faculdade de Medicina da Universidade de São Paulo (FMUSP).

Kevin Augusto Farias de Alvarenga
Médico, Residente em Pediatria no Hospital das Clínicas da Universidade Federal de Minas Gerais (HC-UFMG). Mestrando em Saúde da Criança e do Adolescente na UFMG.

Larissa Santos Pinto Pinheiro
Doutoranda e Mestre pelo Programa de Pós-Graduação em Ciências da Reabilitação da Universidade Federal de Minas Gerais (UFMG). Fisioterapeuta do Centro de Treinamento Esportivo (CTE-UFMG).

Lidiane Aparecida Fernandes
Mestre e Doutora em Ciências do Esporte pela Universidade Federal de Minas Gerais UFMG). Graduada em Educação Física pela Universidade Federal de Viçosa (UFV). É Membro do Núcleo de Neurociências do Movimento. Professora do Departamento de Educação Física da Universidade Federal de Juiz de Fora (UFJF), Campus Avançado de Governador Valadares. Desenvolve estudos na perspectiva do Comportamento Motor atuando principalmente nos temas: Controle Motor, Atividade Física Adaptada e Ensino da Natação.

Lucas Alves Facundo
Mestre em Ciências do Esporte pela Universidade Federal de Minas Gerais (UFMG). Bacharel em Educação Física pela UFMG. Faz parte da comissão técnica da Seleção Brasileira de Futebol para Amputados e da Associação Mineira de Desportos para Amputados atuando na mesma modalidade. Possui trabalhos em relação à formação de treinadores no esporte paralímpico.

Luciano Sales Prado
Graduado em Educação Física pela Universidade Federal de Minas Gerais (UFMG). Doutorado e Pós-Doutorado em Fisiologia do Exercício pela Universidade de Konstanz. Fisiologista do Exercício do Clube Atlético Mineiro. Professor-Associado de Fisiologia do Exercício pela UFMG. Professor convidado do Programa Internacional de Pós-Graduação em Ciências do Esporte da Universidade de Konstanz. Diretor e Coordenador Técnico-Científico do Centro de Treinamento Esportivo (CTE) da UFMG.

Luísa de Sousa Nogueira Freitas

Mestre em Ciências do Esporte pela Universidade Federal de Minas Gerais (UFMG). Especialização em Movimento Humano pela Faculdade Delta. Formada em Fisioterapia pela Universidade de Itaúna. Atuação Profissional em Fisioterapia Esportiva, com foco em reabilitação, retorno ao esporte e trabalho preventivo de lesões em atletas profissionais e amadores.

Luiz Gustavo Teixeira dos Santos

Doutor em Atividade Física Adaptada pela Faculdade de Educação Física da Universidade Estadual de Campinas (UNICAMP). Fisiologista da Seleção Brasileira de Paracanoagem (2014-2018). Atualmente pertence ao Laboratório de Alta Performance Comitê Paralímpico Brasileiro (CPB). Autor de artigos científicos publicados em revistas internacionais como Revista Andaluza de Medicina del Deporte e Medicine and Science in Sports and Exercise.

Maicon Rodrigues Albuquerque

Graduado em Educação Física pelo Centro Universitário de Belo Horizonte (UNIBH). Mestrado em Ciências do Esporte pela Universidade Federal de Minas Gerais (UFMG). Doutorado em Medicina Molecular pela UFMG. Docente permanente em nível de mestrado e doutorado no Programa de Pós-Graduação em Ciências do Esporte e na Pós-Graduação em Psicologia: Cognição e Comportamento, ambos pela UFMG.

Marcelo Danillo Matos dos Santos

Licenciatura em Educação Física pela Faculdade Estácio de Sergipe. Bacharel em Educação Física pela Universidade Tiradentes. Mestre em Educação Física pela Universidade Federal de Sergipe (UFS). Técnico Nível III de Para halterofilismo do Comitê Paralímpico Brasileiro (CPB). Treinador de Para halterofilismo do Centro de Treinamento Esportivo da Universidade Federal de Minas Gerais (UFMG).

Marcelo de Melo Mendes

Graduado em Psicologia pelo Centro Universitário Newton Paiva e Educação Física pela Universidade Federal de Minas Gerais (UFMG). Especialista em Treinamento Esportivo pela UFMG e Mestre em Educação pela Universidade Vale do Rio Verde (UNINCOR). Graduado 5º dan no Judô.

Márcio Vidigal Miranda Júnior

Licenciatura e Bacharelado em Educação Física pela Faculdade de Educação Física e Desportos – Universidade Federal de Juiz de Fora (UFJF). Especialista em Ciências do Treinamento Desportivo pela UFJF. Mestre em Educação Física pela Universidade Federal de Juiz de Fora UFJF. Discente de Doutorado em Ciências do Esporte pela Universidade Federal de Minas Gerais (UFMG).

Marco Antônio Alves

Graduação em Fisioterapia pelo Centro Universitário de Brasília (CEUB). Graduação em Educação Física pela Universidade Metropolitana de Santos (UNIMES). Mestre em Ciência da Reabilitação Neuromotora pela Universidade Bandeirantes (UNIBAN). Doutorando do Setor de Neuro Sono pela Universidade Federal de São Paulo (UNIFESP). Classificador da Internacional Wheelchair Basketball (IWBF). Membro do Ambulatório de Esporte Adaptado da UNIFESP. Colaborador do Comitê Paralímpico Brasileiro (CPB). Docente pela Universidade Santa Cecília (UNISANTA). Sócio Fundador e atual Vice-Presidente da Sociedade Nacional de Fisioterapia Esportiva e da Atividade Física (SONAFE).

Mauro Melloni

Graduado em Fisioterapia pela Pontifícia Universidade Católica de Campinas (PUC). Especialista em Fisioterapia Musculoesquelética pelo Centro Universitário Unimetrocamp. Especialista em Bioquímica do Exercício, Fisiologia, Treinamento e Nutrição Esportiva pela Universidade Estadual de Campinas (UNICAMP). Mestre em Ciências Médicas pela Faculdade de Ciências Médicas da UNICAMP. Doutor em Saúde da Criança e do Adolescente da Faculdade de Ciências Médicas da UNICAMP. Primeiro Tenente R2 Fisioterapeuta do Exército Brasileiro. Coordenador do Serviço de Fisioterapia do Comitê Paralímpico Brasileiro (CPB) e Fisioterapeuta do Paratletismo.

Mirtes Stancanelli

Nutricionista. Mestre em Biologia Molecular pela Universidade Estadual de Campinas (UNICAMP). Professora convidada de cursos de Pós-graduação. Nutricionista da Sociedade Esportiva Palmeiras (SEP). Dedicada ao Grupo Minian onde coordenada profissionais que trabalham com esporte e qualidade de vida. Experiência com mais de 7 mil atletas nacionais e internacionais, olímpicos e paralímpicos de 17 modalidades diferentes e 35 clubes e seleções.

Mizael Conrado de Oliveira

Graduado em Direito pela Universidade Cidade de São Paulo (UNICID). Mestre em Administração Pública e Governo pela Fundação Getúlio Vargas (FGV). Eleito o melhor jogador do mundo de futebol de 5 em 1998 e fez parte dos dois primeiros títulos Paralímpicos do Brasil, em Atenas 2004 e Pequim 2008. Presidente do Comitê Paralímpico Brasileiro (CPB).

Patrícia Silvestre Freitas

Graduação em Educação Física pela Universidade Federal de Uberlândia (UFU). Especialização em Educação Física e Esportes para Deficientes pela UFU. Mestrado em Educação Física e Adaptação pela Universidade Estadual de Campinas (UNICAMP). Doutorado em Educação pela UNIMED. Professora aposentada da Faculdade de Educação Física da UFU. Classificadora Internacional de Atletismo desde 2007 pelo Centro de Treinamento IPC. Classificadora Nacional desde 2005 do Comitê Paralímpico Brasileiro (CPB). Técnica de Basquete sobre Rodas e Para Atletismo de 1988 a 2002. Autora de vários livros e artigos. Educadora da Educação Paralímpica do CPB.

Ramon Pereira de Souza

Graduação em Educação Física. Especialização em Ciência do Treinamento Desportivo. Metodologia da Educação Física Especial e Ciência e Técnica da Natação. Mestre em Ciência da Atividade Física. Doutor em Ciência do Desporto. Professor aposentado do Instituto Benjamin Constant. Gestor no Departamento de Esporte Escolar do Comitê Paralímpico Brasileiro (CPB). Coordenador dos Centros de Referências Paralímpicos do CPB.

Renan Alves Resende

Doutor em Ciências da Reabilitação pela Universidade Federal de Minas Gerais (UFMG). Docente do Departamento de Fisioterapia da Escola de Educação Física, Fisioterapia e Terapia Ocupacional da Universidade Federal de Minas Gerais (EFFTO-UFMG). Pesquisador do Centro de referência Paralímpico Brasileiro-Centro de Treinamento Esportivo (CRPB-CTE).

Renato de Carvalho Guerreiro

Graduação em Educação Física pela Universidade Gama Filho (UGF). Especialização em Musculação e Condicionamento Físico pela Universidade Estácio de Sá. Mestrado em Ciências do Exercício e do Esporte pela Universidade do Estado do Rio de Janeiro. (UERJ). Doutorando em Ciências do Esporte pela Universidade Federal de Minas Gerais (UFMG). Membro do Centro de Estudos em Psicobiologia e Exercício pelo Conselho de Ensino, Pesquisa e Extensão/Escola de Educação Física, Fisioterapia e Terapia Ocupacional/Universidade Federal de Minas Gerais (CEPE/EEFFTO/UFMG).

Roberto Vital

Graduação em Medicina pela Universidade Federal do Rio Grande do Norte (UFRN). Especialista em Medicina Esportiva pela Universidade Federal do Rio de Janeiro (UFRJ). Especialista em Medicina Física e Reabilitação (Fisiatria) pela Pontifícia Universidade Católica do Rio de Janeiro (PUC-RJ). Mestrado em Ciências da Saúde pela UFRN. Chefe do Departamento Médico do ABC Futebol Clube. Coordenador Médico do Comitê Paralímpico Brasileiro (CPB). Médico do Hospital Universitário Onofre Lopes e Departamento de Educação Física da UFRN.

Soraia Izabel Correa Cabral

Graduação em Educação Física. Especialização em Metodologia da Educação Física Especial e Ginástica Rítmica Desportiva. Doutorado em Ciência do Desporto. Supervisora do Projeto de Esporte para Pessoas com Deficiência do Estado do Rio de Janeiro e do Município de Duque de Caxias. Professora aposentada do Instituto Benjamin Constant, Técnica Nacional de Natação do Comitê Paralímpico Brasileiro (CPB).

Thamyres Rodrigues Costa

Bacharel e Licenciada em Educação Física pelo Centro Universitário Metodista Izabela Hendrix. Especialização em Esportes e Atividades Físicas Inclusivas para Pessoa com Deficiência pela Universidade Federal de Juiz de Fora (UFJF). Auxiliar Técnica de Atletismo Nível V do Centro de referência Paralímpico Brasileiro-Centro de Treinamento Esportivo da Universidade Federal de Minas Gerais (CRPB/CTE/UFMG).

Thiago Fernando Lourenço

Doutor em Biodinâmica do Movimento Humano e Esporte pela Universidade Estadual de Campinas (UNICAMP). Mestre em Biodinâmica do Movimento pela UNICAMP. Especialista em Bioquímica do Exercício pela UNICAMP. Bacharelado em Treinamento Esportivo pela UNICAMP. Cientista do Esporte do Comitê Paralímpico Brasileiro (CPB). Professor do Curso de Medicina da Faculdade São Leopoldo Mandic – Campinas (FSLMANDIC).

Victor Sanz Milone Silva

Profissional da Educação Física. Bacharel em Ciências do Esporte pela Faculdade de Ciências Aplicadas e Mestre pela Faculdade de Educação Física pela Universidade Estadual de Campinas (UNICAMP). Especialista em Fisiologia do Exercício pelo Centro de Estudos de Fisiologia do Exercício e Treinamento (CEFIT). Experiência em pesquisa na área de esporte adaptado atuando principalmente nos temas: sono e exercício físico.

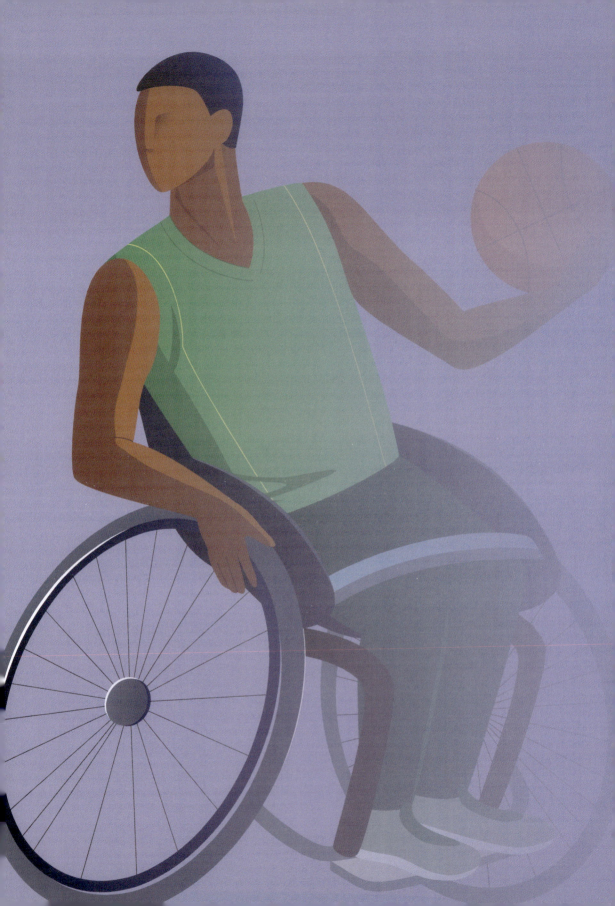

Dedicatória

Aos nossos filhos, **Marco Antônio de Mello** e **Lúcio Rafael de Mello**.
O futuro só a Deus pertence, mas lhe daremos sempre nossas mãos e nosso apoio para vê-los felizes, cultos, honestos e realizadores dos seus sonhos.

"O ser humano que lê é culto e sábio".

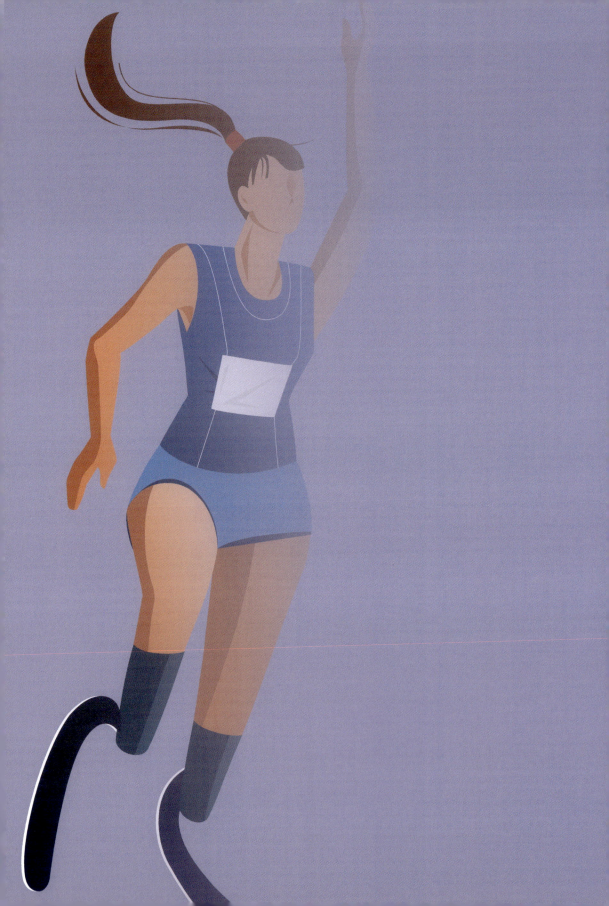

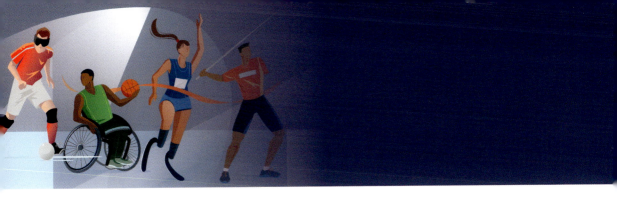

Agradecimentos

A gente não faz nada sozinho.

Este livro foi produzido com a colaboração de muitas pessoas que tivemos a honra de conviver, conversar, trabalhar, imprescindíveis e fundamentais em nossa trajetória profissional no Esporte Paralímpico. Cada uma num tempo, numa viagem, numa missão paralímpica, num congresso, contando coisas que viveu ou estudou, mostrando o que fez e o que ainda faz pelo Esporte Paralímpico, ou simplesmente compartilhando o conhecimento de vida.

Agradecemos primeiramente a instituição nacional que representa o Esporte Paralímpico no Brasil, o **Comitê Paralímpico Brasileiro**, que sempre nos abraçou com alegria e nos ofereceu oportunidades de crescimento profissional e pessoal em cada experiência proporcionada e em todos os eixos de atuação, seja em Missões em eventos Paralímpicos, na Academia Paralímpica Brasileira, na Educação Paralímpica e, mais recentemente, com a criação do Centro de Referência Paralímpico Brasileiro no CTE/UFMG. Nosso muito obrigado pelo apoio de todas as Gestões, desde 1995 até o presente momento.

Somos muito gratos, também, pelas oportunidades que tivemos em nossa caminhada para a consolidação acadêmica e científica, concedidas pela Universidade Federal de São Paulo - UNIFESP, pelo Instituto do Sono e pela Associação de Incentivo a Pesquisa (AFIP), fundamentais no apoio e investimento das pesquisas desenvolvidas com os Atletas Paralímpicos pelo Centro de Estudos em Psicobiologia e Exercício (CEPE).

Mas a nossa caminhada continua, pois contamos com o apoio do Departamento de Esportes da Escola de Educação Física, Fisioterapia e Terapia Ocupacional da Universidade Federal de Minas Gerais (EEFFTO/UFMG), que por meio do **Centro de Treinamento Esportivo** (CTE) nos possibilita ter um local com estrutura de excelência para desenvolvermos, dentro do Setor de Esporte Paralímpico, o Projeto **Esporte Paralímpico de Alto Rendimento: Formação de Atletas, de Recursos Humanos e Desenvolvimento de Pesquisa**, que conta com o suporte e fomento da Secretaria Nacional de Esportes de Alto Rendimento do Ministério da Cidadania (Processos: Nº 58000.008978/2018-37 e Nº 71000.056251/2020-49) para oportunizarmos aos atletas com deficiência de Minas Gerais as fases de treinamento e preparação desde a iniciação até o alto rendimento num local, que disponibiliiza estrutura e assistência profissional multidisciplinar para que o atleta chegue e mantenha um alto rendimento esportivo. Esse aporte também se mostra eficiente pela possibilidade de formar novos profissionais e desenvolver pesquisas científicas na área do Esporte Paralímpico por meio dos Programas de Pós-Graduação em Ciências do Esporte e pelo Programa de Pós-Graduação em Ciências da Reabilitação.

Nosso muito obrigado por todo apoio e trabalho conjunto da equipe de professores, servidores, alunos de Graduação e Pós-graduação, e treinadores, que vem sendo realizado no CTE/EEFFTO/UFMG.

Nossa gratidão a todos os atletas paralímpicos, dirigentes, profissionais, pesquisadores, alunos, amigos e às nossas famílias, que foram fundamentais para que pudéssemos organizar e escrever este livro, representando nossa grande paixão pelo Esporte Paralímpico. Nosso muito obrigado!

Gratidão ao Centro de Estudos em Psicobiologia e Exercício (CEPE), que com toda sua infraestrutura e colaboração, apoio e parceira de diversos alunos e orientandos, nos auxiliou e contribuiu de maneira significativa com a produção acadêmica em pesquisa e extensão universitária que conseguimos reunir até o presente momento.

Não podemos deixar de agradecer a todos aqueles que estiveram ao nosso lado e abriram as portas para o crescimento acadêmico e científico do Esporte Paralímpico no Brasil, entre eles os ex-presidentes do CPB, Sr. João Batista Carvalho e Silva (Gestão: 1995-2001), Sr. Vital Severino (Gestão: 2001-2009), Sr. Andrew Parsons (Gestão: 2009-2017) e o atual presidente Sr. Mizael Conrado, que iniciou sua gestão frente ao CPB em março de 2017. Enaltecemos todos vocês pelo apoio e incentivo ao longo desses 26 anos de caminhada e participação na construção da nossa trajetória junto ao Esporte Paralímpico, e que colaboraram nas próximas páginas com o texto de apresentação da obra.

Com isso, finalizamos os agradecimentos com a frase enigmática que sempre escutamos e também falamos aos nossos alunos: *"Tem certeza de que você quer mesmo fazer parte do Esporte Paralímpico? Olha, quem entra nesse mundo do Esporte Paralímpico não sai mais..."* E que possamos reunir mais alunos e, assim, obter a possibilidade de formar mais profissionais para a continuidade ascendente do Esporte Paralímpico Nacional.

Esperamos que os leitores aproveitem esta obra integralmente.
Boa leitura!

ANDRESSA E MARCO TÚLIO

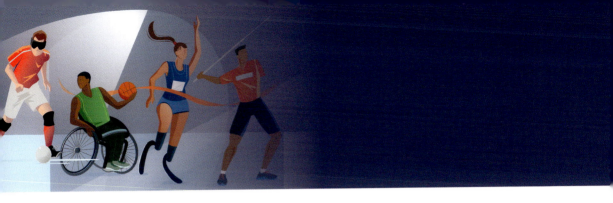

Prefácio 1

Tenho motivos – e posso afirmar que muitos - para acreditar que nada acontece conosco por obra da coincidência ou acaso. É com esta crença que fiquei lisonjeado ao receber o convite dos amigos de longa data Marco Túlio e Andressa para fazer a apresentação deste livro, em especial por se tratar do ano em que comemoramos os 25 anos dos primeiros passos para a participação brasileira nos Jogos Paralímpicos de Atlanta 1996.

A proposta deste livro é levar aos leitores, estudantes, cientistas, estudiosos do tema relacionado ao Esporte Paralímpico, um belo material, escrito por nada menos que sessenta pesquisadores e profissionais da área, abordando assuntos que tratam de todos os aspectos que envolvem o desenvolvimento do universo paralímpico e que mobiliza tantas pessoas. O objetivo final desta publicação é propiciar as melhores condições de preparação de nossos atletas para a disputa de medalhas em competições nacionais e internacionais, dentre elas, os Jogos Paralímpicos de Verão e suas consequências para a mudança do paradigma com que as pessoas com deficiência são vistas pela sociedade.

Dito isto, peço permissão aos autores e aos leitores para discorrer, como personagem que teve a oportunidade de vivenciar muitos dos temas que serão abordados nas páginas seguintes. E gostaria de reafirmar minha crença sobre como ocorrem as coisas no plano das nossas vidas, sem acaso ou coincidências. Em 9 de fevereiro de 1995, quando da criação do Comitê Paralímpico Brasileiro, nas dependências do Instituto Benjamim Constant, no Rio de Janeiro, estava eu juntamente com minha família em viagem de férias ao exterior, quando recebi uma ligação telefônica me informando da criação do CPB e da minha indicação para ser seu primeiro presidente.

Naquele ano completava já quase 14 anos que atuava como militante da causa das pessoas com deficiência. Por conta da minha trajetória e dessa bagagem no movimento, não me permiti outra iniciativa que fosse diferente senão aceitar a missão que me confiavam de levar adiante as tarefas de dar vida administrativa ao CPB e, como consequência, aos primeiros passos no sentido de levar a delegação brasileira aos Jogos Paralímpicos de Atlanta, em 1996.

Assim como o CPB havia sido criado em 1995, o Ministério Extraordinário dos Esportes também fora recém-criado. Não por acaso encontrei, na função de Ministro,

Edson Arantes do Nascimento, o Rei Pelé. No dia 18 abril de 1995, fui recebido em audiência pelo Ministro e resolvi fazer a ele um desafio ousado: se ele aceitaria, emprestando sua imagem de personalidade pública e reconhecida internacionalmente, ajudar o CPB a mudar a página do nosso esporte, através da melhoria nas condições da preparação dos nossos atletas e da divulgação de seus feitos. Não me surpreendeu o desprendimento de Pelé, o Ministro, em concordar em estar conosco a partir daquele momento fazendo o que fosse possível para nos ajudar.

Ainda em 1995, a cidade de Goiânia sediou a primeira edição dos Jogos Brasileiros Paradesportivos. O Ministro Pelé não somente estava presente na Cerimônia de Abertura daqueles Jogos, prestigiando os 750 atletas que para ali se deslocaram de todas as partes do Brasil, com passagens cedidas pela TAM, por interferência de Pelé junto ao Comandante Rolim, como também contribuiu de forma decisiva para que o esporte das pessoas com deficiência obtivesse, pela primeira vez, o patrocínio de importantes marcas associadas ao movimento paralímpico.

Saímos de Goiânia com a convicção de que dávamos o primeiro passo na consecução de um projeto ousado – a preparação para os Jogos Paralímpicos de Atlanta, em 1996 - acompanhados de perto por Pelé. Era preciso conseguir, pela primeira vez, uma preparação adequada para a delegação que viria a representar nosso país na competição mais importante do mundo. Inspirados pelo saudoso Professor Renausto Alves Amanajás, resolvemos nos aproximar da Academia e da Ciência. Com nossos atletas, fomos por duas vezes ao Laboratório de Fisiologia Respiratória e do Exercício em Humanos da Escola Paulista de Medicina da Universidade Federal de São Paulo, com o objetivo de, pela primeira vez, realizarmos avaliações clínicas, psicológicas, musculares, de aptidão aeróbica, avaliação de qualidade do sono, com o direcionamento das informações colhidas para:

- a detecção de contraindicações clínico-laboratoriais para execução de esforços físicos intensos;
- o estabelecimento do estado de condicionamento aeróbico no pré-programa final de treinamento;
- a detecção de fatores limitantes da performance individual de origem respiratória, cardiovascular ou pulmonar;
- o estabelecimento da sobrecarga adequada para a condição atual de cada atleta, visando o programa de treinamento;
- a detecção de desequilíbrios entre músculos agonistas e antagonistas, visando programas de prevenção de lesões esportivas e condicionamento muscular.

Além do mencionado acima, monitoramos o treinamento à distância através de frequencímetros utilizados por grupos de atletas; ministramos um programa de suplementação alimentar para cada atleta; fomos para a cidade de Manaus finalizar a nossa preparação, em razão das condições climáticas muito próximas das que encontraríamos em Atlanta.

No campo da comunicação, além de uma campanha de mídia em Jornais e TVs, compramos pela primeira vez os direitos de transmissão dos Jogos, sinal de satélite para geração de imagens para o Brasil e, também pela primeira vez, jornalistas de importantes veículos de imprensa acompanharam ao vivo o desempenho dos nossos atletas em Jogos Paralímpicos como convidados do CPB. Pelé esteve conosco em Atlanta prestigiando nossos atletas e qualificando nosso esporte aos olhos do mundo.

O resultado de Atlanta nos deixou na 37ª posição no quadro de medalhas, com 13 de prata, 6 de bronze e 2 de ouro, totalizando 21 medalhas. Pode-se dizer que não era o resultado que se esperava, se levarmos em consideração tudo de inédito que foi feito. No entanto, todo o trabalho para os Jogos de Atlanta foi suficiente para possibilitar que o Esporte Paralímpico passasse a ser reconhecido pela Legislação Brasileira, através da inclusão do Comitê Paralímpico Brasileiro no Sistema Nacional do Desporto, através da Lei 9615, de 1998, mais conhecida como Lei Pelé, no mesmo nível do Comitê Olímpico Brasileiro. Essa conquista aconteceu somente 39 anos após a criação dos dois primeiros clubes de pessoas com deficiência em nosso país – o Clube do Otimismo no Rio de Janeiro e o Clube dos Paraplégicos em São Paulo.

Seguramente, o reconhecimento pela Lei foi a finalização do legado deixado por Pelé para o esporte de pessoas com deficiência em nosso país. Ele deixou o Ministério e conosco ficou a tarefa de seguirmos em frente com o planejamento executado naqueles primeiros anos. Aproximamo-nos cada vez mais do coração das pessoas através da mídia, estreitamos nossos laços com a comunidade científica, levamos nosso esporte para as ruas e, quatro anos após os Jogos de Atlanta, estávamos melhor preparados para os Jogos de Sidney, na Austrália, em 2000.

Repetimos tudo o que já havíamos feito, agora sem Pelé, mas inspirados por ele. O objetivo era buscar o gol de placa e, novamente como nada é por acaso, a meta viria a acontecer. Encontrava-se tramitando no Congresso Nacional, mais precisamente no Senado, por iniciativa do então Senador Pedro Piva, o Projeto de Lei 491 de 17 de agosto de 1999. A proposta determinava que 10% (dez por cento) da arrecadação bruta das Loterias deveria ser destinado ao Comitê Olímpico Brasileiro e ao Comitê Paralímpico, nada além do que já tinha conquistado com a Lei Pelé – um teste de loteria esportiva por cada ano e um outro teste adicionado em anos de Jogos Parapanamericanos e Paralímpicos.

O que aconteceria em Sidney com nossos atletas olímpicos é difícil de explicar. Nenhuma medalha de ouro e, infelizmente sem elas, nosso hino não foi executado. A esperança do Hino Nacional ser ouvido em terras australianas estava conosco, com nossos atletas paralímpicos. A presença de 27 jornalistas e emissoras de TV, que fizeram a cobertura do evento levados aos Jogos Sidney pelo CPB, proporcionou a maior propagação de informações sobre o desempenho dos nossos atletas nas Paralimpíadas.

No primeiro dia de competições, o Brasil conquistou a medalha de ouro com o judoca Antônio Tenório. "Pela primeira vez em Sidney, o lugar mais alto do pódio teve as cores do Brasil", começava assim a reportagem do jornal "O Globo" sobre o resultado da luta do judoca brasileiro contra o americano Brett Lewis. Estava aberto o caminho para outras cinco medalhas de ouro, dez medalhas de prata e seis medalhas de bronze, o que nos deixou na 24ª posição no quadro geral de medalhas.

A volta para o Brasil se deu em clima de festa pelas conquistas. O Projeto de Lei do senador Pedro Piva já se encontrava na Câmara dos Deputados e o consenso entre os parlamentares era de que o Comitê Paralímpico Brasileiro não deveria ficar sem participar dos recursos financeiros advindo das Loterias, conforme propunha o Senador. Um projeto do então deputado federal Agnelo Queiroz fora apensado ao do Senador Pedro Piva, agora destinando 2% do resultado das Loterias na proporção de 85% para o Comitê Olímpico e 15% para o Comitê Paralímpico. Aprovado pelos deputados e sancionado em 16 de julho de 2001 pelo Presidente Fernando Henrique Cardoso, transformou-se na Lei 10.264.

Em seis anos, conquistávamos a alforria financeira para o Comitê Paralímpico Brasileiro. O desdobramento desta história você encontrará nas páginas seguintes deste livro que se transforma em um importante instrumento de disseminação da informação sobre o esporte das pessoas com deficiência e suas conquistas ao longo do tempo.

Parabéns Marco Túlio e Andressa pela excelente obra, que consolida e afirma ainda mais a importância da atuação e compromisso acadêmico e científico de vocês no Esporte Paralímpico Nacional.

Boa leitura.

João Batista Carvalho e Silva
Presidente do Comitê Paralímpico Brasileiro (CPB) na Gestão de 1995 a 2001

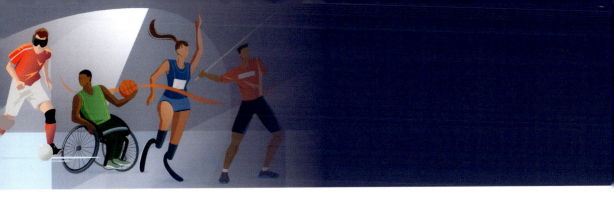

Prefácio 2

Gostaria de agradecer o convite para escrever parte do prefácio do livro dos amigos e profissionais de ponta Marco Túlio e Andressa que tive a honra de conviver, conhecer e trabalhar. É importante destacar que a organização do Esporte Paralímpico no Brasil ganha forma e estrutura a partir de 09 de fevereiro de 1995, quando é fundado o Comitê Paralímpico Brasileiro - CPB. Concluído este processo, o CPB filia-se ao International Paralympic Committee - IPC, assumindo, desde então, a responsabilidade pela representação do Brasil, nos Eventos Internacionais, como nos Jogos Paralímpicos organizados pelo IPC. Estava em curso o ciclo paralímpico 1993/1996.

Coube ao CPB a organização da delegação brasileira para os jogos de Atlanta - USA 1996 e para os jogos que vieram a seguir. O CPB, ao iniciar sua gestão do Esporte Paralímpico brasileiro, trouxe o entendimento de que era essencial profissionalizar a sua gestão administrativa e, principalmente, a gestão técnica das diversas modalidades esportivas que compõem o Programa dos Jogos Paralímpicos. Necessário se fazia envolver a Ciência aplicada ao esporte no desenvolvimento das ações das modalidades esportivas paralímpicas, visando a melhoria da performance dos atletas brasileiros. Um grupo de cientistas interessados se envolveu nas ações do CPB e os resultados técnicos representados por medalhas dos Jogos Paralímpicos de Sydnei na Austrália, 2000, deram uma prova do acerto da medida.

Em Atlanta 1996, o Brasil colocou-se no 37º lugar no ranking do IPC. Em Sydnei 2000 a colocação do Brasil no ranking foi 24º lugar.

Para o ciclo 2001/2004, e seguintes, a estrutura do CPB ganhava novo formato e foi possível desenvolver, de forma um pouco mais profissional, tanto a gestão administrativa e financeira quanto a gestão técnica.

Trabalhando de forma mais aproximada as modalidades esportivas paralímpicas com o grupo de cientistas do esporte no planejamento de programas de treinamentos e avaliações, foi possível promover um ganho de performance e inserir o Brasil de forma definitiva no grupo de países de alto rendimento, alcançando o 14º lugar em Atenas - Grécia 2004 e penetrando no seleto grupo do Top-Ten em Beijin 2008.

Ações como esta, da organização e publicação de literatura relativa ao tema paralímpico, trazem expectativas e uma quase certeza que alcançar o Top-Five do ranking paralímpico é questão de tempo.

A história de sucesso do Esporte Paralímpico no Brasil está atrelada de forma indissociável com a Ciência aplicada ao esporte. Não se imagina esporte de alto rendimento, performance técnica em ascensão contínua, sem planejamento, sem estratégias e sem uma equipe multidisciplinar capaz de conduzir todo esse processo.

Os cuidados devem ser minuciosamente observados, da saúde básica à saúde emocional, da nutrição ao descanso, dos treinamentos, avaliações e reavaliações.

É justo e merecido realçar o empenho dos autores deste livro e dos seus colaboradores.

A participação de todos eles e o envolvimento de outros profissionais mudaram os destinos do Esporte Paralímpico no Brasil.

Aos bravos cientistas e profissionais que forjaram esta história, o eterno reconhecimento e a eterna gratidão de todos que compõem o segmento paralímpico do Brasil.

Marco Túlio e Andressa, professores, pesquisadores e profissionais de excelência, parabéns por fazerem a diferença, por fazerem parte da história/trajetória do Esporte Paralímpico no Brasil, mais uma vez, com a entrega de mais uma contribuição riquíssima de conhecimento técnico e científico para os leitores deste livro.

VITAL SEVERINO NETO
*Secretário-Executivo do Comitê Paralímpico
Brasileiro (CPB) de 1996 a 2001
Presidente nas Gestões de 2001/2005/2009*

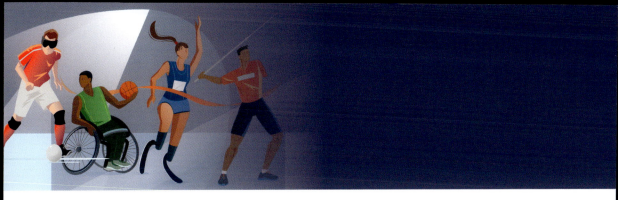

Prefácio 3

Tive o privilégio de, até o momento, ter vivido 24 anos no Esporte Paralímpico. Mais importante do que a duração, tem sido o período. Desde 1997 tenho vivenciado um período de incrível desenvolvimento do Esporte Paralímpico no mundo e, principalmente, no Brasil. Foi um período de crescimento enorme do esporte para pessoas com deficiência em nosso País, dentro e fora do *field of play*, ou seja, das quadras, pistas, piscinas, tatames, etc.

Quando iniciei minha trajetória no Comitê Paralímpico Brasileiro – CPB, as condições eram precárias no que diz respeito à infraestrutura e serviços disponíveis para os atletas. Não faltava vontade a dirigentes e técnicos, mas esta era reflexo do próprio reconhecimento do Esporte Paralímpico àquela época. A legislação brasileira, por exemplo, só foi reconhecer o desporto paralímpico em março de 1998. Como se dizia, o movimento paralímpico era um adolescente sem certidão de nascimento.

Sim, porque o esporte para pessoas com deficiência teve seu início no Brasil na década de 1950. Ou seja, milhares de atletas, treinadores, classificadores, dirigentes, voluntários, já haviam contribuído de forma decisiva para o desenvolvimento do Esporte Paralímpico. Mas foi a partir da criação do Comitê Paralímpico Brasileiro, em 1995, que o desenvolvimento do segmento começou a acelerar.

Após o reconhecimento formal pela Legislação Brasileira, veio a aprovação da Lei Agnelo-Piva, em 2001. Finalmente o Esporte Paralímpico brasileiro teve recursos financeiros à sua disposição para investir em estrutura e serviços para os atletas paralímpicos do Brasil. Outros contarão nesta obra, com mais detalhes, essa evolução e como estamos nos dias de hoje.

Entretanto, pude observar que, mesmo no período em que praticamente não havia recursos no paradesporto brasileiro, sempre se buscou a parceria da Academia e da Ciência para desenvolver o esporte para pessoas com deficiência no Brasil. Inúmeros treinadores de equipes brasileiras paralímpicas brasileiras, por exemplo, têm origem nas universidades; muita pesquisa foi feita no Brasil por cientistas brasileiros, de diversas áreas, com o objetivo de melhorar as condições de treinamento e competição dos atletas.

Lembro, por exemplo, da fase final de treinamento em Manaus, antes dos Jogos Paralímpicos Atlanta 1996, numa espécie de "aclimatação" para encarar o clima quente e úmido que seria encontrado na capital da Geórgia. Lembro de todo trabalho de adaptação a uma diferença de fuso horário terrível entre Brasil e Austrália, para os Jogos de Sydney 2000. Para Atenas 2004 e Pequim 2008 um extenso trabalho de avaliação dos atletas durante todo o ciclo foi feito de modo a acompanhar e incrementar a performance de atletas paralímpicos em longo prazo.

Quando fui eleito presidente do CPB, em 2009, criei a Academia Paralímpica Brasileira – APB. Enquanto administrador, para mim era óbvio o papel fundamental da Ciência no Esporte Paralímpico. Este era, e ainda é, um diferencial do Brasil no cenário paralímpico internacional. Lembro que a única condição que impus foi que todo trabalho científico deveria ter como beneficiário final o atleta com deficiência brasileiro. Ou seja, a Ciência deveria ser, e foi, um pilar, um serviço à disposição de atletas e treinadores.

Com a oportunidade dos Jogos Paralímpicos serem realizados no Brasil, com a Rio 2016, era fundamental assegurarmos legados de longo prazo para acelerar ainda mais o desenvolvimento do Esporte Paralímpico por aqui. Um dos objetivos principais era a construção de um centro de treinamento. Desde o início da conceptualização do projeto, a Ciência teve papel destacado. Era imprescindível que o CT Paralímpico tivesse espaço e estrutura para a área de Ciência Esportiva para potencializar aquilo que já vinha dando certo.

Assim foi feito e desde a sua inauguração, em maio de 2016, o CT é referência em Pesquisa e Ciência do Esporte aplicada ao atleta paralímpico. Minha trajetória no CPB terminou em março de 2017. Quando olho para trás, tenho muito orgulho de minha contribuição ao Esporte Paralímpico brasileiro. Como gestor, tenho certeza de que elenquei acertadamente as prioridades para o CPB naquele período. Uma delas, uma aproximação ainda maior com a Ciência.

Uma das iniciativas que tivemos foi promover a troca de conhecimento científico. Seja pela criação do Congresso Paralímpico Brasileiro ou pelo apoio a publicações. Como esta obra que está em suas mãos: "Esporte Paralímpico – Da organização ao alto rendimento". Os editores, além de meus amigos, são craques. Andressa Silva e Marco Túlio de Mello participaram de todas essas etapas que descrevi, de aproximação da Ciência com o Esporte Paralímpico no Brasil. Mas não apenas os aspectos científicos. Conhecem profundamente todos os aspectos do Esporte Paralímpico. Prova disso é que, como capitães da equipe, escolheram um time incrível de colaboradores. Um verdadeiro *Dream Team*. Trabalhei com muitos deles e fico feliz de "encontrá-los" nas páginas deste livro.

Difícil destacar um, mas vou me arriscar a fazê-lo. Mizael Conrado de Oliveira, campeão paralímpico de Futebol de Cegos. Depois de encerrar sua carreira como atleta, tive o privilégio de ter Mizael como vice-presidente do CPB nos oito anos em que fui presidente. Fizemos uma dupla afinadíssima. Vê-lo como presidente da entidade, agora, me dá orgulho e certeza de que o CPB está em ótimas mãos. Tanto que o apoio à Ciência Esportiva é maior do que nunca. Escrevo essas linhas antes dos Jogos Paralímpicos de Tóquio. Tenho certeza de que a participação brasileira dará, mais uma vez, muito orgulho aos cidadãos brasileiros. Com ou sem deficiência.

Craques na Ciência e craques na gestão servindo aos craques nas competições: os atletas. Nunca se pode perder esse norte. O desenvolvimento do Esporte Paralímpico brasileiro já não surpreende o mundo, pois não é mais novidade. Mas ainda inspira outros comitês paralímpicos nacionais, que adaptam à sua realidade as iniciativas e processos desenvolvidos no Brasil.

Faço o mesmo enquanto presidente do Comitê Paralímpico Internacional. Muito do que implemento em nível internacional é fruto de lições aprendidas em meus tempos no Brasil. Uma delas é o contínuo investimento em pesquisa, em produção científica e disseminação da informação. Tornar o conhecimento produzido disponível a todos é fundamental para o crescimento do Movimento Paralímpico Internacional. Seguiremos nessa direção.

Tenho certeza de que esse livro será muito importante para todos que se interessam pelo Esporte Paralímpico. "Esporte Paralímpico – Da organização ao alto rendimento" é um excelente instrumento de difusão de conhecimento. Nosso movimento é complexo, difícil, único. Somos um movimento esportivo que é ao mesmo tempo uma plataforma para mudar a vida de mais de 1 bilhão de pessoas com deficiência ao redor do mundo. Quanto mais o esporte de alto rendimento evoluir e inspirar o mundo, mais eficientes seremos em mudá-lo. Para melhor.

Boa leitura!

ANDREW PARSONS
Presidente do CPB (2009 a 2017).
Atual Presidente do Comitê Paralímpico
Internacional (Gestão 2017 a 2021)

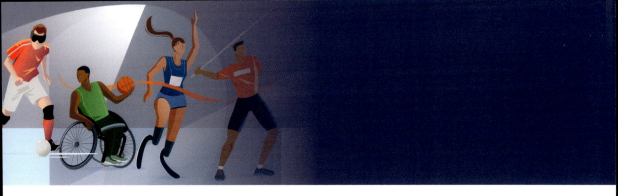

Prefácio 4

O Esporte Paralímpico Nacional evolui e se desenvolve franca e constantemente ao longo dos anos. Basta lembrar que o Brasil saiu da 37ª colocação no quadro de medalhas nos Jogos Paralímpicos de Atlanta 1996 para figurar entre as dez maiores potências mundiais desde a edição de Pequim, em 2008, dos Jogos. Da mesma forma observamos a evolução no ambiente acadêmico.

Prova material do crescimento do movimento está em "Esporte Paralímpico - Da organização ao alto rendimento". O Prof. Dr. Marco Túlio de Mello e a Profa. Dra. Andressa da Silva de Mello reuniram uma ampla e diversificada variedade de profissionais de algumas das principais áreas tocadas diretamente pela atividade física voltada para pessoas com deficiência.

Peço ao nobre leitor e à nobre leitora que façam um pequeno exercício de memória e pensem na realidade dos estudos científicos acerca do esporte para pessoas com deficiência, o deserto de ideias que assolava nossa comunidade. Felizmente o cenário muda e publicações tão robustas como estas sustentam a expansão em que ora se encontra o movimento paralímpico brasileiro.

Mestres, doutores, professores, médicos, nutricionistas, fisiologistas, fisioterapeutas, psicólogos e tantos outros que atuam ou já atuaram diretamente em algum momento do processo de formação de um atleta, emprestaram seus conceitos e fundamentos nesta obra. Contribuíram e seguem a prover seu conhecimento para a consolidação de uma base sólida sobre as quais o movimento paralímpico brasileiro se estabelece e cresce.

A teoria evidenciada nesta obra vai agregar subsídios aos professores em salas de aula e nas quadras, piscinas, campos, pistas onde os conceitos são aplicados na prática.

De minha parte, digo-lhes, para concluir este prefácio, da honra e da felicidade que me assaltam por, de alguma maneira, aquinhoar esta obra, a pedido Prof. Dr. Marco Túlio e da Profa. Dra. Andressa, com um pequeno e humilde fragmento que o Esporte Paralímpico proporcionou à minha vida.

MIZAEL CONRADO
Presidente na Gestão de 2017 a 2020
Atual Presidente do Comitê Paralímpico
Brasileiro Gestão 2020 a 2024

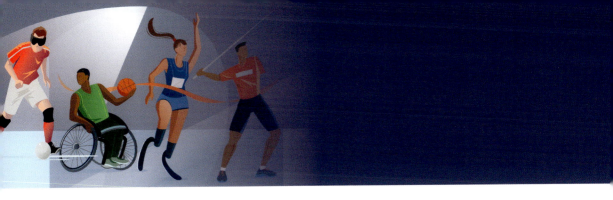

Sumário

CAPÍTULO 1   Evolução da Gestão e Organização do Esporte Paralímpico no Cenário Brasileiro 1
- Jacqueline Martins Patatas
- Carla Patrícia da Mata
- Jonas Rodrigo Alves Pereira Freire
- Alberto Martins da Costa
- Mizael Conrado de Oliveira
- Marco Túlio de Mello
- Andressa Silva

CAPÍTULO 2   O Papel da Ciência no Desenvolvimento do Esporte Paralímpico 25
- Ciro Winckler
- Elke Lima Trigo

CAPÍTULO 3   Iniciação Esportiva e Detecção de Talentos no Esporte Paralímpico .. 39
- Ramon Pereira de Souza
- Soraia Izabel Correa Cabral
- Filipe Lopes Barboza

CAPÍTULO 4   Modalidades Esportivas do Programa Paralímpico 61
- Eduardo Stieler
- Carla Patrícia da Mata
- Carlos Makleyton Caetano Schuchter
- Gustavo Ramos Dalla Bernardina
- Christopherson Dias Nascimento
- Thamyres Rodrigues Costa
- Marcelo Danillo Matos dos Santos
- Andressa Silva

CAPÍTULO 5 A Deficiência Física no Esporte Paralímpico 101
- Aline Ângela da Silva Cruz
- Luísa de Sousa Nogueira Freitas
- Isadora Grade
- Lucas Alves Facundo
- Ingrid Ludimila Bastos Lôbo
- Andressa Silva

CAPÍTULO 6 A Deficiência Visual no Esporte Paralímpico 127
- João Roberto Ventura de Oliveira
- Dalva Rosa dos Anjos
- Marcelo de Melo Mendes

CAPÍTULO 7 A Deficiência Intelectual no Esporte Paralímpico 149
- Lidiane Aparecida Fernandes
- Ingrid Ludimila Bastos Lôbo
- Kevin Augusto Farias de Alvarenga
- Guilherme Menezes Lage

CAPÍTULO 8 Classificação Esportiva Paralímpica 165
- Ingrid Ludimila Bastos Lôbo
- Patrícia Silvestre Freitas
- Andressa Silva

CAPÍTULO 9 Avaliação Física e Fisiologia no Esporte Paralímpico 183
- Dawit Albieiro Pinheiro Gonçalves
- Thiago Fernando Lourenço
- Luiz Gustavo Teixeira dos Santos
- Gustavo de Oliveira Zanetti
- Danusa Dias Soares
- Luciano Sales Prado

CAPÍTULO 10 Monitoramento, Controle de Carga e Periodização do Treinamento do Esporte Paralímpico 233
- Marcio Vidigal Miranda Júnior
- Marcelo Danillo Matos dos Santos
- Maicon Rodrigues Albuquerque

CAPÍTULO 11 Aspectos Biomecânicos no Esporte Paralímpico 249
- André Gustavo Pereira de Andrade
- Gustavo Ramos Dalla Bernardina
- Hans Joachim Karl Menzel
- Augusto Carvalho Barbosa

CAPÍTULO 12 O Papel do Sistema Imune no Desempenho Esportivo do Atleta Paralímpico 271
- Flavia Rodrigues da Silva
- Renato de Carvalho Guerreiro
- Henrique de Araújo Andrade
- Marco Túlio de Mello

CAPÍTULO 13 Preparação Psicológica de Atletas Paralímpicos 297
- Franco Noce
- Cristina Carvalho de Melo

CAPÍTULO 14 Saúde do Atleta Paralímpico: Avaliações Pré-Participação e Aspectos Clínicos 319
- Roberto Vital
- Hesojy Gley Pereira Vital da Silva

CAPÍTULO 15 Fisioterapia no Esporte Paralímpico: Atuação, Epidemiologia de Lesões Musculoesqueléticas, Avaliação e Avanços Científicos 339
- Larissa Santos Pinto Pinheiro
- Andressa Silva
- Juliana Melo Ocarino
- Renan Alves Resende

CAPÍTULO 16 Nutrição em Atletas Paralímpicos 357
- Claudia Ridel Juzwiak
- Daniel Paduan Joaquim
- Mirtes Stancanelli

CAPÍTULO 17 Aspectos Psicobiológicos e o Atleta Paralímpico 379
- Andrea Maculano Esteves
- Heloísa Pereira Pancotto Ruy
- Victor Sanz Milone Silva

CAPÍTULO 18 Atenção Fisioterapêutica no Centro de Treinamento Paralímpico Brasileiro..................393

- Mauro Melloni
- Kamila Teixeira
- Marco Antônio Alves

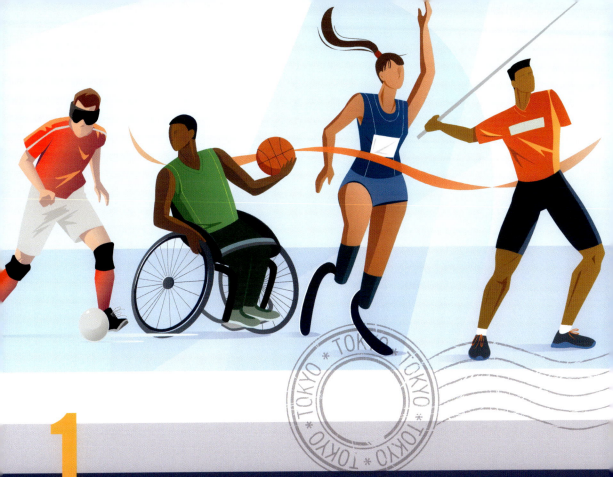

capítulo 1

Evolução da Gestão e Organização do Esporte Paralímpico no Cenário Brasileiro

- Jacqueline Martins Patatas
- Carla Patrícia da Mata
- Jonas Rodrigo Alves Pereira Freire
- Alberto Martins da Costa
- Mizael Conrado de Oliveira
- Marco Túlio de Mello
- Andressa Silva

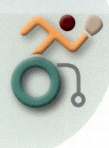

Introdução

Dentre as várias perspectivas que conceituam a área da gestão esportiva em todos os seus âmbitos, podemos defini-la como: 'a utilização e aplicação de diferentes conhecimentos oriundos principalmente das Ciências do Esporte e da Administração, no gerenciamento das diferentes atividades e organizações existentes e que envolvem o fenômeno Esporte' (MAZZEI; ROCCO JUNIOR, 2017, p. 98). O fenômeno esporte, por sua vez, possui características socioculturais presentes nos mais variados cenários e que contemplam diferentes contextos e personagens. Dentre eles, a pessoa com deficiência e o esporte paralímpico.

A gestão do esporte, seja ele Olímpico ou Paralímpico, se diferencia de outros tipos de gestão e gerenciamento, como por exemplo, de empresas, indústrias ou hospitais. De acordo com Mazzei e Rocco Junior (2017), a grande diferença da gestão do esporte está no envolvimento social de pessoas que trazem consigo sentimentos que não podem ser precificados, como sonhos e a paixão. Então, no esporte não há 'concorrentes', mas sim 'adversários', e os bons resultados não são medidos pelo mercado, mas sim pelo alcance do sucesso esportivo. Deste modo, a fim de investigar fatores de importância no esporte de alto rendimento, pautado em uma proposta que analisa a qualidade do sistema esportivo de um país, De Bosscher *et al.* (2006) consolidaram um modelo que relaciona os fatores críticos que devem ser considerados para que um país aumente as possibilidades de alcançar o sucesso esportivo, criando assim, o consórcio internacional denominado SPLISS – *Sport Policy Factors Leading to International Sporting Success*.

A estrutura do modelo SPLISS (DE BOSSCHER *et al.*, 2006, 2015) baseia-se em uma extensa revisão da literatura e é pautada por duas premissas. A primeira é que o sucesso esportivo pode ser desenvolvido. A segunda é que os fatores determinantes para o sucesso esportivo ocorrem em três níveis: macro (contexto sociocultural de um país), meso (políticas esportivas) e micro (talento individual) (DE BOSSCHER *et al.*, 2015; PATATAS *et al.*, 2020a). No entanto, é apenas no nível *meso* que o sucesso pode ser cultivado através do desenvolvimento e implementação de políticas esportivas (MAZZEI *et al.*, 2012; PATATAS *et al.*, 2020a). A Figura 1.1 mostra o modelo teórico que agrupa em 9 pilares os determinantes do sucesso esportivo que resultam em 96 fatores críticos de sucesso e mais 750 subfatores de análise.

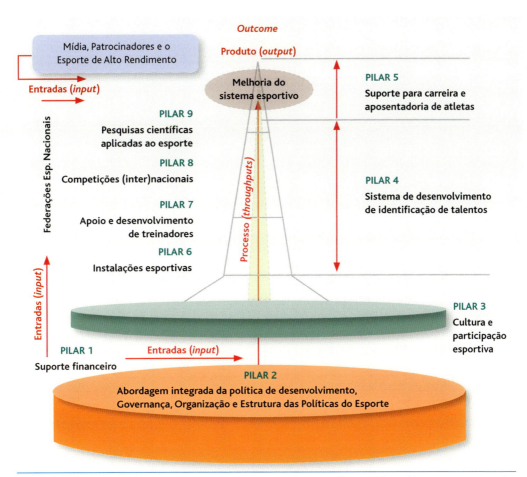

Figura 1.1 O modelo SPLISS: modelo teórico de 9 pilares de fatores de políticas esportivas determinantes do sucesso esportivo.
Fonte: Adaptada de DE BOSSCHER et al., 2015.

Inspirados pela abordagem multidimensional para determinar a eficácia de políticas esportivas para o esporte de elite proposto por Chelladurai (2001), os pilares – ou políticas esportivas – do modelo SPLISS representam o modelo lógico de *Inputs, Throughputs, Outputs, Outcome*. O Pilar 1 (Suporte Financeiro) é considerado o *input* (entrada), pois o influxo de recursos financeiros para o sistema esportivo permite a implementação dos demais oito pilares do *processo*. Os Pilares 2 a 9 são os indicadores do *throughputs* (processo), pois são as políticas esportivas que roteirizam e entregam os processos, por exemplo, *como* e *quais* ações são investidas que podem levar ao sucesso crescente em competições esportivas internacionais. O *output* (saída ou produto) são os resultados alcançados, ou seja, o sucesso esportivo. O último estágio desse modelo é o *outcome* (impacto) que avalia os impactos (resultados) do sucesso do esporte de elite na sociedade em geral, como por exemplo, interesse do público por um determinado esporte, crescimento no número de praticantes de um determinado esporte, sentimento de orgulho e prestígio internacional. Além disso, pode significar as razões que fazem com que os governos invistam no sistema esportivo de elite (DE BOSSCHER et al., 2015).

Neste capítulo iremos, então, analisar a evolução da gestão e organização do esporte paralímpico no Brasil, evidenciando as ações previstas e desenvolvidas no planejamento estratégico do Comitê Paralímpico Brasileiro (CPB) 2017-2024; tendo como referencial teórico os pilares do modelo SPLISS (DE BOSSCHER et al., 2006, 2015). Ao final desse capítulo espera-se proporcionar ao leitor uma reflexão sobre as estratégias adotadas pelo CPB em busca do sucesso esportivo internacional e sua consolidação no cenário paralímpico mundial.

Estrutura Organizacional do Sistema Esportivo Paralímpico

A gênesis do esporte para pessoas com deficiência esteve predominantemente relacionada a propósitos de reabilitação (DEPAUW; GAVRON, 2005). Foi a partir do trabalho desenvolvido pelo médico neurologista Ludwig Guttmann no hospital de Stoke Mandeville, na Inglaterra, em 1944, que o uso do esporte deixou de ser uma ferramenta estritamente reabilitativa para ser um veículo de participação e recreação esportiva. Assim, foram rapidamente reconhecidos os benefícios que os esportes organizados de forma competitiva poderiam ter para os veteranos de guerra (GOLD; GOLD, 2007; THOMAS; SMITH, 2009). Em 1948, Guttmann idealizou e organizou a primeira edição dos Jogos de Stoke Mandeville, na qual foi realizada uma competição de tiro com arco para atletas com lesões medulares (THOMAS; SMITH, 2009). Com o crescimento dos Jogos de Stoke Mandeville, em 1960, foi estabelecida uma organização de uma competição quadrienal ao estilo 'Olímpico' – agora conhecido como Jogos Paralímpicos (BRITTAIN, 2016). Os Jogos Paralímpicos, portanto, referem-se ao evento multiesportivo para atletas com deficiências físicas, visuais e intelectuais realizado após os Jogos Olímpicos. Com a necessidade de um único órgão governante global para o Movimento Paralímpico, o Comitê Paralímpico Internacional (IPC) foi estabelecido em 1989 como uma parte correspondente ao Comitê Olímpico Internacional (COI).

No Brasil, a história do esporte paralímpico é mais recente, tendo seu início na década de 1950, mais especificamente em 1958, quando duas pessoas com lesão medular que foram buscar reabilitação nos Estados Unidos, retornam para o Brasil, e introduzem a modalidade de basquete em cadeira de rodas em São Paulo e no Rio de Janeiro, fundando os dois primeiros clubes do Brasil (PARSONS; WINCKLER, 2012). Somente na década de 1970 que é fundada a primeira entidade de administração nacional do desporto para pessoas com deficiência – a ANDE (Associação Nacional de Desporto de Excepcionais) – que tinha como objetivo agregar todos os esportes praticados por pessoas com deficiência no Brasil (MIRANDA, 2011).

Com o crescimento do desporto paralímpico, tanto no contexto nacional quanto internacional, e com o intuito de acompanhar o movimento internacional de criação de grandes federações esportivas por área de deficiência, nas décadas de 1980 e 1990, surgem a Associação Brasileira de Desporto para Cegos – ABDC, a Associação Brasileira de Desporto em Cadeira de Rodas – ABRADECAR, a Associação Brasileira de Desporto de Deficientes Mentais – ABDEM e a Associação Brasileira de Desporto para Amputados – ABDA (MELLO; WINCKLER, 2012). Finalmente, em 1995 é fundado o Comitê Paralímpico Brasileiro, órgão máximo do esporte Paralímpico no Brasil, que faz a interlocução junto ao IPC e que tem como função principal representar o país em eventos como os Jogos Paralímpicos, Jogos Parapan-Americanos e outros de igual natureza, além de fomentar e organizar o Movimento Paralímpico no território nacional (MIRANDA, 2011).

Porém, para compreender a organização do esporte paralímpico, é necessário conhecer algumas características singulares que diferenciam o seu sistema competitivo e sua estrutura organizacional de qualquer outro sistema esportivo. Além da classificação esportiva utilizada nos esportes paralímpicos (que agrupa os atletas em classes esportivas definidas pelo grau de limitação de atividade resultante de sua deficiência) (FREITAS; SANTOS, 2012), a estrutura organizacional do esporte paralímpico possui algumas particularidades únicas. Como parte do guarda-chuva da organização esportiva paralímpica, estão, por exemplo, as Federações Internacionais nas quatro estruturas: as federações específicas de modalidades paralímpicas e segregadas (por exemplo, basquete em cadeira de rodas [IWBF]); os esportes paralímpicos integrados a algumas federações do esporte olímpico (por exemplo, tênis de cadeira de rodas [ITF]); as federações específicas para grupos de deficiência e segregado, isto é, as Organizações Internacionais de Esporte para Pessoas com Deficiência (IOSDs) (por exemplo, judô [IBSA]); e por fim, os esportes que estão sob a gerência do IPC, ou seja, o IPC atua como uma Federação Internacional (por exemplo, atletismo e natação) (PATATAS, 2019).

Atualmente, existem 28 esportes paralímpicos sancionados pelo IPC, sendo 22 de verão e 6 de inverno. No Brasil, a organização das entidades nacionais de administração do desporto acompanham de forma próxima o cenário internacional. Ao todo no Brasil temos 19 entidades nacionais do desporto filiadas ou reconhecidas pelo CPB. Esse número é menor do que o número de esportes porque existem entidades nacionais do desporto que administram mais de uma modalidade esportiva, como por exemplo o próprio CPB, que devido à formatação internacional, faz a gestão direta de quatro modalidades (atletismo, natação, tiro esportivo e halterofilismo).

Planejamento Estratégico do Comitê Paralímpico Brasileiro 2017-2024

Nos últimos 20 anos, o Brasil alcançou um sucesso sem precedentes no esporte paralímpico. Nas últimas três edições dos Jogos Paralímpicos realizados em Pequim 2008, Londres 2012 e Rio 2016, o Brasil terminou entre os 10 primeiros no quadro geral de medalhas. O crescimento exponencial de um país em desenvolvimento no quadro geral de medalhas em Jogos Paralímpicos (por exemplo, saindo de 37º lugar em Atlanta, 1996, para 8º lugar no Rio, 2016), faz com que a gestão do esporte paralímpico no Brasil seja um ponto de referência para o sucesso (MAUERBERG-DECASTRO et al., 2016; PATATAS, 2019).

Após ser sede dos Jogos Paralímpicos do Rio 2016, o esporte paralímpico brasileiro ganhou força e atenção dentro das prioridades políticas nacionais (PATATAS, 2019). Além da consolidação no cenário esportivo internacional, o atual sistema esportivo brasileiro permite que os para-atletas de elite possam se dedicar exclusivamente às suas carreiras esportivas. Isso só se tornou possível, por exemplo, devido ao aumento de incentivos financeiros (públicos e privados), ao desenvolvimento de instalações de treinamento no país, à crescente visibilidade que o esporte paralímpico obteve na mídia nacional e, principalmente, a um robusto *planejamento estratégico* com metas claras, indicadores de acompanhamento e objetivos a serem alcançados.

O planejamento estratégico versa um processo de desenvolvimento de estratégias observando a relação almejada da organização com seu ambiente, ou seja, a organização deve entender o contexto de 'onde está', estabelecer metas para 'aonde se deseja ir' e identificar um conjunto de ações que lhe dará a melhor oportunidade de alcançar os objetivos propostos, ou 'como chegar' (MAXIMIANO, 2006; PIRES, 2003). Para Araújo *et al.* (2020) o planejamento estratégico é uma ferramenta essencial para otimização dos resultados de uma gestão. Além disso, De Bosscher *et al.* (2015) ainda considera que o planejamento de ações para o esporte pensando em longo prazo é uma característica essencial presente nos países mais bem-sucedidos internacionalmente.

O planejamento estratégico 2017-2024 do CPB traz, como princípio norteador, o objetivo de 'trabalhar em parceria com as associações nacionais e confederações filiadas e reconhecidas pelo Comitê Paralímpico Brasileiro, valorizando a convergência de objetivos em prol do desenvolvimento de todo o segmento esportivo paralímpico no país' (CPB, 2018a, p. 6). Para então compreender os propósitos das ações planejadas pelo CPB para os dois próximos ciclos paralímpicos, iremos a partir de agora fazer o desdobramento das ações que norteiam o caminho a ser percorrido pelo planejamento estratégico 2017-2024, dialogando com o referencial teórico proposto pelo modelo SPLISS. Começaremos conhecendo sua *missão* enquanto organização, sua *visão* e os *valores* que norteiam os objetivos propostos:

Tabela 1.1 Propósitos do Comitê Paralímpico Brasileiro.

Missão	Promover o esporte paralímpico da iniciação ao alto rendimento, e a inclusão da pessoa com deficiência na sociedade
Visão	Ser referência mundial na gestão e desenvolvimento do esporte paralímpico, promovendo a inclusão de pessoas com deficiência em todas as suas dimensões
Valores	Acreditamos no poder de transformação pelo esporte; Orgulho do trabalho que fazemos; Respeito às diferenças; Ética, transparência e respeito às pessoas

Fonte: CPB, 2018a, p.4.

Suporte Financeiro para o Esporte Paralímpico e Sustentabilidade Financeira – Pilar 1

Como visto anteriormente, dentro do modelo SPLISS (De Bosscher et al., 2006, 2015), o investimento ou o recurso financeiro destinados ao esporte é considerado como *input,* ou *entrada* no modelo conceitual proposto. De Bosscher *et al.* (2006) afirma que em termos de análise de *entrada-produto*, o melhor preditor de produto parece ser a quantidade absoluta de financiamento alocado ao esporte de elite. Torna-se ainda mais importante, para o alcance do sucesso esportivo, determinar como esses recursos são geridos e gastos (ou podem ser gastos) em todo o sistema.

A maior parte (81%) dos recursos atribuídos ao esporte paralímpico no Brasil é oriundo da Lei Agnelo/Piva, sancionada em 16 de julho de 2001. Cabe ao CPB administrar, utilizar e descentralizar os recursos oriundos da Lei Agnelo/Piva às associações nacionais e confederações responsáveis pelo sistema de gestão esportiva, para que, assim, seja desenvolvido o esporte para pessoas com deficiência no país, e em especial, o esporte de alto rendimento. Atualmente a lei prevê que a destinação de 2,7% da arrecadação bruta das loterias federais em operação no país sejam destinadas ao COB (62,96%) e ao CPB (37,04%), respectivamente, sugerindo que parte do montante arrecadado seja investido no esporte escolar e universitário (CPB, 2018a). Esse aporte financeiro também proporcionou condições para que o CPB assumisse os custos operacionais e de manutenção do Centro de Treinamento Paralímpico Brasileiro (CTPB). O CTPB e sua estrutura será discutido mais adiante nesse capítulo.

De Bosscher *et al.* (2015) afirma, ainda, que uma boa governança da estrutura administrativa de uma instituição esportiva, alinhada ao trabalho que vise a sustentabilidade do sistema com planejamento para o futuro, representa um forte preditor para o alcance do sucesso esportivo. Nesse sentido, os objetivos do planejamento estratégico do CPB para a sustentabilidade financeira são 'tornar o CPB uma organização modelo de transparência e eficiência na gestão de recursos' e 'captar e manter novos parceiros e patrocinadores' (CPB, 2018a).

Todas as ações planejadas e executadas (*processo*) com os recursos financeiros (*entrada*) são pautadas por programas e projetos estruturados e integrados por objetivos definidos dentro das perspectivas do planejamento estratégico 2017-2024. Estes, por sua vez, são componentes essenciais para facilitar a posterior avaliação da gestão e estabelecer prioridades. Iremos, então, detalhar todos os programas e projetos que representam o processo (*Pilares 2 a 9*), uma vez que estes se referem à eficiência das políticas esportivas, ou seja, a maneira ideal de gerenciar as *entradas* para produzir os *produtos* necessários.

Governança, Organização e Estrutura das Políticas do Esporte Paralímpico – Pilar 2

Para o alcance do sucesso esportivo, De Bosscher *et al.* (2006) afirmam que é preciso, além da entrada de recursos financeiros, que exista uma gestão organizacional eficiente. A organização e as estruturas de políticas do esporte, ou governança, são representados pelos órgãos que darão o caminho para os investimentos realizados, e assim, alcançar os resultados ou produtos almejados (MAZZEI et al., 2012). De acordo com o modelo SPLISS, o Pilar 2 é o pilar mais abrangente. Os elementos tratados dizem respeito à coordenação nacional, planejamento em longo prazo, envolvimento dos diferentes agentes, comunicação entre os órgãos gestores, tomada de decisão e colaboração com parceiros institucionais.

Dentro do planejamento estratégico 2017-2024, quatro principais grupos de agentes – ou ativos do Movimento Paralímpico brasileiro – foram elencados para manter um processo contínuo de interlocução e interface, em prol do pleno desenvolvimento do esporte para pessoas com deficiência no Brasil. São eles: (1) Associações Nacionais, Clubes, Confederações e Atletas; (2) Governos; (3) Patrocinadores, Órgãos de Controle e Veículos de Comunicação; (4) Percepção Pública.

Todos esses grupos possuem incomensurável valor e, baseados em suas diferentes funções dentro do Sistema Esportivo Paralímpico, o Comitê Paralímpico Brasileiro implementa as ações e iniciativas necessárias para alcançar suas metas e objetivos estratégicos (CPB, 2018a).

Participação e Desenvolvimento Esportivo e Inclusão Através do Esporte Paralímpico – *Pilar 3*

Os estudiosos da área argumentam que é necessário criar e implementar políticas esportivas tanto para o esporte de alto rendimento quanto para o esporte de base, pois uma ampla pirâmide de participação é crucial na busca pelo sucesso esportivo (DE BOSSCHER et al., 2015; SOTIRIADOU; DE BOSSCHER, 2013). Podemos supor, portanto, que uma ampla base de participação pode influenciar o sucesso esportivo devido ao fornecimento contínuo de jovens talentos para o esporte de alto rendimento (PATATAS et al., 2020b). O modelo SPLISS usa três níveis de análises como parâmetro para avaliar se a política de participação esportiva em nível nacional tem um impacto no sucesso do esporte de elite, sendo eles: **(a)** oportunidades para crianças participarem de esportes na escola, durante as aulas de Educação Física ou atividades extracurriculares; **(b)** existência de um alto nível geral de participação no esporte no país (cultura esportiva); e **(c)** existência de uma política nacional para promover a implementação dos princípios de gestão da qualidade em federações e clubes esportivos para ações voltadas para o desenvolvimento esportivo e identificação de talentos (DE BOSSCHER et al., 2015).

No contexto do esporte paralímpico, a grande questão gira em torno de onde a criança (ou a pessoa com deficiência) terá acesso à prática esportiva para a iniciação. Por exemplo, no esporte convencional, as crianças normalmente têm várias oportunidades de ter o primeiro contato com o esporte dentro do ambiente escolar. O que, muitas vezes, pode não ser o caso da criança com deficiência, pois essa pode não estar inserida em um ambiente onde o esporte é proporcionado para ela na escola, ou porque não existem profissionais capacitados na escola para oferecer a prática esportiva para crianças com deficiência (PATATAS *et al.*, 2020b). Então, o primeiro contato com o esporte, nesse caso, é dependente de alguma ação fora da escola, podendo ser em clubes, centros de reabilitação ou associações especializadas em atendimento ao público com deficiência.

Pensando nisso, e em aquiescência com a missão do CPB de promover o esporte paralímpico da iniciação ao alto rendimento, proporcionando a inclusão da pessoa com deficiência na sociedade, os objetivos e as metas que norteiam o planejamento estratégico do CPB na vertente do esporte de base são (CPB, 2018a):

- Ampliar e estimular ações dos clubes voltados para o desenvolvimento do esporte paralímpico através de um conjunto de ações de apoio aos clubes e associações esportivas que desenvolvem o esporte voltado a crianças, jovens e adultos com deficiência, nas diversas regiões do país;
- Promover ações para o desenvolvimento do esporte educacional paralímpico através do atendimento esportivo de base direto ou em parcerias, em ações esportivas voltadas para crianças e jovens com deficiência, em idade escolar, nas diversas regiões do país;
- Contribuir para a melhoria da gestão nas confederações e clubes através da criação de parcerias com Secretarias Municipais e/ou Estados que valorizem e estimulem a prática esportiva para crianças, jovens e adultos com deficiência, nas diversas regiões do país.

Para o alcance desses objetivos, os seguintes projetos foram idealizados (CPB, 2019):

- **Escola Paralímpica de Esportes:** tem como objetivo oferecer a crianças e jovens com deficiência, entre 10 e 17 anos, da região metropolitana de São Paulo, iniciação esportiva em oito modalidades paralímpicas. O projeto teve início em 2018, ano que teve 331 alunos, e em 2019 foram 539. O projeto também revelou destaques esportivos paralímpicos, entregando às Seleções de Base das modalidades mais de 75 atletas.
- **Festival Paralímpico:** é um evento realizado simultaneamente em todo país, onde crianças com e sem deficiência tem contato e vivência com três modalidades paralímpicas com o objetivo de fomentar e divulgar o esporte paralímpico em todo o território nacional. O projeto iniciou em 2018 com a realização em 48 núcleos e, em 2019, em 70 núcleos, tendo pelo menos um em cada unidade federativa do país. Em 2019 o evento contou com a participação de 10.026 crianças, sendo 7.313 com alguma deficiência e totalizando 20.132 pessoas envolvidas (pais, professores, voluntários, alunos). O evento teve cobertura ampla das mídias locais e nacional.
- **Projeto Militar Paralímpico:** em 2019, o projeto teve como principais ações o desenvolvimento de dois Campings e três Festivais Militares Paralímpicos (em Blumenau/SC, Lagoa Santa/MG e Curitiba/PR), atingindo diretamente 57

militares com deficiência, oriundos de 16 diferentes Forças. No total, o projeto tem registrado um total de 153 militares e agentes de segurança pública de 34 instituições. Juntas, as ações apresentaram 16 modalidades aos militares participantes, mostrando o esporte como uma ferramenta de inclusão e de qualidade de vida e identificando aqueles com maior predisposição atlética a algumas modalidades.

Sistema de Desenvolvimento e Identificação de Talentos para o Esporte Paralímpico – *Pilar 4*

Após a entrada no sistema esportivo, uma parte importante dos processos de transição entre as fases de uma carreira esportiva é assegurar que ações e políticas esportivas irão ser implementadas para que os jovens talentos possam ser identificados e desenvolvidos (PATATAS *et al.*, 2020b). A constante busca pelo sucesso exige que o sistema esportivo não apenas permita um nível sustentado de desempenho em competições internacionais, mas que também se preocupe com o desenvolvimento contínuo de atletas talentosos, pensando assim, na sustentabilidade do sistema (DE BOSSCHER *et al.*, 2008). Portanto, o Pilar 4, no modelo SPLISS, informa as políticas esportivas destinadas aos processos de detecção, seleção e promoção de talentos esportivos que, no futuro, serão atletas que representarão o país em competições internacionais de maior importância (MAZZEI *et al.*, 2012), como Jogos Paralímpicos e Campeonatos Mundiais.

Visando, então, otimizar o desempenho em competições internacionais, alguns objetivos e projetos para sistematizar a identificação de novos talentos para o esporte paralímpico são destacados no planejamento estratégico 2017-2024. Um dos objetivos é 'desenvolver estratégias de prospecção, detecção de talentos e iniciação esportiva' (CPB, 2018a). Para alcançar esse objetivo, o projeto Camping Escolar foi implementado (CPB, 2019):

> **Camping Escolar:** tem o objetivo de formar atletas de base nas modalidades de participantes das Paralimpíadas Escolares. São selecionados para participação os melhores atletas e alguns técnicos durante a competição, além de convidados que são indicados pela coordenação técnica das modalidades. Durante todo o ano os alunos selecionados são monitorados em suas competições e treinamentos. Os atletas também passam por avaliações, testes e treinamentos, além de receberem orientações para manter as rotinas de treinos em suas cidades. Em 2019 foram atendidos 97 atletas em 11 modalidades.

Sabendo que os centros de reabilitação são ambientes extremamente propícios para a identificação de talentos de atletas com deficiências adquiridas, um segundo objetivo proposto no planejamento estratégico foi 'otimizar, junto às organizações afins, a participação do esporte nos processos de reabilitação' (CPB, 2018a). Assim, o Programa de Esportes Paralímpicos, oferecido dentro dos principais centros de reabilitação do país, foi criado (CPB, 2019):

Programa de Esportes Paralímpicos nos Centros de Reabilitação: realizou como sua principal ação o 1º Camping Paralímpico dos Centros de Reabilitação. Durante o Camping, 28 pessoas com deficiência, atendidas pelo Instituto Lucy Montoro e pela AACD, e oito profissionais dessas duas redes de reabilitação tiveram oportunidade de conhecer e vivenciar 11 modalidades esportivas, ensejando não apenas a apresentação do esporte como ferramenta de inclusão e qualidade de vida, mas também orientando aqueles com maior predisposição a algumas das modalidades a seguirem competitivamente no esporte. Desse projeto, já foram incluídos atletas em treinamentos de diversas modalidades.

Além de ações mais sistematizadas buscando a identificação de talentos com programas específicos voltados para uma população-alvo (por exemplo, atletas jovens ou atletas que adquiriram uma deficiência tardiamente), outra forma de identificação de talentos muito eficiente, e que é uma característica dominante dentro do contexto paralímpico, é a identificação de talentos através da participação em competições tendo como principal ferramenta para identificação a expertise dos técnicos nacionais (PATATAS *et al*, 2020b). Como resultado, uma grande parcela de atletas é frequentemente identificada como um potencial talento durante sua participação em competições específicas para desenvolvimento, como por exemplo, as Paralimpíadas Escolares (CPB, 2019):

Paralimpíadas Escolares: constitui o maior evento do mundo para crianças com deficiência em idade escolar. Tem como objetivo promover a prática do esporte paralímpico para crianças e adolescentes com deficiência, na faixa etária de 12 a 18 anos, e de identificar atletas com futuro potencial para o alto rendimento esportivo. Em 2019, participaram 1.212 alunos, com um aumento de 22% em relação ao ano anterior. A competição teve participação das 27 Unidades Federativas do país e contou com 2.226 participantes no total. Foram oferecidas provas em 12 modalidades esportivas, uma a mais do que no ano anterior, com a inclusão do *badminton* no programa.

Suporte para a Carreira e Aposentadoria de Atletas: da Excelência Esportiva à Transição de Carreira – *Pilar 5*

De uma forma geral, no desenvolvimento de uma carreira esportiva, após a identificação do talento, normalmente acontece a transição para a fase de elite, ou alto rendimento. Essa transição para o alto rendimento pode acontecer rapidamente no caminho de um atleta paralímpico (PATATAS *et al.*, 2018). Nesse sentido, o atleta progride adquirindo e melhorando habilidades motoras e resultados esportivos até atingir um ponto de perfeição, acompanhado por um conjunto de demandas e desafios para a prática e competições (PATATAS *et al.*, 2020a). De acordo com De Bosscher *et al.* (2015) o foco dessa fase, representada pelo Pilar 5 no modelo SPLISS, está na conquista do sucesso esportivo nacional e internacional, o que acontece por meio da implementação de políticas que visam não somente apoiar os atletas durante suas carreiras esportiva, mas também estabelecer meios para que esses atletas consigam criar oportunidades para suas vidas no pós-carreira esportivo.

O principal objetivo da dimensão que trata da excelência esportiva dentro do planejamento estratégico 2017-2024 é manter o desempenho da delegação paralímpica brasileira entre as principais potências mundiais. Então, os objetivos estratégicos determinados são relacionados com o desempenho nas edições dos Jogos Parapan-Americanos e Paralímpicos a serem realizados nos dois próximos ciclos, sendo eles:

Tabela 1.2 Objetivos e metas do Planejamento Estratégico 2017-2024 para a dimensão de Excelência Esportiva visando o desempenho esportivo em Jogos Parapan-Americanos e Paralímpicos.

1. Posição no *ranking* geral dos eventos no ciclo 2017-2020 e 2021-2024

- Jogos Parapan-Americanos de Lima 2019 – 1º Lugar no quadro geral de medalhas baseado no padrão ouro.[1]
- Jogos Paralímpicos de Verão de Tóquio 2020 – Permanecer no Top 10 de países mais bem posicionados no quadro geral de medalhas baseado no padrão ouro.[2]
- Jogos Paralímpicos de Inverno de Pequim 2022 – Obter os melhores resultados da delegação brasileira em edições participadas.
- Jogos Parapan-Americanos de Santiago 2023 – 1º Lugar no quadro geral de medalhas baseado no padrão ouro.
- Jogos Paralímpicos de Verão de Paris 2024 – Permanecer no Top 10 de países mais bem posicionados no quadro geral de medalhas baseado no padrão ouro.

2. Número total de medalhas em jogos paralímpicos

- Jogos Paralímpicos de Tóquio, 2020 – Conquistar entre 60 a 75 medalhas.
- Jogos Paralímpicos de Paris, 2024 – Conquistar 70 a 90 medalhas

3. Número de modalidades participantes em jogos paralímpicos

- Jogos Paralímpicos de Tóquio, 2020 – Participar com no mínimo 18 modalidades.
- Jogos Paralímpicos de Inverno Pequim, 2022 – Participar com no mínimo 3 modalidades.
- Jogos Paralímpicos de Paris, 2024 – Participar com no mínimo 20 modalidades.

4. Número de atletas jovens em finais em jogos paralímpicos

- Jogos Paralímpicos de Tóquio, 2020 – Ter 15% dos atletas em finais com idade até 23 anos.
- Jogos Paralímpicos de Inverno Pequim, 2022 – Ter 20% dos atletas em finais com idade até 23 anos.
- Jogos Paralímpicos de Paris, 2024 – Ter 17% dos atletas em finais com idade até 23 anos.

Fonte: CPB, 2018a.

Evolução da Gestão e Organização do Esporte Paraolímpico no Cenário Brasileiro 13

É sabido que para a conquista e a manutenção do sucesso esportivo internacional, as organizações esportivas nacionais devem cada vez mais reconhecer a necessidade de uma abordagem holística para o desenvolvimento de políticas esportivas e o apoio às carreiras esportivas de seus atletas (PATATAS, 2019). Pensando nisso, entre os demais objetivos e metas propostos na dimensão da excelência esportiva destacam-se (CPB, 2018a):

1. Suporte para atletas de alta performance através de ações que contribuam com a melhoria da performance esportiva no alto rendimento.
   ▶ Alcançar no mínimo 500 atletas ao fim do último ano do ciclo (2024).
2. Suporte financeiro aos atletas de alto rendimento através de ações que contemplem os atletas participantes em projetos voltados à performance esportiva no alto rendimento.
   ▶ Alcançar no mínimo 110 atletas, como média anual de atendimento, ao fim do último ano do ciclo (2024).
3. Valorização e estímulo das mulheres no esporte paralímpico de alta performance.
   ▶ Manter-se com o percentual máximo possível de vagas alocadas ao gênero feminino nas delegações dos Jogos Parapan-Americanos.
4. Valorização e estímulo à participação de atletas com deficiência severa em eventos esportivos do CPB.
   ▶ Alcançar no mínimo 12% de atletas com deficiência severa nos *rankings* das competições organizadas pelo CPB, na composição da delegação brasileira nos Jogos Parapan-Americanos de 2023.

Para o alcance desses objetivos, os seguintes projetos foram idealizados e implementados pelo CPB (CPB, 2018b, 2019):

- **Departamento de Ciência e Alta *Performance*:** foi criado para atuar nas áreas de inteligência esportiva e apoio multidisciplinar aos atletas e equipes. Realiza avaliações, monitoramento e análises de resultados de todas as modalidades paralímpicas e cria estratégias junto aos coordenadores técnicos das modalidades para melhorar a performance e resultados dos atletas/equipes. Além disso, o Departamento de Ciência e Alta Performance também avalia e controla as capacidades físicas, oferecendo aos atletas os serviços de equipes multidisciplinares com fisiologistas, biomecânicos e cientistas do esporte. Estes serviços são oferecidos em formato de avaliação, orientação ou controle do processo quando necessário.

- **Serviços de Saúde:** o Departamento de Saúde do CPB estruturou todo o espaço no Centro de Treinamento Paralímpico Brasileiro, integrando os serviços de Medicina Esportiva, Medicina de Urgência e Emergência, Fisioterapia e outras áreas da saúde. Além disso, disponibiliza serviços médicos e ambulância para atendimentos de urgência e emergência aos frequentadores do espaço. A coordenação médica realiza atendimentos, acompanhamentos, solicitação de exames e encaminhamentos de atletas para tratamentos específicos, quando necessário. E, com a intenção de prestar o melhor atendimento aos atletas brasileiros de alto rendimento são oferecidos os serviços de nutrição, fisioterapia e psicologia esportiva.

Além dos projetos desenvolvidos pelo CPB, ainda existem projetos governamentais que ajudam efetivamente no suporte da dimensão da excelência esportiva. São eles:

- **Controle Antidopagem:** a atribuição e responsabilidade no controle antidopagem e todas as ações relativas a esse processo é da Agência Brasileira de Controle de Dopagem – ABCD. Fica sob atribuição do CPB informar todo o calendário esportivo à entidade e cooperar com ações e informações para que o processo seja realizado dentro dos parâmetros estabelecidos. Além disso, o CPB ainda desenvolve ações educacionais de combate ao doping junto aos atletas.
- **Bolsa-atleta:** maior programa de patrocínio individual de atletas do Brasil, o Bolsa-Atleta foi criado pelo Governo Federal em 2005 e beneficia atletas olímpicos e paralímpicos com bolsas de diferentes valores, de acordo com a categoria: estudantil, nacional, internacional ou paralímpica. Com editais publicados anualmente, o programa considera os resultados do ano anterior à publicação para habilitação ao pleito, em eventos previamente indicados para cada categoria pela respectiva confederação da modalidade.
- **Bolsa-pódio:** a categoria Pódio, a mais alta do Programa Bolsa-Atleta, foi criada em 2013 com o objetivo inicial de patrocinar atletas com chances de medalhas e de disputar finais nos Jogos Rio 2016, tendo sido estendido, por ora, para os Jogos de Tóquio 2020. Como critério mínimo de entrada, é preciso estar entre os 20 primeiros do *ranking* mundial da respectiva prova de sua modalidade. No entanto, critérios específicos são estabelecidos por cada coordenação técnica a fim de indicar de forma mais precisa os atletas que realmente apresentam chances de medalhas em jogos paralímpicos. Diferentemente das demais categorias, cujo processo de inscrição e habilitação é feito pelo atleta diretamente com o Ministério do Esporte, o processo de indicação é realizado via CPB, e a avaliação e a aprovação do pleito são feitas em conjunto por um Grupo de Trabalho composto pela Diretoria Técnica do CPB e equipe do Governo Federal.
- **Projetos de Patrocínio Individual – Time São Paulo:** é um projeto mantido financeiramente pelo Governo do Estado de São Paulo, por meio de uma parceria entre a Secretaria dos Direitos da Pessoa com Deficiência e o CPB. Em 2019, foi composto por 62 atletas e quatro atletas-guia de nove modalidades paralímpicas individuais. Por se tratar de um projeto mantido com recursos do Governo do Estado de São Paulo, é critério que todos os integrantes residam e compitam por clubes do Estado. O grande destaque do Time SP fica por conta

do aumento significativo de atletas atendidos no nível 1 do projeto, que são os atletas que se encontram na primeira colocação do *ranking* internacional de sua modalidade ou que conquistaram medalhas de ouro no Campeonato Mundial. O que significa um aumento relevante da qualidade técnica dos atletas contemplados.

- **Projetos de Patrocínio Individual: Time Caixa**: é um projeto mantido com recursos oriundos do patrocínio das Loterias Caixa ao CPB. Em 2019, o Time Caixa contou com 83 atletas e sete atletas-guia, número recorde de contemplados na História. São atendidos atletas de 14 modalidades esportivas.

Além da criação de políticas esportivas, através da implementação de projetos que visem o apoio para os atletas desenvolverem suas carreiras, é necessário também que o planejamento estratégico amplie seus objetivos para contemplar a aposentadoria dos atletas e sua transição para o pós-carreira. Neste sentido, o CPB traz ações com objetivo de ampliar o **Programa Atleta Cidadão** que oferece um conjunto de benefícios aos atletas paralímpicos ativos, e também aos já aposentados, como cursos de idiomas, formação de nível superior, entre outras ações. A meta desse programa é atender, até o fim do ciclo 2024, no mínimo 550 atletas (CPB, 2018b).

Instalações Esportivas: o Centro de Treinamento Paralímpico Brasileiro – *Pilar 6*

Para um país almejar bons resultados esportivos internacionais, também são necessários investimentos e políticas que desenvolvam e mantenham as instalações para treinamento (MAZZEI *et al.*, 2012). Instalações esportivas como Centros de Treinamento podem incentivar o intercâmbio de conhecimentos entre esportes e reduzir o tempo de viagem dos atletas entre suas casas e locais de treinamento (DE BOSSCHER *et al.*, 2015).

Como um dos maiores legados dos Jogos Paralímpicos do Rio 2016, o CTPB, com 95 mil metros quadrados de área construída, abriga instalações esportivas *indoor* e *outdoor* totalmente acessíveis que servem tanto para treinamentos, competições e intercâmbios de atletas e seleções, quanto para o desenvolvimento de iniciativas para massificar o esporte paralímpico no Brasil e auxiliar na inclusão da pessoa com deficiência na sociedade.

As instalações esportivas são utilizadas por 17 modalidades: atletismo, badminton, basquete em cadeira de rodas, esgrima em cadeira de rodas, rúgbi em cadeira de rodas, tênis em cadeira de rodas, bocha, natação, futebol de 5 (para cegos), futebol de 7 (para paralisados cerebrais), goalball, halterofilismo, judô, tênis de mesa, triatlo, taekwondo e vôlei sentado. O CTPB possui, ainda, academia com equipamentos de última geração para atender as necessidades de preparação física dos atletas, centro de fisioterapia, vestiários, centro administrativo, centro de Medicina e Ciência do Esporte, serviços de alimentação e uma zona residencial com cerca de 280 leitos. O objetivo principal do CPB é tornar o CTPB em São Paulo uma unidade sustentável.

Desenvolvimento e Capacitação para Treinadores: Educação Paralímpica – *Pilar 7*

Os estudos de Patatas *et al.* (2020a, 2020b) apontam que promover o treinamento e a capacitação para treinadores é o fator de política esportiva mais influente durante toda a carreira esportiva de um atleta. Além disso, os autores também apontam os treinadores como o principal agente altamente envolvido durante a maioria das fases de desenvolvimento da carreira esportiva. Então, se faz muito importante e necessário a implementação de ações e práticas inclusivas que apoiem a capacitação de treinadores, visando aprimorar seus conhecimentos específicos sobre os variados tipos de deficiência e suas implicações para o treinamento. Ainda, segundo os fatores críticos de sucesso apontados no modelo SPLISS, existem correlações fortes e significativas entre a qualidade geral da oferta de treinamento e capacitação para treinadores e o sucesso esportivo (DE BOSSCHER *et al.*, 2015).

Deste modo, objetivos como o de ampliar os programas de formação de profissionais para atuar no esporte paralímpico, contemplando o alto rendimento e o desenvolvimento da base do esporte paralímpico no país, fazem parte do planejamento estratégico do CPB. Está entre as metas, para o ciclo 2017-2024, a capacitação de profissionais que atuam em diferentes especializações e segmentos do esporte voltado para crianças, jovens e adultos com deficiência em todo o país, e também, a capacitação de professores de Educação Física de todo o país. Até o final do ciclo de 2024, a meta é capacitar ao todo 100.000 das profissionais, das diferentes regiões do país (CPB, 2018a).

O programa **Educação Paralímpica** tem como objetivo difundir o conhecimento sobre o Esporte Paralímpico no país, capacitando profissionais nas diversas áreas de atuação. Para isso, são oferecidos cursos de capacitação e habilitação nas mais diversas modalidades esportivas. Em 2019 foram oferecidos 115 cursos para 3.185 profissionais. Além dos cursos presenciais, também é oferecido um curso de ensino a distância (EAD): *Movimento Paralímpico – Fundamentos Básicos do Esporte*, que já alcançou mais de 15.000 profissionais.

Além disso, como uma forma de mobilizar clubes e treinadores a investirem em sua capacitação, a partir de 2018 constou no regulamento de inscrições de competições promovidas pelo CPB, a obrigatoriedade de que cada clube tenha pelo menos um treinador formado nos cursos de habilitação técnica nível I (para participação dos eventos regionais), nível II (para participação em eventos nacionais) e nível III para integrar a equipe de treinadores de atletas das seleções e viabilizar a participação em eventos internacionais. Os cursos de habilitação técnica em todos os níveis são oferecidos pelo CPB ao longo do ano na mesma data e local das competições regionais e nacionais do Circuito Brasil Loterias Caixa, além de também oferecer cursos para formação de classificadores e árbitros de várias modalidades.

Competições Nacionais e Internacionais – *Pilar 8*

O Pilar 8, no modelo SPLISS, teoriza que um dos processos para a conquista do sucesso esportivo está na capacidade dos atletas de um país em participar de competições internacionais e na organização de eventos nacionais e internacionais no próprio país (MAZZEI *et al.*, 2012). A constante participação em competições inter(nacionais) permite que atletas e equipes se comparem com os rivais a fim de se prepararem para participar de eventos que são considerados o auge da conquista, como os Jogos Olímpicos e Paralímpicos (DE BOSSCHER *et al.*, 2015).

Para tanto, com o objetivo principal de 'otimizar o desempenho em competições internacionais', o CPB investe em ações que viabilizam a participação dos atletas das seleções nacionais nas principais competições internacionais das diferentes modalidades, e também, mantém um calendário frequente de competições regionais e nacionais para as modalidades sob sua administração direta (atletismo, natação, halterofilismo e tiro esportivo). Alguns exemplos são destacados a seguir (CPB, 2019):

- **Circuito Brasil Loterias Caixa:** o CPB é responsável pela organização e execução do Circuito Brasil Loterias Caixa e Campeonato Brasileiro Loterias Caixa que têm a função de fomentar e desenvolver o esporte e ainda manter o Alto Rendimento das modalidades administradas pelo CPB. Participaram das competições 6.349 pessoas entre atletas e comissão técnica. É importante destacar que as Fases Nacionais e Campeonatos Brasileiros são competições homologadas internacionalmente e que servem de palco para muitas qualificações tanto para Jogos Parapan-Americanos quanto para Jogos Paralímpicos. Desde a elaboração do novo Planejamento Estratégico e, por consequência, alterações nos regulamentos das competições organizadas pelo CPB, houve um aumento de 59% no número de atletas jovens, 41% no número de atletas com deficiência severa e 13% de participação de mulheres (estes dados consideram os números das competições realizadas em 2016 e a evolução até 2019).

- **Open Internacional Loterias Caixa de Atletismo e Natação:** esse evento atrai atletas de diversos países da América e de outros continentes devido ao seu alto nível competitivo. A competição é uma das etapas do Grand Prix de Atletismo e do World Series de Natação do IPC. Em 2019, foram oferecidas 162 classificações internacionais para os atletas que participaram do evento, sendo 104 do Atletismo e 58 da Natação.

- **Paralimpíadas Universitárias:** tem como objetivo incentivar estudantes universitários a darem prosseguimento a atividades esportivas paralímpicas. Em sua terceira edição realizada no CTPB em 2019, contou com a participação de 356 atletas com deficiência física, visual e intelectual de 193 Instituições de Ensino Superior do Brasil. Foram oferecidas provas em sete modalidades, sendo elas: atletismo, badminton, bocha, judô, natação, tênis de mesa e tênis em cadeira de rodas.

Pesquisa Científica e a Ciência do Esporte Aplicada ao Esporte Paralímpico – Pilar 9

A pesquisa científica é um dos campos de interesse que mais cresce no esporte de elite na última década e está provando ser um fator cada vez mais importante na busca pelo sucesso esportivo. As nações com melhor desempenho internacional geralmente apresentam um bom investimento em pesquisa científica e inovação (DE BOSSCHER et al., 2015). O Pilar 9, então, corresponde à relação entre centros de pesquisa e estudos com o objetivo de desenvolver o esporte paralímpico.

Apesar de ainda ser uma área que carece de mais ações e investimentos, a Ciência do Esporte aplicada ao esporte paralímpico vem crescendo desde os Jogos Paralímpicos do Rio 2016, com a criação do Departamento de Ciências e Alta Performance que atua no CTPB. Além disso, com o intuito de engajar a comunidade acadêmica e capacitar o maior número possível de profissionais para difundir a Ciência do Esporte aplicada ao esporte paralímpico, o CPB, através de sua **Academia Paralímpica Brasileira**, vem desde 2010 idealizando ações como o **Congresso Paradesportivo Internacional**. O maior evento acadêmico-científico do país, que aborda exclusivamente a temática do esporte para a pessoa com deficiência em seus mais variados cenários, acontece bianualmente e reúne pesquisadores, doutores, mestres, alunos de pós-graduação, de grupos de pesquisa, professores e alunos de Educação Física e profissionais de áreas afins para debates, cursos, oficinas e painéis de apresentação de pesquisas. Outra ação nesse sentido que vem sendo realizada desde 2017 é o **Seminário Internacional Paralímpico Escolar**, que visa proporcionar embasamento teórico-prático para os profissionais da área que atuam com a pessoa com deficiência no ambiente escolar através da fundamentação de ações práticas com bases científicas, além de capacitar com conhecimentos técnicos e práticas pedagógicas, os profissionais que atuam com as modalidades oferecidas nas Paralimpíadas Escolares. Como uma proposta de descentralização das ações afim de atingir o maior número de pessoas possível, a partir de 2018 também foi implementado **Seminário Regional Paralímpico Escolar**, sendo realizado bianualmente e abrangendo todas as regiões do Brasil.

A Sustentabilidade do Sistema: os Centros de Referência

O Projeto Centro de Referência Paralímpico Brasileiro foi criado para atuar na dimensão de desenvolvimento do esporte paralímpico no Brasil, oportunizando crianças a conhecerem e iniciarem no esporte paralímpico, bem como os atletas de alto rendimento a realizarem os seus treinamentos e preparação com atendimentos multidisciplinares qualificados. O projeto é desenvolvido, preferencialmente, em parcerias com as Universidades, no sentido de proporcionar a oportunidade de contribuir na formação acadêmica dos graduandos e de estimular a pesquisa científica na área, bem como propiciar aos atletas o acesso ao conhecimento e serviços disponibilizados pelas universidades, tais como: Fisioterapia, Nutrição, Psicologia, dentre outros. Em 2019, foram oficializados acordos para a implantação com nove Centros de Referência Paralímpicos no Brasil (CPB, 2019).

Além da implementação de Centros de Referência descentralizados pelo Brasil, o Planejamento Estratégico (2017-2014) visa apoiar estruturas esportivas para a prática de esportes paralímpicos e tornar o CTPB em São Paulo uma unidade sustentável. A meta para o ciclo 2017/2020, implementar e apoiar 15 centros de referência esportiva até 2020 e para o ciclo 2021/2024, de implementar e apoiar 20 centros de referência esportiva até 2024. Para exemplificar, trazemos nesse capítulo o modelo do Centro de Referência da Universidade Federal de Minas Gerais (UFMG) como um exemplo de sucesso.

Centro de Referência Paralímpico Brasileiro – CTE UFMG

O Centro de Treinamento Esportivo (CTE) da UFMG possui como missão contribuir para a melhoria dos resultados do esporte de alto rendimento em Minas Gerais, promovendo a excelência no desenvolvimento integrado e na formação de recursos humanos.

Em consonância com a proposta da criação dos Centros de Referência Paralímpicos Brasileiros – CRPBs em todas as regiões do Brasil (CPB, 2018b), o CPB reconhece o CTE UFMG como um CRPB e em 2019 foram iniciadas as ações de treinamento. Além da parceria com o CPB, o projeto conta com o apoio do Ministério da Cidadania para o desenvolvimento do esporte paralímpico no Estado de Minas Gerais.

O projeto do CRPB CTE UFMG foi fundamentado sob três objetivos: promover a formação de atletas paralímpicos de alto rendimento, promover a formação de recursos humanos para a atuação no esporte paralímpico e promover o desenvolvimento de pesquisa científica.

O processo de implantação das atividades no CRPB CTE UFMG contemplou as modalidades atletismo, natação e halterofilismo, com uma meta de atendimento de 50 atletas com deficiência física, visual e intelectual. A capacitação de recursos humanos é realizada por meio de estágio obrigatório e voluntário por parte de alunos dos cursos de graduação em Educação Física, Fisioterapia, Medicina, Nutrição e Psicologia da UFMG, e também pelos cursos de capacitação profissional oferecidos em parceria com o CPB. Para o desenvolvimento de pesquisa são realizados trabalhos de conclusão de cursos de graduação, dissertações de Mestrado e teses de Doutorado.

Em seu primeiro ano de atividades, o CRPB CTE UFMG cumpriu todas as metas quantitativas e qualitativas estabelecidas junto ao Ministério da Cidadania e ao CPB, em termos de atendimentos, pelo qual já passaram mais de 87 atletas com deficiência. Na formação de recursos humanos foram capacitados 100 profissionais por meio de curso de capacitação realizado em parceria com a área de Educação Paralímpica do CPB nas modalidades atletismo, natação e halterofilismo. Em seu desenvolvimento, o projeto conta com a base de uma equipe multidisciplinar (Figura 1.2) envolvendo treinadores esportivos nas três modalidades, uma comissão científica integrada por pesquisadores das áreas do Sono, Fisioterapia, Fisiologia e Biomecânica, além dos estudantes de graduação em Educação Física, Fisioterapia e Medicina.

Durante o fluxo de atividades, da fase cadastral em diante, os atletas passam pela área médica para uma anamnese inicial e por uma triagem na Fisioterapia. Há uma ação de acompanhamento e avaliações contínuas por parte das equipes do Sono, Fisioterapia, Biomecânica, Fisioterapia e Psicologia do Esporte.

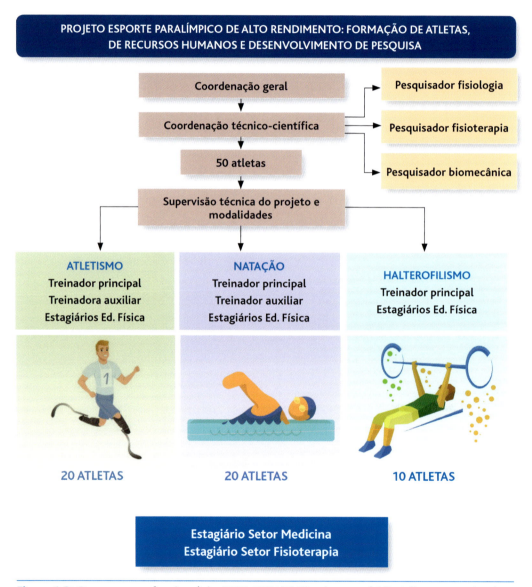

Figura 1.2 Organograma funcional do CRPB CTE UFMG: a base multidisciplinar para a implantação do Projeto.

Em um ano de atividades e um intenso trabalho em prol do desenvolvimento do esporte paralímpico em Belo Horizonte e região metropolitana, importantes resultados podem ser observados nas três modalidades que integram a origem desse Projeto. Um total de 34 atletas que treinam nas instalações do CRPB CTE UFMG participaram do Circuito Loterias Caixa/Etapa Centro-Leste em Brasília em fevereiro de 2020 e, destes, 11 conquistaram o índice para a Fase Nacional, ambos eventos organizados pelo CPB.

No que diz respeito à formação de recursos humanos e para além das ações de treinamento no CRPB CTE UFMG, os estagiários do Projeto tiveram importantes vivências em eventos organizados pelo CPB como as Paralimpíadas Universitárias, suporte na organização de eventos de formação realizados em parceria com a área de Educação Paralímpica, Festival Paralímpico, Encontro Aqua e também Circuito Loterias Caixa.

Já a comissão técnico-científica realiza reuniões mensais onde são discutidas as temáticas relacionadas ao Projeto Paralímpico e sua aplicação com as modalidades desenvolvidas (demandas específicas dos treinadores, avaliações com base multidisciplinar). As primeiras produções foram submetidas em maio de 2020, um marco inicial para a construção de importantes referenciais nas áreas do Sono, Fisioterapia, Biomecânica e Fisiologia aplicados ao esporte paralímpico.

Todas as ações desse Projeto foram também apresentadas às instituições locais que desenvolvem projetos esportivos para pessoas com deficiência e importantes parcerias locais foram firmadas, o que nos remete à meta do CPB com a criação dos Centros de Referência para ser uma base para o fomento do esporte paralímpico nas diversas regiões do país, fortalecendo também as associações e clubes que poderão contar com uma estrutura que otimize as condições de treinamento de seus atletas. O somatório de esforços entre entidades locais e o CRPB tem o potencial de culminar em um número maior de pessoas com deficiência envolvidos na prática esportiva, em maiores chances de identificar novos talentos nas diversas modalidades, ter o aporte científico para as ações de treinamento, no acesso às instalações esportivas em melhores condições para o desenvolvimento de atletas e também na interação, trocas de experiências e aperfeiçoamento de treinadores.

O projeto que originou a criação do CRPB CTE UFMG é subsidiado pelo Ministério da Cidadania quanto aos recursos financeiros para pagamento de pessoal, tem o apoio técnico e de recursos materiais do CPB (fornecimento de equipamentos esportivos, uniformes, organização de cursos e eventos) e toda a estrutura de instalações esportivas, prestação de serviços de uma equipe multidisciplinar oferecidos pela UFMG, através do CTE. Em 2019, a busca por outras fontes de subsídio visando o suporte para que atletas e a equipe técnica tenham melhores condições para a participação em competições foram incluídas em projetos para aplicação na Lei de Incentivo Estadual, processo esse em andamento.

Sendo assim, todas as ações do CRPB CTE UFMG convergem em metas bem definidas para que se alcance o sucesso no desenvolvimento de atletas para o alto rendimento, na formação de futuros profissionais que se formem com uma capacitação inicial na área do esporte paralímpico e também no desenvolvimento de pesquisas que auxiliem todo o processo de construção nessa temática.

Considerações Finais

O esporte paralímpico no Brasil tem evoluído muito nos últimos anos e o sucesso esportivo alcançado até hoje é o reflexo de uma gestão eficiente que, como apresentado neste capítulo, estabelece metas e objetivos claros pautados num planejamento estratégico que visa a sustentabilidade do sistema esportivo.

Desempenhando um papel duplo, ou seja, promovendo o esporte paralímpico da iniciação ao alto rendimento e promovendo a inclusão de pessoas com deficiência na sociedade, a gestão do esporte paralímpico no Brasil tornou-se um ponto de referência para o sucesso. Dessa forma, a gestão do esporte paralímpico brasileiro pode apresentar um caso encorajador que pode oferecer muitos exemplos de boas práticas para outros sistemas esportivos em diversos contextos.

Revisão de Conteúdo

1. No modelo SPLISS, o Pilar 1 (Suporte Financeiro) é considerado o *input*, ou a *entrada*, pois o influxo de recursos financeiros para o sistema esportivo permite a implementação dos demais oito pilares do *processo*. Quais são eles?

2. Quais são as quatro estruturas organizacionais das Federações Internacionais que compõem a organização do sistema esportivo no esporte paralímpico?

3. O projeto dos Centros de Referência é uma ação que visa a sustentabilidade do sistema esportivo. Quais são seus objetivos principais?

Referências

1. ARAUJO, P. H. M.; YAMANAKA, G. K.; MAZZEI, L. C. Planejamento estratégico como um dos fatores de sucesso das organizações esportivas: um estudo sobre os clubes esportivos brasileiros que atuam no contexto olímpico. *Motrivivência*, v. 32, n. 63, p. 1-18, 2020.
2. BRITTAIN, I. *The paralympic games explained*. 2 ed. London: Routledge, 2016.

3. *COMITÊ PARALÍMPICO BRASILEIRO*, CPB. Planejamento estratégico 2107-2014, 2018a. Disponível em: cpb.org.br/upload/documents/94b0aa8da5ec-4cb9bb7b899f0d2f9da9.pdf Acesso em 1 junho de 2020.
4. *COMITÊ PARALÍMPICO BRASILEIRO*, CPB. Relatório técnico 2018. 2018b. Disponível em: cpb.org.br/upload/link/3290476a0b044dc4badbf17e514713b3.pdf. Acesso em 1 junho de 2020.
5. *COMITÊ PARALÍMPICO BRASILEIRO*, CPB. Relatório técnico 2019. Disponível em: cpb.org.br/upload/link/3a89e545f528480c9837afbeb04d26c2.pdf. Acesso em 1 de junho de 2020.
6. CHELLADURAI, P. Managing organisations for sport and physical activity: a systems perspective. Troy, Alabama: Holcomb Hathaway, 2001.
7. DE BOSSCHER, V.; BINGHAM, J.; SHIBLI, S.; VAN BOTTENBURG, M.; DE KNOP, P. A global sporting arms race: an international comparative study on sports policy factors leading to international sporting success. Germany: Meyer & Meyer, 2008.
8. DE BOSSCHER, V.; DE KNOP, P.; VAN BOTTENBURG, M.; SHIBLI, S. A. Conceptual framework for analysing sports policy factors leading to international sporting success. *European Sport Management Quarterly*, v. 6, p. 185-215, 2006.
9. DE BOSSCHER, V.; SHIBLI, S.; WESTERBEEK, H.; VAN BOTTENBURG, M. Successful elite sport policies: an international comparison of the sports policy factors leading to international sporting success (spliss 2.0) in 15 nations. Germany: Meyer & Meyer, 2015.
10. DEPAUW, K. P.; GAVRON, S. J. Disability sport. London: Human Kinetics, 2005.
11. FREITAS, P. S.; SANTOS, S. S. Fundamentos básicos da classificação esportiva para atletas paralímpicos. In: MELLO, M. T.; WINCKLER, C. Esporte paralímpico. São Paulo: Atheneu, 2012. p. 45-49.
12. GOLD, J. R.; GOLD, M. M. Access for all: the rise of the paralympic games. *The Journal of the Royal Society for the Promotion of Health*, v. 127, n. 3, p. 133-141, 2007.
13. MAUERBERG-DECASTRO, E.; CAMPBELL, D. F.; TAVARES, C. P. The global reality of the paralympic movement: challenges and opportunities in disability sports. *Motriz: Revista de Educação Física*, v. 22, n. 3, p. 111-123, 2016.
14. MAXIMIANO, A. C. A. *Teoria geral da administração: da revolução urbana à revolução digital*. 6 ed. São Paulo: Atlas, 2006.
15. MAZZEI, L. C.; ROCCO JÚNIOR, A. J. Um ensaio sobre a gestão do esporte: um momento para a sua afirmação no Brasil. *Revista Gestão e Negócios do Esporte*, v. 2, n. 1, p. 96-109, 2017.
16. MAZZEI, L. C.; VIEIRA, D. E.; SILVA NETO, A.; BASTOS, F. D. A C. Gestão da Confederação Brasileira De Judô: um estudo de caso. *Revista Intercontinental de Gestão Desportiva*, v. 2, n. 1, p. 30-42, 2012.
17. MELLO, M. T.; WINCKLER, C. *Esporte paralímpico*. São Paulo: Atheneu, 2012.

18. MIRANDA, T. J. Comitê Paralímpico Brasileiro: 15 anos de história. 2011.150 f. Dissertação (Mestrado em Esportes) – Universidade de Campinas, Faculdade de Educação Física. Campinas, 2011.
19. PARSONS, A.; WINCKLER, C. Esporte e a pessoa com deficiência: contexto histórico. In: MELLO, M. T.; WINCKLER, C. *Esporte paralímpico*. São Paulo: Atheneu, 2012. p. 3-14.
20. PATATAS, J. M. Sports system and policy factors influencing athletic career pathways in paralympic sports. Tese (Doutorado) – Vrije Universiteit Brussel. Bruxelas, Bélgica, 2019.
21. PATATAS, J. M.; DE BOSSCHER, V.; LEGG, D. Understanding parasport: an analysis of the differences between able-bodied and parasport from a sport policy perspective. *International Journal of Sport Policy and Politics*, v. 10, n. 2, p. 235-254, 2018.
22. PATATAS, J. M.; DE BOSSCHER, V.; DEROM, I; DE RYCKE, J. Managing parasport: an investigation of sport policy factors and stakeholders influencing para-athletes' career pathways: sport management review. *Sport Management Review*, v. 23, n. 5, p. 937-951, 2020.
23. PATATAS, J. M.; DE BOSSCHER, V.; DEROM, I; WINCKLER, C. Stakeholders' perceptions of athletic career pathways in paralympic sport: from participation to excellence: sport in society. Disponível em: https://doi.org/10.1080/17430437.2020.1789104. Acesso em 10 de junho de 2021.
24. PIRES, G. Gestão do desporto: desenvolvimento organizacional. 2 ed. Porto: Apogesd, 2003.
25. SOTIRIADOU, P.; DE BOSSCHER, V. Managing high performance sport. New York: Routledge, 2013.
26. THOMAS, N.; SMITH, A. Disability, sport and society: an introduction. New York: Routledge, 2009.

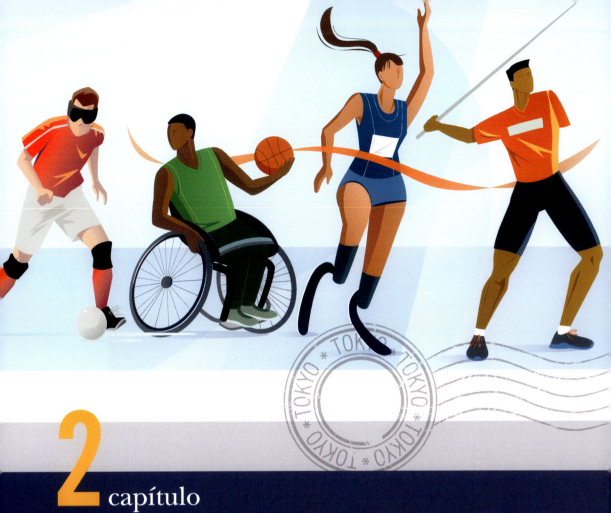

capítulo 2

O Papel da Ciência no Desenvolvimento do Esporte Paralímpico

▶ Ciro Winckler
▶ Elke Lima Trigo

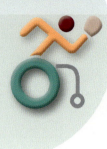

Introdução

A Ciência do Esporte é um campo de aplicação multidisciplinar que tem como demanda entender e melhorar a performance esportiva (BISHOP et al., 2006). Apresentar os caminhos de desenvolvimento desse processo junto ao esporte paralímpico é o desafio deste capítulo, trazendo as relações da ciência com o surgimento do esporte paralímpico, a influência sobre a classificação e a sua parcela na obtenção dos resultados esportivos brasileiros.

No entanto, definir ciência é o ponto de partida necessário não apenas para falar de esporte, pois existe um crescente surgimento (ou seria ressurgimento) de crenças como o terraplanismo, movimento antivacina e outros movimentos de negação da ciência. Além do que, nunca tivemos tanta informação como nas primeiras décadas do século XXI; no entanto, olhar essa quantidade de informações sem um método é o caminho para a desinformação.

A definição de ciência para o Conselho Britânico de Ciência "...é a perseguição pelo conhecimento e entendimento do mundo natural e social através de um método sistemático e baseado em evidências" (SCIENCE_COUNCIL, 2020). Essa perseguição ocorre na busca do conhecimento originado de um estudo, pesquisa ou prática com base em métodos específicos. Contudo, o ponto de partida é a elaboração da pergunta a ser respondida, sem preconceitos ou tentativa de afirmar sua crença. Para isto, estabelece-se um modelo de medida ou método científico, conjunto de procedimentos predeterminados que visam mensurar as variáveis da questão levantada.

De um lado informações produzidas sem esses filtros que não são imunes a questionamentos, análises ou réplica, e podem conter vieses e ideologias não fundamentadas num método adequado. Do outro, a busca da ciência está em romper seus paradigmas, através de questionamentos e análises desse conhecimento (KUHN, 2013).

Atualmente, a utilização de termos como "pesquisa", "método" ou "estudo" estão presentes com mais frequência em materiais relacionados ao esporte e treinamento físico, nos meios de comunicação formais ou informais. Estes termos são aplicados com a intenção de validar a informação, aumentar a credibilidade, mas nem sempre utilizados adequadamente. Torna-se importante responder a questão: o que significa método científico?

Os fundamentos do método científico incluem a verificação de fatos para sustentar as ideias, formando a base empírica. Ao analisarmos uma população ou parte dela, podemos induzir um comportamento baseado na amostragem. Para tanto, o controle das variáveis e suas relações deve ser criterioso. A testagem da hipótese formulada com base na dedução de conhecimentos prévios é realizada a partir da análise dos resultados obtidos (VOLPATO, 2013). Um conhecimento científico é gerado quando o conhecimento provisório obtido de uma pesquisa é amplamente aceito pela comunidade científica; para tanto, não basta realizar a pesquisa, é necessário sua publicação e divulgação, pois ao expor os resultados é possível que os mesmos sejam verificados por outros pesquisadores para que corroborem ou discordem do conhecimento.

A pergunta científica pode caracterizar-se pelo tipo de conhecimento, classificado em básico, específico e tecnológico (TANI, 2011). Nesse sentido, o conhecimento básico pretende estabelecer a compreensão ou a explicação do objeto de estudo; o aplicado visa estabelecer o conhecimento de aplicação prática para solucionar problemas reais e imediatos; e o tecnológico propõe desenvolver produtos e serviços a partir dos conhecimentos anteriores.

O Esporte Paralímpico e a Ciência

O marco de surgimento do movimento Paralímpico está na realização dos primeiros Jogos que ocorreram em Roma 1960. Esse cenário também foi palco não apenas das competições esportivas, mas da fundação da Sociedade Médica Internacional de Paraplegia, um encontro científico que já vinha ocorrendo desde 1955 (BAILEY, 2008).

A produção de estudos científicos com caráter aplicado que utilizam o esporte paralímpico como cenário, apresenta sua primeira publicação em 1972. O primeiro estudo publicado com a temática (PRESTON, 1972) apresenta um relato da participação dos atletas australianos nos Jogos de Heidelberg (1972). O interessante na análise dos primeiros estudos é que o nome Paralímpico ainda não era formalmente aceito, apenas em 1988 foi adotado de maneira oficial com os Jogos de Seul. Outras referências temporais importantes são a data de fundação do Comitê Paralímpico Internacional (IPC), em 1989, e a realização do primeiro Congresso VISTA (evento científico do IPC) que ocorreu em 1993 (THOMPSON, 2016).

O **Gráfico 2.1** apresenta a distribuição anual dos 1.654 estudos identificados na pesquisa realizada na Base de dados Scopus tendo como descritor chave a palavra inglesa *Paralympic*. A revisão foi realizada em 4 de agosto de 2020, e foram adotados dois critérios básicos: o uso da palavra-chave no título ou resumo. Além disso, as publicações identificadas como de um mesmo autor foram agrupadas para que fossem computadas uma única vez (p.e. – o cientista Marco Túlio de Mello tinha citações como De Mello, de Mello e Mello).

28 Esporte Paralímpico: Da Organização ao Alto Rendimento

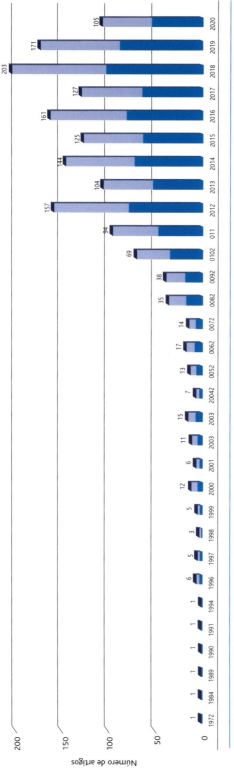

Gráfico 2.1 Distribuição anual das publicações com a Temática Paralímpico
Fonte: O autor.

O Papel da Ciência no Desenvolvimento do Esporte Paralímpico   29

Apesar do surgimento de uma comunidade científica no esporte paralímpico com a criação de seu congresso em 1993, a evolução da publicação ainda demorou a se consolidar. Dividir a produção em ciclos paralímpicos (interstícios de 4 anos entre os Jogos Paralímpicos) mostrou que a evolução começa a ter aumento no seu ritmo de crescimento no período que se encerrou em 2008, com os picos de evolução no número de publicações ocorrendo nos anos de Jogos (2012 e 2016).

As pesquisas envolvendo o esporte paralímpico pode estar presente em diferentes áreas do conhecimento, fato importante pois no alto rendimento a intervenção multidisciplinar e o uso de recursos tecnológicos tornam-se muito relevantes. As 10 áreas com maior concentração de pesquisa nas publicações estão representadas no Quadro 2.1.

Quadro 2.1 Áreas de conhecimento apresentadas nas publicações.

Áreas de pesquisa	n
Medicina	752
Profissões da saúde	525
Ciências sociais	474
Engenharia	168
Negócios, gestão e contabilidade	133
Psicologia	92
Artes e humanidades	72
Bioquímica e genética	72
Ciências planetárias e da terra	57
Ciências da computação	41

Fonte: O autor.

As pesquisas no esporte paralímpico apresentam um amplo campo de investigação, com ampla abordagem multidisciplinar uma vez que cada publicação pode apresentar mais de um campo de intervenção.

No Quadro 2.2 são apresentados os 20 autores com maior contribuição em publicações sobre a temática paralímpica.

Os países anglófonos são dominantes entre os autores, sendo que os que mais apresentam cientistas neste *ranking* são a Austrália e o Reino Unido, seguidos pelo Brasil. Para observar a distribuição por entidade, as universidades que estão entre as 10 com maior contribuição na publicação de estudos são apresentadas no Quadro 2.3.

Quadro 2.2 Número de publicações por autor no esporte paralímpico.

Pesquisador	n	Nacionalidade
Burkett, B.	39	Austrália
Goosey-Tolfrey, V.L.	38	Reino Unido
Vanlandewijck, Y.C	33	Bélgica
Van De Vliel, P.	27	Bélgica
Blauwet, C.	25	Reino Unido
Tweedy, S.M	25	Austrália
Derman, W.	21	África do Sul
Howe, P.D.	24	Reino Unido
Webborn, N.	22	Reino Unido
Winckler, C.	21	Brasil
De Mello, M.T.	20	Brasil
Brittain, I.	18	Reino Unido
Willick, S.E.	17	Estados Unidos da América
Beckman, F.	16	Austrália
Connick, M.J.	14	Austrália
Legg, D.	14	Canadá
Silva, A.	14	Brasil
Sobiecka, J.	14	Polônia
Stomphorst, J.	14	África do Sul
Lexell, J.	13	Suécia

Fonte: O autor.

Quadro 2.3 Dez universidades com maior número de artigos publicados na temática paralímpica.

Universidade	n
Loughborough University	87
KU Leuven	43
University of the Sunshine Coast	40
University of Brighton	34
The University of Queensland	34
Harvard Medical School	32
The University of British Columbia	31
Universidade Federal de São Paulo	29
Coventry University	25
Stellenbosch University	24

Fonte: O autor.

Vale ressaltar que, entre as universidades brasileiras, além da Universidade Federal de São Paulo – Unifesp (8ª posição), ainda temos entre as 50 universidades com contribuição a Universidade Estadual de Campinas – Unicamp (12ª posição), Universidade Federal de Minas Gerais – UFMG (18ª posição), Universidade Federal do Rio de Janeiro – UFRJ (34ª posição), Universidade de São Paulo – USP (36ª posição) e Universidade Federal do Paraná – UFPR (37ª posição).

Apesar da evolução dos estudos aplicados no universo paralímpico, o total ainda representa 10,79% do produzido no olímpico (15.325). Entendendo que os atletas partem de um esporte com os objetivos similares ao do esporte olímpico (p.e. – mais velocidade, resistência ou precisão), no entanto o esporte paralímpico agrega mais perguntas e cenários para serem explorados do que as pesquisas realizadas até o momento.

Surgimento da Ciência no Esporte Paralímpico no Brasil

As políticas públicas e movimentos sociais levaram à criação de organização esportivas, políticas e científicas que tinham como público-alvo a pessoa com deficiência.

Nesse sentido, em dezembro de 1994, com o intuito de reunir informações científicas e agregar profissionais da área de Atividade Motora Adaptada, surgiu a Sociedade Brasileira de Atividade Motora Adaptada (SoBAMA), hoje com o nome de Associação Brasileira de Atividade Motora Adaptada. Alguns meses depois, em fevereiro de 1995, o Comitê Paralímpico Brasileiro (CPB) foi fundado. O momento histórico trouxe uma aproximação entre os profissionais que estavam nessas instituições, quer seja por uma demanda de informação científica acerca da prática esportiva para pessoas com deficiência, ou pelos movimentos sociais terem pessoas que militavam em ambas as instituições.

Para a preparação dos Jogos Paralímpicos de Atlanta, o Comitê Paralímpico Brasileiro formou uma equipe de avaliação liderada pelo Professor Dr. Antônio Carlos Silva (UNIFESP) para também acompanhar os atletas. Essa equipe foi mantida até o Jogos de Pequim em 2004, com diferentes formações multidisciplinares, reunindo um grupo de importantes profissionais que agregou, nesse período, os cientistas Marco Túlio de Mello – UNIFESP (atualmente na UFMG), Benedito Sergio Denadai – UNESP, Silvio Santos – UFU e Dietmar Samulski – UFMG.

A partir dos jogos de 2008, o modelo migrou de um atendimento geral para todas as modalidades, para um atendimento especializado por modalidade. Decisão necessária diante das peculiaridades dos atletas, suas classes e requisitos das modalidades.

Essa frente de atuação sempre esteve voltada para a melhora da performance dos atletas numa perspectiva multidisciplinar e interdisciplinar. A transição entre esses modelos de atuação foi se construindo ao longo dos ciclos, com o estabelecimento de equipamentos e instalações que permitiram aos profissionais uma maior interação no desenvolvimento dos trabalhos, com troca de informação e atuação conjunta.

Classificação Baseada em Evidências

Um grande diferencial no esporte paralímpico é a classificação, processo necessário para que a competição seja justa e a limitação imposta pela deficiência seja equiparada através das classes.

Na busca de equidade de condições competitivas, o modelo de classificação sofreu alterações ao longo dos tempos. Inicialmente os atletas eram organizados de acordo com a deficiência, apenas com base na classificação médica. Neste modelo, o número de classes era muito grande e não eram considerados os potenciais motores, no caso da deficiência física, para a execução das habilidades. Nos anos de 1980 e 1990 aplicou-se, gradativamente entre as modalidades, um modelo que considerava a especificidade do esporte e a funcionalidade do atleta com deficiência física e motora, mas que ainda não era suficiente para reduzir a subjetividade e as dúvidas acerca da interferência deste processo na competitividade e no resultado da competição.

Em 2002 iniciou-se a formatação de um modelo de classificação baseada em evidências científicas, buscando associar a taxonomia e as demandas da modalidade à Classificação da Funcionalidade, Deficiência e Saúde (TWEEDY, 2002). Este modelo foi publicado pelo Comitê Paralímpico Internacional em 2007 e atualizado em 2015 (IPC, 2015). Nas duas últimas décadas essa frente se tornou o principal foco das pesquisas no esporte paralímpico. Em consequência, os estudos acerca do esporte paralímpico deram suporte para a elaboração destes padrões internacionais para classificação baseada em evidências (VANLANDEWIJCK, 2006). Dentre os critérios seguidos pelo IPC para validação de medidas para classificação estão a objetividade, especificidade, precisão e resistência aos efeitos do treinamento, este último um grande desafio aos estudiosos (TWEEDY; CONNICK; BECKMAN, 2018).

Freitas e Santos (2012) destacaram a carência de sustentação científica para melhorar a classificação esportiva, e que este embasamento é o melhor caminho para o desenvolvimento do esporte paralímpico, considerando o aumento do número de atletas e os avanços tecnológicos em diversas áreas que podem interferir no resultado da competição, sendo que esse segundo aspecto não é contemplado pelo atual sistema de classificação. A ciência apresenta, a cada dia, novas evidências que precisam ser analisadas e consideradas no processo de classificação esportiva. E estas questões não se restringem à deficiência física e motora, embora as deficiências intelectual e visual tenham sua classificação baseada em avaliação médica. Também é necessário estudar o impacto da deficiência no desempenho da modalidade. De Oliveira Filho e colegas (2007) identificaram queda da acuidade visual de corredores com baixa visão diante de esforço físico, fato este que pode indicar a necessidade de investigações do quanto esta alteração interfere na funcionalidade em diferentes modalidades. Outro fator discutido na classificação de atletas com deficiência visual é a avaliação da percepção global de movimento. No estudo de Roberts e colaboradores (2020), a avaliação da percepção global de movimento foi compatível com os critérios de classificação do IPC, mas os autores sugerem que mais estudos devem ser feitos para verificar se esta percepção pode ter impacto no desempenho em alguma modalidade.

O cenário das pesquisas de classificação desenvolve-se em todas as modalidades e grupos de deficiência. Nessa meio temos estudos que verificam a aplicabilidade de testes, diferenças de desempenho entre classes, análise de resultados, dentre outros (BECKMAN; CONNICK; TWEEDY, 2016; CAVEDON; ZANCANARO; MILANESE, 2015; DE OLIVEIRA FILHO et al., 2007; SPATHIS et al., 2015), sendo que uma mesma pergunta de classificação, como no caso do futebol, possibilita inúmeros caminhos para respondê-lo. Daniel e colaboradores (2020), ao investigarem a validade de testes de deslocamento com condução de bola em diferentes direções, para jogadores do futebol de 7 com paralisia cerebral, verificaram que diversas são as opções que podem ser aplicadas na classificação, assim como para monitoramento e treinamento de agilidade, visto que os testes se mostraram reprodutíveis, de fácil aplicação, específicos à modalidade. Constatou-se, assim, a diferença de desempenho entre as classes.

Aplicação da Prática da Ciência no Esporte Paralímpico

Embora a pesquisa científica no esporte tenha sido ampliada, existe uma lacuna entre o conhecimento e sua aplicação prática e que, se reduzida, levaria ao aumento da performance (BISHOP, 2008).

Estudos que buscam diminuir essa lacuna no esporte paralímpico podem ocorrer em diversas áreas, ter instrumentação complexa ou simples, no entanto, devem partir da pergunta das pessoas envolvidas, quer seja treinador, atleta ou outra pessoa envolvida no meio.

A seguir citaremos alguns estudos publicados. Um exercício interessante é tentar associar de que forma estas informações poderiam contribuir para as diversas áreas do esporte paralímpico. As publicações científicas proporcionam embasamento para o planejamento, monitoramento dos treinos e estratégias de competição nas diversas áreas de atuação.

Borysiuk e colegas (2020) descrevem os padrões de ativação muscular de atletas paralímpicos da esgrima em cadeira de rodas durante a execução de gestos técnicos, informações importantes para direcionamento do treinamento físico. A adequação de cargas e escolha das variáveis de treinamento podem contribuir para a prevenção de lesões, visto que além de ser um atleta de alto rendimento, o atleta paralímpico pode apresentar comorbidades que devem ser consideradas no planejamento e aplicação do treino.

Outra abordagem de pesquisa com bastante demanda no esporte paralímpico refere-se aos estudos epidemiológicos. Nesse modelo, o estudo de Heneghan *et al.* (2020) investigou a incidência e tipo de lesões em 34 atletas com deficiência, de nove modalidades, no período de 2008 a 2016, e avaliou a frequência, tipo, tratamento e região lesionada.

Em algumas modalidades/provas, o atleta com deficiência visual é acompanhado por um atleta-guia, como no caso das provas de pista do atletismo e do piloto no ciclismo, por exemplo. Pereira e colaboradores (2016) analisaram a relação de desempenho entre guias e atletas velocistas com deficiência visual através de testes de saltos (salto vertical – *squat jump*, salto com contramovimento e saltos múltiplos horizontais – cinco e dez saltos) e velocidade de corrida de 50 m. O desempenho dos guias foi superior aos atletas 10% em média, mas com grande variação entre as duplas. Estes dados são relevantes para seleção e treinamento de atletas-guia, entendendo qual a necessidade técnica e física destes profissionais.

É possível encontrar nos artigos análises de caso que investigam a reorganização neural que pode ser decorrente do treinamento intenso em atletas paralímpicos com paralisia cerebral (NAKAGAWA *et al.*, 2020) e maior ativação neural em atletas amputados quando executam movimentos com o membro remanescente quando comparados a não atletas (NAKAGAWA *et al.*, 2020). Estes estudos podem indicar caminhos para a otimização da aprendizagem motora, desde a reabilitação, no caso de deficiência adquirida, até o alto rendimento.

Existem inúmeras outras pesquisas que sustentam respostas relevantes ao esporte paralímpico que valem ser conhecidas e aplicadas. Apesar de um cenário com grandes limitações de estudos, muita coisa já foi investigada na ciência básica, e se não foi pesquisada, pode apresentar um cenário de estudos com benefícios para o atleta alcançar o pódio.

Qual o Papel da Equipe Técnica na Ciência?

O treinador de excelência deve ser a pessoa que cria perguntas relevantes e as respostas podem melhorar a performance do atleta. Essas perguntas devem permitir a aplicação de modelos de controle (método) que identificarão se houve melhora de performance, se as lesões ocorrem por uma determinada condição ou se determinado ambiente muda o comportamento dos atletas. Boas perguntas no esporte não necessariamente irão produzir artigos científicos, mas devem permitir que as mudanças ocorram sustentadas por evidências e não por achismos baseados na opinião de uma pessoa ou grupo.

Considerações Finais

Nota-se grande inter-relação entre a ciência e o esporte paralímpico, visto que o mesmo contempla muito além dos aspectos presentes em qualquer esporte de alto rendimento, onde cada detalhe, intervenção e cuidado podem ter impacto no desempenho, pessoas com características muito peculiares. A organização do esporte paralímpico tem como base conhecimentos científicos para promover a classificação dos atletas. Estes, por sua vez, apresentam constante mudança e acréscimos de resultados advindos de novos estudos que se preocupam em elaborar e responder perguntas acerca de situações específicas. Ter informações sobre as respostas dos atletas com diferentes deficiências ao treinamento auxilia os técnicos, preparadores físicos, nutricionistas, fisioterapeutas, médicos, biomecânicos e outros profissionais da equipe na tomada de decisões. Agrupar as informações científicas às particularidades do atleta paralímpico é o desafio da equipe técnica.

Revisão de Conteúdo

1. Qual a relação da ciência com o esporte paralímpico?

2. Por que a classificação baseada em evidências ainda não apresenta o modelo ideal para todas as modalidades?

3. De que forma podemos promover a ampliação das publicações sobre o esporte paralímpico?

Referências

1. BAILEY, S. Athlete first: a history of the paralympic moviment. Chischester: John Wiley & Sons, 2008.
2. BECKMAN, E. M.; CONNICK, M. J.; TWEEDY, S. M. How much does lower body strength impact paralympic running performance? European Journal of Sport Science, v. 16, n. 6, p. 669-676, 2016.
3. BISHOP, D.; BURNETT A.; FARROW, D; GABET, T.; NEWTON, R. Sports science roundtable: does sports science research influence practice? International Journal of Sports Physiology and Performance, v. 1, n. 6, p. 161-168, 2006.
4. BISHOP, D. An applied research model for the sport sciences. Sports Medicine, v. 38, n. 3, p. 253-263, 2008.
5. BORYSIUK, Z. et al. Neuromuscular, Perceptual, and Temporal Determinants of Movement Patterns in Wheelchair Fencing: Preliminary Study. BioMed Research International, v.2020, p.8, 2020.
6. CAVEDON, V.; ZANCANARO, C.; MILANESE, C. Physique and performance of young wheelchair basketball players in relation with classification. Plos One, v. 10, n. 11, p. 1-20, 2015.
7. DANIEL, L.F. et al. A. Validity and Reliability of a Test Battery to Assess Change of Directions with Ball Dribbling in Para-footballers with Cerebral Palsy. Brain Sci., n.10, p.74, 2020.
8. DE OLIVEIRA FILHO, C. W.; DE ALMEIDA, J.J.G.; DE CARVALHO, K.M.M.; MARTINS, L.E.B. A variação da acuidade visual durante esforços físicos em atletas com baixa visão, participantes de seleção brasileira de atletismo. Revista Brasileira de Medicina do Esporte, v. 13, n. 4, p. 254-258, 2007.
9. FREITAS, P. S.; SANTOS, S. S. Fundamentos básicos da classificação esportiva para atletas Paralímpicos. In: MELLO, M. T.; OLIVEIRA FILHO, C. W.. (ed.) Esporte Paralímpico. São Paulo: Editora Atheneu, 2012, p.45-49.
10. HENEGHAN, N. R.; MARTIN, L.H.P.; SPENSER, S.; RUSHTON, A. Injury surveillance in elite paralympic athletes with limb deficiency: a retrospective analysis of upper quadrant injuries. BMC Sports Science, Medicine and Rehabilitation, v. 12, n. 1, p. 1-10, 2020.
11. HOMPSON, W. R. Introduction to the Paralympic Moviment In: VANLANDEWIJCK, Y. C.; THOMPSON, W. R. Training and Coaching the Paralympic Athlete. Ames: John Wiley & Sons, Inc., 2016.
12. IPC - International Paralympic Committee. International Paralympic Committee athlete classification code. Bonn (Germany); 2015.
13. KUHN, T. S. The structure of scientific revolutions. 4th ed. Chicago: University Of Chicago Press, 2013.
14. NAKAGAWA, K.; TAKEMI,M.; NAKANISHI, T.; SASAKI, N. A. Cortical reorganization of lower-limb motor representations in an elite archery athlete with congenital amputation of both arms. Neuroimage: Clinical, v. 25, p. 1-9, 2020.

15. PEREIRA, L. et al. Power and Speed Differences Between Brazilian Paralympic Sprinters With Visual Impairment and Their Guides. Adapted Physical Activity Quarterly : APAQ, v.33, n.4, p.311–323, 2016.
16. PRESTON, C. 21st INTERNATIONAL PARALYMPIC GAMES--HEIDELBERG--1972. 24 medals won by australian team. The Australasian Nurses Journal, v. 2, n. 17, p. 10-11, 1972.
17. ROBERTS, J.W. et al. Towards developing a test of global motion for use with Paralympic athletes. Sci Rep, v.10, p.8482, 2020.
18. SCIENCE-COUNCIL. Our definition of science. Disponível em: <https://science-council. org/about-science/our-definition-of-science/>. Acesso em 23 de julho de 2020.
19. SPATHIS, J. G.; KONNICK, N.G.; BECKMAN, E. M.; NEWCOMBE, P. A.; TWEED, S. M. Reliability and validity of a talent identification test battery for seated and standing paralympic throws. Journal of Sports Sciences, v. 33, n. 8, p. 863-871, 2015.
20. TANI, G. A educação física e o esporte no contexto da universidade. Revista Brasileira de Educação Física e Esporte, v. 25, n. especial, p. 117-126, 2011.
21. TWEEDY, S. M. Taxonomic theory and the ICF: foundations for a unified disability athletics classification. Adapt Phys Activ Q, v.19, n.2, p.220–37, 2002.
22. TWEEDY, S. M.; CONNICK, M. J.; BECKMAN, E. M. Applying Scientific Principles to Enhance Paralympic Classification Now and in the Future. Phys Med Rehabil Clin N Am, v.29, p.313–332, 2018.
23. VANLANDEWIJCK, Y. Sport science in the paralympic movement. Journal of Rehabilitation Research and Development, v. 43, n. 7, p. xvii–xxiv, 2006.
24. VOLPATO, G. Ciência: da filosofia à publicação. 6 ed. São Paulo: Cultura Acadêmica, 2013.

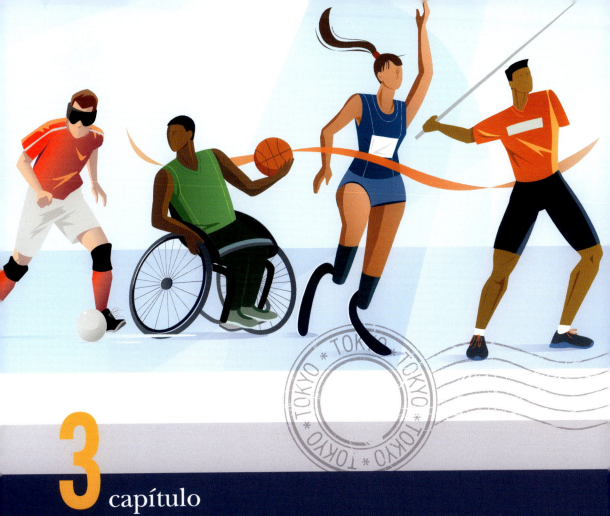

3 capítulo

Iniciação Esportiva e Detecção de Talentos no Esporte Paralímpico

- Ramon Pereira de Souza
- Soraia Izabel Correa Cabral
- Filipe Lopes Barbuza

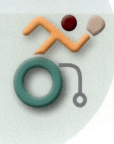

Introdução

A iniciação esportiva é conceituada como a fase na qual a criança inicia a prática esportiva, contemplando o seu desenvolvimento integral, desvinculado de participação em competições regulares (SANTANA, 2002). Destaca-se que o processo de iniciação esportiva para crianças com deficiência não difere da proposta de aprendizagem específica e planejada para crianças sem deficiência.

A iniciação esportiva também pode ser compreendida como um processo cronológico em que a criança vivencia a prática esportiva baseada em regras, aprendendo a prática de um ou vários esportes (SANTANA, 2002). De acordo com o autor, esta prática deverá respeitar as características da criança e não poderá ser confundida ou transformada em uma repetição de atividades direcionadas para adultos.

Para Almeida (2005) a prática da iniciação esportiva pode ser dividida em três fases. A primeira fase ocorre na faixa etária de oito e nove anos e tem o objetivo de desenvolver as habilidades motoras e destrezas específicas e globais por meio de atividades lúdicas e jogos pré-desportivos. A melhor forma de estimular a criança nesta faixa etária é por meio de oportunidades de desenvolvimento motor com variadas formas de habilidades, bem como exercícios de coordenação motora fina e grossa.

A segunda fase situa-se na faixa etária de 10 a 11 anos de idade e é chamada de aperfeiçoamento desportivo, na qual a criança participa plenamente, seguindo regras, fundamentos técnicos e táticos gerais nos jogos aplicados.

Já a terceira fase, que ocorre na faixa etária de 12 a 13 anos de idade, é chamada de introdução ao treinamento, cujos objetivos estão centrados no aperfeiçoamento das técnicas individuais, dos sistemas táticos e da aquisição das qualidades físicas necessárias para a prática da modalidade.

É interessante apontar que, o que antes era um privilégio para atletas e talentos esportivos, a partir das ações de iniciação esportiva passou a ser uma alternativa para todos os cidadãos, prezando pela busca da aprendizagem diversificada e motivacional, centrada no desenvolvimento geral, seguindo um processo de aprendizagem desde os fundamentos básicos até os mais complexos (MELO; MUNSTER, 2016).

Os mesmos autores reforçam que o processo de iniciação esportiva acontece em várias fases da vida e que deve-se considerar o planejamento, a elaboração e o controle das atividades que serão desenvolvidas, bem como as adaptações necessárias às características dos participantes. Bagnara (2010) complementa, reforçando que o Programa de Iniciação Esportiva deve promover atividades introdutórias à modalidade e aponta, como fator fundamental, os equipamentos e aparelhos utilizados para as práticas esportivas, principalmente em relação às crianças com deficiência.

De acordo com Oliveira e Paes (2004) deve-se considerar os aspectos da vida de cada criança, nas dimensões física, social, mental e espiritual. Neste sentido, Melo e Munster (2016) propõem uma iniciação esportiva para a criança com deficiência baseada em aspectos da condição físico-motora, identificação das características pessoais, interesses e necessidades especiais, adaptação dos participantes, determinação dos objetivos e metas, reconhecimento dos espaços a serem trabalhados, acessibilidade, seleção dos conteúdos programáticos e estratégias adequadas a cada aluno com deficiência.

Dessa forma, o melhor ambiente pedagógico está diretamente relacionado com o professor, que é responsável pelo ambiente pedagógico, principalmente na fase de iniciação esportiva, pois ele definirá a motivação do aluno e o entusiasmo em dar continuidade na atividade física em sua vida (ITANI; ARAÚJO; ALMEIDA, 2004; OLIVEIRA; PAES, 2004).

Diante do exposto, o Comitê Paralímpico Brasileiro (CPB) intensificou o trabalho de iniciação esportiva por meio da Coordenação de Esporte Escolar, criando vários projetos que massificam a prática esportiva para crianças e jovens com deficiência em todo o Brasil, além de capacitar profissionais das áreas afins, incentivando a pesquisa com a temática paralímpica.

Desta forma, a seguir serão descritos alguns projetos que o CPB desenvolve com a finalidade de promover e contribuir com a iniciação esportiva para jovens com deficiência física, intelectual e visual, motivando-os à prática esportiva desde a iniciação até ao alto rendimento, em uma perspectiva global e nacional, bem como oportunizando a prática regular da atividade física com a finalidade de melhorar a qualidade de vida e ao mesmo tempo provocar a continuidade desta prática, promovendo, aos interessados, uma carreira promissora como atleta paralímpico.

Paralimpíadas Escolares

O Projeto das Paralimpíadas Escolares, iniciado em 2009 pelo CPB, impulsionou a criação de todos os outros projetos para crianças e adolescentes com deficiência. Antes o evento se chamava "Paralímpicos do Futuro", com uma versão mais tímida, realizando uma competição nacional nas modalidades de atletismo e natação (2006 e 2007). Em 2009, com um novo perfil, oportunizou a realização de dez modalidades, e atualmente realiza doze. As Paralimpíadas Escolares têm por finalidade estimular a participação dos estudantes com deficiência física, visual e intelectual na prática de atividades esportivas em todas as escolas do território nacional, promovendo ampla mobilização em torno do esporte.

Ao educar o jovem através da prática esportiva escolar, almeja-se cada vez mais difundir e reforçar a construção de valores da cidadania e os ideais do movimento paralímpico. O Projeto propõe como objetivos:

1. Fomentar a participação de estudantes com deficiência de todo o território nacional à prática esportiva em doze modalidades;
2. Oportunizar um ambiente para o desenvolvimento de destaques esportivos paralímpicos;
3. Garantir o conhecimento do esporte paralímpico de modo a oferecer mais oportunidade de acesso à prática inclusiva escolar;
4. Contribuir para o desenvolvimento integral do aluno como ser social, autônomo, democrático e participante, estimulando o pleno exercício da cidadania por meio do esporte.

As Paralimpíadas Escolares são um evento organizado pelo CPB, reunindo representantes das 27 Unidades Federativas em um único lugar. Este evento já foi realizado em Brasília, Rio Grande do Norte e São Paulo. O CPB é responsável por organizar este evento, tendo como parceiros o Ministério da Cidadania por meio da Secretaria Especial de Esporte e todas as Secretarias de Educação das Unidades Federativas, observando-se que obrigatoriamente a participação seja de estudantes com deficiência.

Cabe ao CPB, como responsável, indicar o Diretor Geral; elaborar o regulamento geral; aprovar o local do evento; divulgar o calendário do evento; elaborar um plano de recursos destinados para as competições no aspecto técnico operacional; solicitar as Confederações e Associações Nacionais representantes para compor a coordenação técnica das modalidades; providenciar a logística de hospedagem, alimentação e transporte interno durante o evento; prestar contas dentro do prazo legal e aprovar as inscrições dos participantes.

Ao Ministério da Cidadania, por meio da Secretaria Especial de Esporte, cabe apoiar a realização do evento realizando contatos com outras entidades públicas e privadas responsáveis pelas áreas de Esporte, Saúde e Educação; estimular a participação de instituições públicas e particulares; buscar o envolvimento dos órgãos competentes dos Estados e do Distrito Federal, e elaborar os critérios para estabelecer procedimentos na identificação dos alunos com direito a pleitear a "Bolsa- Atleta Nacional".

Como descrito anteriormente, as Paralimpíadas Escolares são um evento para alunos com deficiência física, visual e intelectual, dos gêneros masculino e feminino, na faixa etária entre 11 e 18 anos, e que estejam regularmente matriculados e frequentando escolas do Ensino Fundamental, Médio ou Especial da Rede Pública ou Particular da Unidade Federativa que estejam representando, com reconhecimento do Ministério da Educação.

O Movimento Esportivo Paralímpico categoriza os atletas conforme suas limitações, seja funcional ou sensorial, enquadrando em grupos que chamamos de classes, para maior equilíbrio nas disputas. Sendo assim, o CPB disponibiliza profissionais credenciados, denominados classificadores, para avaliação de todos os atletas participantes. A classificação realizada no evento é oficial. O evento é de grande porte, pois todos os anos são inscritos alunos novos e as classificações de todos os participantes novos devem ocorrer em até 18 horas. O CPB também disponibiliza uma equipe para classificar os atletas durante o ano, nas Unidades Federativas, diminuindo o número de classificados durante o evento.

Outra informação importante é a obrigatoriedade. De acordo com o Regulamento Geral da competição, cada Unidade Federativa deve realizar seus "Jogos Regionais Escolares Paralímpicos", selecionando os representantes para as Paralimpíadas Escolares. Desta forma, a criança e o jovem com deficiência têm a oportunidade de participar em dois eventos durante o ano.

As Paralimpíadas Escolares oferecem doze modalidades, sendo elas: Atletismo, Natação, Bocha, Futebol de 5, Futebol de PC, Goalball, Judô, Tênis de Mesa, Tênis em Cadeira de Rodas, Voleibol Sentado, Basquete em Cadeira de Rodas e Parabadminton, com a participação dos alunos elegíveis para cada modalidade de acordo com o Comitê Paralímpico Internacional (IPC).

Dessa forma, considera-se que as Paralimpíadas Escolares representam um Projeto consolidado pelo CPB. Em 2019 houve a participação de representantes de todas as Unidades Federativas (27), com um total de participantes (alunos, técnicos, acompanhantes, guias, dentre outros) de 2.238 pessoas (Figura 3.1).

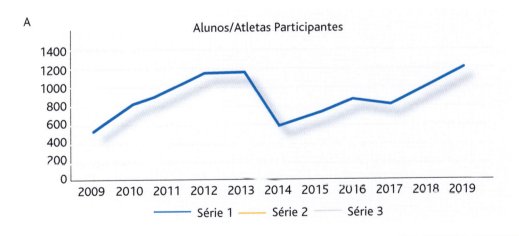

Figura 3.1 (A) Gráfico demonstrando a participação de atletas na competição.
Fonte: Departamento de Tecnologia da Informação do Comitê Paralímpico Brasileiro   *(Continua)*

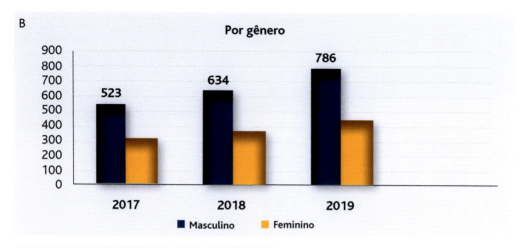

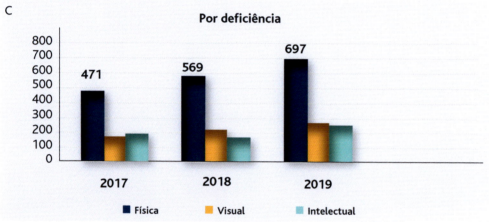

Figura 3.1 (*Continuação*) (B) Gráfico demonstrando a participação por gênero. (C) Gráfico demonstrando a participação por tipo de deficiência.
Fonte: Departamento de Tecnologia da Informação do Comitê Paralímpico Brasileiro

Projeto Camping Paralímpico Escolar

Os atletas que participam das Paralimpíadas Escolares são aqueles que se destacam em seus clubes ou escolas e passam por seletivas estaduais, conquistando a oportunidade de representar o seu Estado, sendo este o primeiro processo seletivo para detecção de talentos.

As seletivas estaduais não se restringem aos alunos atletas, perpassam também pela Comissão Técnica, que agrega professores de Educação Física, acompanhantes, guias (profissionais que orientam os atletas deficientes visuais na modalidade de atletismo), calheiros (profissionais que auxiliam os jogadores de bocha), *tappers* (profissionais que orientam os nadadores deficientes visuais) dentre outros, reconhecidos pelos seus trabalhos nas bases de onde surgem os talentos paralímpicos.

Iniciação Esportiva e Detecção de Talentos no Esporte Paralímpico   45

Ao final das Paralimpíadas Escolares são selecionados grupos de atletas que se destacaram em todas as modalidades disputadas (Atletismo, Natação, Goalball, Judô, Basquete em Cadeira de Rodas, Tênis de Mesa, Tênis em Cadeira de Rodas, Voleibol Sentado, Bocha, Parabadminton, Futebol de 5 e Futebol de PC). Estes atletas são convidados para participar do Camping Paralímpico Escolar, promovido pelo CPB. Os atletas treinam por vinte dias, ao longo de cada ano, e são atendidos pela equipe técnica do alto rendimento das Confederações e Associações Nacionais de cada modalidade elencada acima. Além disso, são oferecidos alojamento, alimentação e assessoria técnica (Figura 3.2).

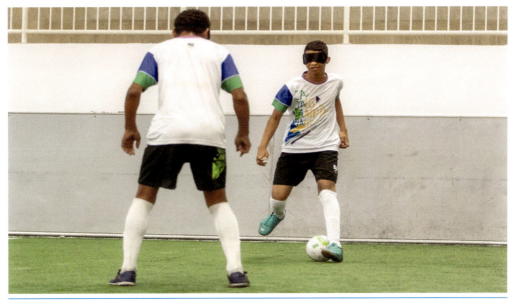

Figura 3.2 Atletas de Futebol de 5 no Projeto Camping Escolar Paralímpico.
Fonte: Comitê Paralímpico Brasileiro

Vale ressaltar que, o esporte paralímpico nacional vem crescendo vertiginosamente ao longo das últimas décadas e, para tanto, precisamos renovar o nosso quadro de atletas, pois sabemos que a passagem atlética perdura por pouco tempo em algumas modalidades paraolímpicas (ITANI; ARAÚJO; ALMEIDA, 2004).

Muitas medalhas conquistadas em Mundiais e Paralimpíadas tiveram suas origens nas Paralimpíadas Escolares, sendo assim, o CPB tem como premissa, fomentar o Paradesporto em todo o Brasil. Aproveitando a oportunidade de reunir os melhores atletas nacionais nas Paralimpíadas Escolares, a Coordenação de Esporte Escolar propôs, em 2017, o Projeto Camping Paralímpico Escolar. Este Projeto teve sua primeira versão em 2011, na cidade de Maringá, reunindo atletas das modalidades de atletismo e natação. Dos 36 atletas que participaram desta primeira edição, 21 representaram e representam a Seleção Brasileira Paralímpica em campeonatos internacionais.

Para isso, ao longo de cada ano, os técnicos de alto rendimento monitoram os atletas selecionados em suas associações e clubes, e corroboram com informações técnicas atualizadas aos técnicos locais para melhoria atlética desse grupo. O compromisso dos atletas é participar dos campeonatos organizados pelas Confederações e/ou Associações Nacionais, mantendo os seus rendimentos e/ou tendo melhoria no desempenho técnico. Caso o atleta não participe ou tenha um desempenho abaixo do esperado, ele é automaticamente desligado do programa.

Os atletas que não atingirem a idade do Projeto (17 anos e 18 anos para as modalidades de Futebol de 5 e Voleibol Sentado, respectivamente) e mantiverem suas obrigações, permanecem para o ano seguinte, sendo substituídos pelos que atingiram maior idade para o Projeto.

Sendo assim, o objetivo do Projeto é: Selecionar, Condicionar, Treinar e Acompanhar os atletas selecionados nas Paralimpíadas Escolares de todas as modalidades durante vinte dias, etapas distribuídas durante o ano, assessorando a equipe técnica regional dos atletas envolvidos nos treinamentos específicos de cada modalidade.

O Projeto acontece no período das férias escolares e recessos, por entender a importância da vida acadêmica dos alunos participantes. A proposta é conscientizar o aluno da continuidade no treinamento esportivo, paralelamente ao desempenho escolar.

O Projeto também seleciona alguns técnicos estaduais que participaram das Paralimpíadas Escolares. Eles auxiliam no atendimento aos atletas selecionados, bem como recebem informações atualizadas sobre treinamento e performance da equipe de alto rendimento por meio de palestras, reuniões ou até durante o treino propriamente dito. O Projeto acredita que a qualificação de profissionais envolvidos com o desporto paralímpico refletirá nos atendimentos e, consequentemente, no desempenho dos atletas.

Desde 2018 o Projeto tem sido realizado nas dependências do Centro de Treinamento Paralímpico, situado na cidade de São Paulo. A alimentação durante o Projeto Camping segue critérios de equilíbrio nutricional adequados para atletas que buscam performance e alto rendimento.

O Centro de Treinamento Paralímpico contempla um Hotel Residencial, com todas as estruturas adaptadas para deficientes físicos, intelectuais e visuais. A proposta do Projeto é alojar todos os participantes no Hotel Residencial, oferecendo uma área de entretenimento: uma área no térreo, com TV, mesa de Tênis de Mesa, e mesa para jogos (Figura 3.3).

Para as semanas de Camping do Projeto, os atletas e os técnicos selecionados recebem um kit, contendo uniforme social e de treino, que os identificam como parte do Projeto. Eles somente diferenciam-se de acordo com a modalidade, sendo obrigatório o seu uso durante as atividades.

Durante a semana de camping, os atletas são avaliados pela equipe científica do CPB. Os dados coletados são discutidos com a equipe de técnicos estaduais, além de contatar com as associações e, consequentemente, com os respectivos treinadores de cada aluno atleta. Durante a estadia do grupo, são organizadas palestras com temas

Iniciação Esportiva e Detecção de Talentos no Esporte Paralímpico 47

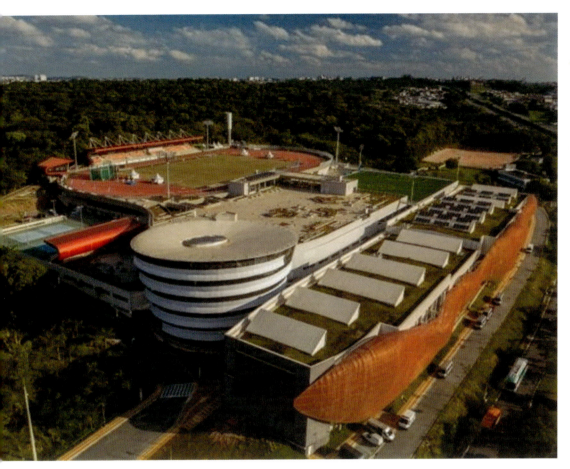

Figura 3.3 Centro de Treinamento Paralímpico Brasileiro.
Fonte: Comitê Paralímpico Brasileiro

diretamente ligados à faixa etária envolvida, estimulando "bate papos" com atletas de alto rendimento. As palestras acontecem sempre após a última refeição e não ultrapassam sessenta minutos.

Ao final de cada etapa do camping, o atleta continua sendo monitorado nas competições e nos clubes onde treinam, pela equipe de pesquisadores e avaliadores do CPB. Todos os resultados são arquivados para estudos e acompanhamentos dos alunos atletas envolvidos, servindo para produção científica.

Em 2019 foram obtidos muitos resultados expressivos, tais como o índice para os Jogos Parapanamericanos de Lima na modalidade Natação (atletas de 14 anos, Classe S5) e o recorde brasileiro no arremesso de peso no Atletismo (Classe F20). Além disso, vários atletas foram convocados para a Seleção Brasileira de 2019 (Quadro 3.1) e obtiverem importantes resultados em competições internacionais (Quadro 3.2).

Quadro 3.1 Convocação para a seleção brasileira 2019

Modalidade	Número de atletas	
Futebol de 5	03	
Goalball	08	
Atletismo	02	Total
Natação	03	23
Voleibol sentado	04	
Tênis em cadeira de rodas	03	

Quadro 3.2 Principais resultados em 2019

Competição	Modalidade	Medalhas	Número de atletas
Mundial de jovens – Noruega	Atletismo	2 ouros / 1 prata	2
Mundial de jovens – Austrália	Goalball	1 ouro (feminino) / 1 prata (masculino)	7
Jogos parapanamericanos	Natação	1 ouro	1

Projeto Escola Paralímpica de Esportes

O Comitê Paralímpico Brasileiro (CPB) é a entidade de administração e representação do Esporte Paralímpico no Brasil. Está sob a responsabilidade do CPB o gerenciamento do Centro de Treinamento Paralímpico Brasileiro – CTPB, construído a partir de uma parceria do CPB com o Governo do Estado de São Paulo e o Governo Federal.

Dentre as várias atribuições do CPB para a utilização do Centro de Treinamento Paralímpico Brasileiro – CTPB, uma é oportunizar a prática de atividade física regular para crianças e jovens com deficiência do Estado de São Paulo. O maior objetivo do CPB é o alto rendimento, no entanto, o uso do CTPB não pode limitar-se a esse cenário, uma vez que as possibilidades desse espaço são inúmeras, elevando a qualidade nos atendimentos esportivos para o atleta com deficiência, além da iniciação esportiva paralímpica. Nesse sentido, a criação de programas de acesso ao esporte paralímpico é fundamental para a garantia da prática de esportes dirigidos a crianças e jovens com deficiência, além da utilização plena do Centro de Treinamento na detecção de talentos.

Importante lembrar que esse Projeto tem cunho educativo, utilizando como base os preceitos de Machado (2012), que determinam que o ensino deve proporcionar ao aluno diferentes perspectivas, tais como: convivência com o esporte no momento de lazer, continuidade da aprendizagem em outros cenários educacionais, utilização do esporte para a manutenção da saúde, e até mesmo a escolha pela prática profissional. O CPB entende que os projetos educativos e esportivos visam, dentre outros aspectos, a formação integral de seus praticantes, bem como a capacitação do cidadão, que dará um novo significado às práticas esportivas sociais, na busca de uma sociedade melhor, conforme menciona De Andrade (2016).

Segundo Bohme (2010), aproveitar o surgimento de talentos nos programas de prática esportiva é algo fundamental. Denominam-se talentos esportivos aqueles indivíduos que possuem desempenho e condições de sucesso acima da média populacional em determinadas atividades e práticas esportivas. O autor reforça que a identificação de talentos tem como instrumento oportunizar as diversas práticas esportivas como seleção, detecção e promoção de talentos.

A descoberta de novos talentos por meio do Projeto Escola Paralímpica de Esportes foi inovadora no CPB, pois atua em uma faixa etária infanto-juvenil (10 a 17 anos), com acompanhamento especializado em todas as modalidades oferecidas. Como Projeto Piloto, utilizou-se a estrutura do Centro de Treinamento Paralímpico, localizado em São Paulo, e os alunos deficientes visuais utilizaram a estrutura do Instituto Padre Chico (Figura 3.4).

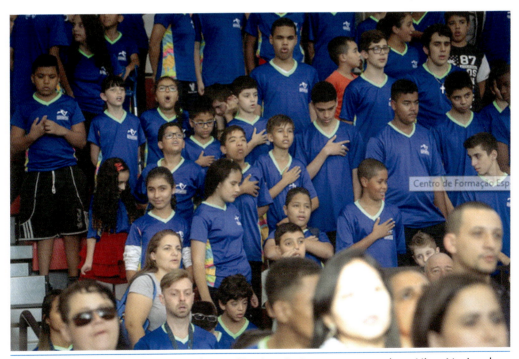

Figura 3.4 Alunos do Projeto Escola Paralímpica de Esportes cantando o Hino Nacional na abertura do Projeto.
Fonte: Comitê Paralímpico Brasileiro

Geralmente a história dos atletas olímpicos começa no berço, isto é, os pais incentivam seus filhos à prática esportiva, descobrindo suas aptidões. Diferente deste quadro evolutivo, muitos atletas paralímpicos foram descobertos por professores de Educação Física, em suas aulas regulares e/ou em uma ou outra abordagem de atendimento esportivo.

O Projeto Escola Paralímpica de Esportes usou a mesma estratégia, buscando informações com os professores de Educação Física e Secretarias de Educação que atendem alunos com deficiência nas escolas regulares de nove municípios vizinhos ao CTPB, convidando-os para práticas esportivas no Centro de Treinamento. A partir das aceitações, uma equipe de professores atende os alunos em oito modalidades esportivas paralímpicas.

Atualmente existem poucas instituições que desenvolvem este trabalho progressivo no Brasil, observando a criança com deficiência nas atividades básicas e analisando, pelo seu biotipo e desempenho, a modalidade em que terá melhor rendimento. Com isso, o objetivo deste Projeto é estabelecer um programa esportivo paralímpico no Centro de Treinamento Paralímpico Brasileiro (CT) para 350 adolescentes na faixa etária entre 10 e 17 anos, com deficiência física, visual e intelectual, oriundos das escolas regulares e de instituições especializadas dos Municípios de São Caetano, Santo André, São Bernardo, Diadema, São Paulo, Ribeirão Pires, Mauá, Instituto Padre Chico e entre a população vizinha ao CT.

O Projeto teve a perspectiva inicial de propiciar e incentivar 350 adolescentes com deficiência a praticar os esportes paralímpicos, com metodologias de atendimento adequadas, que respeitem a idade cronológica e biológica, além das limitações da deficiência. Foi observada, também, a fase da vida em que as deficiências foram adquiridas pelos jovens, levando-se em conta o histórico esportivo de cada um.

Os atendimentos são às segundas e quartas-feiras e/ou terças e quintas-feiras, das 14h00 às 15h30 e das 16h00 às 17h30 (no período vespertino). Às sextas-feiras, os alunos com melhor rendimento são escolhidos para a turma de aperfeiçoamento, onde se desenvolve a modalidade exigindo-se mais técnica, além da realização de estudos de casos. Todos os atendimentos são no contraturno dos alunos selecionados. As turmas são organizadas conforme a deficiência, a faixa etária e a função motora e/ou sensorial dos alunos. Para cada fase as turmas podem ser alteradas, conforme as avaliações semanais.

Todos os alunos, de acordo com suas deficiências, passam pela experimentação dos esportes paralímpicos elegíveis para cada deficiência, de acordo com Código de Classificação de Atletas (INTERNATIONAL PARALYMPIC COMMITTÊ, 2015). Sendo assim, o aluno deficiente físico faz experimentação em atletismo, natação, tênis de mesa, bocha e voleibol sentado; o aluno deficiente visual faz experimentação de atletismo, natação, goalball, futebol de 5 e judô, e o aluno deficiente intelectual faz experimentação de atletismo, natação e tênis de mesa. Para cada deficiência (física, visual e intelectual) haverá um período de atendimento em cada modalidade paralímpica oferecida. Em média, cada aluno passa sessenta dias em cada modalidade (Figura 3.5).

Iniciação Esportiva e Detecção de Talentos no Esporte Paralímpico 51

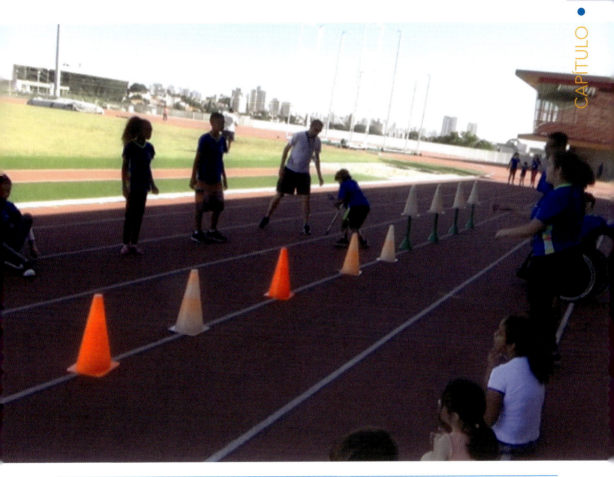

Figura 3.5 Aula de Atletismo do Projeto Escola Paralímpica de Esportes.
Fonte: Comitê Paralímpico Brasileiro

Todos os alunos fazem avaliações funcionais, realizadas em março, junho e novembro de cada ano. Os dados das avaliações são comparados com as observações dos ministrantes das aulas, para direcionar o aluno para a modalidade de melhor desempenho. Apesar da equipe técnica chegar a um indicativo da modalidade de melhor desempenho, leva-se em consideração a satisfação do aluno, que escolhe a modalidade mais prazerosa.

A proposta pedagógica para esse grupo será focada na vivência de todos os esportes de forma sazonal. A transição para outras fases está associada a uma passagem por um processo básico de classificação de identificação da deficiência, encaminhando para um esporte elegível no Projeto. O aluno com deficiência, neste estágio, terá grandes experimentações nas modalidades esportivas, com diversas variações de gestos motores capacitando-o para a próxima fase, a especialização e ou aperfeiçoamento. Os professores de Educação Física são generalistas nessa fase e poderão ter suporte dos técnicos dos programas de alto rendimento do CPB nas abordagens mais específicas.

Além das avaliações funcionais, todos os alunos realizaram uma anamnese identificando o perfil psicossocial. Nesta oportunidade envolvemos 38 universitários de Psicologia e Assistência Social das universidades conveniadas com o CPB.

Em 2019 obtivemos como resultados: atendimento de 539 alunos frequentes; 48 alunos convocados para as seleções de base das Confederações e Associações Nacionais (Atletismo, Natação, Futebol de 5, Bocha, Tênis de Mesa, Goalball e Judô); 28 alunos convocados para representar o Estado de São Paulo nas Paralimpíadas Escolares; 42 medalhas conquistadas nas Paralimpíadas Escolares e; 01 Recorde Brasileiro na modalidade de Atletismo na prova dos 100 metros na categoria T35.

Centro de Referência Paralímpico Brasileiro

O esporte paralímpico brasileiro obteve resultados de grande expressividade nas recentes Paralimpíadas de Londres de 2012 e Rio de Janeiro de 2016. Considerando como referência as Paralimpíadas de Pequim de 2008, o Brasil alcançou um crescimento aproximado de 53% no número total de medalhas, além de ter consolidado seu lugar no TOP 10 como potência esportiva paralímpica e, com isso, vem atraindo a atenção da mídia e dos pesquisadores para esta área do esporte. Outro relevante indicador de evolução para o esporte no Brasil é o expressivo aumento no número de clubes e atletas praticantes nas mais diversas modalidades paralímpicas.

No entanto, existe ainda uma grande carência de estruturas para iniciação e treinamento especializado nas diversas regiões do país, além de profissionais capacitados, para estimular projetos de pesquisa relacionados aos esportistas com algum tipo de deficiência.

Frente a essa evolução e carências, se torna iminente a necessidade de estarmos atentos à criação de programas para a captação de novos atletas, oportunizando locais de excelência desde a iniciação até o treinamento de alto rendimento nas diversas modalidades paralímpicas, capacitação de profissionais e desenvolvimento de projetos de pesquisa na área do esporte paralímpico, na tentativa de otimizar cada vez mais o desempenho dos atletas na busca de melhores resultados nas competições, bem como proporcionar inovações metodológicas de aprendizagem, garantindo de maneira efetiva a manutenção da saúde e a melhoria da qualidade de vida das pessoas com deficiência.

Estamos convencidos de que para darmos continuidade a um trabalho de evolução rumo às próximas Paralimpíadas, não basta uma mobilização na busca de uma melhor estrutura administrativa, técnica ou de apoio realizada apenas pelo Comitê Paralímpico Brasileiro. É necessário que, principalmente os poderes públicos federal, estadual e municipal, assim como de toda rede que envolve a prática e o desenvolvimento do esporte paralímpico, tais como universidades, confederações, clubes, treinadores e atletas, se conscientizem da importância do seu papel e desempenho nesse processo contínuo de preparação.

O Brasil Paralímpico necessitava de sua expansão em todo o território nacional, oportunizando as crianças e adolescentes iniciantes ou atletas de alto rendimento com deficiência, condições ideais para a prática do esporte. Neste sentido foram criados os Centros de Referência Paralímpicos. Este Projeto tem como objetivos:

1. Implantar Centros de Referência Paralímpico em todas as Unidades Federativas nos moldes do Centro de Treinamento Paralímpico em São Paulo;
2. Formar e treinar atletas paralímpicos desde a iniciação até ao alto rendimento para competir no Brasil e no exterior;
3. Formar profissionais para atuar no Esporte Paralímpico desde a iniciação até o alto rendimento;
4. Promover projetos de pesquisa com a temática do esporte paralímpico.

Os Centros de Referência não possuem representatividade nas competições, sendo assim, a estrutura dos mesmos estão disponíveis aos atletas e treinadores de Clubes e Associações da região, desde que submetidos às regras específicas de agendamento e utilização acordadas com a coordenação do Centro de Referência Paralímpico Brasileiro (CRPB). Os CRPBs contam com arenas e equipamentos esportivos adequados aos treinamentos de alto rendimento e iniciação esportiva, além de uma estrutura adequada ao atendimento na área da saúde (médica, fisioterápica, nutrição, psicologia, entre outras) por estarem vinculados às universidades locais.

Nos Centros os atletas são atendidos diretamente pelos profissionais contratados do Projeto (CLT e bolsistas) que, além das atividades e treinamentos esportivos e todo o pacote que os envolve, tais como: periodização, prescrição e acompanhamento de treinamentos técnico-táticos, acompanhamento de treinamentos físicos e auxílio aos atletas na participação em competições, realizam também avaliações físicas, médicas, fisioterápicas e biomecânicas, dentre outras.

Os treinamentos esportivos acontecem nas instalações e com a infraestrutura dos CRPBs de segunda a sexta-feira, nos dois períodos (manhã e tarde). As aulas de formação esportiva e/ou iniciação acontecem duas vezes por semana, com atendimentos de 90 (noventa) minutos para cada sessão.

Entendendo a regionalidade e possíveis variáveis nas parcerias em cada CRPB, ajustes foram feitos para o melhor cumprimento dos objetivos do Projeto, sempre em consonância com o planejamento da coordenação técnica da respectiva modalidade paralímpica.

O CRPB funciona nas dependências da instituição parceira que, além de oferecer a estrutura, dá suporte aos Clubes paralímpicos da região para a realização de seus treinamentos e possibilidades de avaliação pelos pesquisadores/professores e profissionais da instituição parceira.

Assim, todas as informações sobre avaliação física, fisioterápica, biomecânica e periodização de treinamento, são utilizadas para pesquisas com aplicabilidade no Esporte Paralímpico (prática presente em todos os países desenvolvidos que investem no Esporte Paralímpico). Ainda em parceria com os pesquisadores, são desenvolvidas tecnologias para atendimento aos atletas, contribuindo para o desenvolvimento do Esporte Paralímpico Nacional.

Em 2019, o Projeto teve as seguintes entregas: 10 Centros de Referência criados (Blumenau – SC, Maringá – PR, São Paulo – SP, Belo Horizonte – MG, Uberlândia – MG, Rio de Janeiro RJ, Brasília – BR, Goiânia – GO, Boa Vista – RR e Vitória – ES); aproximadamente 930 alunos atendidos na iniciação esportiva e atendimento de 68 atletas de alto rendimento.

Projeto Circuito Escolar Paralímpico de Atletismo e Natação

O Comitê Paralímpico Brasileiro – CPB assumiu, desde 2015, a administração do Centro de Treinamento Paralímpico – CT, oferecendo instalações adaptadas para aproximadamente 23 modalidades, além de oportunizar o desenvolvimento de projetos de iniciação esportiva.

Sua estrutura é ímpar no mundo, sendo o quinto maior centro de treinamento paralímpico. Assim, a equipe de profissionais tem a oportunidade de criar projetos que possam atender o maior número de alunos com deficiência e, ao mesmo tempo, incentivar atletas com melhor rendimento a dar continuidade nas suas vidas atléticas paralímpicas.

O Projeto Circuito Escolar Paralímpico organiza quatro competições anuais, sendo duas da modalidade de Atletismo e duas da modalidade de Natação, para alunos com deficiência na faixa etária de 08 a 14 anos, oriundos do Estado de São Paulo.

Esta competição acontece nas manhãs de sábado, selecionando uma equipe de arbitragem, composta pelos professores e estagiários do Projeto Escola Paralímpica de Esportes, e complementada por voluntários. São oferecidas camisetas, certificados. O evento premia com medalhas os três primeiros lugares de cada prova, sendo, então, um investimento baixo para o Comitê Paralímpico Brasileiro – CPB, com divulgação ampla, pois são convidados todos os clubes e associações que desenvolvem as modalidades de Atletismo e Natação no Estado de São Paulo, além de oferecer e incentivar a participação de atletas com deficiência a partir dos 8 anos de idade.

O Projeto Circuito Escolar Paralímpico é organizado em quatro manhãs, nos meses de junho, julho, setembro e outubro, no Centro de Treinamento Paralímpico, mais especificamente na piscina de 50 metros (reduzindo a piscina para 25 metros) e na pista de atletismo. O regulamento das modalidades é baseado no regulamento das Paralimpíadas Escolares, com algumas alterações nas provas oferecidas por categorias (faixa etária) e nas classes funcionais (junção de algumas classes). As categorias por faixa etária são: de 08 a 10 anos (masculino e feminino); até 12 anos (masculino e feminino), e até 14 anos (masculino e feminino).

As classificações funcionais tiveram que ser ajustadas à realidade do grupo de alunos envolvidos neste Projeto. Como a clientela é infanto-juvenil e a proposta é oportunizar o primeiro contato com as competições, observou-se a necessidade de estabelecer a junção de algumas classes funcionais e preservar as classes com maior debilidade funcional, como por exemplo, manteve-se a classe funcional B1 (cegos) e juntou-se as outras duas classes funcionais (B2 e B3 – baixa visão), pois estas caracterizam uma menor desvantagem funcional nas disputas das provas.

Em 2019 o Projeto alcançou o quantitativo de participação de 258 alunos na modalidade de Atletismo, participação de 154 alunos na modalidade de Natação, 18 clubes e associações participaram na modalidade de Atletismo, 8 clubes e associações participaram na modalidade de Natação, aproximadamente 600 pessoas envolvidas (alunos e responsáveis) na modalidade de Atletismo e aproximadamente 320 pessoas envolvidas (alunos e responsáveis) na modalidade de Natação.

A expectativa de participar de uma competição, para muitos desta clientela, foi bastante relevante e emocionante, sentimento compartilhado também pelos responsáveis, que passaram a se interessar pela procura de locais para o atendimento esportivo de seus filhos.

Festival Dia do Atleta Paralímpico

O Projeto surgiu com o objetivo de massificar o esporte paralímpico em todas as Unidades Federativas do Brasil de forma lúdica. Este evento é o único na América Latina. Na primeira edição do Festival (2018) alcançamos a participação de 48 núcleos, com representação em todos os Estados brasileiros e Distrito Federal. Realizamos o atendimento a mais de 7.000 crianças. Na segunda edição (2019) tivemos 70 núcleos e atendemos mais de 11.000 crianças. Os profissionais envolvidos no Projeto, em sua grande maioria inseridos no contexto escolar paralímpico, perceberam a importância desta ação para inclusão social dos alunos com deficiência.

O público do Projeto são crianças deficientes e não deficientes (até 20%), com idades entre 10 e 17 anos, praticantes ou não de esportes paralímpicos, vinculadas ou não a clubes, associações, institutos e centros de reabilitação nas cinco regiões geográficas do Brasil.

O objetivo deste Projeto é proporcionar aos participantes a inclusão, vivência e a experiência dos Esportes Paralímpicos, além de aproximar a criança com deficiência da criança que não apresenta deficiência, oportunizando educar a sociedade no sentido de respeitar a limitação, seja ela sensorial ou funcional.

O planejamento do Projeto perpassou por alguns critérios, entre eles, executar todas as atividades em uma manhã de sábado, sendo este, especificamente, o sábado próximo à data de 19 de setembro, quando se celebra o "Dia do Atleta Paralímpico". Ainda dentro do planejamento, os municípios se candidatam para realizar o Festival seguindo as normas descritas a seguir, na Figura 3.6.

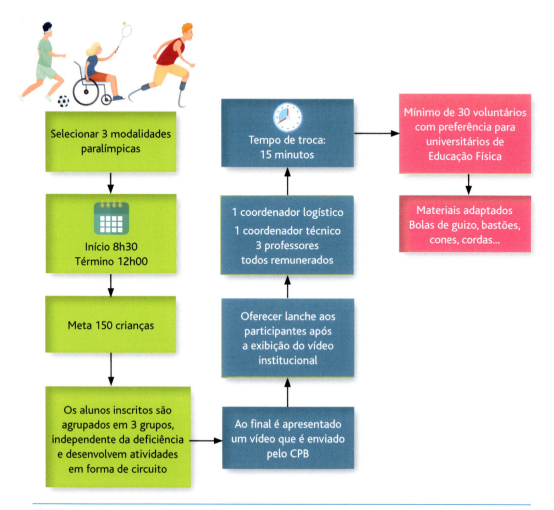

Figura 3.6 Organização do Festival do Atleta Paralímpico.
Fonte: Os autores

Para assessorar os núcleos, o Comitê Paralímpico Brasileiro se responsabiliza em:

- Oferecer 200 camisetas, 200 lanches, 700 copos de água e 02 (dois) *staffs* para todos os participantes do evento;
- Contratar 1 (uma) ambulância de remoção em cada localidade;
- Contratar 05 (cinco) profissionais de Educação Física, para cada núcleo, totalizando 300 profissionais contratados em todo o Brasil, que serão responsáveis pelo planejamento e supervisão das atividades;
- Realizar a divulgação do evento, por meio da parceria com a mídia televisiva e pelo site e redes sociais do Comitê Paralímpico Brasileiro;

- Produzir os *banners* para divulgação e orientação do evento de acordo com os padrões do Departamento de Marketing do CPB (até 04 [quatro] para cada localidade);
- Produzir o certificado para todos os voluntários cadastrados no evento;
- Produzir e enviar para cada núcleo um vídeo de incentivo com os atletas paralímpicos da Seleção Brasileira.

As responsabilidades dos municípios são:

- Oferecer local apropriado para realização do evento e desenvolvimento das atividades;
- Disponibilizar infraestrutura com sistema de som, Datashow e telão, com capacidade para 200 pessoas;
- Realizar a divulgação em todas as escolas locais;
- Contratar a segurança e a limpeza do local durante as atividades;
- Disponibilizar todo material indispensável à prática das 03 (três) modalidades paralímpicas selecionadas pelo núcleo, ou a adaptação dos equipamentos de forma a permitir a realização das atividades (os materiais utilizados neste Projeto serão aqueles utilizados nas aulas de Educação Física regular, e os específicos serão produzidos pelos professores contratados pelo CPB);
- Obter junto aos inscritos no núcleo, a autorização gratuita, sem limites e por prazo indeterminado, dos direitos de uso da imagem;
- Disponibilizar no mínimo 30 universitários, preferencialmente da área de Educação Física, para trabalhar como voluntários, assessorando os professores de Educação Física contratados pelo Projeto;
- Fornecer materiais adaptados, quando não disponibilizados pelo CPB.

Em 2019, o Projeto entregou 20.532 pessoas envolvidas (crianças, responsáveis, professores, voluntários), 3.608 voluntários envolvidos, 61 núcleos tiveram a presença de atletas paralímpicos, 60 núcleos tiveram o suporte da mídia televisiva local.

Nesses dois anos de execução, o Projeto foi um sucesso em todos os municípios. A divulgação foi muito importante. Em 2018 e 2019, inclusive, o Projeto contou com uma reportagem exclusiva no Jornal Nacional, programa da Rede Globo, emissora de televisão.

Projeto Transição Escolar Paralímpica

O Projeto Escola Paralímpica de Esportes chegou no seu segundo ano de existência (2019) alcançando metas importantes como: o atendimento para 539 crianças, alunos que participaram das seleções de base de várias modalidades (atletismo, natação, goalball e futebol de 5), alunos que participaram do Circuito Caixa (evento nacional mais importante), medalhas no Circuito Caixa, alunos que disputaram as seletivas das Paralimpíadas Escolares por São Paulo, alunos que representaram o Estado de São Paulo nas Paralimpíadas Escolares de 2019, alunos que representaram o país no Mundial de Jovens de Atletismo e Goalball, além de um recorde brasileiro na modalidade de Atletismo.

A demanda vem aumentando a cada dia, projetando o nome do Comitê Paralímpico Brasileiro – CPB no atendimento esportivo paralímpico gratuito para alunos com deficiência, que geralmente são dispensados das aulas de Educação Física no ensino regular público e particular.

Com o aumento da demanda e a evolução de grande parte dos nossos alunos no desempenho motor, proporcionado pelas atividades físicas do Projeto Escola Paralímpica de Esportes, em setembro de 2018 houve a necessidade da criação de um atendimento diferenciado, que chamamos de "Aperfeiçoamento".

Este atendimento acontece somente às sextas feiras, das 15 às 17 horas, em todas as atividades paralímpicas oferecidas no Projeto. Esta oportunidade era direcionada aos alunos que se destacaram em suas atividades, e estava associada aos resultados das avaliações funcionais anuais.

Apesar do Projeto Escola Paralímpica de Esportes entregar os alunos com habilidades diferenciadas para as seleções de base, principalmente para as Coordenações de Atletismo e Natação, esse grupo apresentava dificuldade em acompanhar a carga de treinamento imposta para os atletas de alto rendimento, e possivelmente o CPB poderia perder essas promessas.

Em função desta problemática, a proposta do referido Projeto Piloto é preparar os alunos com melhor desempenho nas modalidades de Atletismo e Natação do Projeto Escola Paraolímpica de Esportes, aumentando a carga de treinamento paulatinamente e respeitando a maturidade biológica de cada um, para que estes atletas possam acompanhar os treinamentos dos atletas de alto rendimento, minimizando, assim, a desistência.

Este Projeto serve como piloto para aplicação desta dinâmica nos Centros de Referência Paralímpicos, estendendo futuramente a proposta para as outras modalidades e assessorando as Confederações e Associações Nacionais.

Todos os alunos/atletas do Projeto Transição Escolar Paralímpica passarão por avaliações pontuais e terão que participar de todas as competições nacionais e internacionais para as quais forem convocados no devido momento. Essa exigência já é praticada pela Coordenação de Esporte Escolar no Projeto Camping Paralímpico, e nos revela o comprometimento dos alunos/atletas envolvidos.

Sendo um Projeto recente, com sua aprovação no final de 2019 e seu início em fevereiro de 2020, o Projeto ainda não apresentou resultados quantitativos para oferecer ao leitor, mas a sua concepção torna-se importante, pois pela experiência dos projetos desenvolvidos no Centro de Treinamento Paralímpico, em São Paulo, percebemos esta realidade que afeta todos os atletas infanto-juvenis com deficiência, que tentam acompanhar os treinamentos de alta performance e consequentemente desistem precocemente, além de esclarecer professores e técnicos sobre as modalidades paralímpicas e o cuidado na exigência física deste grupo, respeitando a maturidade biológica e funcional.

Considerações Finais

O Comitê Paralímpico Brasileiro vem trabalhando na promoção da atividade física para pessoas com deficiência, atingindo as mais variadas faixas etárias. Foi um ciclo paralímpico surpreendente, analisando dois aspectos: a iniciação paraolímpica e a renovação de atletas paralímpicos.

Quando analisamos a iniciação paraolímpica, o CPB conseguiu provocar as Unidades Federativas com os projetos: Festival Dia do Atleta Paralímpico, Paralimpíadas Escolares, Circuito Escolar Paralímpico e Escola Paraolímpica de Esportes, atendendo um quantitativo representativo de crianças com deficiência em várias modalidades paraolímpicas e, paralelamente a este trabalho, agrega a capacitação de profissionais e estagiários de Educação Física que vivenciaram as dificuldades e/ou limitações dos nossos alunos com deficiência.

Já a renovação de atletas paralímpicos acontece em todos os projetos de iniciação, mas o Projeto Camping Escolar Paralímpico é considerado "cirúrgico", porque seleciona os melhores alunos atletas de todas as modalidades realizadas nas Paralimpíadas Escolares, investe em um tratamento diferenciado, revela a este grupo a "rotina" de um atleta de alto rendimento, inclusive treinando junto a este grupo de elite.

Enfim, estamos oportunizando toda uma geração a conhecer a prática esportiva paraolímpica, sem a pretensão de que todos sejam atletas de alto rendimento, mas tornando esta ferramenta, a atividade física, uma "via" para melhoria da qualidade de vida de nossas crianças especiais.

Revisão de Conteúdo

1. A partir de que ano o Comitê Paralímpico Brasileiro deu início às Paralimpíadas Escolares?
a) 2013
b) 2006
c) 2019
d) 2016

2. Os Centros de Referência têm como objetivo atender as pessoas com deficiência a partir de qual nível?
a) Iniciação ao alto rendimento
b) Alto rendimento
c) Iniciação
d) Medalhistas paralímpicos

REVISÃO 3. Qual Projeto do Comitê Paralímpico Brasileiro atende crianças e jovens com deficiência, oferecendo iniciação esportiva em 9 modalidades paralímpicas?

a) Paralimpíadas Escolares
b) Circuito Escolar Paralímpico
c) Escola Paralímpica de Esportes
d) Transição Escolar Paralímpica

Referências

1. ALMEIDA, L.T.P. Iniciação esportiva na escola: a aprendizagem dos esportes coletivos. Perspectivas em Educação Física, Niterói, Universidade Federal Fluminense, 3 de junho de 2001.

2. BAGNARA, I. C. Prescrição de exercícios físicos para gestantes: cuidados e recomendações. Revista Digital, Buenos Aires, v. 15, n. 149, p.1-5, 2010.

3. BÖHME, M.T. S. Treinamento a longo prazo e o processo de detecção, seleção e promoção de talentos esportivos. Revista Brasileira de Ciências do Esporte, v. 21, n. 2, p.15, 2010.

4. DE ANDRADE, R. H.; PAES, R. R.; DE SOUZA NETO, S. A socialização profissional do treinador esportivo como um processo formativo de aquisição de saberes. Movimento (ESEFID/UFRGS), v. 22, n. 2, p. 509-522, 2016.

5. ITANI, D. E.; DE ARAÚJO, P. F.; ALMEIDA, J.J.G. Esporte adaptado construído a partir das possibilidades: handebol adaptado. Revista Digital, Buenos Aires, v. 10, p. 72, 2004.

6. INTERNATIONAL PARALYMPIC COMITTE. Código de classificação do atleta. Disponível em <https://www.paralympic.org/es/classification>. Acesso em 18 julho de 2020.

7. MACHADO, G. V.; GALATTI, L. R.; PAES, R. R. Seleção de conteúdos e procedimentos pedagógicos para o ensino do esporte em projetos sociais: reflexões a partir dos jogos esportivos coletivos. Motrivivência, n. 39, p. 164-176, 2012.

8. MELO, F. A. P.; VAN MUNSTER, M. A. Iniciação esportiva em cadeira de rodas: estruturação de um programa para crianças com deficiência física. Pensar a Prática, v. 19, n. 1, p. 1-8, 2016.

9. DE OLIVEIRA, V.; PAES, R R. A pedagogia da iniciação esportiva: um estudo sobre o ensino dos jogos desportivos coletivos. Revista Digital, Buenos Aires, v. 10, n. 71, p. 10-20, 2004.

10. SANTANA, W. C. Iniciação esportiva e algumas evidências de complexidade. Simpósio de Educação Física e Desportos do Sul Do Brasil, v. 14, p. 176-180, 2002.

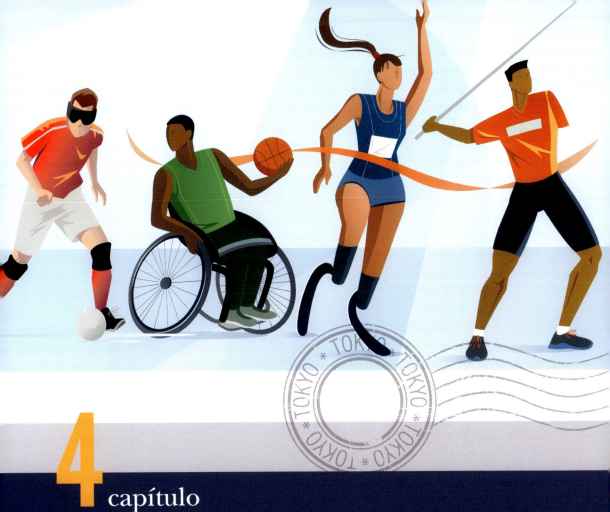

capítulo 4

Modalidades Esportivas do Programa Paralímpico

- Eduardo Stieler
- Carla Patrícia da Mata
- Carlos Makleyton Caetano Schuchter
- Gustavo Ramos Dalla Bernardina
- Christopherson Dias Nascimento
- Thamyres Rodrigues Costa
- Marcelo Danillo Matos dos Santos
- Andressa Silva

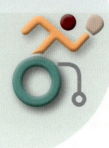

Introdução

Os Jogos Paralímpicos são realizados a cada quatro anos, sendo que o Programa de Modalidades Paralímpicas pode apresentar alterações a cada ciclo, como por exemplo, a inserção e a exclusão de modalidades ou alteração nos critérios de avaliação da classificação esportiva paralímpica (IPC, 2020a).

A primeira competição oficial dos Jogos Paralímpicos ocorreu em 1960, na cidade de Roma, na qual participaram 23 países e 400 atletas. A última edição dos Jogos Paralímpicos foi realizada na cidade do Rio de Janeiro, em 2016, sendo observada uma grande evolução em relação às modalidades e número de atletas, uma vez que o Programa Paralímpico contou com 22 modalidades de verão (incluindo canoagem e triatlo), com a participação de 159 países e 4.328 atletas com deficiências físicas, visual e intelectual (TOKYO, 2020a; SILVA, et al., 2019).

Juntamente com a evolução dos Jogos Paralímpicos, ocorreu também o crescimento do Movimento Paralímpico Brasileiro, tendo em vista que o Brasil ocupou, nas últimas quatro edições, o ranking dos 10 países com o maior número de medalhas. Desde Sidney (2000) até Rio (2016), a equipe brasileira apresentou as seguintes colocações: Sidney 24ª, Atenas 14ª, Pequim 9ª, Londres 7ª e Rio 8ª (SILVA, et al., 2019).

A próxima edição dos Jogos Paralímpicos será realizada na cidade de Tóquio, no Japão, em 2021, e contará com 23 modalidades em disputa. Destas 23 modalidades, o ciclismo de pista e estrada serão apresentados juntos neste capítulo. Portanto, o objetivo deste capítulo é apresentar informações sobre as novas modalidades que estrearão nos Jogos Paralímpicos de Tóquio 2021. Além disso, serão também apresentadas as demais modalidades, considerando o contexto histórico, as principais características, as deficiências elegíveis e classificação esportiva Paralímpica (TOKYO, 2020a).

É importante salientar que o Comitê Paralímpico Brasileiro (CPB) realiza vários programas de incentivo ao desenvolvimento do Esporte Paralímpico desde a iniciação até o alto rendimento, sendo estes de extrema importância para o contínuo crescimento do Movimento Paralímpico Brasileiro. Esses programas envolvem ações governamentais e não governamentais entre o CPB, municípios, estados e governo federal que visam, por meio de políticas públicas, melhorar o acesso de crianças, jovens e adultos à prática esportiva para pessoas com deficiência que, no futuro, podem vir a se tornar atletas paralímpicos (SILVA, *et al.*, 2019).

Dentre os programas fomentados pelo CPB, destaca-se a criação do Centro de Referência Paralímpico Brasileiro (CRPB) em parceria com o Centro de Treinamento (CTE) da Universidade Federal de Minas Gerais (UFMG). Nesta parceria são desenvolvidas as modalidades Atletismo, Halterofilismo e Natação, que serão apresentadas em destaque neste capítulo. Na sequência, serão descritas, por ordem alfabética, as demais modalidades.

Atletismo

Breve Histórico e Principais Características

O Atletismo esteve presente desde o início do esporte adaptado, com a prova de lançamento de dardo, escolhida por Ludwig Guttmann por ser de fácil adaptação do movimento para pessoas em cadeiras de rodas, com sequelas de tetraplegia e paraplegia, público-alvo de seu Centro de Atendimento em Stoke Mandeville. A primeira competição da modalidade ocorreu em 1948, no Hospital de Stoke Mandeville, e contou com a participação dos pacientes (SILVA *et al.*, 2019).

Nos Jogos Paralímpicos de Roma em 1960, a competição de atletismo contou com 31 atletas (21 homens e 10 mulheres) de 10 países, que participaram de 25 provas (BRITTAIN, 2014). Ao longo dos Jogos ocorreram muitas modificações, que possibilitaram a participação de mais atletas com outros tipos de deficiências, bem como a criação de mais provas e classes. Assim, nos Jogos Paralímpicos do Rio em 2016, 1.147 atletas de 147 países participaram da modalidade. Destaca-se também o crescimento da participação das mulheres, que compuseram 23% no número de atletas.

Outro ponto interessante refere-se ao espaço de transmissão na TV, que totalizou 357 horas na última edição das Paralimpíadas, atingindo uma audiência acumulada de aproximadamente 673 milhões de pessoas. Além disso, outras 23,4 milhões de pessoas foram alcançadas pelas redes sociais do esporte (WPA, 2020a).

Para os Jogos Paralímpicos de Tóquio de 2021, apesar da retirada de nove provas do Atletismo, haverá um total de 168 provas com disputa de medalhas. Dentre essas, há ainda a inclusão de uma nova prova de revezamento, que é o 4x100 m de Classe mista e de gênero misto (dois homens e duas mulheres), sendo cada atleta de uma Classe diferente. As equipes poderão ser compostas por um atleta com deficiência visual (T11-13), um atleta em cadeira de rodas (Classes T42-47), um atleta com deficiência de membros (Classes T61-64) e um atleta das Classes T35-38 com deficiência de coordenação (WPA, 2020a).

A participação de atletas brasileiros ocorreu pela primeira vez nos Jogos Paralímpicos de Heidelberg, em 1972. Porém, os primeiros pódios só ocorreram em 1984 e com 6 medalhas de ouro, 11 de prata e 3 de bronze (MIRANDA, 2011). A melhor participação do Brasil aconteceu nos Jogos Paralímpicos do Rio, em 2016, na qual foram conquistadas 8 medalhas de ouro, 18 de prata e 12 de bronze (CPB, 2020b).

No Atletismo Paralímpico as regras de competição são semelhantes às regras do Atletismo gerido pela *World Athletics* (Atletismo Mundial), mas com adaptações para permitir a prática por atletas com deficiência. A modalidade é dividida em provas de pista e de campo, sendo as provas de pista subdivididas em velocidade, meio fundo ou fundo, e as provas de campo subdivididas em saltos, lançamentos e arremesso. Cada prova pode apresentar variações necessárias para a adaptação da Classe de deficiência do atleta (WPA, 2020c).

As principais variações das regras acontecem pelo uso de próteses ou pelo auxílio de outras pessoas, como é o caso de atletas deficientes visuais. Outro exemplo se refere às Provas de Pista com o uso da cadeira de rodas, nas quais as rodas devem se manter atrás da linha de largada e é considerado vencedor o atleta que cruzar primeiro a linha de chegada com o eixo da roda da frente. Ressalta-se que, devido à evolução tecnológica dos materiais utilizados, as próteses devem ter um peso mínimo e uma flexibilidade máxima, impedindo assim que os atletas obtenham benefícios indevidos previstos pelas regras do esporte (WPA, 2020c).

Os atletas com deficiência visual podem utilizar um atleta-guia nas Provas de Pista e nas Provas de Salto, entretanto, cada Classe tem sua especificidade. Na Classe T11, o atleta corre ao lado do atleta-guia e usa um cordão de ligação. Nas provas de Salto em Distância, o atleta é auxiliado por um apoio, onde ele é guiado até o ponto de saída para o salto e pode receber instruções verbais (à distância) como orientação antes da realização do salto. Os atletas da Classe T12 têm o direito de optar pela utilização ou não do guia e do apoio no salto. Já os atletas da Classe T13 não podem usar apoio no salto ou atleta-guia. É importante destacar que o atleta-guia tem a função de orientar o atleta nas provas de corrida através de uma pequena corda que é segurada pelas mãos de ambos os atletas. Além disso, os atletas dessa Classe devem utilizar uma venda nos olhos, garantindo assim igualdade de condições entre todos os participantes na competição (WPA, 2020b).

Nas provas de Lançamento e Arremesso, os atletas utilizam de implementos com tamanho, formato e massa comuns ao atletismo, com exceção do *club*, que é exclusivo da modalidade paralímpica. Os atletas das Classes com deficiência de membros inferiores que se utilizam do banco, fazem 3 tentativas consecutivas. Essa medida é adotada devido ao tempo necessário para que o atleta se coloque no banco e faça todas as amarras. Ademais, é obrigação dos atletas levarem seus bancos e disponibilizá-los antes da competição para que se façam as medições confirmatórias da altura do banco. Quando são usadas amarras é importante que sejam bem feitas, pois se durante uma tentativa a perna do atleta se soltar, ele poderá ser desclassificado (WPA, 2020c).

Modalidades Esportivas do Programa Paralímpico 65

Deficiências Elegíveis e Classificação Esportiva Paralímpica

Para um atleta ser elegível para o Atletismo, ele deve apresentar uma deficiência ou comprometimento que atenda o Critério Mínimo de Deficiência (MIC) para cada Classe e que são descritos nas Regras e Regulamentos de Classificação Mundial do Atletismo. São consideradas como elegíveis as deficiências físicas ou comprometimentos de deficiências como força muscular prejudicada, amplitude de movimento passiva prejudicada, deficiência de membro (Figura 4.1), ataxia, atetose, hipertonia, baixa estatura e diferença de comprimento de perna, deficiência visual e a deficiência intelectual (WPA, 2020b).

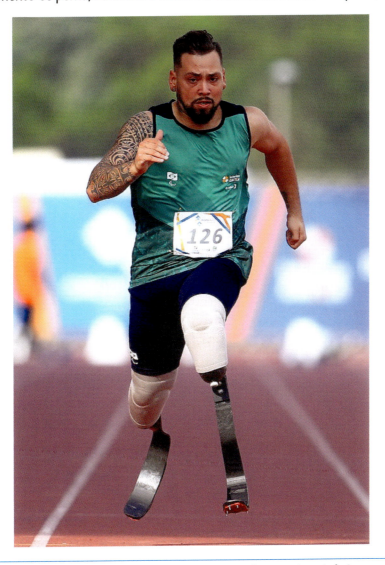

Figura 4.1 Atleta brasileiro de Atletismo com amputação dos membros inferiores.
Fonte: https://www.flickr.com/photos/cpboficial/48025545436/in/album-72157708990001526/

As Provas de Pista e de Saltos utilizam o prefixo T (*Track*) e compreendem 27 Classes de deficiência, sendo elas descritas no Quadro 4.1.

Quadro 4.1 Classes esportivas das provas de pista do atletismo paralímpico.

Classe funcional	Descrição
T11 a 13	Deficiência visual
T20	Deficiência intelectual
T32 a 34	Paralisados cerebrais (hipertonia, ataxia e atetose)
T35 a 38	Paralisados cerebrais (hipertonia, ataxia e atetose)
T40 e 41	Baixa estatura
T42 a 44	Atletas com deficiência de membro inferior competindo sem prótese (diferença de comprimento da perna, potência muscular prejudicada ou amplitude de movimento passiva prejudicada)
T45 a 47	Atletas com o(s) membro(s) superior(es) afetado(s) por deficiência, com potência muscular prejudicada ou amplitude de movimento passiva prejudicada
T51 a 54	Atletas com deficiência de membro inferior
T61 a 64	Atletas com deficiência de membro inferior competindo com prótese

Fonte: Acervo do autor.

As Provas de Arremesso e Lançamentos utilizam o prefixo F (*Field*) e compreendem 30 Classes de deficiência. As Classes são semelhantes aos das Provas de Pista, sendo excluída a Classe 47 e inseridas as Classes 31, 55, 56 e 57. Nas Classes 31 a 34 e 51 a 57, os atletas executam os lançamentos sentados (WPA, 2020b).

Halterofilismo

Breve Histórico e Principais Características

O Halterofilismo Paralímpico esteve presente pela primeira vez nas Paralímpiadas de Tóquio, em 1964. Naquela época, a deficiência dos atletas era exclusivamente causada pela lesão medular, contudo, a partir das Paralímpiadas de Toronto de 1976, outros tipos de deficiência física foram incluídas para disputa da modalidade. Até os Jogos de Atlanta, em 1996, somente os homens competiam. A disciplina era o supino, e o esporte era chamado de *Weightlifting* (Levantamento de Peso). (JUNIOR, 2012). Os atletas realizavam o que eles chamavam de supino morto, no qual o exercício começava com a barra próxima do peito; após o comando "*start*", a barra era empurrada para cima até que os cotovelos estivessem totalmente travados (IPC, 2020b).

O *Weightlifting* estreou em Tóquio no ano de 1964, mas somente nos jogos de 1984, em Nova Iorque, recebeu o nome de *Powerlifting* (Levantamento de Peso) e foi incluído pela primeira vez como Esporte Paralímpico. Nessa edição a modalidade contou com a participação de 16 atletas de seis países, e desde a sua estreia o esporte foi incluído em todas as edições dos Jogos Paralímpicos (IPC, 2020b). Contudo, ficou decidido em 1991, nas Paralimpíadas de 1992, em Barcelona, que a prova de *Weightlifting* não participaria mais dos jogos, permanecendo apenas o *Powerlifting* Paralímpico. Essa mudança contribuiu para o aumento do número de países participantes, que foi de 25, em Barcelona, para 58 nos Jogos de Atlanta, em 1996 (JUNIOR, 2012; IPC, 2020b). No ano de 2000, em Sydney, as mulheres também foram incluídas na modalidade.

O Halterofilismo Paralímpico é um dos esportes que têm crescido rapidamente no Movimento Paralímpico em termos de participantes, e atualmente é praticado em mais de 100 países. O Comitê Paralímpico Internacional (IPC) e o *World Para Powerlifting* (Levantamento de Peso Paralímpico Mundial) gerenciam a modalidade (WILLICK *et al.*, 2012; IPC, 2020b). O primeiro mundial sediado pelo *Word Para Powerlifting*, aconteceu em Uppsala, na Suécia, em 1994, e atendeu 137 atletas entre homens e mulheres. Até o ano de 2014, o campeonato mundial era realizado de quatro em quatro anos, a partir de 2017, na cidade do México, mas um novo ciclo foi idealizado e o campeonato mundial de *Para Powerlifting* passou a ser realizado a cada dois anos (IPC, 2020b).

De modo geral, o Halterofilismo é um esporte de força, que tem como única disciplina, o supino adaptado. As regras são semelhantes às da modalidade do *Powerlifting* convencional. Em relação à avaliação do movimento supino, as regras são estabelecidas da seguinte maneira; **(1)** Homens e mulheres se posicionam no banco em decúbito dorsal (posição supino), sacam a barra do "rack" com ou sem ajuda dos anilheiros (ajudantes). Mantém a barra no comprimento dos braços, com os cotovelos totalmente travados e sob controle, esperando o sinal de "*start*" do árbitro central; **(2)** Após o sinal do árbitro central, o atleta deve baixar a barra até o peito, mantendo-a imóvel (de forma visível) e depois pressioná-la para cima de maneira uniforme, com os dois braços simétricos deslocando a barra na mesma velocidade, finalizando o movimento com os cotovelos travados; **(3)** Mantendo a barra imóvel e controlada na posição final, o sinal sonoro de "*rack*" é dado pelo árbitro central, e a barra é retomada ao "*rack*". Imediatamente à finalização do movimento, três árbitros, sendo dois laterais e um central, decidem a realização do movimento através de um sistema de luzes vermelhas e brancas. Duas ou mais luzes brancas, significam que o movimento foi válido, duas ou mais luzes vermelhas o movimento é inválido. Na competição, cada atleta tem direito a três tentativas, o campeão será o atleta que levantar o maior peso dentro da sua respectiva categoria. A critério do júri, uma quarta tentativa pode ser realizada pelo atleta, no objetivo de alcançar um recorde mundial, sendo que o resultado não conta para a classificação final da competição (IPC, 2020b).

Os atletas competem deitados em um banco oficial aprovado pelo *World Para Powerlifting*, com 210 cm de comprimento. Na região inferior, a largura do banco tem 61 cm, e diminui para 30 cm onde a cabeça é colocada. A altura do banco varia entre 48 a 50 cm do chão.

Para realização do exercício é utilizada uma barra olímpica aprovada pelo *World Para Powerlifting*, serrilhada e que apresenta sulcos em seu material, medindo 220 cm de comprimento, pesando 20 kg (Figura 4.2). Na barra, há uma marcação referente à pegada mais estreita e à pegada mais larga, variando de 42 a 81 cm. As anilhas aprovadas pelo *World Para Powerlifting* devem estar em conformidade com vários padrões descritos nas regras e regulamentos do esporte. Esse conjunto é formado por anilhas em metal, pesando: 0,250 g; 0,5 Kg; 1,25; 2,5; 5,0; 10,0; 15,0; 20,0; 25,0 e 50,0 Kg, e presilhas para fixar os discos na barra, pesando 2,5 Kg cada (IPC, 2020b).

Dentro do ciclo de competições do Halterofilismo, os principais eventos são os Jogos Paralímpicos e o Campeonato Mundial. Além desses eventos, também existem as competições nacionais. Todas essas competições são reconhecidas pela World Para *Powerlifting*, que classifica esses eventos pela magnitude da sua grandeza. Sendo assim,

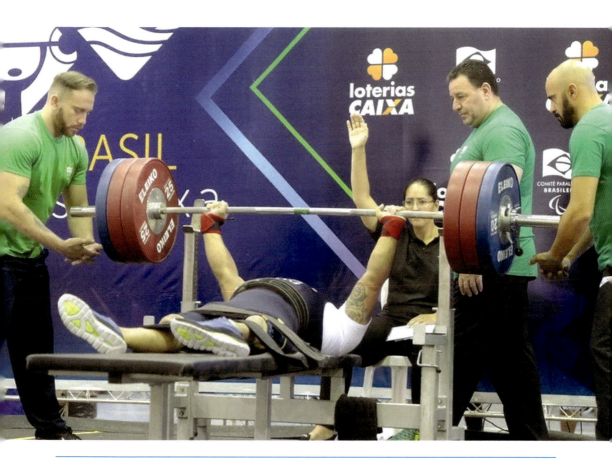

Figura 4.2 Representação de equipamentos utilizados no Halterofilismo Paralímpico.
Fonte: https://www.flickr.com/photos/cpboficial/49665358333/in/album-72157713507213502/

alguns jogos são chamados de Desenvolvimento de Alta Performance e outros de Alta Performance, e as competições envolvem as categorias Júnior e Sênior (IPC, 2020b).

Deficiências Elegíveis e Classificação Esportiva Paralímpica

Podem participar do halterofilismo atletas do gênero masculino e feminino, com deficiência física, como comprometimento de força muscular, amplitude de movimento passiva, diferença do comprimento dos membros, perda ou deficiência dos membros, hipertonia, ataxia e atetose.

Os atletas disputam em uma Classe esportiva única, que pode incluir atletas com diferentes deficiências físicas, sendo que a divisão das categorias é através da massa corporal do atleta (Quadro 4.2) (IPC, 2020b; WPP, 2020).

Quadro 4.2 Categorias de peso do halterofilismo paralímpico.

Masculino	Feminino
–49 kg	–41 kg
–54 kg	–45 kg
–59 kg	–50 kg
–65 kg	–55 kg
–72 kg	–61 kg
–80 kg	–67 kg
–88 kg	–73 kg
–97 kg	–79 kg
–107 kg	–86 kg
+107 kg	+86 kg

Fonte: Acervo do autor.

Natação

Breve Histórico e Principais Características

A Natação faz parte do Programa Paralímpico desde a primeira edição dos Jogos, quando houve a participação de 77 atletas (homens e mulheres) representantes de 15 países, que competiram em 62 provas. É interessante ressaltar que somente atletas com lesões medulares puderam participar e e o Programa de Provas contemplava apenas a distancia de 50 metros. Com as novas edições dos jogos, a cada quatro anos, atletas com outras deficiências foram sendo incluídos no programa da natação (IPC, 2020).

Atualmente, o esporte é praticado internacionalmente por atletas de 104 países (IPC, 2019), sendo que na última edição dos Jogos Paralímpicos, no Rio 2016, a modalidade contou com 593 atletas de 79 nacionalidades, disputando 152 provas (IPC, 2020a).

A Natação brasileira participou pela primeira vez dos Jogos Paralímpicos de 1984. Desde a estreia, a delegação brasileira esteve presente em todas as edições seguintes e com conquistas de medalhas (ABRANTES *et al.*, 2006). Com o passar dos anos ocorreu o melhor desenvolvimento dos Programas de Treinamento e a profissionalização dos atletas. Neste contexto, a Natação deixou de ser apenas atividade de lazer e reabilitação para as pessoas com deficiências fisicomotoras, visuais e intelectuais, e passou a ser considerada esporte de alto rendimento (MORAES; WINCKLER, 2019; ABRANTES *et al.*, 2006).

Internacionalmente, o esporte é regido pelo IPC e coordenado pela *World Para Swimming* – WPS (Para Natação Mundial), que atua como Federação Internacional da modalidade. No Brasil, a administração é de responsabilidade do CPB.

Em relação às características da modalidade, atletas do sexo masculino e feminino podem disputar provas individuais e de revezamento, nos estilos Livre, Costas, Peito, Borboleta e Medley (consiste em três ou quatro estilos dentro da mesma prova) dependendo da Classe (Quadro 4.3) (IPC, 2018a).

A WPS utiliza as regras da natação convencional, estabelecidas pela Federação Internacional de Natação (FINA), com algumas adaptações. As adaptações foram adotadas devido à limitação de atletas executarem alguns movimentos, e estão relacionadas a particularidades dos nados e orientação de atletas deficientes visuais (IPC, 2018a).

As equipes de revezamento são compostas por quatro atletas. Para as Classes com deficiência fisicomotora e visual, as equipes são baseadas em pontuações pela soma das Classes dos quatro atletas. A Classe de um atleta individual tem o valor real do número, ou seja, a Classe S6 vale seis pontos, por exemplo. Essa soma não pode ultrapassar o valor máximo da pontuação do revezamento, porém, pode ser inferior. Exemplificando, para o revezamento de 34 pontos, a soma das Classes de quatro atletas deve ser menor ou igual a 34. Assim, as equipes podem ser compostas por várias combinações, como: S4 + S10 + S10 + S10; S5 + S8 + S9 + S10, entre outras.

Nos revezamentos para atletas com deficiência visual (49 pontos), as equipes devem incluir pelo menos um atleta S11|SB11. Os três atletas restantes podem ser de qualquer Classe Esportiva entre S11 – S13|SB11 – SB13.

A exceção ao sistema de pontuação dos revezamentos é para atletas com deficiência intelectual. Não há um sistema de pontuação para a composição das equipes e cada uma é formada por quatro atletas da Classe S14.

Atualmente, as principais competições são: Jogos Paralímpicos, Campeonato Mundial e competições sancionadas e aprovadas pela *World Para* Swimming (*World Series* de Natação Paralímpica, Jogos da Juventude, competições nacionais, etc.) (IPC, 2018a).

No Brasil são promovidas competições regionais e nacionais. Contudo, o principal evento da Natação é o Circuito Brasil Loterias Caixa, organizado pelo CPB. O circuito é composto por quatro fases regionais, classificatórias para duas etapas nacionais e para o Campeonato Brasileiro Loterias Caixa de Natação. O calendário também conta o Open Loterias Caixa – uma competição homologada internacionalmente pelo IPC – e ações no âmbito escolar e universitário, com três eventos principais: Circuito Escolar

Quadro 4.3 Provas disputadas na natação paralímpica.

Provas individuais			Provas de revezamento		
Estilo	Distância	Classe	Estilo	Distância	Classe
Livre	50 m	S1 – S13	Livre	4 × 50 m	Máximo de 20 pontos (S1 –S10)
	100 m	S1 – S14		4 × 100 m	Máximo de 34 pontos (S1 –S10)
	200 m	S1 – S5, S14		4 × 100 m	S14
	400 m	S6 – S14		4 × 100 m	Máximo de 49 pontos (S11 –S13)
Costas	50 m	S1 – S5		4 × 50 m misto	Máximo de 20 pontos (S1 –S10)
	100 m	S1, S2, S6 – S14		4 × 100 m misto	S14
Peito	50 m	SB1 – SB3		4 × 100 m misto	Máximo de 49 pontos (S11 –S13)
	100 m	SB4 – SB9, SB11 – SB14		4 × 50 m	Máximo de 20 pontos (S1 –S10)
Borboleta	50 m	S2 – S7		4 × 100 m	Máximo de 34 pontos (S1 –S10)
	100 m	S8 – S14		4 × 100 m	S14
Medley	75 m (piscina curta – sem borboleta)	SM1 – SM4	Medley	4 × 100 m	Máximo de 49 pontos (S11 –S13)
	100 m (piscina curta)	SM5 – SM13		4 × 50 m misto	Máximo de 20 pontos (S1 –S10)
	150 m (sem borboleta)	SM1 – SM4		4 × 100 m misto	Máximo de 49 pontos (S11 –S13)
	200 m	SM5 – SM14			

Fonte: Adaptado de IPC, 2018a

Deficiências Elegíveis e Classificação Esportiva Paralímpica

A Natação Paralímpica compreende três grupos de deficiência: fisicomotora (Figura 4.3), visual e intelectual. De acordo com a deficiência e classificação, os atletas são divididos em 14 Classes, nomeadas por S (*swimming* – nados Livre, Costas e Borboleta); SB (*breastroke swimming* – nado Peito) e SM (*medley swimming* – nado Medley) – acrescidas de números. Isso ocorre devido aos nados exigirem capacidades funcionais específicas (IPC, 2018b).

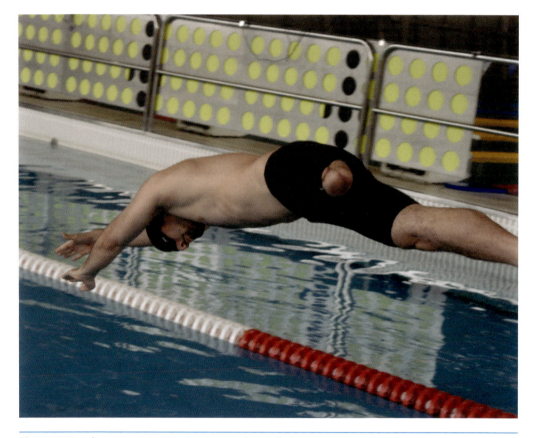

Figura 4.3 Atleta com amputação de membro inferior na Natação Paralímpica.
Fonte: Acervo do autor.

As deficiências físicas são distribuídas em dez Classes, numeradas de 1 a 10 (quanto maior o grau de comprometimento, menor o número da Classe). A cada limitação apresentada pelo atleta nos testes da classificação funcional, aplica-se perda de pontos. Um atleta para ser elegível deve perder no mínimo 15 pontos. Os Quadros 4.4 e 4.5 representam o sistema de pontuação e as respectivas Classes.

Quadro 4.4 Pontuação máxima obtida nas avaliações físicas e técnicas.

	Número máximo de pontos para os nados S	Número máximo de pontos para os nados SB
Braços	130	110
Pernas	100	120
Tronco	50	40
Saída/mergulho	10	10
Virada/empurrada	10	10
Total	300	290
Critérios mínimos de deficiência	285	275

Fonte: Adaptado de IPC, 2018b.

Quadro 4.5 Classes Esportivas com base nas pontuações obtidas nas avaliações físicas e técnicas.

Classes para os nados S	Pontuação	Classes para o nado SB	Pontuação
S1	≤ 65	SB1	≤ 65
S2	66 – 90	SB2	66 – 90
S3	91 – 115	SB3	91 – 115
S4	116 – 140	SB4	116 – 140
S5	141 – 165	SB5	141 – 165
S6	166 – 190	SB6	166 – 190
S7	191 – 215	SB7	191 – 215
S8	216 – 240	SB8	216 – 240
S9	241 – 265	SB9	241 – 275
S10	266 – 285		

Fonte: Adaptado de IPC, 2018b.

A deficiência visual é dividida em três Classes, numeradas de 11 a 13 (quanto maior o grau de comprometimento, menor o número da Classe). Para ser elegível o atleta deve ter visão reduzida ou inexistente. O grau de comprometimento é definido por avaliação médica oftalmológica (IPC, 2018b).

Para a deficiência intelectual há apenas a Classe 14, na qual o atleta elegível deve ter uma restrição na função intelectual e no comportamento adaptativo que afeta as habilidades adaptativas conceituais, sociais e práticas necessárias para a vida cotidiana.

Basquete em Cadeira de Rodas
Breve Histórico e Principais Características

O Basquete em Cadeira de Rodas (BCR) iniciou sua história após a 2º Guerra Mundial, com soldados norte-americanos que foram feridos durante a guerra. A modalidade está presente nos Jogos Paralímpicos desde a sua primeira competição em 1960. No Brasil, o BCR teve início em 1958 (CPB 2020d; IPC, 2020b).

As regras são baseadas na modalidade convencional e possui poucas alterações, como por exemplo, o atleta pode conduzir a bola no seu colo. Uma partida oficial é separada por gênero e a equipe é formada por cinco jogadores em quadra (TOKYO, 2020a). As cadeiras de rodas utilizadas são específicas para a modalidade e feitas sob medida. Geralmente a cadeira é produzida com materiais leves e possui as rodas laterais inclinadas para dentro, para facilitar a mobilidade e agilidade (Figura 4.4). Elas também possuem uma pequena roda traseira para evitar que o atleta caia para trás durante a realização do arremesso (MARQUES; ALVES, 2012).

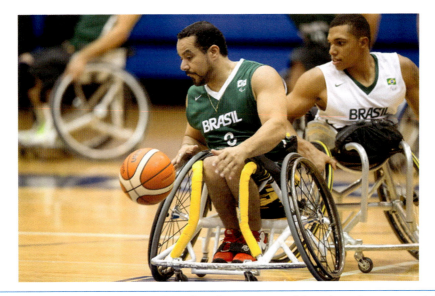

Figura 4.4 Atleta do basquete em cadeira de rodas em uma cadeira adaptada para a modalidade.
Fonte: https://www.flickr.com/photos/cpboficial/20273438396/in/photolist-wTuEVj-wr7CQq-x6wa5W--vYWACK-wDcumy-vYWEpx-wDcL3L-ovjUhf-oxmZsD-ox9JDd-7U1Sgn-7U1U6R-7U5aZY-7U1X6B-7U57eb--7U5aC9-7U1Wnp-7cp25S-L4YQhH-M22uzT-M22wuV-LRmNgy-M22vqF-M22tFP-MeDhuo-L5btEN--MhjCGr-MhiQeX-MhjDCV-LXJX9m-wVPAUn-MhexCP-MeBAUd-LsaQ81-LsatV7-MTZT1p-Szq7SG-Szq6P9--T6FYPb-Szq9aG-Lsktf8-LXM5C5-MhjfHg-LXMeoG-MpAwH2-MeD9eW-Ls9Wgf-LXMfiC-Ls5t4h-Ls8UpG

Deficiências Elegíveis e Classificação Esportiva Paralímpica

Para que o atleta seja elegível para a modalidade, o mesmo deve apresentar poliomielite, lesão medular, amputações, má-formação congênita ou paralisia cerebral. Os atletas elegíveis são avaliados e classificados conforme sua função de braço e mão (geralmente possuem um bom funcionamento), controle de tronco e o equilíbrio na posição sentada. Portanto, os atletas são divididos nas seguintes Classes: 1, 1.5, 2, 2.5, 3, 3.5, 4 e 4.5. Destaca-se que a soma da pontuação das Classes funcionais dos jogadores não pode ultrapassar 14 pontos e quanto maior o comprometimento ou gravidade da deficiência, menor é a Classe do atleta (TOKYO, 2020b).

Bocha Paralímpica
Breve Histórico e Principais Características

A Bocha Paralímpica chegou ao Brasil em meados de 1970 e ainda não compunha o Programa de Modalidades Paralímpicas da época. A estreia ocorreu nos Jogos Paralímpicos de Nova Iorque, em 1984 (CPB, 2020d; IPC, 2020b).

A bocha é uma modalidade para atletas que apresentam disfunção motora severa nos quatro membros, sendo que alguns atletas não conseguem uma boa propulsão da bola com a mão ou com o pé. Portanto, esses atletas podem utilizar alguns equipamentos, tais como calha, rampa ou canaleta. Para que o atleta tenha contato com a bola, ele pode utilizar a ponta dos dedos, uma ponteira ou agulha fixada na cabeça por meio de uma faixa ou capacete (BRANDÃO; CAMPEÃO, 2012).

Em uma partida oficial, homens e mulheres competem juntos e a partida pode ser realizada de diferentes maneiras, sendo individual, em duplas ou em equipes de três atletas. São distribuídas 13 bolas, dentre elas seis na cor azul, seis na cor vermelha e uma branca. O principal objetivo é aproximar o maior número de bolas coloridas da bola branca (TOKYO, 2020a). Destaca-se que nos Jogos Paralímpicos de Tóquio 2021 serão disputadas as seguintes provas: individuais para todas as Classes, duplas para as Classes BC3 e BC4, e em equipe para as Classes BC1 e BC2 (TOKYO, 2020a).

Deficiências Elegíveis e Classificação Esportiva Paralímpica

Para competir nesta modalidade, os atletas devem usar cadeira de rodas e apresentar disfunção motora severa nos quatro membros, que na maioria dos casos é em decorrência de paralisia cerebral. Outros comprometimentos físicos severos também são elegíveis para a modalidade, tais como força muscular prejudicada, atetose, amplitude passiva de movimento prejudicada, hipertonia e ataxia (ANDE, 2020).

A classificação funcional é dividida em quatro Classes que consideram o grau da deficiência ou comprometimento (Quadro 4.6) (TOQUIO, 2020b).

Quadro 4.6 Classes esportivas da Bocha Paralímpica.	
Classe funcional	Descrição
BC1	Atletas que apresentam limitações de tronco, pernas e braços, como tensão muscular, movimentos involuntários e/ou descoordenados. Conseguem pegar e jogar a bola sem ajuda de dispositivos auxiliares. Caso não consigam jogar com a mão, o atleta pode jogar com o pé.
BC2	Atletas que possuem melhor controle de tronco e braços do que atletas da classe BC1. Alguns atletas conseguem jogar a bola com um lançamento por cima ou por baixo.
BC3	Atletas com pouco ou nenhum controle de tronco e com limitações nas pernas e braços. Faz o uso de rampa ou outro dispositivo para lançar a bola com o auxílio de um assistente (Figura 4.5).
BC4	Atletas com fraqueza progressiva, distrofia muscular (perda de massa muscular), lesão medular ou amputações que afetam quatro membros. Os atletas lançam com um dos braços ou com a mão, e eles também podem usar uma luva para auxiliar com a bola.

Fonte: Acervo do autor.

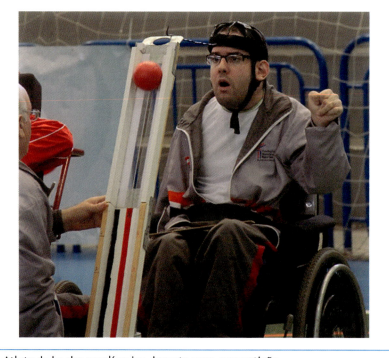

Figura 4.5 Atleta da bocha paralímpica durante uma competição.
Fonte: https://www.flickr.com/photos/fesportesc/14563953464/

Paracanoagem

Breve Histórico e Principais Características

A Canoagem adaptada teve sua primeira competição mundial em 2010 (CPB, 2020d), porém, no Brasil a modalidade já estava inserida desde 1995 (CBCa, 2020). Com o passar dos anos, a Canoagem foi inserida como Modalidade Paralímpica e a estreia ocorreu nos Jogos Paralímpicos do Rio, em 2016 (IPC, 2020b).

A organização da competição é igual à modalidade convencional, na qual atletas competem de forma individual ou separados por gênero, em uma linha reta de 200 m de comprimento e com dois tipos de barcos, a Kayak Paracanoe e a Canoa Va'a (TOKYO, 2020a).

Deficiências Elegíveis e Classificação Esportiva Paralímpica

São elegíveis para a modalidade atletas deficientes físicos que possuem comprometimento na parte inferior do corpo e no tronco. Os atletas elegíveis são alocados em Classes, conforme demonstra o Quadro 4.7 (TOKYO, 2020b).

Quadro 4.7 Classes funcionais da canoagem paralímpica.

Classe funcional	Descrição
KL1	Para atletas com membros superiores (ombros e braços) funcionando normalmente, porém com comprometimento de tronco e membros inferiores.
KL2	Para atletas que conseguem usar parcialmente as pernas e o tronco.
KL3	Para atletas com função parcial do tronco e membros inferiores. Ainda, esse atleta consegue sentar-se com o tronco inclinado e conseguem apoiar as pernas para remar.

Fonte: Acervo do autor.

Ciclismo

Breve Histórico e Principais Características

O Ciclismo foi adaptado em 1980 para atletas com deficiência visual, que competiam juntamente com uma outra pessoa sem deficiência na bicicleta *tandem* (duplas) (Figura 4.6). Em 1984, a modalidade passou a integrar o Programa Paralímpico com as Provas de Estrada. Após alguns anos, em 1996, a modalidade aderiu às Provas de Pista (Velódromo). Atualmente, o Ciclismo é a terceira modalidade com mais medalhas em disputa nos Jogos Paralímpicos e possui as seguintes provas: Teste de Tempo, Sprint em Equipe e Perseguição Individual (CPB, 2020d; IPC, 2020f; TOKYO, 2020a).

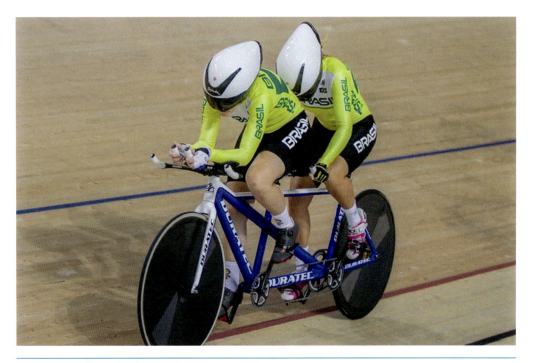

Figura 4.6 Atletas da classe B durante competição.
Fonte: https://www.flickr.com/photos/cpboficial/27124898218/

No Ciclismo Paralímpico as provas são disputadas em uma pista (Velódromo) ou em estradas (ruas). As provas em estradas possuem tamanhos variados, pois a largada e a chegada podem ser no mesmo lugar ou em lugares diferentes. Já as pistas de corridas (velódromos) são compostas por duas curvas e duas retas com inclinações que formam uma pista oval, com um comprimento de 250 metros (TOKYO, 2002a).

Algumas Classes conseguem competir com uma bicicleta típica. Porém, para outras Classes é necessário o uso de algum outro tipo de equipamento. As adaptações nesses equipamentos são muito variadas, como por exemplo, suportes de auxílio para os cotos. Portanto, é importante que o atleta e seu treinador adaptem os acessórios da melhor forma possível para que o atleta obtenha o melhor desempenho (TOKYO, 2002b).

Principais Deficiências Elegíveis e Classificação Esportiva Paralímpica

Para ser elegível na modalidade o atleta deve apresentar paralisia cerebral, deficiência visual, amputação ou lesão medular. Além disso, os atletas são alocados em Classes específicas, sendo que quanto menor o número da Classe, maior é a limitação do atleta (TOKYO, 2020b). Observe a descrição das Classes a seguir:

- **Classe B:** Atletas com deficiência visual que competem com uma bicicleta (*tandem*) e em duplas com uma pessoa sem deficiência.
- **Classe H:** É dividida entre cinco Classes funcionais: H1, H2, H3, H4 e H5, cujos números mais baixos são Classes de atletas com limitações nos membros superiores e inferiores e os números mais altos são de atletas com limitação nos membros inferiores. Se enquadram nessa Classe atletas com amputação, tetraplegia ou paraplegia e os atletas competem em um *handcycle* ou *handbike* (bicicleta usando as mãos).
- **Classe T:** É dividida em T1 e T2. Nessa Classe estão atletas com disfunção neurológica, tais como a diminuição da coordenação, equilíbrio ou que não consigam competir em uma bicicleta e precisam usar um triciclo.
- **Classe C:** É dividida em C1, C2, C3, C4 e C5. Os atletas apresentam comprometimentos de coordenação motora, limitação muscular ou amputações, e conseguem competir usando uma bicicleta típica.

Esgrima em Cadeira de Rodas

Breve Histórico e Principais Características

A Esgrima em Cadeira de Rodas foi adaptada para pessoas com deficiência física em 1953 e está presente como Modalidade Paralímpica desde a primeira edição dos Jogos Paralímpicos (CPB, 2020d). No Brasil, a Esgrima em Cadeira de Rodas ainda é recente e começou a ser desenvolvida praticada efetivamente apenas em 2002 (NAZARETH; DUARTE, 2012).

Existem três tipos de provas que são chamadas de Florete, Espada e Sabre. Nos Jogos Paralímpicos de Tóquio, haverá competição das três provas de forma individual para homens e mulheres (Figura 4.7). Haverá também as disputas em equipe nas provas com espada e florete (TOKIO, 2020a).

Deficiências Elegíveis e Classificação Esportiva Paralímpica

Para ser elegível na modalidade, os atletas devem ser deficientes físicos. Os atletas elegíveis são alocados em Classes, agrupadas em duas categorias de disputa. Na Classe 2 se enquadram atletas paraplégicos ou tetraplégicos incompletos, com um dos braços minimamente afetado e com controle de equilíbrio para permanecer sentado. Na Classe 3, se enquadram atletas com equilíbrio para sentar-se sem apoio dos membros inferiores e braço com funcionalidade normal. Na Classe 4 os atletas também apresentam bom equilíbrio, porém com o apoio dos membros inferiores e os braço tem sua funcionalidade preservada (TOKIO, 2020b).

Nos Jogos Paralímpicos de Tóquio, as Classes serão combinadas em duas categorias: a Categoria A, que disputam atletas com as Classes 3 e 4, e a Categoria B, que disputam atletas da Classe 2 (TOKIO, 2020b).

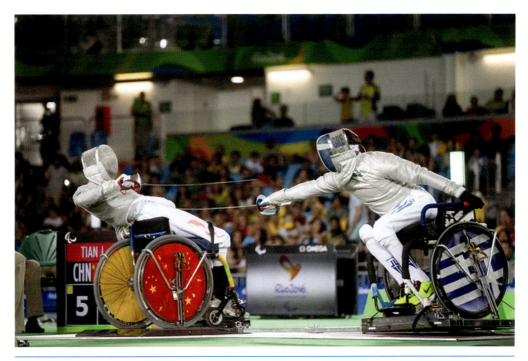

Figura 4.7 Disputa individual na esgrima em cadeira de rodas.
Fonte: https://www.flickr.com/photos/rio2016games/29031269533/

Futebol de Cinco

Breve Histórico e Principais Características

A modalidade surgiu no Brasil em 1978, nas Olimpíadas das APAEs (Associação de Pais e Amigos dos Excepcionais) que promoveu o primeiro campeonato de futebol com jogadores deficientes visuais. A modalidade entrou para o quadro nos Jogos Paralímpicos de Atenas em 2004. Desde então, a equipe brasileira foi campeã em todas as edições até 2016 (FREIRE; MORATO, 2012; CPB, 2020d; TOKYO, 2020h).

Uma partida de futebol de 5 é realizada em uma quadra com as mesmas dimensões da quadra de futsal, porém com algumas alterações, como por exemplo, a proteção nas linhas laterais para que a bola não fique saindo, e a bola que possui guizos. Além disso, uma equipe é formada por quatro jogadores na linha cegos (todos vendados, com opção de usar joelheiras) (Figura 4.8) e um goleiro com visão preservada.

Como os atletas são deficientes visuais, eles são auxiliados por um guia, cujo nome é o "chamador". A função do chamador é ficar atrás do gol do adversário e orientar a equipe em situações de ataque, posição da defesa, direção do gol e outras informações que são necessárias para os atletas.

Modalidades Esportivas do Programa Paralímpico 81

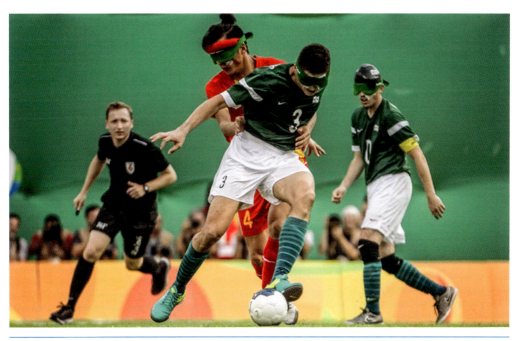

Figura 4.8 Dois atletas disputando a bola durante uma partida de futebol de 5.
Fonte: https://www.flickr.com/photos/cpboficial/29079435744/

Deficiências Elegíveis e Classificação Visual

São elegíveis atletas cegos (B1) ou com baixa visão (B2/B3). Embora a Federação Internacional de Desportos para Cegos-IBSA gerencie o Futebol de 5 nas categorias B1 e B2/B3, apenas a primeira está inserida no Programa Oficial dos Jogos Paralímpicos (CPB, 2020d).

Goalball

Breve Histórico e Principais Características

O Goalball é uma modalidade paralímpica coletiva praticada especificamente por atletas cegos ou com baixa visão. Foi criada em 1946 pelo austríaco Hanz Lorenzen e pelo alemão Sepp Reindle, inicialmente como atividade de reabilitação de veteranos de guerra que retornavam com perda visual. Foi integrada ao Programa dos Jogos Paralímpicos de Toronto em 1976, na categoria masculina, e em 1984 nos Jogos de Nova Iorque na categoria feminina. Desde então, a modalidade se consolidou e permanece no programa oficial dos Jogos (IPC, 2020b; IBSA, 2020a). É interessante apontar que uma característica peculiar da modalidade diz respeito à sua origem, por ser a única modalidade dos Jogos Paralímpicos que não foi adaptada de modalidades preexistentes e, sim, criada para pessoas com deficiência visual.

A primeira participação brasileira no *goalball* nos Jogos Paralímpicos ocorreu em 2004, com a seleção feminina. E nos Jogos de Pequim 2008 a seleção masculina teve a sua estreia (MORATO; ALMEIDA, 2012).

Em uma partida oficial de *goalball*, cada equipe é formada por um máximo de seis atletas, sendo três em quadra (realizam ações defensivas e ofensivas). O objetivo do jogo é fazer gols na equipe adversária, sendo que quando uma equipe obtém 10 gols de vantagem no placar, a partida é encerrada. Essa situação é conhecida como "*Game*", que significa fim de jogo. De forma geral, a bola ao ser arremessada deverá tocar em determinadas áreas de jogo para que o lance seja validado pela arbitragem (IBSA, 2020c).

Durante a partida todos os atletas jogam bandados (tampão oftalmológico) e com óculos tamponado, para que se aproximem em termos de igualdade de condições em quadra. Além disso, a duração da partida é dividida em dois períodos de 12 minutos.

Para as competições oficiais de goalball são necessários alguns equipamentos como: bola com guizos, traves (gols) uniformes, proteções, óculos/tampão oftalmológico, fitas e barbantes para demarcação da quadra (Figura 4.9).

Deficiências Elegíveis e Classificação Esportiva Paralímpica

Para que um atleta seja considerado elegível (apto) para praticar o goalball, ele deve passar por uma classificação esportiva oftalmológica, que será descrita nos capítulos 5 e 7 deste livro. Após a análise médica, os atletas recebem as suas respectivas Classes que os habilitam para as competições oficiais da modalidade, que são B1, B2 e B3 (FREITAS; SANTOS, 2012).

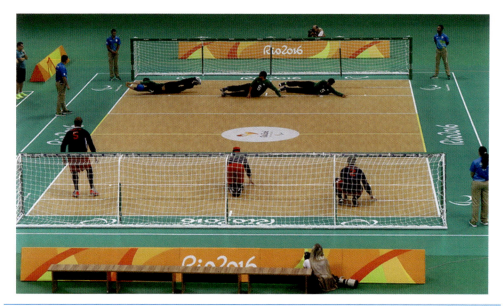

Figura 4.9 Competição em uma quadra oficial de goalball.
Fonte: https://www.flickr.com/photos/cpboficial/29702149115/

Hipismo

Breve Histórico e Principais Características

A única forma de disputa no Hipismo Paralímpico é a prova de adestramento. O adestramento começou a se desenvolver em 1970 (TOKIO, 2020a) e se tornou Modalidade Paralímpica em 1984, nos Jogos Paralímpicos em Nova Iorque (CPB, 2020d) (TOKYO, 2020a).

O objetivo do adestramento é o desempenho do cavalo com o atleta de uma maneira harmoniosa. As provas dentro do adestramento são o Teste Individual, de Equipe (com música) e o Estilo Livre Individual. A arena em que é realizada as provas mede 20 m × 40 m para os atletas das Classes 1 a 3 e em uma arena de 20 m x 60 m para atletas das Classes 4 e 5 (TOKYO, 2020a).

No hipismo paralímpico, alguns atletas não conseguem segurar as rédeas e acabam utilizando compensadores, que são apoios para as mãos para conseguir segurar as rédeas. Ainda, atletas com comprometimento nos membros superiores podem segurar as rédeas na boca ou com os dedos dos pés (TOKYO, 2020a).

Deficiências Elegíveis e Classificação Esportiva Paralímpica

São elegíveis para o Hipismo atletas com deficiência física (comprometimento de tronco, membros superiores e inferiores ou baixa estatura) ou visual. Os atletas com deficiências físicas são divididos Classes 1, 2 e 3. Atletas com números mais baixos apresentam limitações de atividade mais grave e as mais altas são para atletas com limitações menos graves. Atletas com deficiência visual são classificados nas Classes 4 e 5, e podem ter auxílio de 13 assistentes para ajudar na localização. Já os atletas com disfunção cerebral e perda de memória podem ter um assistente que lê cada movimento (TOKYO, 2020b).

Judô

Breve Histórico e Principais Características

O Judô tornou-se uma Modalidade Paralímpica nos Jogos de Seul, em 1988, somente na categoria masculina. A estreia das mulheres ocorreu 16 anos depois, em 2004, nos Jogos Paralímpicos de Atenas (CERQUEIRA; GOMES; ALMEIDA, 2012).

Todas as lutas têm duração de quatro minutos para ambos os gêneros. Vence o atleta que realizar o *ippon* (ponto perfeito) ou maior pontuação por outros golpes. Caso a luta permaneça empatada, há um acréscimo de mais três minutos chamado de *golden score* (ponto de ouro), (TOKYO, 2020a) Figura 4.10.

Todos os atletas devem usar o *judogi* (kimono) nas cores branca ou azul. Nos *judogis* dos atletas cegos há a identificação de círculo vermelho na manga (CERQUEIRA; GOMES; ALMEIDA, 2012).

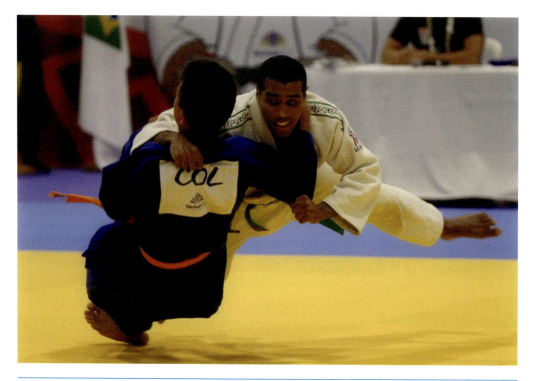

Figura 4.10 Atleta deficiência visual realizando um *ippon*.
Fonte: https://www.flickr.com/photos/cpboficial/32770776024/

Deficiências Elegíveis e Classificação Esportiva Paralímpica

São elegíveis para a modalidade atletas com deficiência visual. Os atletas são classificados de acordo com a gravidade da deficiência, sendo B1 (cego total) a B2 e B3 (baixa visão). Entretanto, os atletas B1, B2 e B3 competem juntos, sem a utilização de vendas (TOKYO, 2020b).

Os atletas são divididos em sete categorias de peso para o masculino, variando entre atletas com menos de 60 kg a mais de 100 kg, e em seis categorias de peso para o feminino, variando entre menos de 48 kg a mais de 70 kg (TOKYO, 2020b).

Parabadminton

Breve Histórico e Principais Características

O parabadminton é uma modalidade que teve seu primeiro campeonato mundial em 1998 e estreará nos Jogos Paralímpicos de 2021. No Brasil a modalidade iniciou em 2006, no Distrito Federal, e desde 2011 atletas brasileiros participam de campeonatos internacionais (CPB 2020d; IPC, 2020f).

Modalidades Esportivas do Programa Paralímpico 85

As regras do Parabadminton são semelhantes ao Badminton. As adaptações ocorrem devido às Classes funcionais, em relação às adaptações do tamanho da quadra (diminui a área de jogo para três Classes) e do uso de equipamentos, como cadeira de rodas e próteses. Tanto no convencional, quanto no paralímpico, a disputa ocorre com a utilização de raquetes e peteca (FEBASP, 2020) Figura 4.11.

Para os Jogos Paralímpicos de Tóquio, o Parabadminton será dividido em categorias de disputas individuais no masculino e feminino para as Classes WH1, WH2, SL4 e SU5. Apenas para o gênero masculino as Classes S13 e SH6, e nas disputas em duplas, apenas as Classes WH (homens/mulheres) e SL/SU (feminino/misto) (TOKYO, 2020a).

Deficiências Elegíveis e Classificação Esportiva Paralímpica

Para ser elegível na modalidade, o atleta deve apresentar alguma das seguintes deficiências físicas ou comprometimentos: lesão medular, poliomielite, espinha bífida, paralisia cerebral, distrofia muscular, amputações, esclerose múltipla, acidente vascular cerebral, malformações, lesões de plexo braquial, síndromes ou nanismo. Os atletas elegíveis são alocados em seis Classes (Quadro 4.8) (TOKYO, 2020b):

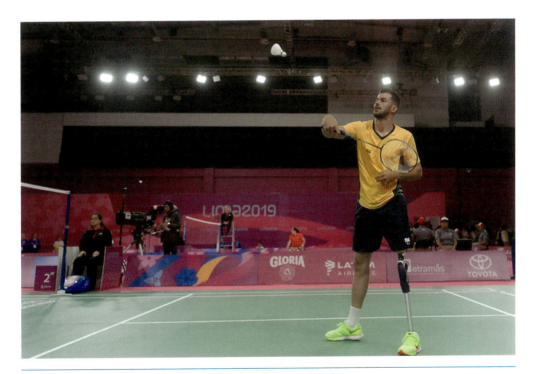

Figura 4.11 Atleta amputado de membro inferior competindo.
Fonte: https://www.flickr.com/photos/cpboficial/48644732433/

Quadro 4.8 Classes funcionais e sua respectiva descrição do parabadminton.

Classe funcional	Descrição
WH1	Atletas que precisam de cadeira de rodas e apresentam comprometimento nas pernas e no tronco.
WH2	Atletas que tem comprometimento em pelo menos uma das pernas e mínimo ou nulo comprometimento no tronco.
SL3 e SL4	Atletas andantes com deficiência nos membros inferiores.
SU5	Andantes com deficiência nos membros superiores.
SH6	Baixa estatura.

Fonte: Autoria própria, adaptado de TOKYO (2020b).

Parataekwondo

Breve Histórico e Principais Características

O Parataekwondo é uma modalidade recente e teve seu primeiro campeonato mundial realizado em 2009. Com o desenvolvimento da modalidade, o Parataekwondo entrou para o Programa Paralímpico em 2015 e realizará sua estreia nos Jogos Paralímpicos de Tóquio em 2021 (CPB, 2020d; TOKYO, 2020a).

O Parataekwondo é disputado em uma quadra octogonal, com três rodadas, e vence o atleta que realizar mais pontos. É concedido dois pontos ao atleta quando ele consegue realizar um chute válido, três pontos quando realiza um chute envolvendo um giro de 180 graus e quatro pontos quando acerta o chute com um giro de 360 graus. Outro aspecto importante é que o atleta pode realizar os chutes apenas no tronco do oponente (CBTKD, 2020; TOKYO, 2020b).

Para os Jogos Paralímpicos de Tóquio, os atletas disputarão a categoria *kiorugui* (combate entre dois atletas), que é para atletas com comprometimento dos membros superiores (CPB, 2020d; TOKYO, 2020a) Figura 4.12.

Deficiências Elegíveis e Classificação Esportiva Paralímpica

Nesta modalidade, as deficiências elegíveis são: deficiente visual, intelectual, físico e comprometimento neurológico. Nos Jogos Paralímpicos de Tóquio 2021, apenas as Classes K43 e K44, para deficientes com menor comprometimento, fazem parte do Programa Paralímpico. Além disso, os atletas ainda são classificados de acordo com o sexo e peso. Para o feminino, as categorias de peso são de até 49 kg, até 58 kg e acima de 58 kg. Para o masculino, as categorias de peso são de até 61 kg, até 75 kg e acima de 75 kg (CPB, 2020d; TOKYO, 2020b).

Modalidades Esportivas do Programa Paralímpico 87

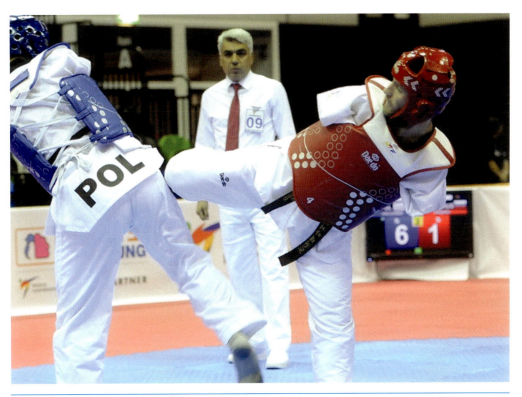

Figura 4.12 Atleta do parataekwondo realizando um ataque durante competição.
Fonte: https://www.flickr.com/photos/flo_alalade/24053499718/

Remo

Breve Histórico e Principais Características

O Remo adaptado para pessoas com deficiência surgiu no Brasil em 1980, mas a modalidade entrou para o Programa Paralímpico em 2005 e estreou nos Jogos Paralímpicos de Pequim em 2008 (CPB, 2020d; IPC, 2020b).

A distância percorrida é a mesma do Remo Olímpico, ou seja, uma linha reta de 2000 m, dividida por boias. Nos Jogos Paralímpicos de Tóquio haverá três tipos de provas: *single sculls* (um remador), *double sculls* (dois remadores) e *coxed four* (quatro remadores e um que controla a direção) (TOKYO, 2020a).

Deficiências Elegíveis e Classificação Esportiva Paralímpica

São elegíveis para a modalidade atletas com deficiência visual e física. As Classes funcionais são divididas em PR1, PR2 e PR3 (Quadro 4.9) (TOKYO, 2020b):

Quadro 4.9 Apresentação das classes funcionais do remo paralímpico.

Classe funcional	Descrição
PR1	Remadores que utilizam quase que exclusivamente os braços e ombros, com pouca ou sem função do tronco. Geralmente os atletas precisam de prendedores/amarras.
PR2	Remadores que utilizam o tronco, braços e ombros, porém não deslizam o assento para impulsionar o barco.
PR3	Remadores que utilizam tronco, braços, ombros e tem função de pernas. Essa classe também permite deficiente visual.

Fonte: Acervo do autor.

Rugby em Cadeira de Rodas

Breve Histórico e Principais Características

O Rugby em Cadeira de Rodas (RCR) foi desenvolvido na década de 1970 para pessoas com lesão medular acima e posteriormente outras deficiências físicas foram incluídas. O RCR foi reconhecido como Modalidade Paralímpica em 1994 e estreou nos Jogos Paralímpicos de Sydney, em 2000. No Brasil, o RCR surgiu em 2005 e vem desenvolvendo-se cada vez mais pelo país (CPB, 2020d; IPC, 2020b).

Uma partida oficial de RCR tem duração de 32 minutos e a equipe pode ser mista (homens e mulheres). O principal objetivo é passar da linha do gol com as duas rodas da cadeira e a bola no colo (TOKYO, 2020a). Para isso, os atletas utilizam alguns equipamentos como cadeira de rodas específica para a modalidade e amarras para que os atletas fiquem fixos na cadeira.

Principais Deficiências Elegíveis e Classificação Esportiva Paralímpica

Podem participar apenas atletas tetraplégicos ou com quadros equivalentes à tetraplegia, como por exemplo: amputações ou deformidades nos quatro membros das extremidades do corpo, sequelas de poliomielite, entre outros (GORLA; CAMPANA; CAMPOS, 2012) Figura 4.13..

Cada equipe é composta por quatro jogadores que não devem ultrapassar o somatório de 8 pontos. Para isso, a classificação funcional possui sete Classes, sendo estas dívidas em pontos: 0.5 (maior comprometimento), 1.0, 1.5, 2.0, 2.5, 3.0 e 3.5 (menor comprometimento). Como ambos os gêneros jogam juntos, para cada mulher em quadra, a equipe pode acrescentar mais 0.5 ao limite de pontos (TOKYO, 2020b).

Modalidades Esportivas do Programa Paralímpico 89

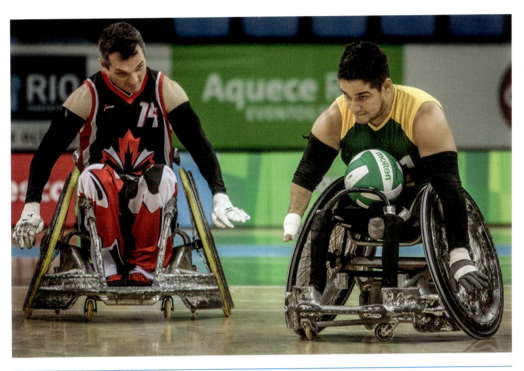

Figura 4.12 Atleta brasileiro com comprometimento dos membros superiores e inferiores.
Fonte: https://www.flickr.com/photos/cpboficial/25277995105/

Tênis de Mesa
Breve Histórico e Principais Características

O Tênis de Mesa entrou para o quadro oficial de modalidades nos Jogos Paralímpicos de Roma (1960), porém, participaram apenas atletas em cadeira de rodas. Em 1976, nas Paralimpíadas de Toronto, houve a inclusão de pessoas com deficiências físicas andantes na modalidade (NAKASHIMA, 2012; CPB, 2020d) Figura 4.14..

Uma partida oficial pode ser jogada individualmente ou em equipe. As partidas são disputadas em cinco sets, com 11 pontos cada. Uma das modificações do Tênis de Mesa Paralímpico, é que no momento do saque, o atleta pode colocar a bola no cotovelo ou na raquete para realizar a primeira ação de jogo que é o saque (TOKYO, 2020a).

Deficiências Elegíveis e Classificação Esportiva Paralímpica

Atletas com deficiência intelectual e física são elegíveis para a modalidade e são divididos em andantes, que jogam em pé, e os atletas que usam cadeira de rodas. Para isso, os atletas são divididos em 11 Classes diferentes, sendo que as Classes de 1 a 5 são para atletas em cadeira de rodas e são subdivididas levando em consideração o

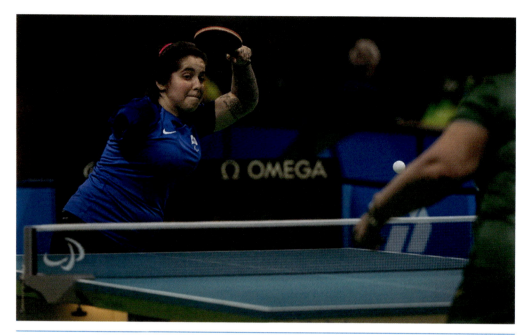

Figura 4.13 Atleta brasileira realizando um ataque no tênis de mesa.
Fonte: https://www.flickr.com/photos/cpboficial/28925884164/

equilíbrio e a função da mão. As Classes de 6 a 10 são subdivididas pela capacidade de equilíbrio e exclusivas para os andantes. A Classe 11 é para os atletas com deficiência intelectual. Ainda, é importante ressaltar que quanto menor o número da Classe, maior será a gravidade da deficiência (TOKYO, 2020b).

Tênis em Cadeira de Rodas

Breve Histórico e Principais Características

O Tênis em Cadeira de Rodas foi adaptado para pessoas com deficiência em 1976. Em 1980 a modalidade começou a se desenvolver e chegou ao Brasil em 1985 (CAVALCANTE, 2012). A estreia em Paralimpíadas ocorreu em 1992, nos Jogos de Barcelona (TOKYO, 2020a).

No Programa Paralímpico o Tênis em Cadeira de Rodas inclui provas individuais para o gênero masculino e feminino, *quad* individuais, duplas masculino e feminino e *quad* duplos. O objetivo é acertar a bola na metade da quadra do adversário sem que ele consiga devolver (TOKYO, 2020a).

Uma das principais regras que foram adaptadas refere-se aos dois toques. Essa regra permite que o atleta possa rebater a bola após dois quiques no chão, oportunizando mais tempo para chegar até a bola, sendo compatível com o deslocamento mais lento na cadeira de rodas (TOKYO, 2020a).

Deficiências Elegíveis e Classificação Esportiva Paralímpica

Para ser elegível o atleta tem que apresentar comprometimento em pelo menos uma perna. Para a classificação funcional, existem duas Classes, que são a Classe Aberta/Open e a Quad/Tetra. A Divisão Aberta é para deficientes físicos com limitações nos membros inferiores. A Classe Quad é composta por atletas com limitações em, no mínimo, três extremidades do corpo, por exemplo, um comprometimento em ambas as pernas e um braço (TOKYO, 2020b).

Tiro com Arco
Breve Histórico e Principais Características

O Tiro com Arco é umas das modalidades mais antigas do Programa Paralímpico. A modalidade foi apresentada nos Jogos em Stoke Mandeville em 1948 e está presente desde o primeiro Jogos de Roma (TOKYO, 2020a). No Brasil, foi realizado o primeiro Campeonato Brasileiro Paralímpico em 2007 (HAENSELL, 2012).

O principal objetivo é acertar as flechas o mais perto possível do centro do alvo, que fica a uma distância de 50 m ou 70 m (TOKYO, 2020a). Nos Jogos Paralímpicos de Tóquio, haverá nove provas em três Categorias: Recurvo – Open, Composto – Open e W1 (qualquer tipo de arco). Essas categorias possuem características distintas e são apresentadas no Quadro 4.10 (TOKYO, 2020a).

Quadro 4.10 Características das provas.

Prova	Distância do alvo	Tamanho do alvo	Pontuação
Recurvo	70 m	122 cm	10 a 1 ponto
W1	50 m	80 cm	10 a 1 ponto
Composto	50 m	48 cm	10 a 5 pontos

Fonte: Autoria própria.

Deficiências Elegíveis e Classificação Esportiva Paralímpica

São elegíveis para a modalidade atletas com deficiências físicas, como amputações, lesão medular, paralisia cerebral, doenças disfuncionais e progressivas (como atrofia muscular e escleroses, com disfunções nas articulações), problemas na coluna e múltiplas deficiências Figura 4.15.

Os atletas nos Jogos Paralímpicos de Tóquio competirão em duas Classes denominadas W1 e Open. O W1 é para atletas com deficiência nos quatros membros e que fazem uso de cadeira de rodas. O Open combina duas Classes, a W2 e ST, que incluem atletas com deficiência nos membros inferiores que usam cadeira de rodas ou que não possuem equilíbrio, podendo atirar em pé ou com o auxílio de um apoio (TOKYO, 2020b).

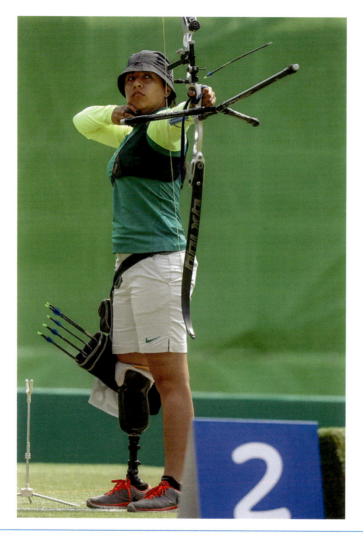

Figura 4.15 Atleta brasileira atirando com arco.
Fonte: https://www.flickr.com/photos/cpboficial/29073648223/

Tiro Esportivo
Breve Histórico e Principais Características

O Tiro Esportivo está presente nos Jogos Paralímpicos desde 1976. O Brasil participou em 1976, mas ficou 32 anos (oito edições) sem classificar atletas para a modalidade. A equipe brasileira participou novamente nos Jogos Paralímpicos de Pequim (CPB, 2020d).

O Tiro Esportivo é uma modalidade que exige dos atletas muito controle e precisão. Os atletas usam uma pistola ou uma espingarda (Figura 4.16) para acertar o alvo, que fica a uma distância que varia de 10 m, 25 m ou 50 m. Dependendo de qual prova escolhida, os atletas são obrigados a atirar de pé, ajoelhados ou deitados, e as disputas são no gênero masculino, feminino e misto. Nos Jogos Paralímpicos de Tóquio, o Tiro Esportivo terá 13 provas, sendo 9 provas com rifle e quatro de pistola. Nessa competição foi adicionada, ainda, a Classe SH2 na prova de 50 m com rifle (TOKYO, 2020a).

Deficiências Elegíveis e Classificação Esportiva Paralímpica

São elegíveis para a modalidade atletas com deficiência física, com amputação, lesão medular e paralisia cerebral. Para a alocação de Classe, é levado em consideração o equilíbrio, a mobilidade dos membros, a força muscular e o grau de funcionalidade do tronco, sendo divididos em: SH1 para competir com a pistola e espingarda (o atleta consegue segurar a arma com os braços), e SH2 com a espingarda (não consegue segurar a arma e precisa de um suporte) (CPB, 2020d; TOKIO, 2020b).

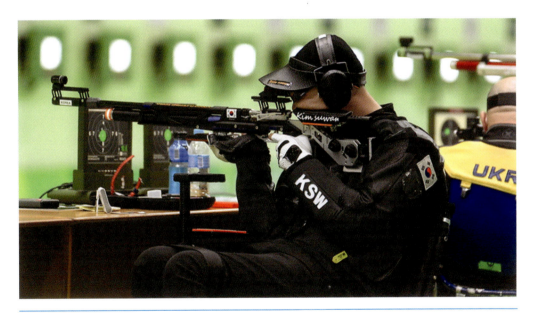

Figura 4.16 Atleta do tiro esportivo durante uma competição.
Fonte: https://www.flickr.com/photos/rio2016games/29469137471/

Triatlo

Breve Histórico e Principais Características

O Triatlo adaptado para pessoas com deficiência surgiu em 1995 e é organizado pela *International Triathlon Union* – ITU (União Internacional de Triatlo). Entretanto, estreou como Modalidade Paralímpica nos Jogos do Rio de 2016. Atletas brasileiros participam há mais de 20 anos na modalidade competindo em nível mundial (CBTri, 2020; CPB, 2020d).

O Triatlo é Modalidade Paralímpica que combina a Natação, Ciclismo e Corrida, com competições separadas para homens e mulheres. O objetivo principal é percorrer os percursos de 750 m de natação, 20 km de bicicleta e 5 km de corrida no menor tempo possível (TOKYO, 2020a).

Deficiências Elegíveis e Classificação Esportiva Paralímpica

As deficiências elegíveis para a modalidade é a deficiência física e visual. Essas deficiências são dívidas em Classes, que variam de nome e numeração, sendo que quanto menor o número, maior o comprometimento (TOKIO, 2020b):

- **Classes PTVI1, PTVI2 e PTVI3:** Para atletas com deficiência visual que são assistidos por um guia do mesmo sexo. Além disso, os atletas competem juntos e é utilizado um sistema de intervalo.
- **Classes PTS2, PTS3, PTS4 e PTS5:** Para atletas com deficiência física, como amputações, paralisia cerebral ou comprometimento funcional.
- **Classes PTWC1 e PTWC2 (sentado):** Para atletas com paraplegia, tetraplegia, amputação de uma ou duas pernas, ou alguma outra deficiência de membros semelhante como comprometimento da potência muscular.

Voleibol Sentado
Breve Histórico e Principais Características

O Voleibol Sentado foi criado em 1956, por meio da adaptação do voleibol convencional e de um esporte alemão chamado *sitzbal*. A modalidade entrou para o quadro oficial dos Jogos Paralímpicos em 1980. Entretanto, apenas a partir de 2004, na Paralimpíada de Atenas, o vôlei passou a incluiu as mulheres. No Brasil, a modalidade só começou a aparecer em 2002 (CPB, 2020d; TOKYO, 2020a).

Em competições oficiais as equipes são formadas por seis atletas. Destes seis atletas, apenas um poderá ser da Classe VS2 e quatro atletas deverão ser da Classe VS1 (TOKIO, 2020a). Além disso, há diferenças em relação à altura da rede, zona de ataque e marcação do posicionamento dos atletas, que considera o contato do quadril com o solo. Além disso, é permitido o bloqueio no momento do saque (TOKYO, 2020a) (Figura 4.17).

Deficiências Elegíveis e Classificação Esportiva Paralímpica

Para que o atleta seja elegível para o Vôlei Sentado ele deve ter alguma dessas deficiências: amputação, paralisia cerebral, lesão medular ou outro tipo de deficiência locomotora. Atualmente, existem duas Classes funcionais (TOKYO, 2020b):

VS1: atleta com amputação e com mais problemas locomotores;

VS2: atletas com deficiências mais leves, por exemplo, problemas de articulações.

Modalidades Esportivas do Programa Paralímpico 95

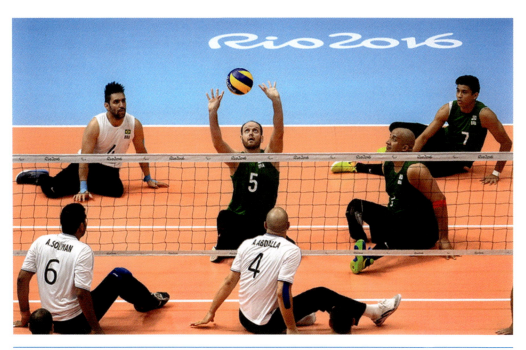

Figura 4.17 Atletas brasileiros do voleibol sentado durante uma competição.
Fonte: https://www.flickr.com/photos/cpboficial/29499775442/

 Considerações Finais

Neste capítulo foram apresentadas as 23 modalidades esportivas que integram o Programa Paralímpico de Tóquio 2020. As modalidades paralímpicas foram abordadas levando em consideração suas principais características, um breve histórico, as deficiências elegíveis e a classificação esportiva paralímpica.

É interessante destacar que a cada edição dos Jogos Paralímpicos podem ocorrer modificações no Programa de Modalidades. A inclusão de uma modalidade deve seguir alguns critérios, dentre eles a classificação funcional baseada em evidências, como é o caso do Parabadminton e Parataekwondo que foram incluídos recentemente. Da mesma forma, algumas modalidades podem ser retiradas, tal como ocorreu com o Futebol de 7, que precisa de uma revisão dos critérios de elegibilidade em função das características dos atletas com paralisia cerebral.

Neste sentido, esse capítulo trouxe informações importantes sobre as modalidades que estarão nas Paralimpiadas de Tóquio em 2021, porém, para os Jogos Paralímpicos de Paris em 2024, podem ocorrer novas alterações no Programa de modalidades, sendo que estas mudanças são estabelecidas pelo Comitê Paralímpico Internacional (IPC).

Ao final da leitura desse capitulo de livro, o leitor deve ser capaz de responder algumas perguntas sobre as modalidades paralímpicas, dentre elas

Revisão de Conteúdo

 O que é o levantamento de peso para as pessoas com deficiência física?

 Quais tipos de deficiência são elegíveis para a natação paralímpica?;

 Quais tipos de provas tem no atletismo paralímpico? e

 Qual característica o goalball tem em sua história (origem), que o distingue das demais modalidades paralímpicas?

Referências

1. ABRANTES, G. M.; DA LUZ- RIBEIRO, L. M. R.; BARRETO, M. M. Natação paraolímpica: manual de orientação para professores de educação física. Brasília, DF: Comitê Paralímpico Brasileiro, 2006.
2. ALMEIDA, J.J.G.; OLIVEIRA FILHO, C.W.; MORATO, M.P.; PATROCINIO, R.M.; MUNSTER, M.A. (Orgs.) Goalball: invertendo o jogo da inclusão. Campinas: Autores Associados, 2008.
3. ASSOCIAÇÃO NACIONAL DE DESPORTOS PARA DEFICIENTES (ANDE). Modalidades/bocha/campeonatos. Disponível em: http://ande.org.br/modalidades-bocha/. Acesso em 1 de agosto de 2020.
4. BRANDÃO, I. V.; CAMPEÃO, M. Bocha. In: MELLO, M. T.; WINCKLER, C. (Orgs.) Esporte paralímpico. São Paulo: Atheneu, 2012. p. 83-91.

5. BRITTAIN, I. From stoke mandeville to sochi: a history of the summer and winter paralympic games. Adapted Physical Activity Quarterly, v. 32, n.4, p. 371-372, 2015.
6. CAVALCANTE, W. A. Tênis em cadeira de rodas. In: MELLO, M. T.; WINCKLER, C. (Orgs.) Esporte paralímpico. São Paulo: Atheneu, 2012. p. 179-181.
7. CERQUEIRA, D.; GOMES, M. S. P.; ALMEIDA, J. J. G. Judô. In: MELLO, M. T.; WINCKLER, C. (Orgs.) Esporte paralímpico. São Paulo: Atheneu, 2012. p. 162.
8. COMITÊ PARALÍMPICO BRASILEIRO (CPB). Circuito Brasil loterias caixa. 2020a. Disponível em: https://www.cpb.org.br/competicoes/1. Acesso em 10 de agosto de 2020.
9. COMITÊ PARALÍMPICO BRASILEIRO (CPB). Jogos paralímpicos/resultados do Brasil. 2020b. disponível em: https://www.cpb.org.br/competicoes/ jogosparalimpicos?onmouseover=closesubmenu%28%29&onfocus=closesubmenu%28%29. Acesso em 10 de agosto 2020.
10. COMITÊ PARALÍMPICO BRASILEIRO (CPB). Paralimpíadas escolares. 2020c. disponível em: https://www.cpb.org.br/competicoes/3. . Acesso em 10 de agosto 2020.
11. COMITÊ PARALÍMPICO BRASILEIRO (CPB). Modalidades. 2020d. Disponível em: https://www.cpb.org.br/modalidades. Acesso em 1 de agosto 2020.
12. CONFEDERAÇÃO BRASILEIRA DE CANOAGEM (CBCA). Modalidades/paracanoagem/história. Disponível em: http://www.canoagem.org.br/. Acesso em 1 de agosto 2020.
13. CONFEDERAÇÃO BRASILEIRA DE DESPORTOS DE DEFICIENTES VISUAIS (CBDV). Modalidades/futebol de 5. 2020a. Disponível em: http://cbdv.org.br/fut5. Acesso em 1 de agosto 2020.
14. CONFEDERAÇÃO BRASILEIRA DE DESPORTOS DE DEFICIENTES VISUAIS (CBDV). Relatório anual 2019. 2020b. Disponível em: http://cbdv.org.br/ gestaoegovernanca. Acesso em 1 de agosto 2020.
15. CONFEDERAÇÃO BRASILEIRA DE DESPORTOS DE DEFICIENTES VISUAIS (CBDV). História, regras e conquistas 2020. 2020c. Disponível em: http://cbdv.org.br/goalball. Acesso em 1 de agosto 2020.
16. CONFEDERÇÃO BRASILEIRA DE TAEKWONDO (CBTKD). Parataekwondo. Disponível em: https://cbtkd.com.br/. Acesso em 1 de agosto de 2020.
17. CONFEDERAÇÃO BRASILEIRA DE TRIATLO (CBTRI). Triathlon paralímpico. Disponível em: http://www.cbtri.org.br/triathlon-paralimpico/. Acesso em 1 de agosto de 2020.
18. FEDERAÇÃO DE BADMINTON DE SÃO PAULO (FEBASP). Badminton/equipamentos. Disponível em: http://www.febasp.org.br/base.asp?cod= equipamentos. Acesso em 1 de agosto 2020.
19. FEDERAÇÃO DE BADMINTON DE SÃO PAULO (FEBASP). Badminton/ regras/ completas. 2020b. Disponível em: http://www.febasp.org.br/ index.asp. Acesso em 1 de agosto de 2020.

20. FREIRE, J.; MORATO, M. P. Futebol de cinco. In: MELLO, M. T.; WINCKLER, C. (Orgs.) Esporte paralímpico. São Paulo: Atheneu, 2012. p. 115-117.
21. FREITAS, P. S.; SANTOS, S. S. Fundamentos básicos da classificação esportiva para atletas paralímpicos. In: MELLO, M. T.; WINCKLER, C. Esporte paralímpico. São Paulo: Atheneu, 2012. p. 45-49.
22. GORLA, J. I.; CAMPANA, M. B.; CAMPOS, L. F. C. Rugby em cadeira de rodas. In: MELLO, M. T.; WINCKLER, C. (Orgs.) Esporte paralímpico. São Paulo: Atheneu, 2012. p. 162.
23. HAENSELL, C. Tiro com arco. In: MELLO, M. T.; WINCKLER, C. (Orgs.) Esporte paralímpico. São Paulo: Atheneu, 2012. p. 205-211.
24. INTERNATIONAL BLIND SPORTS FEDERATION (IBSA). Goalball. 2020a. Disponível em: https://www.ibsasport.org/sports/goalball/. Acesso em 1 de julho de 2020.
25. INTERNATIONAL BLIND SPORTS FEDERATION (IBSA). Results/international blind sports federation. 2020b. Disponível em: https://www.ibsasport.org/sports/goalball/results/. Acesso em 1 de julho de 2020.
26. INTERNATIONAL BLIND SPORTS FEDERATION (IBSA). Goalball rules and regulations. 2020c. Disponível em: https://www.ibsasport.org/sports/files/1180-rules-2018-2021-ibsa-goalball-rules-and-regulations-(effective:---6-may-2020).pdf. Acesso em 1 de julho de 2020.
27. INTERNATIONAL PARALYMPIC COMMITTEE (IPC). History of para swimming. 2020a. Disponível em: https://www.paralympic.org/swimming/about. Acesso em 24 de julho de 2020.
28. INTERNATIONAL PARALYMPIC COMMITTEE (IPC). Sports. 2020b. Disponível em: https://www.paralympic.org/. Acesso em 1 de agosto de 2020.
29. INTERNATIONAL PARALYMPIC COMMITTEE (IPC). NPCS widely and regularly practising swimming. 2019. Disponível em: https://www.paralympic.org/sites/default/files/2019-12/2019_12_04_list_npc_practising%20sw.pdf >. Acesso em 24 de julho de 2020.
30. INTERNATIONAL PARALYMPIC COMMITTEE (IPC). World para swimming technical rules and regulations. 2018a. Disponível em: https://www.paralympic.org/ sites/default/files/document/180313084120174_2018_03_wps%2b rules%2band%2bregulations%2b2018.pdf >. Acesso em 22 de julho de 2020.
31. INTERNATIONAL PARALYMPIC COMMITTEE (IPC). World para swimming classification rules and regulations. 2018b. Disponível em: .org/sites/default/files/document/ 171220150814237_2017_ 12%2bworld%2bpara%2bswimming_classification%2brules%2band%2bregulations_final.pdf >. Acesso em 28 de julho de 2020.
32. JUNIOR, F. A. Halterofilismo. In: MELLO, M. T.; WINCKLER, C. (Orgs.) Esporte paralímpico. São Paulo: Atheneu, 2012. p. 141.
33. MARQUES, R. D.; ALVES, M. A. F. Basquete em cadeira de rodas. In: MELLO, M. T.; WINCKLER, C. (Orgs.) Esporte paralímpico. São Paulo: Atheneu, 2012. p. 76-80.

34. MIRANDA, T. J. Comitê Paralímpico Brasileiro: 15 anos de história. 2011. Dissertação (Mestrado) – Programa de Pós-Graduação em Educação Física, Universidade Estadual de Campinas. Faculdade de Educação Física. Campinas, SP, 2011.
35. MORAES, W. G.; WINCKLER, C. Prática deliberada de atletas da natação da seleção paralímpica Brasileira. Revista da Associação Brasileira de Atividade Motora Adaptada, v.20, n.2, p.27-38, 2019.
36. MORATO, M. P.; ALMEIDA, J. J. G. Goalball. In: MELLO, M. T.; WINCKLER, C. Esporte paralímpico. São Paulo: Atheneu, 2012. p. 131-140.
37. NAKASHIMA, C. T. Tênis de mesa. In: MELLO, M. T.; WINCKLER, C. (Orgs.) Esporte paralímpico. São Paulo: Atheneu, 2012. p. 162.
38. NAZARETH, V. L.; DUARTE, E. Esgrima em cadeira de rodas. In: MELLO, M. T.; WINCKLER, C. (Orgs.) Esporte paralímpico. São Paulo: Atheneu, 2012. p. 162.
39. SILVA, A.; NARCISO, F.; STIELER, E.; FACUNDO, L. A. Mapeamento geográfico de atletas paralímpicos brasileiros. Movimento (ESEFID/UFRGS), v. 25, p. 250-251, 2019.
40. TOKYO. Sports. Disponível em: https://tokyo2020.org/en/ paralympics/sports. Acesso em 1 de agosto de 2020a.
41. TOKYO. Classification. Disponível em: https://tokyo2020.org/en/ paralympics/ games/classification/. Acesso em 1 de agosto de 2020b.
42. WILLICK, S. E., CUSHMAN DM, BLAUWET CA, EMERY C, WEBBORN N, DERMAN W, SCHWELLNUS M, STOMPHORST J, VAN DE VLIET P. The epidemiology of injuries in powerlifting at the london 2012 paralympic games: an analysis of 1411 athlete-days. Scandinavian Journal of Medicine & Science in Sports, v. 26, n. 10, p. 1233-1238, 2016.
43. WORLD PARA ATHLETICS (WPA). What about para athletics. 2020a. disponível em: https://www.paralympic.org/athletics/about. Acesso em 10 de agosto de 2020.
44. WORLD PARA ATHLETICS (WPA). Classification in para athletics. 2020b. disponível em: https://www.paralympic.org/athletics/classification. Acesso em 10 de agosto de 2020.
45. WORLD PARA ATHLETICS (WPA). Rules and regulations 2020-2021. 2020c. Disponível em: https://www.paralympic.org/sites/default/files/2020-02/2020_02%20world%20para%20athletics%20rules%20and%20regulations%202020-2021_0.pdf. Acesso em 10 de agosto de 2020.
46. WORD PARA POWERLIFTING (WPP). Classification rules and regulations. Disponível em: https://www.paralympic.org/powerlifting/classification. Acesso em 10 de julho de 2020.

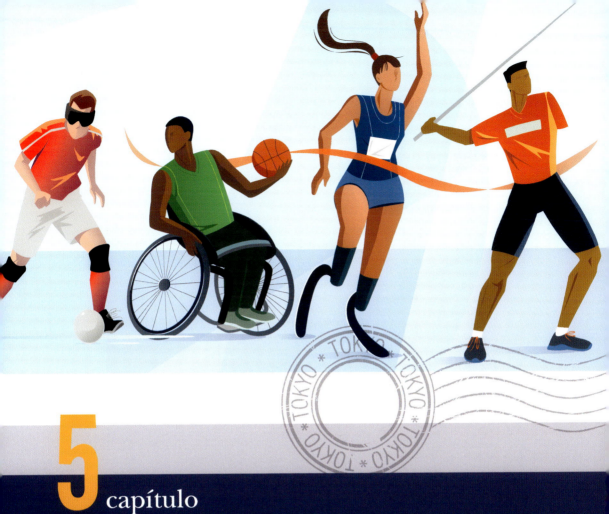

5 capítulo

A Deficiência Física no Esporte Paralímpico

- Aline Ângela da Silva Cruz
- Luísa de Sousa Nogueira Freitas
- Isadora Grade
- Lucas Alves Facundo
- Ingrid Ludimila Bastos Lôbo
- Andressa Silva

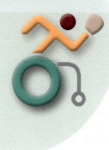

Introdução

A deficiência é complexa e multidimensional e deve ser vista em seus diversos aspectos, como os fatores pessoais, biológico-psíquicos, sociais e ambientais (WHO, 2011). Em relação a esses fatores, observa-se que muitas pessoas com deficiência (PCD) enfrentam falta de assistência médica, de acesso à educação, inclusão social, barreiras arquitetônicas e das atividades de vida diária, o que compromete a qualidade de vida. Além disso, uma PCD apresenta aumento significativo do custo de vida, sendo a média dos gastos de um terço da renda (WHO, 2011; ONU, 2006). Para a promoção da inclusão das PCD, bem como para a melhoria da acessibilidade, das igualdades de oportunidades e do respeito, foi elaborado um instrumento de direitos humanos, Convenção das Nações Unidas sobre os Direitos das Pessoas com Deficiência (CDPD). Neste documento foi definido que todos os tipos de deficiência "devem gozar de todos os direitos humanos e liberdades fundamentais" (ONU, 2006, p.1). Também houve avanços importantes na legislação brasileira com a criação do Estatuto da Pessoa com Deficiência – Lei N° 13.146, de 6 de julho de 2015, que garante direitos relacionados à cultura e ao desporto.

Destaca-se que existem aproximadamente 1 bilhão de pessoas com algum tipo de deficiência no mundo. Porém, ainda há déficits nos levantamentos estatísticos para computar efetivamente os dados de incidência, distribuição e tendências das deficiências. Além disso, há uma variabilidade de deficiências que ocorrem independentemente da idade, sexo, status socioeconômico, etnia ou herança cultural (WHO, 2011).

De forma geral, a deficiência pode ser classificada de acordo com sua duração (permanente ou temporária), status (visível ou invisível) e progressão (estática, episódica ou degenerativa). As deficiências são também divididas nas seguintes categorias: física ou motora e intelectual ou sensorial (visual e auditiva) (MARTINS *et al.*, 2018; WHO, 2011).

Em relação à deficiência física ou motora, que é o foco deste capítulo, é entendida como o comprometimento do domínio da mobilidade. De acordo com Brasil (2004), a deficiência física é definida como:

Alteração completa ou parcial de um ou mais segmentos do corpo humano, acarretando o comprometimento da função física, apresentando-se sob a forma de paraplegia, paraparesia, monoplegia, monoparesia, tetraplegia, tetraparesia, triplegia, triparesia, hemiplegia, hemiparesia, ostomia, amputação ou ausência de membro, paralisia cerebral, nanismo, membros com deformidade congênita ou adquirida, exceto as deformidades estéticas e as que não produzam dificuldades para o desempenho de funções (BRASIL, 2004, p. 1).

A deficiência física pode ser classificada ainda como temporária, recuperável, definitiva e compensável. A **temporária** é quando o indivíduo pode voltar às condições anteriores; a **recuperável** ocorre quando há a possibilidade de melhora com tratamento ou substituição por áreas não comprometidas; a **definitiva** é quando não há cura, mesmo com tratamento; e a **compensável** caracteriza-se pela melhora por meio da substituição de órgãos (ex.: prótese compensando uma amputação). Já as causas das deficiências podem ser classificadas como **hereditária** (transmitida por genes), **congênita** (transmitida durante a fase intrauterina) e **adquirida** (ocorre após o nascimento) (BRASIL, 2006).

É importante destacar que cada indivíduo é único e a PCD tem as suas experiências e necessidades particulares, por isso, é primordial avaliar os fatores contextuais, como saúde, educação, reabilitação, apoio e a funcionalidade para o avanço da inclusão e a melhoria da qualidade de vida dessa população (WHO, 2011). Nos tópicos a seguir serão apresentadas diferentes deficiências físicas, incluindo a caracterização, etiologia e outros aspectos a serem considerados para a participação em esportes paralímpicos.

Lesão Medular

Para entender a lesão medular (LM) é importante compreender, primeiramente, a medula espinhal, que está localizada dentro do canal vertebral e se entende desde do forame magno até o nível da vértebra L1-L2, terminando no cone medular. Sua continuidade é chamada de cauda equina. Da medula espinhal projetam os nervos espinhais, que são compostos por 31 pares, sendo 8 cervicais, 12 torácicos, 5 lombares, 5 sacrais e 1 coccígeno. Destaca-se que o nível neurológico não corresponde ao nível da vértebra, devido à medula possuir menor extensão que a coluna vertebral (Figura 5.1) (BICKENBACH et al., 2013).

Em relação à causa, a LM pode ser de origem traumática, não traumática ou congênita. A traumática apresenta maior prevalência e é decorrente de traumas diretos na medula espinhal devido a acidentes de trânsito, quedas, lesões esportivas e violência. A não traumática pode ter sido causada por infecções e tumores na medula espinhal. Já a congênita é resultante de malformação no desenvolvimento embrionário, sendo a causa mais comum a espinha bífida (BICKENBACH et al., 2013; FIGONI; KIRATLI; SASAKI, 2004).

No que tange à incidência de LM, estima-se a ocorrência de 40 a 80 novos casos por milhão de habitantes por ano, ou seja, entre 250.000 e 500.000 novos casos de LM no mundo. No Brasil, 42% das lesões medulares traumáticas são decorrentes de violência e 39% são causadas por acidentes automobilísticos (BICKENBACH et al., 2013; MORAIS et al., 2013).

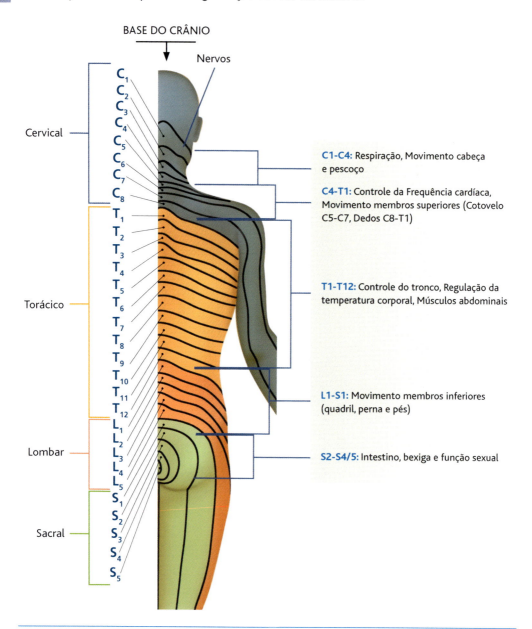

Figura 5.1 Segmentos da medula espinhal e representação das principais funções.
Fonte: Adaptada de WHO, 2013, p. 5.

Ressalta-se que a LM compromete a regulação dos sistemas orgânicos, nos aspectos motores, sensitivos e autônomos, o que dependerá do nível e da extensão da lesão (AHUJA *et al.*, 2017; FIGONI; KIRATLI; SASAKI, 2004). As alterações das funções da medula espinhal decorrentes da LM podem ser temporárias (a medula espinhal volta para as condições anteriores) ou permanentes (AHUJA *et al.*, 2017). O impacto da LM sofre influência de outros fatores, como idade, recursos disponíveis, ambiente físico (os facilitadores e as barreiras) e socioeconômico, e atitudinal (AHUJA et al., 2017; BICKENBACH et al., 2013).

O nível da lesão medular indica a classificação do indivíduo em tetraplegia ou paraplegia. A tetraplegia é decorrente de uma lesão em nível cervical (T1 para cima) e causa o comprometimento de membros superiores (MMSS), membros inferiores (MMII) e tronco. Na paraplegia, a lesão ocorre no nível torácico (abaixo de T1) e são comprometidos o tronco e MMII. Para avaliar a extensão da lesão e verificar se é completa ou incompleta, utiliza-se a escala *ASIA Impairment Scale*, que é considerada padrão-ouro (BICKENBACH et al., 2013; FIGONI; KIRATLI; SASAKI, 2004).

É importante salientar que a LM apresenta alta taxa de mortalidade, porém, os avanços em equipamentos como respiradores e cadeira de rodas, além da ampliação dos serviços sociais e das condições médicas, têm influenciado positivamente na sobrevida desses pacientes (BICKENBACH et al., 2013). Apesar disso, as disfunções autônomicas são as principais causas de morbidade e mortalidade das pessoas com LM (WINSLOW; ROZOVSKY, 2003), sendo que nas lesões completas acima de T1, o controle do sistema nervoso autônomo simpático (SNAS) será abolido (KRASSIOUKOV, 2009).

Uma disfunção autonômica importante nos indivíduos com lesão medular é a disrreflexia autonômica (DA), que aparece principalmente em indivíduos com lesão acima de T5-T6, resultando no aumento da pressão arterial de, no mínimo, 20 mmHg, além de rubor facial, midríase, sudorese. Esse evento ocorre devido à atenuação dos reflexos cardiovasculares. Nessa condição, os barorreceptores aórticos e carotídeos ativam o Sistema Nervoso Autônomo Parassimpático (SNAP), porém, devido à LM o impulso não é transmitido abaixo da lesão. Portanto, a estimulação aferente, como distensão da bexiga, envia informações para o bulbo e gera ativação simpática reflexa. Essa excitação, por sua vez, estimula a liberação de noradrenalina levando à vasoconstrição, hipertensão arterial e vasodilatação cerebral. Assim, acima da lesão predomina o SNAP e abaixo o SNAS (ROQUE et al., 2013).

Além disso, a fisiopatologia da LM predispõe o aparecimento de distúrbios do sono (GIANNOCCARO et al., 2013; JENSEM et al., 2009; MELLO et al., 2002). A hipoventilação e apneia obstrutiva do sono são os distúrbios mais comuns após a LM, seguida de insônia, síndrome das pernas inquietas, movimentos periódicos das pernas e desordem do ritmo circadiano. Outros fatores que influenciam o sono de um indivíduo com LM são a dor neuropática, os espasmos, a parestesia[1] e as alterações psicológicas (GIANNOCCARO et al., 2013). Os fatores idade e tempo de lesão parecem não estar relacionados com as dificuldades do sono, e sim à fisiopatologia da LM (JENSEM et al., 2009).

Diante do exposto, entende-se que indivíduos com LM apresentam alterações motoras, sensitivas e autonômicas, sendo que as manifestações clínicas dependerão do nível e da extensão da lesão. Há crescentes estudos abordando tratamentos com es-

---

1 Parestesia é a sensação anormal de ardor, formigamento, adormecimento e sensibilidade térmica e à dor alterada (MOORE; HAAS, 2010).

tratégias médicas, cirurgias, tratamentos com células (AHUJA et al., 2017) e atividade física (GOOSEY-TOLFREY, 2010; PAULSON; GOOSEY-TOLFREY, 2017; MAUERBERG-DECASTRO et al., 2016).

Sabe-se, também, que a atividade física contribui como um tratamento não medicamentoso, afim de melhorar os aspectos psiconeurobiológicos, a funcionalidade, a autonomia, a autoestima, a qualidade do sono e, consequentemente, a qualidade de vida em sua totalidade. Atualmente, observa-se ainda importantes avanços nos programas de reabilitação, treinamento físico e esportivo (recreativo/lazer ou profissional) (GOOSEY-TOLFREY, 2010; PAULSON; GOOSEY-TOLFREY, 2017; MAUERBERG-DECASTRO et al., 2016). Em relação ao esporte, a participação de pessoas com LM representa um empoderamento desses indivíduos, além das melhorias no desempenho funcional e auto-realização (DAN, 2016). Por fim, destaca-se que existem diferentes esportes que podem ser praticados por indivíduos com lesão medular, tais como o Rugby de Cadeira de Rodas, Atletismo, Natação, Tênis de Mesa e de Quadra (IPC, 2017).

Amputação

Amputação é a remoção parcial ou total de um membro ou parte do corpo mediante cirurgia ou acidente (MOHAMMED; SHEBL, 2014). A maior parte das amputações ocorre nos membros inferiores e as principais causas são doenças vasculares periféricas (mais comum em idosos) decorrentes principalmente de diabetes, trauma (mais comum em jovens) frequentemente oriundo de acidentes de trabalho e automóveis, tumores, infecções e deformidades congênitas que ocorrem quando a criança nasce com alguma malformação em um membro (KNEZEVIC et al., 2015).

Uma amputação é o corte de um osso em tecido saudável ou o corte de uma parte do corpo em uma articulação (desarticulação). Existem vários tipos de amputação, tanto dos membros superiores quanto inferiores. Na Figura 5.2 estão representados os níveis de amputação de membros superiores. Na **interescapulotorácica** ocorre a ressecção de todo o membro superior, além de parte da escápula. Na **desarticulação de ombro**, a amputação é realizada na linha articular do ombro. A **transumeral** é uma amputação acima do cotovelo, entre as articulações do cotovelo e do ombro; este nível pode ser classificado ainda de três maneiras diferentes com relação aos tamanhos: transumeral proximal, medial ou distal. A **desarticulação do cotovelo** é uma amputação onde se retira toda a parte da articulação do cotovelo para baixo, preservando o úmero por completo. A **transradial** é uma amputação abaixo do cotovelo, entre a articulação do punho e a articulação do cotovelo. Na **transcarpal**, a amputação ocorre no nível articular entre carpos e metacarpos. E a amputação de dedos é denominada de **transfalangeana** (MINISTÉRIO DA SAÚDE, 2013).

Na Figura 5.3 estão representados os níveis de amputação de membro inferior. Na **hemipelvectomia** ocorre a amputação do membro inferior inteiro e partes da pelve até o sacro. Na **desarticulação do quadril**, a amputação é realizada na área da articulação do quadril. Como consequência desses tipos de amputações, a pelve se torna o

A Deficiência Física no Esporte Paralímpico 107

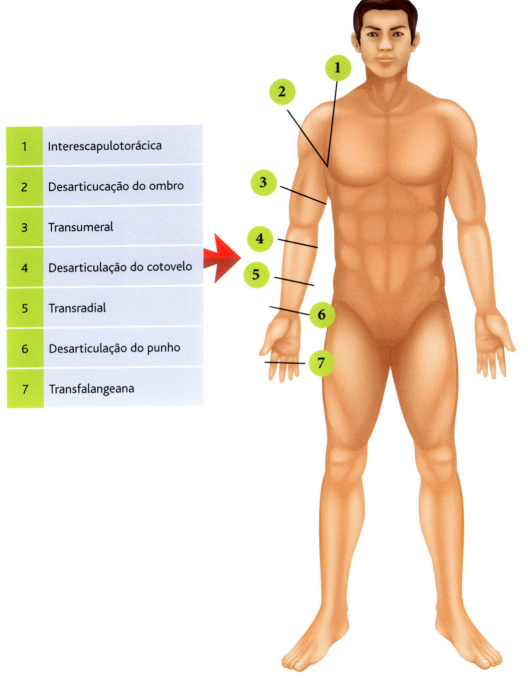

1	Interescapulotorácica
2	Desarticucação do ombro
3	Transumeral
4	Desarticulação do cotovelo
5	Transradial
6	Desarticulação do punho
7	Transfalangeana

Figura 5.2 Representação dos níveis de amputação de membros superiores.
Fonte: Acervo do autor.

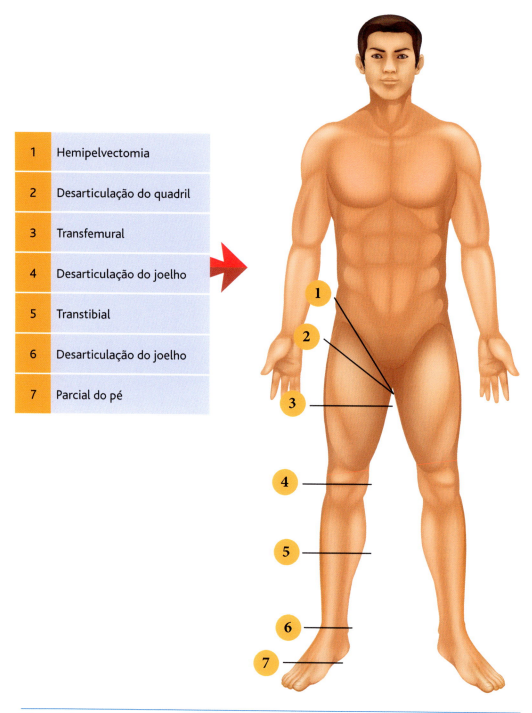

Figura 5.3 Representação dos níveis de amputação de membro inferior.
Fonte: Acervo do autor.

apoio e o controle de uma possível prótese. Em uma **amputação transfemoral** ocorre a ressecção do fêmur, que pode ser em três níveis: terço proximal, terço médio ou terço distal (melhor para protetização). Na **desarticulação do joelho** ocorre a ressecção da articulação do joelho, retirando-se a tíbia, fíbula e pé, mas a coxa permanece intacta. Na **amputação transtibial** ocorre a ressecção da tíbia e a fíbula, que também pode ser em três níveis: terço proximal (melhor para protetização devido ao maior tecido mole na região), médio e distal. E na **desarticulação do tornozelo**, a amputação ocorre no nível articular entre tíbia, fíbula e ressecção do tálus (CARVALHO, 2003).

Destaca-se que no pé podem ocorrer mais de 12 níveis diferentes de amputação, que variam de amputação de dedo ou falangeana, amputação de meio-pé ou amputação na área do tarso. As mais conhecidas são amputação de Syme (desarticulação do tornozelo com ressecção bimaleolar), amputação de Pirogoff (ressecção bimaleolar e de todos os ossos do pé com exceção do calcâneo, que é seccionado verticalmente à tíbia após uma rotação superior de 90 graus), amputação de Chopart (desarticulação entre o retropé e o médio-pé), e amputação de Lisfranc (desarticulação tarso-metatarso) (CARVALHO, 2003).

Após a amputação, o indivíduo deve receber acompanhamento interdisciplinar. A aceitação das mudanças decorrentes da amputação deve ser avaliada com o auxílio da Psicologia. Em amputações decorrentes de traumas, que geralmente são abruptos, o paciente não tem o tempo para se preparar psicologicamente para a nova rotina que está por vir, e neste caso a atenção psicológica pós-amputação torna-se ainda mais fundamental. Em situações decorrentes das complicações do diabetes, ou malformações congênitas, o paciente e sua família podem se preparar antecipadamente, o que não exclui a necessidade de ajuda profissional. Ademais, o contínuo auxílio do médico é importante, principalmente nos dias procedentes à cirurgia, para os quais é necessária a avaliação do membro residual ou coto. Em indivíduos diabéticos é comum ocorrer algumas complicações como a presença de neuromas, edemas e dificuldades de cicatrização. Nestes casos, a fisioterapia também desempenha um papel de extrema importância desde o pós-operatório até o retorno da funcionalidade, das atividades diárias e do início da participação em esportes (UUSTAL; MEIER, 2014).

É interessante destacar que na avaliação fisioterapêutica, o profissional deve observar o processo de cicatrização, prevenir e tratar edemas e contraturas, realizar a dessensibilização do coto, além de iniciar, quando desejado, o processo de protetização. É muito comum o indivíduo apresentar dor residual no coto, que pode ser proveniente de complicações como as citadas anteriormente, ou mesmo de dificuldades de adaptação à prótese. O indivíduo pode apresentar também dor fantasma, que é a presença de dor e/ou sensações no membro que foi amputado e não existe mais. Tal incômodo pode persistir de dias a meses, necessitando também da atenção médica (MAY, 2001).

A prótese é uma parte importante da reabilitação de indivíduos amputados e tem o papel de realizar a função do membro perdido (UUSTAL; MEIER, 2014). Porém, seu valor financeiro pode chegar a valores muito altos, o que pode tornar difícil sua acessibilidade. Para uma melhor adaptação à prótese é necessário que o coto esteja sem edema ou feridas na pele, o encaixe e mecanismos de suspensão sejam confortáveis e de tamanho ideal, evitando fricção com o coto para que não leve ao aparecimento de feridas.

Ressalta-se que durante toda a reabilitação, o fortalecimento muscular e a manutenção de mobilidade são essenciais. O fortalecimento da musculatura remanescente auxilia na funcionalidade do coto e evita contraturas. Além disso, o fortalecimento de musculaturas adjacentes colabora no processo de protetização, aumenta a funcionalidade e a confiança do indivíduo e previne o aparecimento de dores adjacentes. Exercícios cardiovasculares são também necessários, principalmente devido ao aumento do gasto energético para a marcha com o uso da prótese e de muletas devido a maior dificuldade para se locomover. A continuidade dos exercícios físicos após a alta fisioterapia é de extrema importância para o indivíduo que passou por uma amputação, para manutenção da funcionalidade e prevenção de lesões em articulações adjacentes (MAY, 2001).

Sobre a participação em atividades esportivas, é pertinente indicar que os benefícios ultrapassam a saúde física e se estendem para os aspectos sociais, emocionais e psicológicos (BRAGARU et al., 2011). Existe uma grande diversidade de modalidades paralímpicas e esportes adaptados que possibilitam a inclusão de indivíduos com diferentes níveis de amputação, com ou sem o uso de próteses, tais como Natação, Atletismo, Halterofilismo, Basquete em Cadeiras de Rodas, Ciclismo, Tênis, Tênis de Mesa (IPC, 2017).

Assim, é possível concluir que indivíduos que passaram por uma amputação devem ser avaliados e acompanhados de forma interdisciplinar a fim de promover saúde física e mental, devolvendo sua funcionalidade e independência, onde as possibilidades de sua inclusão no esporte são numerosas e promissoras.

Paralisia Cerebral

A Paralisia Cerebral (PC) ou encefalopatia crônica infantil é definida como uma deficiência física que ocorre antes dos 18 meses de idade e atinge o SNC imaturo (ROSENBAUM et al., 2007). A PC designa um grupo de alterações neurológicas não progressivas e de alterações do desenvolvimento que causam déficits posturais, tônicos e na execução dos movimentos (KOMAN; SMITH; SHILT, 2004).

A PC pode ser definida também como desordens do desenvolvimento motor, advindas de uma lesão primária no cérebro fetal ou infantil, de modo permanente e imutável, ocasionado alterações musculoesqueléticas e limitações na realização de atividades. Além disso, a desordem motora pode ser acompanhada por distúrbios sensoriais, perceptivos, cognitivos, de comunicação, comportamentais, por epilepsia e por problemas musculoesqueléticos secundários (ROSENBAUM et al., 2007).

A respeito da etiologia, a PC é decorrente de fatores pré-natais, perinatais (durante o nascimento) ou pós-natais (PIOVESANA, 2002). Os fatores pré-natais mais comuns são causados por atrasos de crescimento intrauterino, baixo peso ao nascer, doença tireoidiana ou infecções virais agudas maternas durante a gestação, tais como rubéola e sífilis (GIBSON et al., 2005).

As causas perinatais de maior incidência estão relacionadas com encefalopatia hipóxico-isquêmica (falta de oxigenação), deslocamento prematuro da placenta, prolapso de cordão umbilical e choque hipovolêmico materno (BRASIL, 2013). Ressalta-se, ainda, que o nascimento prematuro também é um fator de risco que aumenta a probabilidade de prejuízos neurológicos, sendo que estima-se que 25%-30% dos casos de PC estejam relacionados com a prematuridade (DERRICK et al., 2004).

As taxas de PC adquiridas após o nascimento variam entre 1,4% e 2,4%, sendo mais elevadas em países em desenvolvimento. Os fatores de risco mais observados são infecções congênitas (15%), infecção do SNC (10,6%) e o estado de mal convulsivo (22,5%) (TÂMEGA; BARROS FILHO; PINTO, 2011). Além disso, acidentes cerebrovasculares e os traumatismos também são fatores que podem causar PC (ZANINI; CEMIN, PERALLES, 2009). Outros fatores de risco após o período neonatal, e que ocorrem com menor frequência, englobam hemorragia craniana associada a distúrbios de coagulação e distúrbios eletrolíticos graves (RESEGUE; PUCCINI; SILVA, 2007). Entretanto, entende-se que as causas pós-natais poder ser evitadas e para isso é de suma importância a implantação de políticas de saúde pública direcionadas à imunização, à redução de traumatismos e promoção de programas educacionais de conscientização durante a gravidez (REID; LANIGAN; REDDIHOUGH, 2006).

A PC pode ser classificada de acordo com o grau de comprometimento motor, sendo analisados os aspectos do tônus muscular, da distribuição do acometimento no corpo e o nível de independência (GAUZZI; FONSECA, 2004). A partir dessa análise, a tipologia da PC apresenta quatro classificações: espástica, discinética, atáxica e mista (RIBEIRO et al., 2017).

A **espástica** é a mais comum e representa 75% dos casos, no qual a lesão cerebral ocorre no sistema piramidal (neurônios motores). As desordens motoras se caracterizam por alterações no tônus muscular, que se torna elevado (hipertonia). Observa-se também hiperreflexia profunda, Reflexo de Babinski, fraqueza muscular, exacerbação de reflexos tendíneos e resistência à movimentação passiva rápida (GIANNI, 2005; KIM; STEINBOK; WICKENHEISER, 2006). Além disso, são observadas desordens musculoesqueléticas secundárias à alteração muscular, afetando com maior frequência os membros inferiores (RIBEIRO et al., 2017).

A **discinética** é menos frequente, com uma estimativa entre 10% e 15% dos casos e ocorre em função da lesão cerebral no sistema extrapiramidal, em especial nos núcleos da base (MESRAOUA et al., 2019). Caracteriza-se por movimentos involuntários, atípicos e descontrolados, associados a alterações no tônus muscular, coreoatetose (tônus instável com a presença de movimentos involuntários e movimentação associada) e atetose (tônus instável e flutuante) (GIANNI, 2005; ROSENBAUM et al., 2007). É comum movimentos serpentiformes com lentidão nos braços e pernas, marcha com movimentos involuntários dos membros e a presença de caretas constantes (ROWLAND, 2002).

A **atáxica** é o tipo mais raro, com incidência menor que 5% e acontece por uma lesão no cerebelo. Caracteriza-se principalmente por distúrbios generalizados da função motora (perda de coordenação muscular), alterações do equilíbrio, dismetria e hipotonia. Observa-se, ainda, a presença de uma marcha instável, com aumento da base de sustentação e tremor intencional (ROSENBAUM et al., 2007; MESRAOUA et al., 2019); além disso, neste tipo de PC a musculatura é flácida e a tensão dos músculos agonistas e antagonistas é reduzida (XAVIER, 2004).

A **mista** ocorre pela combinação de lesões em mais de uma região encefálica, sendo que as alterações são conjuntas e advindas dos sistemas piramidal, extrapiramidal e cerebelar. Pode ocorrer de forma simultânea espasticidade, movimentos involuntários e ataxia (GIANNI, 2005; MESRAOUA et al., 2019). A associação mais frequente é a espástica e a discinética atetoide, causando instabilidade e flutuações associadas a movimentos involuntários (MARCONSONI et al., 2012).

Diante das alterações e desordens motoras que foram descritas, é esperado que pessoas com PC, independentemente da tipologia, apresentem limitações em suas capacidades físicas. Neste sentido, é importante aferir o grau desses comprometimentos nas funções motoras para compreender a amplitude das limitações e as possibilidades de intervenção.

Apesar da PC apresentar caráter não progressivo, algumas alterações musculoesqueléticas podem progredir em decorrência da espasticidade, da fraqueza muscular e do crescimento longitudinal do esqueleto (CATENA et al., 2011). Dessa forma, sugere-se que a avaliação das funções motoras seja realizada de modo periódico, para monitorar possíveis alterações. Para isso, foi elaborado o Sistema de Classificação de Função Motora Grossa ou *Gross Motor Function Classification System* (GMFCS), que objetiva descrever e classificar a capacidade motora grossa de uma pessoa com PC, baseando-se no movimento autoiniciado, com ênfase no sentar (controle de tronco) e andar (PALISANO et al., 1997; 2006; WOOD e ROSENBAUM, 2000).

A classificação do GMFCS é dividida em cinco níveis e a distinção entre eles é baseada na observação de habilidades e limitações funcionais, incluindo o uso de tecnologia assistida como muletas, andadores e cadeira de rodas (PALISANO et al., 1997). Cada nível do GMFCS fornece descrições funcionais para as quatro faixas etárias: 1 a 2 anos, 2 a 4 anos, 4 a 6 anos e 6 a 12 anos (WOOD; ROSENBAUM, 2000). A Tabela 5.1 apresenta a descrição do nível da função motora da marcha, considerando cada um dos níveis do GMFCS. De forma geral, crianças classificadas no nível I apresentam comprometimento motor leve. Já crianças do nível V apresentam múltiplas desordens (PALISANO et al., 1997; 2006; 2008; WOOD; ROSENBAUM, 2000).

Pessoas com PC geralmente têm um estilo de vida sedentário, sendo que o baixo condicionamento físico favorece o surgimento de problemas de saúde e uma redução ainda mais expressiva na capacidade funcional. Neste sentido, deve-se estimular a participação dessas pessoas em programas de atividade física e esporte, considerando os diversos benefícios físicos, cardiovasculares, sociais e afetivos.

Tabela 5.1 Descrição da função motora grossa de crianças de 6 a 12 anos por nível GMFCS.

Nível	Função motora grossa esperada entre 6 e 12 anos
I	Capacidade de andar no ambiente doméstico e ao ar livre e cubir escadas sem limitações. As crianças realizam habilidades motoras como corridas e saltos, mas a velocidade, o equilíbrio e a coordenação são reduzidos.
II	Capacidade de andar no ambiente doméstico e ao ar livre e subir escadas com apoio do corrimão. Presença de limitações ao andar em superfícies irregulares, em multidões ou espaços confinados. As crianças têm limitação para correr e pular.
III	Capacidade de andar no ambiente doméstico ou ar livre, em superfície regular, com auxílio de dispositivo de mobilidade assistida. As crianças conseguem subir escadas em um trilho e podem ou não impulsionar a cadeira de rodas manualmente.
IV	Presença de limitações funcionais para sentar e andar. A locomoção ocorre com o uso de cadeira de rodas motorizada.
V	Todas as áreas motoras são limitadas e há severo comprometimento do controle voluntário do movimento e da postura, incluindo a cabeça. As limitações funcionais na posição sentada e em pé não são totalmente compensadas pelo uso de equipamentos adaptativos e tecnologia assistiva. As crianças usam cadeira de rodas e são empurradas por outra pessoa. Algumas crianças atingem a auto-mobilidade usando cadeira de rodas motorizadas e com diferentes adaptações.

Fonte: Adaptada de Palisano et al., 1997.

A Bocha é um dos esportes mais praticados por pessoas com PC, pelo fato de abranger atletas com elevado grau de deficiência, por permitir que os mesmos utilizem as mãos, os pés e instrumentos de auxílio. Além disso, podem contar também com ajudantes (calheiros), no caso de possuírem maior comprometimento dos membros. As provas desta modalidade podem ser competidas individualmente, em duplas ou em equipes, o que estimula as relações sociais destes indivíduos e inclui tanto o gênero masculino como feminino (ANDE, 2019).

Existem outras modalidades que podem ser praticadas por pessoas com PC, tais como Atletismo, Ciclismo, Esgrima em Cadeira de Rodas, Natação, Halterofilismo, entre outras (IPC, 2017). Diante disso, recomenda-se que pessoas com PC sejam incluídas em programas esportivos para a aquisição de melhorias nos diferentes aspectos da qualidade de vida.

Nanismo

A acondroplasia é a forma mais comum de displasia esquelética não letal, que resulta na baixa estatura, sendo também conhecida como Nanismo (BOUALI; LATRECH, 2015). Existem aproximadamente 250.000 pessoas com nanismo no mundo e essa deficiência afeta ambos os sexos, simultaneamente (HORTON; HALL; HECHT, 2007; NARAYANA; HORTON, 2013). Contudo, no Brasil ainda não há registros sobre a prevalência deste grupo populacional, porém, estima-se que seja um nascimento a cada 10.000 (ORPHANET, 2017).

O nanismo é classificado em dois grandes grupos: Hipofisário e Rizomélico. O tipo **hipofisário** (ou **pituitário**) é causado por alterações metabólicas ou hormonais, em especial pela deficiência no hormônio do crescimento ou resistência do organismo à ação desse hormônio. Este tipo de nanismo também é conhecido como Nanismo Proporcional, porque os tamanhos dos órgãos são adequados entre si e com a altura do indivíduo, ou seja, o desenvolvimento dos órgãos é harmonioso em relação à estatura (MUSTACHY; PERES, 2000).

Já o tipo **rizomélico** (ou **desproporcional**) é o mais comum de acondroplasia, causado por uma síndrome genética que impede o crescimento normal dos ossos longos (fêmur e úmero). Esse fato ocorre porque há uma aceleração do processo de ossificação das cartilagens (MUSTACHY; PERES, 2000), fazendo com que diversas partes do corpo cresçam de forma desigual. O diagnóstico pode ser feito ainda na gestação, através do estudo biomolecular que investiga as macromoléculas e como suas interações controlam as atividades e características dos organismos vivos a partir da 10ª semana e também pela ultrassonografia morfológica que permite visualizar o bebê dentro do útero, facilitando a identificação de algumas doenças ou malformações a partir da 16ª semana de gestação (MUSTACHY; PERES, 2000).

De modo geral, a acondroplasia é uma síndrome genética que afeta a ossificação endocondral (formato similar ao produto ósseo final, mas com tamanho reduzido) (FRADE; OLIVEIRA; JESUS, 2013). Embora sua herança genética tenha caráter autossômico devido ao defeito na maturação da placa epifisária da cartilagem dos ossos longos do feto, observa-se que entre 80% e 90% dos casos existem novas mutações, o que justifica muitas vezes a ausência destas características genéticas nos pais (LIMA *et al.*, 2008).

É interessante destacar que evidências científicas indicam que 95% das pessoas com nanismo têm a mesma mutação pontual no gene receptor 3 para o crescimento de fibroblastos (FGFR3). Este gene é responsável por codificar uma proteína essencial para o reconhecimento de estímulos de crescimento (FRADE; OLIVEIRA; JESUS, 2012; GOLLUST *et al.*, 2003). Assim, possivelmente esta mutação resulta na substituição do aminoácido arginina pela glicina (SHIANG *et al.*, 1994; ROUSSEAU *et al.*, 1994).

Neste sentido, indivíduos com acondroplasia têm 50% de chance de transmitir ou não a mutação do gene FGFR3 para seus filhos. Uma criança que herda a mutação, que causa essa deficiência, dos seus pais, também terá 50% de chances de passar ou não a mutação para seus filhos (WYROBEK *et al.*, 2006). Entretanto, uma criança que não herda a mutação causadora de acondroplasia, não terá elevadas chances de ter filhos com acondroplasia. Nas famílias em que ambos os pais possuem a deficiência, cada um tem 50% de chance de transmitir seu gene FGFR3 com a mutação, cada vez que conceber uma criança (WYROBEK *et al.*, 2006).

É interessante apontar, ainda, que mais de 75% dos indivíduos com acondroplasia nascem de dois pais de estatura média e, nesses casos, a mutação dominante da acondroplasia ocorre como uma mutação esporádica (nova) (WYROBEK *et al.*, 2006). Essa estimativa foi evidenciada em um estudo realizado no Canadá, que investigou onze centros genéticos e determinou que a chance de casais não afetados pela mutação no gene FGFR3 ter um filho com nanismo é de aproximadamente 1 em 443 (0,02%) (METTLER; FRASER, 2000).

Em relação às principais características clínicas e distúrbios secundários, a acondroplasia afeta principalmente o sistema esquelético e esta deficiência reúne algumas características específicas, tais como baixa estatura desproporcional, onde a altura média de um homem adulto com nanismo é de 131 cm e a altura média para mulheres é de 124 cm, membros curtos, limitação da extensão de cotovelos, dedos das mãos dispostos em tridente e com separação entre o terceiro e o quarto dedo. No segmento cefálico, observa-se macrocefalia com protuberância frontal, hipoplasia facial, depressão nasal, dentes sobrepostos e mal alinhados, a mandíbula é ressaltada e grande em comparação com os demais ossos da face (BOUALI; LATRECH, 2015; RAMIREZ 2010, SHIRLEY; AIN, 2009).

No tronco, as dimensões longitudinais são normais, contudo, em alguns casos há a diminuição do diâmetro anteroposterior, o que pode resultar em dificuldades respiratórias e circulatórias (BOUALI; LATRECH, 2015; RAMIREZ, 2010, SHIRLEY; AIN, 2009). No primeiro ano de vida, pode-se observar a cifose lombar ou a hiperlordose e, após esse período, os indivíduos podem apresentar abdômen protuso (LIMA *et al.*, 2008). São comuns também os atrasos no desenvolvimento motor, principalmente na marcha, devido à hipotonia muscular, fraqueza ligamentar e deformidades nas pernas (LIMA, 2019).

Além disso, pode-se observar algumas manifestações de distúrbios neurais resultantes de compressões de raízes nervosas em razão de deformidades graves na coluna vertebral (LIMA *et al.*, 2008). Assim, predispondo estes indivíduos com nanismo a complicações, observa-se problemas de junção crânio-cervical na infância e estenose espinhal na idade adulta (CARTER, DAVIS e RAGGIO, 2007).

Embora a relação entre a morfologia craniofacial em crianças com nanismo e apneia do sono ainda não seja clara, a hipoplasia da face e a estenose das vias aéreas superiores podem induzir a respiração desordenada durante o sono, sendo que distúrbios como ronco e apneia central são frequentes (ONODERA *et al.*, 2006).

Além disso, a obesidade é um dos problemas que mais afeta pessoas com nanismo e medidas para evitá-la devem começar já na primeira infância. De acordo com Mustachi e Peres (2000), crianças em idade escolar, por possuírem deformidades esqueléticas, muitas vezes começam a apresentar dificuldades para a prática de atividades físicas, resultando no afastamento das aulas de educação física, propiciando o ganho de peso e a obesidade. A obesidade pode ser um fator agravante da morbidade associada com a estenose lombar, além de contribuir para problemas articulares e cardiovasculares (MUSTACHI; PERES, 2000).

Contudo, a capacidade intelectual não é afetada em pessoas com nanismo (UEMURA, 2002). Entretanto, condições como a hidrocefalia ou outras complicações no Sistema Nervoso Central poderão desencadear alterações no desenvolvimento cognitivo. Além disso, pessoas com nanismo podem ter, associada com esta deficiência, a megacefalia, caracterizada pelo aumento do peso do cérebro, podendo resultar em atrasos no desenvolvimento intelectual (HECHT et al., 1991).

As complicações clínicas e sociais que as pessoas com nanismo apresentam, podem acarretar distúrbios psicológicos no decorrer de sua vida devido à insatisfação com sua aparência física perante a sociedade (CERVAN et al., 2008). Neste sentido, recomenda-se o acompanhamento multidisciplinar, no qual ortopedistas e fisioterapeutas atuam na correção postural e esquelética; profissionais de educação física auxiliam no estímulo da prática de atividades físicas, propiciando integração social, melhoras na autoestima, melhora da autonomia, funcionalidade e prevenção da obesidade; e nutricionistas e psicólogos contribuem com a melhoria da autoaceitação e da capacidade de lidar com os desafios (CERVAN et al., 2008; FRADE; OLIVEIRA; JESUS, 2013).

Diante do exposto, pode-se sumarizar que a acondroplasia é a forma mais comum de displasia esquelética não letal e o tipo mais comum de nanismo. O diagnóstico é baseado em análises clínicas, testes genéticos e características radiográficas. O nanismo é herdado de um padrão autossômico dominante, os achados clínicos indicam mutações no gene FGFR3. Este gene é um regulador negativo do crescimento ósseo, as mutações que ocorrem neste gene interrompem a proliferação das cartilagens, interrompendo, desta forma, a arquitetura da placa de crescimento, resultando em ossos pequenos.

No que tange os principais comprometimentos, observam-se deformidades na coluna vertebral, deformidades esqueléticas, obesidade, dificuldades respiratórias e circulatórias. A prática de atividades físicas é um tratamento não farmacológico extremamente benéfico. Apesar de tais comprometimentos, existem diversas modalidades esportivas para pessoas com nanismo, tais como Atletismo, Halterofilismo, Hipismo, Natação, Parabadminton, entre outras (IPC, 2017). A prática esportiva, assim como para as demais deficiências, deve ser estimulada e promove diversos benefícios para a saúde física e mental.

Deformidade Congênita

Segundo a Organização Mundial da Saúde (OMS), anomalias congênitas podem ser definidas como irregularidades estruturais ou funcionais que ocorrem durante o período uterino e que podem ser identificadas no pré-natal e/ou durante o nascimento (WHO, 2016). Esses acometimentos podem ter diferentes causas, desde anormalidades genéticas, questões socioeconômicas e demográficas, a infecções causadas por diversas doenças. As anomalias congênitas abordadas nesta seção estão relacionadas às malformações congênitas de membros ou amputações congênitas.

Em relação aos dados epidemiológicos brasileiros disponibilizados pelo DATASUS no ano de 2018, em cerca de 3 milhões de nascimentos foram registradas deformidades congênitas no quadril, 2.842 deformidades nos pés e outras 6.609 deformidades musculoesqueléticas. Foram encontradas ainda 25.932 anomalias congênitas no total de nascimentos, não apenas as relacionadas aos aspectos morfológicos (SUS, 2018).

A classificação mais utilizada até o presente momento para amputações congênitas é a de Frantz e O'Rahilly (1961). Nessa classificação, as deficiências podem ser caracterizadas como terminais ou intercaladas. Em relação às deformidades terminais, todas as partes distais de um membro são afetadas. Já nas intercaladas, a porção média de um membro é a mais afetada, mas as partes proximais e distais são preservadas. Também, dentro dessa classificação, encontram-se acometimentos transversais (há preservação da parte proximal do membro) e longitudinais (afetam o membro de forma assimétrica). A Tabela 5.2 apresenta alguns exemplos.

Tabela 5.2 Classificação e exemplos de anomalias congênitas nos membros.

Classificação	Exemplos de anomalias congênitas
Terminal transversa	Amelia (ausência do membro)
Terminal longitudinal	Afalangia parcial (ausência de uma até quatro falanges)
Intercalada transversa	Focomelia completa (mãos e pés diretamente ligados ao tronco)
Intercalada longitudinal	Adactilia (ausência de todos os ossos do metatarso e/ou metacarpos

Fonte: Adaptada de Frantz e O'Rahilly, 1961.

Vale ressaltar que nos casos de deficiências transversais deve ser iniciada a utilização de próteses e órteses para que a criança passe por um desenvolvimento motor adaptado desde os primeiros estágios de sua evolução motora. Em diversos casos de acometimentos longitudinais são necessárias intervenções cirúrgicas, para futura utilização de prótese (VAKSHORI et al., 2018).

Neste caso, o tratamento após a intervenção cirúrgica será sempre de caráter interdisciplinar e em longo prazo, acompanhando o desenvolvimento motor da criança e realizando os ajustes necessários em suas próteses e membros. Deve haver interação no trabalho de ortopedistas, fisioterapeutas, profissionais de Educação Física, além de profissionais da Psicologia. É fundamental a presença desses profissionais, pelas diversas complicações que podem ocorrer após a operação e no desenvolvimento da criança. Por exemplo, contraturas articulares, úlceras, edemas, dores por uso excessivo de movimentos compensatórios, desequilíbrios musculares, além de doenças mentais, como depressão e baixa autoestima. Adicionalmente, vale ressaltar que, por se tratar de crianças, deve ser feito controle constante de próteses para acompanhar o crescimento e o desenvolvimento da criança (LE; SCOTT-WYARD, 2015).

Em geral, indivíduos com anomalias congênitas de membros apresentam características similares aos sujeitos amputados durante a vida. Em diversos casos, é necessária a utilização de órteses e próteses para a realização de atividades do cotidiano e esportivas (PASSERO, 2014). Ainda neste quesito, é importante destacar as diferenças também em relação às próteses utilizadas, pois dependendo do formato do coto, podem ser necessários ajustes individualizados.

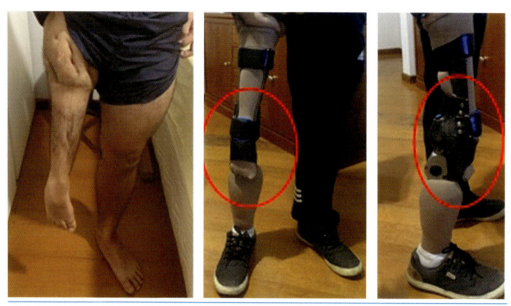

Figura 5.4 Exemplo de prótese para deficiência congênita.
Fonte: Acervo pessoal

Nos diferentes casos de anomalias congênitas, a prática de exercícios físicos pode ser benéfica e corrobora com a reabilitação para desequilíbrios musculares, além de potencializar as capacidades remanescentes. Assim como ocorre em indivíduos amputados, deve-se fortalecer as partes não afetadas dos membros ou coto, com o intuito de facilitar a utilização de próteses e melhorar o perfil biomecânico do indivíduo. Ainda, devem ser constantes as análises das próteses por profissionais da saúde para garantir correta deambulação e segurança na prática de programas de treinamento e atividades do dia-a-dia (MEIER; CHOPPA; JOHNSON, 2015).

Para além das questões funcionais, a participação em programas de atividade física também pode promover a melhora da imagem corporal em pessoas com amputação em relação a pessoas não ativas com a deficiência no membro inferior, seja ela congênita ou traumática (WETTERHAHN; HANSON; LEVY, 2002). Neste sentido, diversas estratégias podem ser utilizadas na inclusão de crianças e jovens com alguma anomalia congênita. Esportes como atletismo e natação possibilitam muitas formas de adaptação e contribuem no processo de desenvolvimento motor da criança. Modalidades coletivas como o voleibol sentado e o futebol para amputados, também são recomendadas, pois incentivam a interação social entre os praticantes.

A Deficiência Física no Esporte Paralímpico   119

Considerações Finais

Diversos esportes paralímpicos possibilitam a adesão de pessoas com diferentes deficiências físicas e com graus variados de comprometimento. A participação em atividades físicas e esportivas contribui significativamente para a melhoria dos aspectos físicos gerais, para a inclusão social, para o aumento da autonomia em atividades diárias e também para a promoção do bem-estar emocional e mental.

Para isso, é importante conhecer as características das deficiências físicas, bem como suas implicações no planejamento e na sistematização de métodos de iniciação e treinamento adequados. Além disso, recomenda-se a atuação multidisciplinar de diferentes profissionais para garantir o desenvolvimento das potencialidades de forma segura, controlar e acompanhar possíveis progressões nos acometimentos e prevenir lesões e impactos advindos do treinamento esportivo.

Revisão de Conteúdo

1. Qual é a definição de deficiência física? E quais são suas classificações?

2. Quais são os principais comprometimentos decorrentes da lesão medular? Diferencie tetraplegia e paraplegia.

3. Descreva as quatro classificações da paralisia cerebral.

4. Quais são as principais características clínicas e os distúrbios secundários relacionados com o nanismo?

5. Descreva os tipos de amputação nos membros superiores e inferiores.

Referências

1. ASSOCIAÇÃO NACIONAL DE DESPORTO PARA DEFICIENTES (ANDE). Bocha. 2019. Disponível em: <http://ande.org.br/modalidades-bocha/. Acesso em 16 de julho de 2020.
2. AHUJA, C. S.; WILSON, J. R.; NORI, S.; KOTTER, M. R. N.; DRUSCHEL, C.; CURT, A.; FEHLINGS, M. G. Traumatic spinal cord injury. Nature Reviews Disease Primers, v. 3, n. 1708, p. 1-21, 2017.
3. BICKENBACH, J.; OFFICER, A.; SHAKESPEARE, T.; VON GROOTE, P. World Health Organization. International perspectives on spinal cord injury. [s.l.]: Edição dos Autores: World Health Organization, 2013.
4. BOUALI, H.; LATRECH, H. Achondroplasia: current opinions and future perspective. Pediatric Endocrinology Reviews, v.12, n. 4, p. 388-395, 2015.
5. BRAGARU, M.; DEKKER, R.; GEERTZEN, J.H.B.; DIJKSTRA, P.U. Amputees and sports: a systematic review. Sport Medicine, v. 41, n. 9, p. 721-740, 2011.
6. BRASIL. Ministério da Saúde. Diretrizes de atenção à pessoa com paralisia cerebral. Brasília: Ministério da Saúde, 2013.
7. BRASIL. Ministério da Educação, Secretaria de Educação Especial (2006). A inclusão escolar de alunos com necessidades educacionais especiais: deficiência física. Brasília, DF, 2006.
8. BRASIL. Casa Civil. Decreto nº 5.296 de 2 de dezembro de 2004. Regulamenta as leis nos 10.048, de 8 de novembro de 2000, que dá prioridade de atendimento às pessoas que especifica, e 10.098, de 19 de dezembro de 2000, que estabelece normas gerais e critérios básicos para a promoção da acessibilidade das pessoas portadoras de deficiência ou com mobilidade reduzida, e dá outras providências. Disponível em:http://www.planalto.gov.br/ccivil_03/_ato2004-2006/2004/decreto/ d5296.htm. Acesso em 15 de julho de 2020.
9. CARTER, E. M.; DAVIS, J.; RAGGIO, C. L. Advances in understanding etiology of achondroplasia and review of management. Current Opinion Pediatrics, v. 19, n. 1, p. 32-37, 2007.
10. CARVALHO, J. A. Amputações de membros inferiores em busca de plena reabilitação. 2 ed. São Paulo: Manole, 2003.
11. CATENA, F.; MORAES, E. R.; LEMOS, A. V.; YAMANE, P. C.; BLUMETTI, F. C.; DOBASHI, E. T.; PINTO, J. A. Estudo clínico do quadril não tratado na tetraparesia espástica. Revista Brasileira de Ortopedia, São Paulo, v. 46, suplemento 4, p. 21- 26, 2011.
12. CERVAN, M. P.; SILVA, M. C. P.; LIMA; R. L. O.; COSTA, R. F. Estudo comparativo do nível de qualidade de vida entre sujeitos acondroplásicos e não acondroplásicos. Jornal Brasileiro de Psiquiatria, v. 57, n.2, p. 1-7, 2008.

13. DAN B. Where motor disability and elite sports science meet. Developmental Medicine and Child Neurology, v. 58, n. 3, p. 216, 2016.
14. DERRICK, M.; LUO, N. L.; BREGMAN, J. C.; JILLING, T. J. I. X.; FISHER K. Preterm fetal hypoxia–ischemia causes hypertonia and motor deficits in the neonatal rabbit: a model for human cerebral palsy? Journal of Neuroscience, v. 24, n. 1, p.24-34, 2004.
15. FIGONI, S. F.; KIRATLI, J.; SASAKI, R. Disfunção da medula espinhal. In: ACSM, A. C. O. S. M. Pesquisas do ACSM para a fisiologia do exercício clínico: afecções musculoesqueléticas, neuromusculares, neoplásicas, imunológicas e hematológicas. Rio de Janeiro: Guanabara Koogan, 2004. p. 54-76.
16. FRADE, L. Y., OLIVEIRA, J.; JESUS, J. A. L. Acondroplasia: diagnóstico clínico precoce. Revista Brasília Médica, v. 49, n. 4, p. 302-305, 2012.
17. FRANTZ, C. H.; O'RAHILLY, R. Congenital skeletal limb deficiencies. The Journal of Bone and Jointsurgery, v. 43, n. 8, p. 1202-1224, 1961.
18. GAUZZI, L. D. V.; FONSECA, L. F. Classificação da paralisia cerebral. In: LIMA, C. L. A.; FONSECA, L. F. Paralisia cerebral: neurologia, ortopedia, reabilitação. Rio de Janeiro: Guanabara-Koogan, 2004.
19. GIANNI, M. A. C. Aspectos clínicos. In: MOURA, E. W.; SILVA, P. A. C. Fisioterapia: aspectos clínicos e práticos da reabilitação. São Paulo: Artes Médicas, 2005.
20. GIANNOCCARO, M. P.; MOGHADAM, K. K.; PIZZA, F.; BORIANI, S.; MARALDI, N. M.; AVONI, P.; MORREALE, A.; LIGUORI, R.; PLAZZI. G. Sleep disorders in patients with spinal cord injury. Sleep Medicine Reviews, v. 17, n. 6, p. 399-409, 2013.
21. GIBSON, C. S.; MACLENNA, N. A. H.; HAGUE, W. M.; HAAN, E. A.; PRIEST, K.; CHAN, A.; DEKKER, G. A. Associations between inherited thrombophilias, gestational age, and cerebral palsy. American Journal of Obstetrics Gynecology, v. 193, p. 76-80, 2005.
22. GOLLUST, S. E.; THOMPSON, R. E.; GOODING, H. C.; BIESECKER, B.B. Living with achondroplasia in an average sized world: an assessment of quality of life. American Journal of Medical Genetics, v.120, n. 4, p. 447-458, 2013.
23. GOOSEY-TOLFREY, V. Supporting the paralympic athlete: focus on wheeled sports. Disability and Rehabilitation, v. 32, n.26, p. 2237-2243, 2010.
24. HECHT, J. T.; THOMPSON, N. M.; WEIR, T.; PATCHELL, L.; HORTON, W. A. Cognitive and motor skills in achondroplastic infants: neurologic and respiratory correlates. American Journal of Medical Genetic, v.41, n. 2, p. 208-11, 1991.
25. HORTON, W. A., HALL, J. G., E HECHT, J. T. Achondroplasia. Lancet, v. 370, n. 9582, p. 162- 172, 2007.
26. INTERNATIONAL PARALYMPIC COMMITTEE (IPC). World para athletics classification rules and regulations. Bonn, Germany: IPC, 2017.

27. JENSEN, M. P.; HIRSH, A. T.; MOLTON, I. R.; BAMER, A. M. Sleep problems in individuals with spinal cord injury: frequency and age effects. Rehabilitation Psychology, v. 54, n. 3, p. 323-331, 2009.
28. KIM H. S.; STEINBOK, P.; WICKENHEISER, D. Predictors of poor outcome after selective dorsal rhizotomy in treatment of spastic cerebral palsy. Childs Nervous System, v.22, n.1, p.60-66, 2006.
29. KNEZEVIC, A., SALAMON, T., MILANKOV, M., NINKOVIC, S., JEREMIC-KNEZEVIC, M.; TOMASEVIC-TODOROVIC, S. Assessment of quality of life in patients after lower limb amputation. Medicinski Pregled, v. 68, n. 3-4, p. 103-108, 2015.
30. KOMAN, L. A.; SMITH, B. P.; SHILT, J. S. Cerebral palsy. The Lancet, v.363, p.1619-1631, 2004.
31. KRASSIOUKOV, A. Autonomic function following cervical spinal cord injury. Respiration Physiology Neurobiology, v. 169, n. 2, p. 157-164, 2009.
32. LE, J. T.; SCOTT-WYARD, P. R. Pediatric limb differences and amputations. Physical Medicine and Rehabilitation Clinics, v. 26, n. 1, p. 95-108, 2015.
33. LIMA, M. P. Compreensão psicossocial da vida de trabalho para pessoas com nanismo: entre a estigmatização e o reconhecimento. Tese (Doutorado em Psicologia Social) – Instituto de Psicologia, Universidade de São Paulo, 2019.
34. LIMA, R.L.O.; SILVA, M. C. P.; CERVAN, M. P.; COSTA, R. F. Acondroplasia: revisão sobre as características da doença. Arqivos Sanny de Pesquisa em Saúde, v.1, n. 1, p. 83-89, 2008.
35. MARCONSONI, E.; FAGANELLO, K. C.; BIASOLI, T. C. F.; MARTINAZZO, V.; CARLI, V. M.; AMER, S A. Equoterapia: seus benefícios terapêuticos motores na paralisia cerebral. Caçador, v.1, n.2, p. 78-90, 2012.
36. MARTINS, W. B.; GAIAD, T. P.; PRAT, B. V.; MORAIS, R. L. S. Pessoas com deficiências motoras, conhecimento e usufruto dos seus direitos fundamentais. Revista Brasileira de Educação Especial [online], v. 24, n. 3, p.441-454, 2018.
37. MAUERBERG-DECASTRO, E.; CAMPBELL, D. F.; TAVARES, C. P. The global reality of the paralympic movement: challenges and opportunities in disability sports. Motriz, v. 22, n. 3, p. 111-123, 2016.
38. MAY, B. J. Avaliação e tratamento após amputação de membro inferior. In: O'SULLIVAN, S. B.; SCHMITZ, T.J. Fisioterapia: avaliação e tratamento. São Paulo: Manole, 2001.
39. MEIER, R. H.; CHOPPA, A. J.; JOHNSON, C. B. The person with amputation and their life care plan. Physical Medicine and Rehabilitation Clinics, v. 24, n. 3, p. 467-489, 2013.
40. MELLO, M. T.; SILVA, A. C.; ESTEVES, A. M.; TUFIK, S. Reduction of periodic leg movement in individuals with paraplegia following aerobic physical exercise. Spinal Cord, v. 40, p. 646-649, 2002.
41. METTLER, G.; FRASER, F. C. Recurrence risk for sibs of children with 'sporadic' achondroplasia. American Journal of Medicine Genetic, v. 90, p. 250-251, 2000.
42. MESRAOUA, B.; ALI, M.; DELEU, D.; AL HAIL, H.; MELIKYAN, G.; HADDAD, N.; ALALAMY, O.; ATHANASIOS, C.; ASADI-POOYA, A. Epilepsy and cerebral palsy.

Neurodevelopment and Neurodevelopmental Disease, 2019. Disponível em https://www.intechopen.com/books/neurodevelopment-and-neurodevelopmental-disorder/epilepsy-and-cerebral-palsy. Acesso em 9 de junho de 2020.

43. MINISTÉRIO DA SAÚDE. Secretaria de Atenção à Saúde. Diretrizes de atenção à pessoa amputada / Ministério da Saúde, Secretaria de Atenção à Saúde, Departamento de Ações Programáticas Estratégicas. Brasília: Ministério da Saúde, 2013.

44. MOHAMMED, S. A.; SHEBL, A. M. Quality of life among Egyptian patients with upper and lower limb amputation: sex differences. *Advances in Medicine*, n. 674323, p. 1-8, 2014.

45. MOORE, P. A.; HAAS, D. A. Paresthesias in dentistry. Dental Clinics North America, v. 54, n. 4, p. 715-730, 2010.

46. MORAIS, D. F.; SPOTTI, A. R.; COHEN, M. I.; MUSSI, S. E.; NETO, J. S. M.; TOGNOLA, W. A. Perfil epidemiológico de pacientes com traumatismo raquimedular atendidos em hospital terciário. Coluna/Columna, v. 12, n. 2, p. 149-152, 2013.

47. MUSTACHI, Z.; PERES, S. Genética baseada em evidências: síndromes e heranças. São Paulo: CID, 2000. p.347- 361.

48. NARAYANA, J.; HORTON, W. A. Molecular genetics of achondroplasia. [s.l.] Wiley Online Library, 2013.

49. ONODERA, K.; CANTALUPO, G., PIACENTINI, G.; GASPERI, E.; NOSETTI, L.; CAVARZERE, P.; RAMAROLI, D. A.; MITTAL, A.; ANTONIAZZI, F. Sleep disordered breathing in children with achondroplasia. Part 2. Relationship with craniofacial and airway morphology. International Journal of Pediatrics Otorhinolaryngology, v. 70, p.453-461, 2006.

50. ORGANIZAÇÃO DAS NAÇÕES UNIDAS (2006). Convenção sobre os direitos das pessoas com deficiência. Nova Iorque: ONU, 2020. disponível em: https://nacoesunidas.org/acao/pessoas-com-deficiencia/. Acesso em 5 de julho de 2020.

51. Orphanet. Achondroplasia. Disponível em: http://www.orpha.net/consor/cgi-bin/oc_exp.php?lng=gb&expert=15. Acesso em 5 de julho de 2020.

52. PALISANO, R. J.; CAMERON, D.; ROSENBAUM, P.; WLATER, S.; RUSSEL, D. Stability of the gross motor function classification system. Developmental Medicine and Child Neurology, v. 48, n. 6, p. 424-428, 2006.

53. PALISANO, R.; ROSENBAUM, P. D.; BARTLETT, D.; LIVINGSTON, M. H. Content validity of the expanded and revised gross motor function classification system. Developmental Medicine and Child Neurology, v. 50, n. 10, p. 744-750, 2008.

54. PALISANO, R.; ROSENBAUM, P.; WALTER, S.; RUSSELL, D.; WOOD, E.; GALUPPI, B. Development and reliability of a system to classify gross motor function in children with cerebral palsy. Developmental Medicine and Child Neurology, v. 39, n. 4, p. 214-223, 1997.

55. PASSERO, T. Devising the prosthetic prescription and typical examples. Physical Medicine and Rehabilitation Clinics, v. 25, n. 1, p. 117-132, 2014.

56. PAULSON, T.; GOOSEY-TOLFREY, V. Current perspectives on profiling and enhancing wheelchair court sport performance. International Journal of Sports Physiology Performance, v. 12, n. 3, p. 275-286, 2017.
57. PIOVESANA, A. M. S. G. Encefalopatia crônica, paralisia cerebral. In: FONSECA, L. F.; PIANETTI, G.; XAVIER, C. C. Compêndio de neurologia infantil. São Paulo: Medsi, 2002.
58. RAMÍREZ, G. E. A. Las situaciones de discriminación de las personas con acondroplasia en España. Informe jurídico. Comité Español de Representantes de Personas con Discapacidad. Madrid, Espanha: Grupo Editorial Cinca, 2010.
59. REID, S. M.; LANIGAN, A.; REDDIHOUGH, D. S. Post-neonatally acquired cerebral palsy in victoria, Australia, 1970-1999. Journal of Paediatric Child Health, v.42, n.10, p.606-611, 2006.
60. RESEGUE, R.; PUCCINI, R. F.; SILVA, E. M. K. Fatores de risco associados a alterações do desenvolvimento da criança. Pediatria, São Paulo, v. 29, n. 2, p. 117-128, 2007.
61. RIBEIRO, D. S.; OLIVEIRA, M. N. D.; AMORIM, S. M.; MASCARENHAS, C. H.; MATOS, J. M. T.; SANTOS, I. M.; REIS, M. S.; REBOUÇAS, J. D. Alterações musculoesqueléticas em crianças com paralisia cerebral no município de Jequié, Bahia. C&D-Revista Eletrônica da Fainor, v.10, n.1, p.114-121, 2017.
62. ROQUE, V.; CUNHA, I.; ROCHA, A.; ANDRADE, M. J. Disfunções autonómicas após lesão medular. Revista da SPMFR, v. 24, n. 2, p. 43-51, 2013.
63. ROSENBAUM, P.; PANETH, N.; LEVITON, A.; GOLDSTEIN, M.; BAX, M.; DAMIANO, D. A report: the definition and classification of cerebral palsy. 2006. Developmental Medicine and Child Neurology, v.109, p.8-14, 2007.
64. ROUSSEAU, F.; BONAVENTURE, J.; LEGEAI-MALLET, L.; PELET, A.; ROZET, J. M.; MAROTEAUX, P.; LE MERRER, M.; MUNNICH, A. Mutations in the gene encoding fibroblast growth factor receptor-3 in achondroplasia. Nature, v. 371, p. 252-254, 1994.
65. ROWLAND, L. P. M. Tratado de neurologia. Rio de Janeiro: Guanabara, 2002.
66. SHIANG, R.; THOMPSON, L. M.; ZHU, Y. Z.; CHURCH, D. M.; FIELDER, T. J.; BOCIAN, M.; WINOKUR, S. T.; WASMUTH, J. J. Mutations in the transmembrane domain of fgfr3 cause the most common genetic form of dwarfism, achondroplasia. Cell, v. 78, p. 335-342, 1994.
67. SECRETARIA GERAL. Lei nº 13.146, de 6 de julho de 2015. Institui a lei brasileira de inclusão da pessoa com deficiência (estatuto da pessoa com deficiência). Brasília, DF, 2015.
68. SHIRLEY, E. D.; AIN, M. C. Achondroplasia: manifestations and treatment. Journal of the American Academy of Orthopaedic Surgeons, v. 17, n. 4, p. 231-241, 2009.
69. SUS. Sistema Único de Saúde. Datasus: tecnologia da informação a serviço do SUS. 2018. Nascidos vivos – Brasil. disponível em: http://tabnet.datasus.gov.br/ cgi/tabcgi.exe?sinasc/cnv/nvuf.def. Acesso em 6 de julho de 2020.

70. TÂMEGA, I. E.; BARROS FILHO, A. A.; PINTO, E. A. L. C. Growth in children with encephalopathy, a longitudinal study from the 6th to the 24th month. *International Journal of Nutrition and Metabolism,* v. 3, n. 5, p. 55-64, 2011.
71. UUSTAL, H., MEIER, R. H. Pain issues and treatment of the person with an amputation. *Physical Medicine and Rehabilitation Clinics of North America,* v. 25, n.1, p.45-52, 2014.
72. UEMURA, S. T.; GONDO, S.; HAIK, L.; WANDERLEY, M. T.; BUSSADORI, S.K. Acondroplasia: relato de caso clínico. *Jornal Brasileiro de Odontopediatria,* v.5, n.27, p.410-414, 2002.
73. VAKHSHORI, V.; ALLURI, R. K.; GOLDSTEIN, R. Y. Congenital limb deficiency requiring transfemoral amputation. *Case Reports,* v. 30, n. bcr-2017-223980, p. 1-4, 2018.
74. XAVIER, C. C. Paralisia cerebral: diagnóstico diferencial. In: *paralisia cerebral: neurologia, ortopedia e reabilitação.* Rio De Janeiro: Guanabara Koogan, 2004.
75. ZANINI, G.; CEMIN, N. F.; PERALLES, S. N. Paralisia cerebral: causas e prevalências. *Fisioterapia e Movimento,* v.22, n.3, p.375-381, 2009.
76. WETTERHAHN, K. A.; HANSON, C.; LEVY, C. E. Effect of participation in physical activity on body image of amputees. *American Journal of Physical Medicine & Rehabilitation,* v. 81, n. 3, p. 194-201, 2002.
77. WINSLOW, C.; ROZOVSKY, J. Effect of spinal cord injury on the respiratory system. *American Journal of Physical Medicine Rehabilitation.,* v. 82, p. 803-814, 2003.
78. WOOD, E.; ROSENBAUM, P. The gross motor function classification system for cerebral palsy: a study of reliability and stability over time. *Developmental Medicine and Child Neurology,* v. 42, n. 5, p. 292-296, 2000.
79. WORLD HEALTH ORGANIZATION. World report on disability. Malta: The World Bank, 2011.
80. WORLD HEALTH ORGANIZATION. *Congenital anomalies.* Fact sheet n° 370. updated september 2016. Disponível em: http://www.who.int/mediacentre/factsheets/fs370/en/. Acesso em 6 de julho de 2020.
81. WYROBEK, A. J.; ESKENAZI, B.; YOUNG, S.; ARNHEIM, N.; TIEMANN-BOEGE, I.; JABS, E. W.; GLASER, R. L.; PEARSON, F. S.; EVENSON, D. Advancing age has differential effects on dna damage, chromatin integrity, gene mutations, and aneuploidies in sperm. *Proceedings of the National Academy of Sciences of the United States of the United States of America,* v. 103, 2006. p. 9601-9606

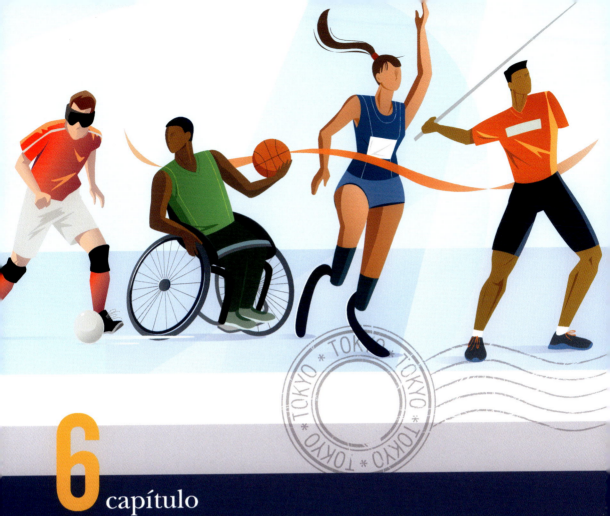

6 capítulo

A Deficiência Visual no Esporte Paralímpico

- João Roberto Ventura de Oliveira
- Dalva Rosa dos Anjos
- Marcelo de Melo Mendes

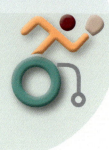

Introdução

As pessoas percebem o mundo e seus diferentes significados por meio dos canais sensoriais. Por exemplo, em situações do cotidiano, tais como tocar em uma maçaneta para abrir a porta, apertar um interruptor para acender uma lâmpada ou mesmo colocar água em um copo, são possíveis devido ao conjunto de sinais sensoriais que fornecem as informações necessárias para a execução dessas ações, principalmente os advindos da visão.

De forma similar, em situações esportivas o sistema visual é de fundamental importância para a realização de diferentes ações. Porém, nos esportes existe ainda uma maior complexidade de ações, visto que para a execução dos elementos técnicos e táticos é fundamental a percepção de diferentes estímulos, bem como a capacidade de emitir respostas rápidas e precisas. Para isso, os atletas dependem de diversas fontes sensoriais, como visão, audição, cinestesia e tato para lidar com o que é posto a cada instante nos treinos e competições. Entretanto, não é possível considerar que essas mesmas relações entre a demanda e a resposta, tanto do cotidiano quanto no esporte, ocorram da mesma forma para pessoas que nasceram sem a visão ou para aquelas que perderam a visão ao longo da vida.

Neste sentido, compreende-se que o comprometimento permanente da visão, independentemente de quando surge na vida de alguém, causa alterações na forma de interagir com o meio. Tais mudanças resultam em prejuízos na execução das ações e comportamentos imprecisos, que podem, consequentemente, reduzir a motivação dessas pessoas em participar de atividades físicas e esportivas. Antagonicamente a isso, há uma forte relação entre a prática esportiva contínua e a diminuição ou a eliminação das defasagens em aspectos motores, sociais, físicos e até mesmo cognitivos.

A partir dessa reflexão inicial é importante apontar que este capítulo tem como principal objetivo apresentar as características da deficiência visual e as relações e interferências com o esporte paralímpico. Além disso, serão tratados também aspectos da etiologia da deficiência, as classificações mais usadas, mudanças que determinam os comportamentos em alguém com deficiência visual e os desempenhos alcançados por atletas com deficiência visual em esportes paralímpicos, para se destacar as implicações inerentes à prática esportiva realizada por uma pessoa com tal limitação sensorial.

Conceitos, Características e Classificações

A perda visual é gerada por vários fatores, como as provenientes de alguns traumas ou acidentes, de condições hereditárias ou devido ao envelhecimento. Entretanto, maior heterogeneidade da perda visual não implica em comprometimentos permanentes nas diversas áreas da vida (MUNSTER; ALMEIDA, 2008; LIEBERMAN; PONCHILLIA; PONCHILLIA, 2013). Por exemplo, os casos de perdas associadas às alterações refratárias dos olhos geralmente são parciais e corrigidas por algum implemento óptico ou por cirurgia. Já as ocorrências que levam à extração, por exemplo, de um dos globos oculares, estão relacionadas com uma determinada compensação do restante do sistema visual que permanece intacto (MUNSTER; ALMEIDA, 2008). Mas, então, como conceituar o que é deficiência visual?

Entende-se a deficiência visual (DV) como toda limitação, parcial ou completa, da visão, que pode comprometer os desempenhos escolar, acadêmico, esportivo e as interações sociais. Assim, deve-se considerar que uma pessoa possui DV quando apresenta baixo desempenho em avaliações oftalmológicas, mesmo com correções (óticas ou cirúrgicas) no melhor olho (MUNSTER; ALMEIDA, 2008; HOUSTON-WILSON; LIEBERMAN, 2018; HAEGELE; LIEBERMAN, 2019).

Sistema Visual

O sistema visual é constituído pelos globos oculares, bem como estruturas anexas, sendo este conjunto de estruturas responsáveis por captar sinais luminosos e enviá-los ao Sistema Nervoso Central (SNC) para interpretá-los como imagem (COLENBRANDER, 1999; MUNSTER; ALMEIDA, 2008).

O globo ocular é composto por três camadas: externa, média e interna. A camada **externa** tem como principais estruturas a córnea e a esclera, e sua função mais importante refere-se a direcionar o feixe de luz para a retina. A camada **média** ou vascular, responsável por controlar a quantidade da luz, nutrição do globo ocular e estabilização da pressão intraocular, apresenta como principais estruturas a íris, pupila, corpo ciliar e coroide. Já a camada **interna**, responsável por gerar impulsos nervosos até o córtex visual, possui como principais estruturas o nervo óptico e a retina. No SNC, os impulsos são transportados até as áreas primárias do córtex cerebral, como o córtex visual primário (V1), para serem interpretados e, posteriormente, tais informações serem utilizadas para a realização de movimentos (COLENBRANDER, 2003; LEE *et al.*, 2018). De posse das estruturas principais associadas ao caminho que vai desde a captação de sinais do ambiente até a interpretação pelo SNC, é possível compreender as causas atreladas ao desenvolvimento da DV.

Causas Associadas à Deficiência Visual

Uma vez alterada qualquer estrutura do globo ocular, provoca-se uma deficiência na forma de captação da luz. A etiologia da deficiência visual pode ser congênita ou adquirida, uma alteração anatômica específica das estruturas responsáveis pela visão, ou a partir da consequência de uma doença. No entanto, a condição de deficiência visual não é uma doença. As causas mais comuns estão citadas abaixo (MUNSTER; ALMEIDA, 2008):

- **Albinismo:** Deficiência na pigmentação da íris, provocando uma maior sensibilidade à luz.
- **Aniridia:** Ausência congênita e hereditária da íris, provocando embranquecimento da córnea, nistagmos, aversão à luz e perda da visão.
- **Atrofia óptica:** Deterioração de fibras nervosas do nervo óptico. Alteração dos impulsos nervosos até o córtex visual.
- **Catarata:** Opacidade parcial ou total do cristalino (lente biconvexa natural do olho), congênita ou adquirida. Provoca deficiência na convergência dos raios luminosos para a formação da imagem na retina.
- **Descolamento da retina:** Separação entre as diferentes camadas que compõem a retina, provocada por traumas, doenças e inflamações. Provoca a perda de visão, podendo-se chegar à cegueira.
- **Diabetes:** Doença metabólica que altera a composição dos nutrientes da visão, provocando a perda de visão a partir de causas como descolamento da retina, glaucoma, catarata, entre outras.
- **Estrabismo:** Problema associado à visão binocular, distúrbio na captação de estímulos com os dois olhos.
- **Glaucoma:** Pressão intraocular elevada, podendo ser congênita ou adquirida.
- **Retinoblastoma:** Tumores retinianos de base hereditária, podendo surgir nos primeiros quatro anos de vida.
- **Retinopatia da prematuridade:** Recém-nascidos prematuros, com origem provocada em incubadora com alta concentração de oxigênio.
- **Retinose pigmentar:** Causa hereditária e progressiva, que tem como característica a perda da acuidade visual, principalmente em ambientes com menor iluminação, e alteração do campo visual.
- **Rubéola:** No período de gestação, principalmente nos três primeiros meses, esta doença pode provocar diversas consequências ao feto, dentre as quais a má formação das estruturas da visão.

Avaliação da Visão

A detecção da DV se faz através das duas formas de avaliações conhecidas: avaliação das funções da visão e avaliação da visão funcional. Apesar de termos que parecem ser sinônimos, essas avaliações possuem objetivos bem estabelecidos na literatura. Tratando da investigação das funções visuais, o avaliador contará com testes, geralmente genéricos, que envolvam algum parâmetro oftalmológico, sendo os mais comuns: a acuidade visual, o campo visual, as percepções de luz e cores, e a binocularidade (COLENBRANDER, 1999; MANN; RAVENSBERGEN, 2018). Tais parâmetros permitem ao avaliador saber precisamente qual é a perda ocorrida através da DV (COLENBRANDER, 2003). Mais adiante serão tratados os dois principais parâmetros presentes em todas as avaliações oftalmológicas: a acuidade e o campo visual.

Já na avaliação da visão funcional, uma situação cotidiana é criada para que alguém com um determinado resíduo visual responda às tarefas (COLENBRANDER, 2003). Sabe-se que essas avaliações possibilitam observar qual o real uso do percentual da visão remanescente, ou seja, o quão funcional é o resíduo visual para uma pessoa. Por exemplo, solicitar a um atleta com DV que aponte onde está uma bola de *goalball*, dentre várias outras dispostas em um espaço, ou fazer com que o atleta corra uma curta distância, dentro de linhas demarcadas, podem mostrar como a relação de vários dos parâmetros mencionados contribui para o cumprimento de tarefas do mundo real. Entretanto, esse tipo de avaliação não é usual por não haver um consenso sobre quais seriam os melhores testes para a visão funcional em atletas com DV (MANN; RAVENSBERGEN, 2018).

Por esta razão, o uso das funções visuais é o mais indicado para se investigar os níveis da DV. Abaixo, seguem as definições e exemplos para cada uma das funções anteriormente mencionadas.

Acuidade Visual

A acuidade visual constitui na capacidade de distinguir detalhes, avaliada na relação entre o objeto e a distância onde ele está situado. Essa avaliação ocorre posicionando-se alguém a uma distância de 6 metros (20 pés), e solicitando que identifique determinados símbolos, chamados de optotipos (p.ex., letras ou figuras), que vão diminuindo de tamanho a cada linha a ser identificada. Uma acuidade normal é igual a 20/20 pés, ou 6/6 metros, sendo considerado o que o avaliado percebe a 20 pés (6 metros) quando posicionado à mesma distância (COLENBRANDER, 1999).

A mensuração da acuidade se dá através de notações, sendo as mais comuns a fração de Snellen, a frequência espacial, a decimal e o logaritmo do ângulo mínimo de resolução (logMAR). A mais conhecida e utilizada é a notação transformada em escala de Snellen. Entretanto, considera-se mais adequada a notação logMAR, pois a função logarítmica permite a variação geométrica do ângulo, ou seja, aumenta a precisão da avaliação da acuidade (COLENBRANDER, 2003; MANN; RAVENSBERGEN, 2018). Mais à frente será apresentado, pela escala logMAR, as correspondências para os níveis da DV.

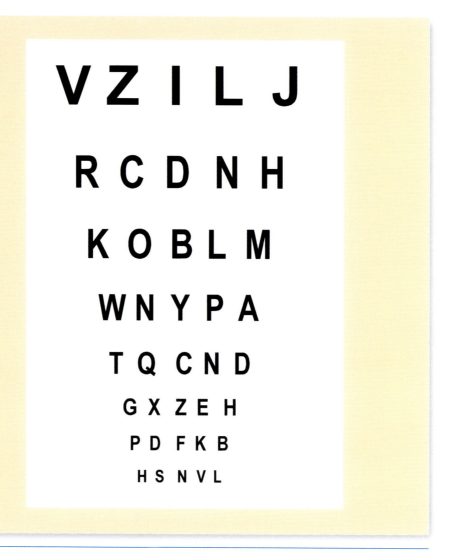

Figura 6.1 Representação do gráfico LogMAR.
Fonte: Acervo do autor.

Assim como exposto na Tabela 6.1, cada optotipo na escala logMAR tem um valor de 0,02 unidades logarítmicas. Para cada linha da escala há 5 optotipos, sendo que a pontuação total da linha no gráfico LogMAR representa uma mudança de unidades de 0,1 log. Isso fica mais fácil de ser entendido quando essa medida é comparada com as mudanças em metros.

A Deficiência Visual no Esporte Paralímpico 133

Tabela 6.1 Escalas de acuidade visual utilizando as unidades de medida decimal, pés, metros e logMAR.

Pé	Metro	Decimal	LogMAR
20/200	6/60	0,1	1
20/160	6/48	0,125	0,9
20/125	6/38	0,16	0,80
20/100	6/30	0,20	0,7
20/80	6/24	0,25	0,6
20/63	6/19	0,32	0,5
20/50	6/15	0,4	0,4
20/40	6/12	0,5	0,3
20/32	6/9,5	0,63	0,20
20/25	6/7,5	0,80	0,1
20/20	6/6	1	0,00

Fonte: Autoria própria.

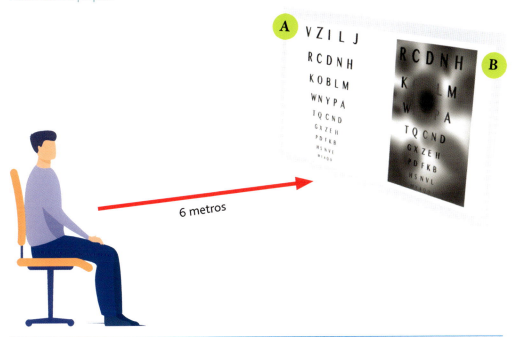

Figura 6.2 Representação de alterações na avaliação da acuidade visual em um sujeito (A) sem DV e com (B) degeneração macular dos nervos óticos.
Fonte: Acervo do autor.

A fórmula utilizada para calcular a pontuação é:

$$AV = 0{,}1 + \text{LogMAR (melhor)} - 0{,}02 \times n$$

Sendo:
LogMAR = logaritmo do ângulo mínimo de resolução,
LogMAR(melhor) = valor da melhor linha de leitura;
n = número de optotipos lidos.

Campo Visual

Considerada também como uma função visual essencial na avaliação. Neste caso, indica a área circundante percebida pelo avaliado. Geralmente, em pessoas sem DV, o campo no eixo transversal é de 180 graus de amplitude e para o eixo sagital é de 90 graus de amplitude aproximadamente (CONEY; JUDGE, 2006; MANN; RAVENSBERGEN, 2018).

A Figura 6.3 representa duas possibilidades de perda do campo visual. Na **6.3.A** há a representação da alteração da visão central. Na **6.3.B**, ao contrário, há uma perda da visão periférica.

Classificação Pedagógica e Esportiva

Pensando no esporte para pessoas com DV é possível garantir um nivelamento entre os atletas de uma determinada modalidade através do processo de alocação por classes, ou classificação (MANN; RAVENSBERGEN, 2018). Existem vários tipos de classificação, como as de origem educacional, esportiva, médica e jurídica (MUNSTER; ALMEIDA, 2008). Entretanto, para os fins destinados ao capítulo, serão apresentadas com mais detalhes as classificações educacional e esportiva.

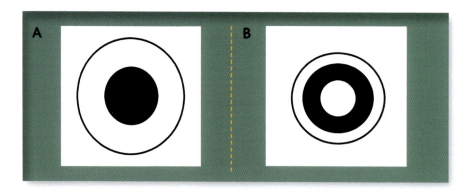

Figura 6.3 Representação da perda do campo visual.
Fonte: Acervo do autor.

A classificação educacional ou pedagógica está ligada à maneira que a pessoa realiza a leitura e a escrita. A primeira classe se refere às pessoas que conseguem utilizar o resíduo visual que possuem por meio de recursos óticos (p. ex., lupas) e adaptações de materiais (p. ex., ampliação de textos), sendo denominada de **baixa visão**. A outra classe está associada às pessoas que não possuem percepção de luz ou não conseguem utilizar a percepção que lhes restam e, em função disto, necessitam do uso do método Braille para leitura e escrita. Esta classe de pessoas é denominada de **cegueira** (COLENBRANDER, 1999; MUNSTER; ALMEIDA, 2008). A classificação educacional, baseada nas necessidades educacionais especiais, oferecem subsídios aos profissionais da área de Educação Física.

A classificação esportiva foi criada pela *International Blind Sports Federation* (IBSA), e sua categorização em classes ocorre por meio da avaliação da acuidade e do campo visual dos atletas com DV. Tais classes utilizam a letra B, da palavra em inglês *blind* (ou cego em português) e possui um algarismo (entre 1 e 3), sendo o 1 representando o nível mais severo e o 3 o nível limítrofe da DV (COLENBRANDER, 1999; MUNSTER; ALMEIDA, 2008; MANN; RAVENSBERGEN, 2018). Esse tipo de avaliação está relacionado com a aferição do olho que apresenta a melhor acuidade visual, a partir da melhor correção óptica e/ou com inclusão das zonas centrais e periféricas do campo visual (MANN; RAVENSBERGEN, 2018).

Além disso, é interessante perceber que há uma certa diferença, em algumas modalidades esportivas, quanto às letras usadas nas classes, sendo o S (*swiming*) para natação, F (*field*) para provas de campo no atletismo e o T (*track*) para provas de corrida no atletismo. Ademais, as outras modalidades, como é o caso do Judô Paralímpico, Ciclismo e Futebol Paralímpico utilizam as nomenclaturas habituais. Uma leitura do Capítulo XX pode complementar essas questões. Abaixo a Tabela 6.2 apresenta as medidas para acuidade e campo visuais utilizadas nas três classes esportivas, tanto para a versão anterior, que se baseava na notação de Snellen, quanto para a versão atualizada, que se baseia na notação LogMAR.

Tabela 6.2 Classificação esportiva (IBSA, 2018)

Classes	Parâmetros atuais Decimal		Parâmetros antigos	
	AV (logMAR)	CV (graus)	AV (metros)	CV (graus)
B1	> 2,6	0	0	0
B2	1,5 – 2,6	<10°	2/60	5
B3	<1,4 –1	<40°	2/60 – 6/60	5/20

Fonte: Adaptada de Collenbrander (2003) e Mann e Ravensbergen (2019).

Mudanças Neurais e Cognitivas Associadas à Deficiência Visual

Uma das principais diferenças entre pessoas com deficiência visual (DV) e sem deficiência é a forma mais eficiente de lidar com informações sensoriais em qualquer situação (COLLIGNON et al., 2007; RICCIARDI et al., 2014). Em geral, todas as evidências observadas em níveis de análise, tais como social, comportamental e cognitiva, convergem em mudanças observadas na capacidade de plasticidade neural do Sistema Nervoso Central (SNC) devido à presença da DV (VOSS; PIKE; ZATORRE, 2014; QIN et al., 2015).

A plasticidade neural é definida como a capacidade do SNC de modificar algumas propriedades morfológicas e funcionais como resposta a um estímulo específico (GALVÁN, 2010). Existem várias possibilidades de estímulos a serem considerados dentro da plasticidade. Destaca-se que a maioria dos estímulos já está presente em um desenvolvimento típico, e eles são necessários para a regulação da quantidade de neurônios do SNC (GALVÁN, 2010; WARRAICH; KLEIM, 2010; QIN et al., 2015). Entretanto, no caso do surgimento da DV ao longo da vida de uma pessoa, ocorrem adaptações para possibilitar a interação com o ambiente (QIN et al., 2015; VOSS, 2019).

Adiante, serão apresentadas tais mudanças tanto no nível neurobiológico quanto cognitivo, que implicam no tipo de comportamento observado em pessoas com DV. Entretanto, é importante salientar que esses estudos são relativamente recentes, principalmente nas análises de neuroimagens. Algumas pesquisas se deram na década de 1990, mas apenas entre 2002 e 2009 houve o início de proposições para lidar com adaptações neurais e suas implicações nos movimentos de pessoas com DV (BAVELIER; NEVILLE, 2002; THÉORET; MERABET; PASCUAL-LEONE, 2004; COLLIGNON et al., 2009; CATTANEO; VECCHI, 2011).

Compensação Neural – Plasticidade Cortical

Ao longo de um período crítico no desenvolvimento de qualquer ser humano, há o desenvolvimento de mecanismos de plasticidade, em geral com relação à organização estrutural e funcional do cérebro. Tais processos estão ligados ao processamento de sinais sensoriais, ao uso de informações processadas para o controle motor e às próprias respostas motoras (SERRIEN; IVRY; SWINNEN, 2007; DEBAS et al., 2010; GALVÁN, 2010).

Destaca-se que no sistema visual humano existe uma janela temporal, entendida como um período sensível, que leva ao desenvolvimento de uma parte do córtex cerebral conhecida como córtex visual (QIN et al., 2015). Esse período, que se estende entre 0 e 10 anos de idade, se justifica pelo fato do sistema visual humano ser a forma mais complexa de se adquirir informações ambientais, tendo, além das estruturas periféricas (p.ex., globo ocular e retina), a participação de várias vias neurais que operam os diferentes componentes de uma imagem captada, que vai do nervo óptico, o núcleo geniculado anterior do tálamo, o estriado, até regiões como o córtex visual, áreas parietais e temporais (VOSS et al., 2010; KING, 2013).

O mesmo não pode ser atribuído às pessoas com DV. Embora se deva resguardar as devidas proporções das mudanças estruturais e funcionais do SNC ocasionadas pelos diferentes níveis da DV, pode-se afirmar que há uma compensação sensorial e uma reorganização cerebral nesses sujeitos (KUPERS; PTITO, 2014). Dessa forma, é importante separar as duas formas de plasticidade e, posteriormente, apontar suas relações com o córtex visual e outras áreas que compõem o córtex cerebral.

A primeira forma é conhecida como **plasticidade compensatória**, que se apoia a duas hipóteses explicativas. A primeira hipótese afirma que o uso de outras fontes exterioceptivas, como a audição e o tato, serve para complementar aquilo que deveria ser processado como imagem visual nos sujeitos com DV. A segunda hipótese defende que, devido ao tempo prolongado de privação visual, os sujeitos com DV podem desenvolver uma percepção acima do normal, via os sentidos ainda presentes, para "compensar" a perda da visão (RAUSCHECKER, 1995; KUPERS; PTITO, 2014).

Já a outra forma de plasticidade está principalmente associada a uma perspectiva mais neurobiológica, que é chamada de **plasticidade transmodal**. Neste tipo ocorre a reorganização adaptativa do córtex cerebral, principalmente aqueles associados ao córtex visual, e também às estruturas subcorticais que estão vinculadas aos dois tipos básicos de processamento visual conhecidos, sendo a via dorsal, relacionada com o "como", e a via ventral, relacionada com o reconhecimento de objetos e o "onde" (COLLIGNON et al., 2013; KUPERS; PTITO, 2014; VOSS, 2019).

Mesmo com a participação de mecanismos funcionais ou compensatórios e mecanismos transmodais, existem diferenças entre pessoas com DV, considerando os níveis de comprometimento e o tempo de deficiência. Dessa forma, é importante diferenciar os dois tipos de plasticidade de acordo com as condições impostas através da cegueira e baixa visão. Assim, as mudanças apresentadas a seguir ficarão mais claras, tendo em vista que as alterações mais pronunciadas estão vinculadas com os sujeitos que desenvolveram a cegueira no período sensível da vida (RAUSCHECKER, 1995; QIN et al., 2015).

Modificações Neurobiológicas Devido a Deficiência Visual

Algumas das reorganizações ligadas à cegueira estão presentes nas áreas de processamento de sinais sensoriais. Certas sub-regiões do córtex visual apresentam um aumento em suas espessuras quando comparadas com sujeitos sem DV (QIN et al., ; KUPERS; PTITO, 2014). O mesmo não pode ser descrito sobre estruturas relacionadas à via ventral visual, que parece apresentar uma diminuição tanto de neurônios quanto de células gliais (KUPERS; PTITO, 2014; VOSS; PIKE; ZATORRE, 2014; QIN et al., 2015).

Também ocorrem mudanças entre o córtex visual e as áreas de associação sensorial, ou áreas entre o lobo parietal, temporal e occipital. Principalmente nos sujeitos com cegueira congênita, há um aumento na conectividade e projeções neuronais entre as áreas de processamento auditivo (lobo temporal) e do córtex visual. Isso está ligado à capacidade de localização espacial e outras funções que possibilitam a interação com o ambiente nesses sujeitos (COLLIGNON et al., 2011; DORMAL et al., 2018).

Outras modificações estruturais estão ligadas ao processamento de informações somatossensoriais, como tato, propriedades corporais e orientação espacial do corpo. Para funções de reconhecimento de objetos, leitura em Braille e percepção cinestésica, ou percepção do próprio movimento produzido, um aumento das conexões sinápticas entre áreas parietais, estriado e córtex visual foi identificado em sujeitos com cegueira congênita e adquirida no período sensível (GIZEWSKI *et al.*, 2003; MERABET; AMEDI; PASCUAL-LEONE, 2009; VOSS *et al.*, 2016). Em adição, um aumento na espessura de áreas hipocampais anteriores e do cerebelo, regiões subcorticais, também é observado em sujeitos com cegueira, sendo relacionadas com locomoção em ambientes e orientação espacial desses indivíduos (KUPERS *et al.*, 2010; KUPERS; PTITO, 2014; SCHINAZI; THRASH; CHEBAT, 2016).

Apesar das mudanças neurobiológicas supracitadas apoiarem a ideia de plasticidade transmodal para pessoas com cegueira na infância, o mesmo não é observado em sujeitos que desenvolvem a DV, principalmente a baixa visão, após o período sensível. Nesse caso, há evidências que mostram um aumento na ativação de áreas corticais, vinculado aos córtices visual, parietal e temporal, durante a realização de movimentos (KUPERS; PTITO, 2014; QIN *et al.*, 2015). Mesmo assim, tais ativações ainda são maiores do que as observadas em sujeitos sem DV, em movimentos executados a partir de estímulos sonoros ou táteis (COLLIGNON *et al.*, 2009b; KUPERS; PTITO, 2014; QIN *et al.*, 2015; VOSS, 2019).

Na **Figura 6.4.A** são apresentadas as regiões cerebrais em que há maior mielinização (adaptação estrutural). Na **Figura 6.4.B**, as regiões cerebrais nas quais a mielinização é significativamente reduzida. Em geral, há uma maior relação entre as regiões mielinizadas (**Figura 6.4.A**) e um desempenho ótimo em tarefas de discriminação sonora e táteis.

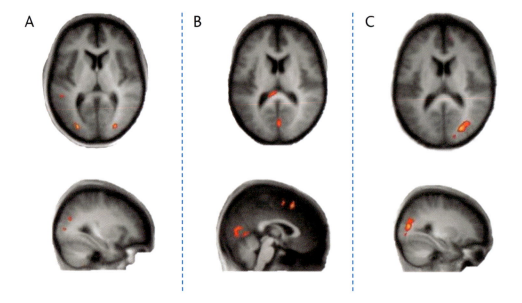

Figura 6.4 Representação da dissociação entre mudanças estruturais resultantes da privação visual e atrofia, e das mudanças relacionadas a adaptações compensatórias e comportamentais.
Fonte: Adaptada de Voss, 2019.

Mudanças Funcionais Devido à Deficiência Visual

As reorganizações do SNC em sujeitos com DV são adaptações que justificam, em sua maioria, as funções cognitivas que se ressaltam pela privação visual. Normalmente funções como memória de trabalho, imagética e localização espacial são utilizadas através da visão. Intrigantemente, em todos os níveis da DV, pode ser observado o emprego de outras fontes sensoriais, como cinestesia, tato e audição, para possibilitar o uso dessas mesmas funções por pessoas com DV.

Uma das principais adaptações se faz através da imagética, ou a capacidade de se formar uma imagem mental sobre o que se executa (CATTANEO; VECCHI, 2011). Em pessoas sem DV, isso é possível pela visão. Entretanto, em sujeitos com DV há uma convergência de informações auditivas, táteis e cinestésicas que moldam os prováveis objetos no ambiente e as posições aproximadas de outros indivíduos que estejam ou não interagindo com eles (RICCIARDI et al., 2009; BONINO et al., 2015). Isso possibilita maior qualidade aos movimentos executados por esses sujeitos, já que há uma interpretação da situação vivida próxima ao que se é visto em pessoas sem DV, como saber a distância entre o próprio braço e a bola a ser alcançada ou saber diferenciar a proporção entre dois objetos de forma precisa (RICCIARDI et al., 2009; CATTANEO; VECCHI, 2011; BONINO et al., 2015).

Outros tipos interessantes de adaptações são os associados à audição e ao tato. Cabe aqui uma separação entre hipóteses de acuidades tátil e auditiva, como uma forma de processamento acima do normal, e o que estudos mais recentes trazem sobre o uso dessas fontes. De um modo geral, não é possível atribuir um tipo "aguçado" e generalizado de sentidos devido ao desenvolvimento da DV. As discriminações táteis (p.ex., de objetos ou de códigos em Braille) e auditivas (p.ex., reações a sons) entre indivíduos com e sem DV não são diferentes, mostrando os limiares sensoriais que qualquer ser humano possui (COLLIGNON et al., 2011; KUPERS; PTITO, 2014). Contudo, obviamente se observa uma forma mais qualificada no uso dessas informações por pessoas com DV. No caso da percepção tátil, há o desenvolvimento de dedos preferidos para a leitura em Braille ou os dedos das mãos para reconhecimento de alguma forma (MERABET; AMEDI; PASCUAL-LEONE, 2009; KUPERS; PTITO, 2014). E, no caso da percepção auditiva, se observa uma distribuição do que está sendo processado em funções de localização espacial, para saber posições de outras pessoas ou objetos no ambiente, na ecolocalização, ou na forma de saber a profundidade do espaço, e também no reconhecimento e diferenciação da fala de outros sujeitos (DIETRICH; HERTRICH; ACKERMANN, 2013; KUPERS; PTITO, 2014; VOSS, 2019).

Ainda não há um consenso sobre os prováveis limites que tais adaptações compensatórias possuem no desempenho preciso de movimentos por sujeitos com DV. Apesar disso, é inegável que a combinação de privação visual e a prática esportiva garante uma percepção aprimorada, como o que foi mencionado até agora. Isso pode ser visualizado melhor através dos desempenhos de atletas com DV em diferentes modalidades esportivas que serão apresentadas na próxima seção.

Esportes para Pessoas com Deficiência Visual

A limitação de processar informações visuais, parcial ou totalmente, se traduz em padrões defasados de movimento na pessoa com DV (FRASNELLI et al., 2011; HAIBACH; WAGNER; LIEBERMAN, 2014). Esse comportamento implica em interações menos qualificadas, pois há uma diminuição das possibilidades de respostas motoras ligadas desde situações do cotidiano ou esportivas (HAIBACH; WAGNER; LIEBERMAN, 2014; HAEGELE; LIEBERMAN, 2019).

Em geral, é esperado que uma pessoa com DV apresente determinados comportamentos quando não recebem estimulação adequada no período sensível, tema tratado na seção anterior deste capítulo. Neste caso, alterações no equilíbrio estático, modificações na forma de locomoção (p.ex., pés arrastados), ombros e cabeças protusos, e maior utilização das mãos para reconhecimento de ambiente, são comportamentos destacados como as principais mudanças ocorridas (MUNSTER; ALMEIDA, 2008; HAIBACH; WAGNER; LIEBERMAN, 2014; HAEGELE; LIEBERMAN, 2019).

O esporte é uma forma eficaz de interferir nessas defasagens e expandir as formas de responder aos estímulos pelos sujeitos com DV. Para as pessoas com DV que se encontram no período sensível, os esportes podem ser utilizados como ferramentas para ofertar estimulação, correção de padrões motores e apresentação de novos movimentos (KOZUB; OH, 2004; HOUWEN et al., 2007; LIEBERMAN; PONCHILLIA; PONCHILLIA, 2013; ALVES BAKKE et al., 2019).

Para aqueles que se encontram após o período sensível, os esportes proporcionam a redução das defasagens motoras, o aprimoramento técnico vinculado aos esportes, o desenvolvimento de capacidades físicas e o desenvolvimento de habilidades sociais (MOVAHEDI; MOJTAHEDI; FARAZYANI, 2011; LIEBERMAN; PONCHILLIA; PONCHILLIA, 2013; TORRALBA et al., 2017).

Certamente este panorama serve para entender a maior heterogeneidade de ganhos encontrados nos sujeitos com DV. Apesar disso, é importante ressaltar que a maioria dos estudos levantados apresenta dados coletados de atletas com larga experiência em treinamentos, desde cegos congênitos aos atletas com baixa visão. Propõe-se a observação do conjunto de achados, que será mostrado a seguir, como um modelo que apresenta os limites que pessoas com DV podem alcançar.

A localização espacial, ou a percepção de segmentos corporais e de outros indivíduos em um determinado espaço, está presente na maioria dos esportes para atletas com DV (CATTANEO; VECCHI, 2011; HOOVER; HARRIS; STEEVES, 2012; TORRALBA et al., 2017). Apesar de indícios mostrarem que há uma diminuição desta função em sujeitos com cegueira (GORI et al., 2014), a maioria dos achados indica a requisição da função principalmente através da audição (WANET; VERAART, 1985; RAUSCHECKER, 1995; CHAN et al., 2012). Essa relação pode ser observada em alguns estudos que investigaram o papel da localização espacial em atletas de futebol paralímpico e que concluem dados interessantes (VELTEN et al., 2014; SHIOTA; TOKUI, 2017).

No estudo de Velten e colaboradores (2014), foi analisada a forma que atletas de futebol paralímpico, sujeitos cegos que não praticam esportes e sujeitos sem DV vendados identificam a localização de estímulos sonoros. Na tarefa, todos os sujeitos deveriam apontar a direção do estímulo, sendo que havia 16 caixas acústicas formando um círculo ao redor dos participantes. Essa análise, então, consistiu em identificar as direções que melhor eram percebidas pelos grupos mencionados. Os resultados mostraram que, para o grupo de atletas, foi constatada uma preferência lateral maior para direções dianteiras do lado esquerdo e para direções traseiras do lado direito, bem como uma precisão maior nas direções apontadas, em comparação com os demais grupos. Foi sugerido que essa assimetria tenha relação com a experiência no treinamento de futebol paralímpico, que os outros dois grupos não possuem.

Interessante apontar que uma assimetria lateral durante a localização de estímulos sonoros também foi observada no estudo de Shiota e Tokui (2017). A amostra, com 9 atletas cegos, com experiências em futebol paralímpico e *goalball*, mostrou um desempenho melhor na identificação de sons provenientes do lado direito e à frente enquanto eram solicitados a caminhar em linha reta, sendo que o mesmo foi observado no grupo de sujeitos sem DV com vendas nos olhos. Curiosamente, não houve diferenças entre esses dois grupos quando a identificação foi realizada em uma posição estática. Os autores também sugerem, como no estudo anterior, que as experiências no esporte determinaram a maior assimetria encontrada em uma tarefa mais complexa, como identificar sons durante uma caminhada. Além disso, parece que os atletas cegos conseguem processar melhor essa relação entre a sua própria localização, de forma dinâmica, e a origem do estímulo sonoro em comparação aos indivíduos que não possuem DV.

O equilíbrio é outra capacidade ressaltada em sujeitos com DV, devido às adaptações necessárias para a orientação corporal. O que define o nível de mudanças na forma de se equilibrar é, principalmente, o nível da perda visual. Entretanto, cabe destacar que a especificidade das modalidades esportivas, como o judô, o *goalball* ou o futebol paralímpico, também contribui para as alterações na velocidade de oscilação postural e no tamanho da área de pressão nas posturas de maior exigência, como a unilateral e a semi-tandem (SOBRY *et al.*, 2014; SANTOS *et al.*, 2018; HAEGELE; LIEBERMAN, 2019).

Essa relação é observada no estudo de Santos e colaboradores (2018), no qual foi avaliado o controle postural de uma base semi-tandem de 12 atletas B1 e 17 atletas com baixa visão, que praticavam o Judô Paralímpico ($n = 17$), o *Goalball* ($n = 12$) e o Futebol Paralímpico ($n = 10$). Como esperado, os atletas B1 apresentaram melhor controle postural, através de uma menor área de oscilação e uma menor velocidade de deslocamento, quando comparados aos atletas com baixa visão. Intrigantemente, baseando-se nas mesmas medidas, foi observado um melhor controle dos atletas de futebol e, em um menor nível, os que praticavam goalball. Os atletas de judô não apresentaram bom controle, tanto entre as classes esportivas quanto nas comparações das modalidades. Os autores sugerem que os esportes coletivos estudados exigem de seus praticantes estratégias de controle postural diferentes para que haja sucesso em jogo.

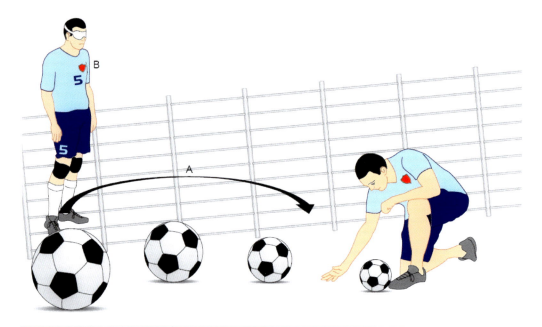

Figura 6.5 Representação que congrega as descrições sobre um atleta com DV. Neste caso, o atleta **(A)** localiza a direção da bola através do som produzido, enquanto **(B)** calcula a posição de um adversário e o espaço ao seu redor (parte quadriculada).
Fonte: Acervo do autor.

Curiosamente, também há uma associação entre grau de liberdade dos movimentos executados e o nível da DV. Uma análise de 44 atletas masculinos de 12 seleções nos Jogos Paralímpicos de 2012, forneceu uma direção sobre tal relação (MOLIK *et al.*, 2015). Os dados a respeito do desempenho nos jogos levantados apontam uma distinção entre os atletas B1 e os demais. No caso dos atletas B1, observou-se um melhor desempenho em ações defensivas, ou seja, movimentos que cobrem uma parte maior da quadra. E, no caso dos atletas B2 e B3, o destaque se deu para as ações ofensivas, que não requerem posições corporais mais complexas (MOLIK *et al.*, 2015).

Mesmo incipiente, dados sobre as avaliações física e antropométrica de atletas com DV preenchem o seu perfil desenhado até aqui (MOLIK *et al.*, 2015; LOTURCO *et al.*, 2017).

Os dados antropométricos coletados, no estudo de Molik *et al.* (2015), dos 44 atletas de *Goalball*, mencionado anteriormente, mostram que nenhuma das medidas (p. ex., massa corporal) interferiu negativamente no desempenho observado nos jogos oficiais. Por outro lado, no estudo de Loturco e colaboradores (2017), a força muscular e a potência de 14 atletas de Judô Paralímpico foram comparadas com os judoistas da seleção brasileira. A análise mostrou que a força muscular dos atletas da seleção olímpica foi maior do que a apresentada pelos atletas paralímpicos, com exceção à força isométrica, que foi similar para ambos os grupos.

Novamente é necessário frisar a impossibilidade em descrever todos os estudos, mas sim apresentar dados sobre os atletas de rendimento para melhor compreensão do que são capazes. Nesse sentido, as informações desse texto necessitam de atualizações constantes.

Considerações Finais

As ideias expostas nesse capítulo abrem as portas para novas discussões sobre a deficiência visual e convida à reflexão sobre suas implicações na vida de alguém. Assim como tradicionalmente se faz nos esportes regulares, o melhor entendimento do atleta com DV possibilita a construção de um modelo contendo os reais limites que possam ser alcançados mediante a privação sensorial prolongada. Entretanto, mesmo com dados atualizados sobre a DV, esse texto deve ser encarado como o início de um aprofundamento contínuo sobre as questões levantadas.

Revisão de Conteúdo

1. O que é a deficiência visual e quais são os principais parâmetros de classificação?

2. Quais são as possíveis adaptações neurais que uma pessoa desenvolve em decorrência da deficiência visual?

3. Como o esporte pode interferir nas defasagens relacionadas com a perda visual?

Referências

1. ALGHADIR, A. H.; ALOTAIBI, A. Z.; IQBAL, Z. A. Postural stability in people with visual impairment. *Brain and Behavior*, v. 9, n. 11, e01436, 2019.
2. ALVES BAKKE, H.; CAVALCANTE, W.A.; OLIVEIRA, I.S. Assessment of motor skills in children with visual impairment: a systematic and integrative *review*. *Journals.Sagepub.com*, v. 13, p. 117955651983828, 2019.

3. BAVELIER, D.; NEVILLE, H. J. Cross-modal plasticity: where and how? *Nature Reviews Neuroscience*, v. 3, n. 6, p. 443-452, 2002.

4. BONINO, D.; RICCIARDI, E; BERNARDI, G.; SANI, L; GENTILI, C. Spatial imagery relies on a sensory independent, though sensory sensitive, functional organization within the parietal cortex: a FMRI study of angle discrimination in sighted and congenitally blind individuals. *Neuropsychologia*, v. 68, n. 1, p. 59-70, 2015.

5. CATTANEO, Z.; VECCHI, T. *Blind vision:* the neuroscience of visual impairment. Massachusetts: Mit Press, 2011.

6. CHAN, C. C. H.; WONG, A.W.K; TING, KH. Cross auditory-spatial learning in early-blind individuals. *Human Brain Mapping*, v. 33, n. 11, p. 2714-2727, 2012.

7. COLENBRANDER, A. *Guide for the evaluation of visual impairment*. [s.l] [s.n.], 1999.

8. COLENBRANDER, A. Aspects of vision loss: visual functions and functional vision. *Visual Impairment Research*, v. 5, n. 3, p. 115-136, 2003.

9. COLLIGNON, O.; LASSONDE, M.; LEPORE, F.; BASTIEN, D. Functional cerebral reorganization for auditory spatial processing and auditory substitution of vision in early blind subjects. *Cerebral*, v. 17, n. 2, p. 457-465, 2007.

10. COLLIGNON, O.; VOSS, P; LASSONDE, M; LEPORE, F. Cross-modal plasticity for the spatial processing of sounds in visually deprived subjects. *Experimental Brain Research*, v. 192, n. 3, p. 343-358, 2009.

11. COLLIGNON, O.; VANDEWALLE, G.; VOSS, P. Functional specialization for auditory-spatial processing in the occipital cortex of congenitally blind humans. *Proceedings of the National Academy of Sciences of the United States of America*, v. 108, n. 11, p. 4435-4440, 2011.

12. COLLIGNON, O.; DORMAL, G; ALBOUY, G.; VANDEWALLE, G. Impact of blindness onset on the functional organization and the connectivity of the occipital cortex. *Brain*, v. 136, n. 9, p. 2769-2783, 2013.

13. CONEY, J.; JUDGE, K. Central versus lateral presentation in hemispheric sentence processing: a paradoxical finding. *Neuropsychologia*, v. 44, n. 14, p. 2907-2917, 2006.

14. DEBAS, K.; CARRIER, J.; ORBAN, P. Brain plasticity related to the consolidation of motor sequence learning and motor adaptation. *Proceedings of the National Academy of Sciences of the United States of America,* v. 107, n. 41, p. 17839-17844, 2010.

15. DIETRICH, S.; HERTRICH, I.; ACKERMANN, H. Ultra-fast speech comprehension in blind subjects engages primary visual cortex, fusiform gyrus, and pulvinar: a functional magnetic resonance imaging (FMRI) study. *BMC Neuroscience*, v. 14, n. 1, p. 74-89, 2013.

16. DORMAL, G.; PELLAND, M.; REZK, M.; YAKOBOV, E. Functional preference for object sounds and voices in the brain of early blind and sighted individuals. *Journal of Cognitive Neuroscience*, v. 30, n. 1, p. 86-106, 2018.

17. FINOCCHIETTI, S.; GORI, M.; SOUZA, O. A. Kinematic profile of visually impaired football players during specific sports actions. *Scientific Reports*, v. 9, n. 1, p. 1-8, 2019.

18. FRASNELLI, J.; COLLIGNON, O; VOSS, P.; LEPORE, F. *Crossmodal plasticity in sensory loss*. Philadelphia: Elsevier, 2011.

19. GALVÁN, A. Neural plasticity of development and learning. *Human Brain Mapping*, v. 31, n. 6, p. 879-890, 2010.

20. GIZEWSKI, E. R.; GASSER, T.; GREIFF, A.; BOEHM, A. Cross-modal plasticity for sensory and motor activation patterns in blind subjects. *Neuroimage*, v. 19, n. 3, p. 968-975, 2003.

21. GORI, M.; SANDINI, G.; MARTIOLI, C.; BURR, D.C. Impairment of auditory spatial localization in congenitally blind human subjects. *Brain,* v. 137, n. 1, p. 288-293, 2014.

22. HAEGELE, J. A.; LIEBERMAN, L. J. Movement and visual impairment. In: *The Routledge handbook of visual impairment*. [s.l] [s.n.] 2019. p. 189-201.

23. HAIBACH, P. S.; WAGNER, M. O.; LIEBERMAN, L. J. Determinants of gross motor skill performance in children with visual impairments. *Research in Developmental Disabilities*, v. 35, n. 10, p. 2577-2584, 2014.

24. HOOVER, A. E. N.; HARRIS, L. R.; STEEVES, J. K. E. Sensory compensation in sound localization in people with one eye. *Experimental Brain Research*, v. 216, n. 4, p. 565-574, 2012.

25. HOUSTON-WILSON, C.; LIEBERMAN, L. J. *Strategies for inclusion*: physical education for everyone. 3rd ed. [s.l.] Human Kinetics, 2018.

26. HOUWEN, S.; VISSCHER, C.; HARTMAN, E. Gross motor skills and sports participation of children with visual impairments. *Reserch Quartely for Exercise and Sports*, v. 78, n. 2, p. a16-a23, 2007.

27. KING, A. J. Multisensory circuits. In: *Neural circuit development and function in the heathy and diseased brain*. [s.l] [s.n.] 2013. p. 61-73.

28. KOZUB, F. M.; OH, H. An exploratory study of physical activity levels in children and adolescents with visual impairments. *Clinical Kinesiology*, v. 58, n. 3, p. 1-7, 2004.

29. KUPERS, R.; CHEBAT, D.R.; MADSEN, K.H. Neural correlates of virtual route recognition in congenital blindness. *Proceedings of the National Academy of Sciences of The United States of America*, v. 107, n. 28, p. 12716-12721, 2010.

30. KUPERS, R.; PTITO, M. Compensatory plasticity and cross-modal reorganization following early visual deprivation. *Neuroscience and Biobehavioral Reviews*, v. 41, p. 36-52, 2014.

31. LEE, T. C.; QIAN, M.; LIP, G.Y.H.; TULLIO, M.R. Heart failure severity and quality of warfarin anticoagulation control (from the Warcef Trial). *American Journal of Cardiology*, v. 122, n. 5, p. 821-827, 2018.

32. LIEBERMAN, L.; PONCHILLIA, P.; PONCHILLIA, S. *Physical education and sports for people with visual impairments and deafblindness:* foundations of instruc-

tion. 2013. https://www.google.com/search?q=physical+education+and+sports+ for+people+with+visual+impairments+and+deafblindness%3a+foundations+of+instruction&oq=physical+education+and+sports+for+people+with+visual+impairments. Acesso em 5 de julho de 2021.

33. LOTURCO, I.; NAKAMURA, F. Y.; WINCKLER, C.; BRAGANÇA, J. R.; DA FONSECA, R. A.; MORAES-FILHO, J.; ZACCANI, W. A.; KOBAL, R.; CAL ABAD, C. C.; KITAMURA, K.; PEREIRA, L. A.; FRANCHINI, E. Strength-power performance of visually impaired paralympic and olympic judo athletes from the brazilian national team: a comparative study. *Journal of Strength and Conditioning Research,* v. 31, n. 3, p. 743-749, 2017.

34. MANN, D. L.; RAVENSBERGEN, H. J. C. International paralympic committee (IPC) and international blind sports federation (IBSA) joint position stand on the sport-specific classification of athletes with vision impairment. *Sports Medicine*, v. 48, n. 9, p. 2011-2023, 2018.

35. MERABET, L.; AMEDI, A.; PASCUAL-LEONE, A. Activation of the visual cortex by braille reading. In: LOMBER, S.; EGGERMONT, J. (Org.) *Reprogramming cerebral cortex: plasticity following central and peripheral lesions.* Oxford: Oxford University Press, 2009. p. 526-528.

36. MOLIK, B.; MORGULEC-ADAMOWICZ, N.; KOSMOL, A.; PERKOWSKI, K.; BEDNARCZUK, G.; SKOWRO SKI, W.; GOMEZ, M. A.; KOC, K.; RUTKOWSKA, I.; SZYMAN, R. J. Game performance evaluation in male goalball players. *Journal of Human Kinetics,* v. 48, n. 1, p. 43-51, 2015.

37. MOVAHEDI, A.; MOJTAHEDI, H.; FARAZYANI, F. Differences in socialization between visually impaired student-athletes and non-athletes. *Research in Developmental Disabilities*, v. 32, n. 1, p. 58-62, 2011.

38. MUNSTER, M. A.; ALMEIDA, J. J. G. Atividade física e deficiência visual. *In:* GORGATTI, M. G.; COSTA, R. F. *Atividade física adaptada:* qualidade de vida para pessoas com necessidades especiais. 2 ed. São Paulo: Manole, 2008. p. 28-76.

39. QIN, W.; XUAN, Y; LIU, Y.; JIANG, T.; YU, C. Functional connectivity density in congenitally and late blind subjects. *Cerebral Cortex*, v. 25, n. 9, p. 2507-2516, 2015.

40. RAUSCHECKER, J. P. Compensatory plasticity and sensory substitution in the cerebral cortex. *Trends in Neurosciences*, v. 18, n. 1, p. 36-43, 1995.

41. RICCIARDI, E.; BONINO, D.; SANI, L.; VECCHI, T.; GUAZZELLI, M.; HAXBY, J. V.; FADIGA, L.; PIETRINI, P. Do we really need vision? how blind people" see" the actions of others: brief communications. *Journal of Neuroscience,* v. 29, n. 31, p. 9719-9724, 2009.

42. RICCIARDI, E.; BONINO, D.; PELLEGRINI, S.; PIETRINI, P. Mind the blind brain to understand the sighted one! Is there a supramodal cortical functional architecture? *Neuroscience and Biobehavioral Reviews*, v.41 p.64-7, 2014.

43. SANTOS, C. N.; CARVALHO, T.L.; FELICIO, R. L.; MAINENTI, M.R..M; VIGÁRIO, P. S. Postural control in athletes with different degrees of visual impairment. *Journal of Physical Education, Maringá*, v. 29, n. 1, p. 1-9, 2018.

44. SCHINAZI, V. R.; THRASH, T.; CHEBAT, D. R. Spatial navigation by congenitally blind individuals. *Wiley Interdisciplinary Reviews: Cognitive Science*, v. 7, n. 1, 37-58, 2016.

45. SERRIEN, D. J.; IVRY, R. B.; SWINNEN, S. P. The missing link between action and cognition. *Progress in Neurobiology*, v. 82, n. 2, p. 95-107, 2007.

46. SHIOTA, K.; TOKUI, A. Audiospatial cognitive ability of visually impaired athletes in static and dynamic spatial cognitive tasks. *Journal of Physical Therapy Science*, v. 29, n. 11, p. 1981-1986, 2017.

47. SOBRY, V.; CERNAIANU S.; AGNANI, O.; TOUSSAINT T. Do visually impaired people have a static balance as effective as sighted people? *Neurorehabilitation*, v. 35, n. 4, p. 851-861, 2014.

48. SPERA, R., BESLVISO, M.; SIRICO, F.; PALERMI, F.; MASSA, B.; MASSEO, F.; MONTESANO, P. Jump and balance test in judo athletes with or without visual impairments. *Journal of Human Sport and Exercise*, v. 14, n. 4, p. s937-s947, 2019.

49. THÉORET, H.; MERABET, L.; PASCUAL-LEONE, A. *Behavioral and neuroplastic changes in the blind*: evidence for functionally relevant cross-modal interactions. *Physiology, Paris*, v.98, n. 1-3, p. 221-33, 2004.

50. TORRALBA, M. A.; PADULLÉS, J.M.; LOSADA, J.L. Spatiotemporal characteristics of motor actions by blind long jump athletes. *BMJ Open Sport and Exercise Medicine*, v. 3, n. 1, p. 1-5, 2017.

51. TUKEL, Y.; SANIOGLU, A.; TASKIN, H.; STOFFREGEN, T. A.; ERKMEN, N. Qualitative assessment of balance performance among judo players with visual impairment. *IDO Movement for Culture*, v. 17, n. 4, p. 32-36, 2017.

52. VELTEN, M. C. C.; BLASING, B.; PORTES, L.; HERMANN, T. Cognitive representation of auditory space in blind football experts. *Psychology of Sport and Exercise*, v. 15, n. 5, p. 441-445, 2014.

53. VOSS, P.; COLLIGNON, O.; LASSONDE, M. Adaptation to sensory loss. *Wiley Interdisciplinary Reviews: Cognitive Science*, v. 1, p. 3, p. 308-328, .2010.

54. VOSS, P.; ALARY, F.; LAZZOUNI, L.; CHAPMAN, C. E. Crossmodal processing of haptic inputs in sighted and blind individuals. *Frontiers in Systems Neuroscience*, v. 10, n.8, p. 1-11, 2016.

55. VOSS, P. Brain (re)organization following visual loss. *Wiley Interdisciplinary Reviews: Cognitive Science*, v. 10, n. 1, p. 1–12, 2019.

56. VOSS, P.; PIKE, B. G.; ZATORRE, R. J. Evidence for both compensatory plastic and disuse atrophy-related neuroanatomical changes in the blind. *Brain*, v. 137, n. 4, p. 1224-1240, 2014.

57. WANET, M. C.; VERAART, C. Processing of auditory information by the blind in spatial localization tasks. *Perception & Psychophysics*, v. 38, n. 1, p. 91-96, 85.

58. WARRAICH, Z.; KLEIM, J. Neural plasticity: the biological substrate for neurohabilitation. *PM & R the Journal of Injury, Function, and Rehabilitation*, v. 2, n. 2, p. s208-s219, 2010.

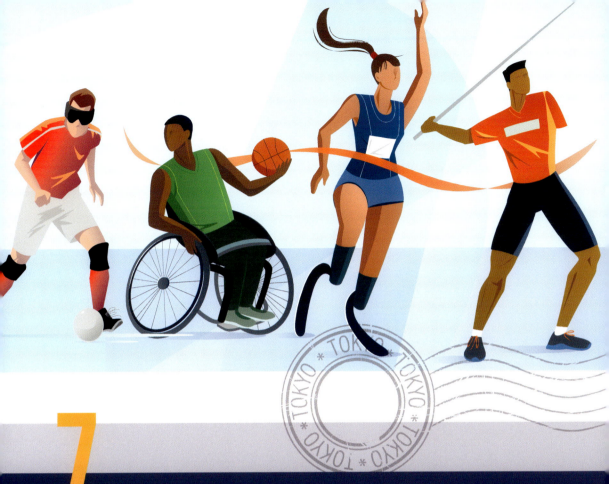

capítulo 7

A Deficiência Intelectual no Esporte Paralímpico

- Lidiane Aparecida Fernandes
- Ingrid Ludimila Bastos Lôbo
- Kevin Augusto Farias de Alvarenga
- Guilherme Menezes Lage

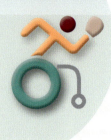

Introdução

Conceituação e Caracterização da Deficiência Intelectual (DI)

Durante muito tempo a DI esteve associada a termos estigmatizantes como "retardo mental", "mongolismo", dentre outros, mas após a publicação da Lei de Rosa (Pub. L. 111-256) esses termos foram substituídos pelo termo "Deficiência Intelectual" ou DI (BURNS, 2018). De modo geral, o diagnóstico de DI aplica-se aos mesmos indivíduos que foram anteriormente identificados com retardo mental em tipo, nível, espécie, duração e necessidade de serviços e apoios (SCHALOCK et al., 2007). A DI, ou transtorno do desenvolvimento intelectual, se caracteriza por limitações significativas no funcionamento intelectual (Quociente de Inteligência abaixo de 70-75 pontos), comprometimentos em áreas do comportamento adaptativo (habilidades da vida cotidiana), e início da condição antes dos 18 anos de idade (AMERICAN PSYCHIATRIC ASSOCIATION, 2014; WHO, 2001).

Dentre as limitações no funcionamento intelectual estão os déficits no raciocínio, solução de problemas, planejamento, pensamento abstrato, juízo, aprendizagem acadêmica e aprendizagem pela experiência, confirmados tanto pela avaliação clínica quanto por testes de inteligência padronizados e individualizados (KE; LIU, 2015). Em relação aos comprometimentos nas habilidades adaptativas, estes referem-se a quão bem uma pessoa alcança os padrões de sua comunidade em termos de independência pessoal e responsabilidade social em comparação a outros com idade e antecedentes socioculturais similares, como por exemplo, a comunicação, participação social e vida independente, e em múltiplos ambientes, como em casa, na escola, no local de trabalho e na comunidade (AMERICAN PSYCHIATRIC ASSOCIATION, 2014).

O funcionamento adaptativo envolve três domínios: conceitual, social e prático. O comprometimento no domínio conceitual diz respeito às dificuldades relacionadas à linguagem, à escrita e às habilidades acadêmicas, dentre outras. O domínio social compreende as dificuldades relacionadas à comunicação, relação interpessoal, dificuldades em compreender regras sociais, dentre outros. Já o domínio prático refere-se às habilidades de autocuidado como alimentação, higiene, segurança e outros. E por último, e não menos importante, o início da manifestação dos déficits intelectuais e adaptativos deve ocorrer durante a infância ou adolescência (AMERICAN PSYCHIATRIC ASSOCIATION, 2014).

Distinções Entre Deficiência Intelectual (DI) e Transtorno Mental

Os termos DI e transtorno mental, apesar de compartilhar da mesma origem histórica, são comumente utilizados erroneamente como sinônimos. De acordo com o DSM-V, o transtorno mental é caracterizado por perturbação significativa na cognição, na regulação emocional ou no comportamento de um indivíduo que reflete uma disfunção nos processos psicológicos, biológicos ou de desenvolvimento subjacentes ao funcionamento mental. Transtornos mentais estão frequentemente associados a sofrimento ou incapacidade significativos que afetam atividades sociais, profissionais ou outras atividades importantes. De outro modo, o transtorno do desenvolvimento intelectual ou DI se caracteriza por déficits em funções intelectuais, comportamento adaptativo e início dos sintomas no período de desenvolvimento. A DI deve ser entendida como uma condição do indivíduo e deve ser tratada considerando o nível de suporte do indivíduo, ou a gravidade dos sintomas.

A DI é classificada pela severidade da deficiência e pode ser classificada como leve, moderada, grave ou profunda, conforme o Manual de Diagnóstico e Estatístico de Transtornos Mentais, 5ª edição (DSM-5).

Classificações da Deficiência Intelectual (DI)

O DSM-5 define a gravidade da DI (Figura 7.1) pelo nível de suporte necessário, pois as necessidades de suporte estão diretamente ligadas às habilidades adaptativas (KVARNUNG; NORDGREN, 2017). Portanto, essa graduação não é feita pelo QI, uma vez que este não reflete com boa acurácia a funcionalidade, tendo assim pouco valor prognóstico. Considera-se, para isso, a funcionalidade e o nível de apoio demandado.

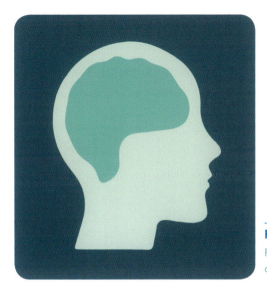

Figura 7.1 Ícone da deficiência intelectual.
Fonte: Secretaria Municipal da Pessoa com Deficiência de São Paulo.

DI Leve

O indivíduo com DI leve (cerca de 85% dos casos), geralmente manifesta dificuldades mais perceptíveis na fase final do período pré-escolar ou no início do período escolar. Estas dificuldades começam a ser mais claramente percebidas à medida que as exigências acadêmicas aumentam, como por exemplo, o aprendizado da leitura, escrita e aritmética. O pensamento e a comunicação são geralmente mais concretos, havendo prejuízos funcionais nas atividades práticas mais complexas, no entendimento e organização do tempo, e manejo de dinheiro. As crianças podem parecer mais imaturas quando comparadas a colegas de classe. Na vida adulta, estes indivíduos possivelmente necessitarão de auxílio intermitente, embora a deficiência nem sempre comprometa a possibilidade de autonomia e de uma vida independente. O QI destas crianças estão geralmente entre 55 e 70.

DI Moderada

Nestes indivíduos (cerca de 10% dos casos), a DI já pode ser percebida mais precocemente, com dificuldades marcantes na linguagem e no aprendizado, ainda no período pré-escolar. O prejuízo no convívio social e na comunicação gera a necessidade de suporte mais constante, que também é necessário em tarefas básicas de cuidado pessoal, como vestir-se, utilizar o banheiro ou mesmo alimentar-se. Demanda suporte por toda a vida. São capazes de trabalhos que exijam pouca habilidade comunicativa ou cognitiva. O QI destes indivíduos está geralmente entre 40 e 55.

DI Severa

Na DI severa (3%-4% dos casos), há limitação importante na comunicação. Os indivíduos apresentam dificuldades para entender a linguagem verbal, gestos, escrita ou o conceito de números. Demandam suporte e supervisão extensivos de cuidadores em todas as atividades diárias. O QI está geralmente entre 25 e 40.

DI Profunda

Na DI profunda (1%-2% dos casos), não há abstração. As habilidades conceituais não vão além do concreto. Poucas habilidades se desenvolvem, e geralmente são restritas apenas à manipulação de objetos. A compreensão da linguagem simbólica é prejudicada. Alguns podem ser capazes de entender instruções básicas, mas a dependência de um cuidador é alta em todos os aspectos da rotina diária, sendo o nível de apoio demandado universal. O QI estimado destes indivíduos é geralmente inferior a 25 (PURUGGANAN, 2018).

Quanto menor a gravidade da deficiência, mais provável que os sintomas se manifestem tardiamente, na idade escolar (PURUGGANAN, 2018). Contrariamente, quanto mais precoce o diagnóstico, maior as possibilidades de desenvolvimento da criança. De acordo com Ke e Liu (2015), em todos os casos de DI o ponto crucial do tratamento é a detecção e intervenção precoces.

Etiologia da Deficiência Intelectual (DI)

De acordo com Purugganan (2018) há diferentes etiologias para a DI, como desordens genéticas (por exemplo, distúrbios cromossômicos, exclusões genéticas contíguas e distúrbios monogênicos), causas ambientais (por exemplo, álcool e outros teratógenos, infecções), lesão cerebral traumática, distúrbios cerebrais, deficiências nutricionais e erros inatos de metabolismo. Alguns fatores têm sido confirmados como causa ou como associados à DI. Esses fatores podem ser divididos em pré-natais, perinatais e pós-natais. Segundo a American Psychiatric Association (2014), as etiologias pré-natais incluem síndromes genéticas, erros inatos do metabolismo, malformações encefálicas, doença materna e influências ambientais (ex., álcool, outras drogas, toxinas, teratógenos). Dentre as causas perinatais, são incluídas uma gama de eventos no trabalho de parto e no nascimento que levam à encefalopatia neonatal. As causas pós-natais abrangem lesão isquêmica hipóxica, lesão cerebral traumática, infecções, doenças desmielinizantes, doenças convulsivas, privação social grave e crônica, síndromes metabólicas tóxicas e intoxicações (ex., chumbo, mercúrio).

Um número significativo de pessoas com DI não possui uma causa identificável (PURUGGANAN, 2018). De acordo com Ke e Liu (2015), cerca de dois terços dos casos leves e um terço dos casos graves, as causas da deficiência não são encontradas, o que destaca a necessidade de mais pesquisas na área. É mais provável identificar uma causa biológica em formas mais significativas de DI (como moderada, grave e profunda) do que na forma leve, que pode receber influência de dificuldades culturais, linguísticas e sociais (PURUGGANAN, 2018).

A frequência de aparecimento estimada da DI na população é de 1% a 3% (HARRIS, 2006), e é previsto a maior prevalência em indivíduos do sexo masculino do que no sexo feminino, para as formas moderadas e graves da deficiência (KWOK et al., 2011). No Brasil, a população de pessoas com DI é de aproximadamente 1,4% da população (IBGE, 2010). Algumas condições como a Síndrome de Down, a Síndrome do X Frágil, fenilcetonúria, Síndrome de Angelman, Síndrome Alcoólica Fetal e Autismo são associadas à DI. É importante ressaltar que nem todas as condições estão associadas à DI: por exemplo, o indivíduo com Síndrome de Down necessariamente apresentará DI, e o que irá diferenciar um indivíduo do outro será a gravidade da deficiência. Em contraponto, nem todos os indivíduos com autismo apresentam a DI, a prevalência descrita é em torno de 70% dos casos (SIGMAN; CAPPS, 2000; SCHWARTZMAN, 2003). Considerar as diferentes condições e acometimentos das deficiências e suas respectivas comorbidades, em cada indivíduo, pode impedir o uso de rótulos a respeito das limitações desses indivíduos.

Critérios de Elegibilidade e Classificações

O diagnóstico da DI é feito pela identificação de limitações significativas nas funcionalidades intelectuais e adaptativas, afetando pelo menos um dos três domínios adaptativos (conceitual, social e prático), iniciadas ainda no período de desenvolvimento (antes dos 18 anos de idade) (AMERICAN PSYCHIATRIC ASSOCIATION, 2014). O diagnóstico pode ser formalizado a partir dos 5 anos de idade, quando é possível avaliar as funcionalidades intelectuais de maneira objetiva e confiável, por meio da mensuração do quociente de inteligência (QI).

O QI é medido por baterias de testes aplicados por psicólogos treinados, que avaliam funcionalidades intelectuais esperadas para cada idade, como a linguagem, o raciocínio, o pensamento abstrato, a capacidade de julgamento e a resolução de problemas, dentre outras habilidades cognitivas. Os testes comumente utilizados são as escalas Wechsler de Inteligência (AMERICAN PSYCHIATRIC ASSOCIATION, 2014). A mais frequentemente aplicada, a versão para crianças, está em sua 5ª edição (2014), sendo que apenas a 4ª edição (2003) está atualmente disponível para a população brasileira. O teste pontua, além do QI total, quatro índices: Índice de Compreensão Verbal, Índice de Organização Perceptual, Índice de Memória Operacional e Índice de Velocidade de Processamento. Há também a versão para avaliação de adultos com até 89 anos de idade (Escala Wechsler de Inteligência para Adultos). Existem outros testes disponíveis para a população brasileira (Tabela 7.1).

Tabela 7.1 Principais instrumentos para avaliação das funcionalidades intelectuais e suas versões disponíveis para a população brasileira.

Teste	Faixa etária
Escala Wechsler de inteligência para crianças, 4ª Ed. (WISC-IV), 2003	6 a 16 anos e 11 meses
Escala Wechsler de inteligência para pré-escolares, 3ª Ed. (WPPSI-III), 2012	2 anos e 6 meses a 7 anos e 7 meses
Escala Wechsler de inteligência para adultos, 3ª Ed. (WAIS-III), 2004	16 a 89 anos
Escala de inteligência Stanford-Binet, 4ª Ed. (SB-4), 1986	2 a 21 anos
Escala internacional de inteligência Leiter, 3ª Ed. (LEITER-3), 1997	A partir de 3 anos
Teste de inteligência não vertebral, 3ª Ed. (TONI-3), 2010	6 a 10 anos

Fonte: Acervo do autor.

A avaliação das funcionalidades adaptativas é feita pela detecção clínica de prejuízos em, pelo menos, um dos três seguintes domínios, observada em múltiplos ambientes, como na escola, em casa ou na comunidade:

- **Domínio Conceitual:** Inclui habilidades de linguagem, leitura e escrita; compreensão de conceitos, como números, dinheiro e tempo; memória; raciocínio; juízo.

- **Domínio Social:** Inclui habilidades de comunicação social interpessoal, de relacionar-se com outros, empatia, resolução de problemas sociais, responsabilidade social; autoestima; habilidade de seguir regras e evitar vitimização, e possibilidade de culpabilização.
- **Domínio Prático:** Inclui habilidades de cuidado pessoal e de vivência diária, como alimentação, mobilidade e higiene. São avaliadas atividades como vestir as próprias roupas, manter rotinas, manejar dinheiro e preparar alimentos.

Esta avaliação também pode ser feita por meio de testes objetivos, sendo o principal deles a Escala de Comportamento Adaptativo Víneland, podendo ser aplicada desde o nascimento até os 90 anos de idade. Está disponível no Brasil em sua versão atual (3ª edição).

A Aprendizagem Motora como Fator Principal para o Bom Desempenho Esportivo de Pessoas com Deficiência Intelectual (DI)

Aprendizagem é um fenômeno crítico para a existência humana. Ao longo do ciclo de vida o ser humano passa por diversas mudanças em seu comportamento nos mais diversos domínios, tais como o cognitivo, o afetivo e o motor. Tais mudanças são resultados das interações entre a aquisição de novos conhecimentos e habilidades em cada domínio (LAGE et al., 2007). Essas transformações, para se caracterizarem como aprendizagem, devem resultar em acréscimo de eficiência relativamente duradoura. Outro elemento necessário é a capacidade de adaptação, ou seja, a generalização da aprendizagem para além do contexto em que ocorreu (BARREIROS; CARITA; GODINHO, 2001). Esses elementos, que caracterizam a aprendizagem, têm papel central na DI, e são observadas, como esperado, alterações e atrasos na aprendizagem de habilidades no domínio motor (CHIVIACOWSKY; WULF; ÁVILA, 2012; WESTENDORP et al., 2011).

A aprendizagem motora pode ser entendida como um conjunto de processos associados com a prática, conduzindo a mudanças relativamente permanentes na capacidade de executar uma performance habilidosa. A partir da observação da mudança na qualidade da execução do aprendiz, infere-se que houve aprendizagem por meio da melhora relativamente permanente no desempenho, fruto da prática. As mudanças em processos e mecanismos mentais, tais como a atenção, a percepção e a programação motora, é que subsidiam o ganho de proficiência ao longo do tempo (SCHMIDT; LEE, 1999). Uma vez que na DI a adoção de estratégias cognitivas, que dependem desses mecanismos, está afetada, a aquisição de habilidades motoras consequentemente apresenta déficits.

Um exemplo de um importante mecanismo relacionado à aprendizagem motora e que encontra-se afetado na DI é a memória. Em estudos sobre o desenvolvimento da capacidade de memória em crianças com DI, resultados robustos têm mostrado déficits tanto nas funções da memória em curto prazo, quanto na memória em longo prazo (van der MOLEN et al., 2007; WEISS; WEISZ; BROMFIELD, 1986). Mais especificamente em relação ao armazenamento em curto prazo, têm sido observado déficits na memória de trabalho em crianças com DI (SCHUCHARDT; GEBHARDT; MÄEHLE, 2010). A memória de trabalho é um sistema de memória de capacidade limitada que tem a função de manter e manipular mentalmente as informações advindas de diferentes vias sensoriais e tem papel crucial no início da aquisição da habilidade motora, influenciando na taxa de aprendizagem (SEIDLER; BO; ANGUERA, 2012). Se esse sistema de memória está afetado na DI, uma série de processos que subsidiam a aprendizagem também estará afetada.

A mudança no comportamento que caracteriza a aprendizagem motora é a base de toda a aquisição de habilidades que são praticadas no contexto esportivo. Nos esportes, o construto "habilidade motora" pode ser entendido como "técnica". Esses conceitos se entrelaçam por tratarem de exigências motoras com uma meta a ser atingida (LAGE; BENDA, 2002). A aplicação eficiente de uma técnica em determinado esporte é fruto de todo o processo de aprendizagem motora. Se a aprendizagem motora está afetada na DI, o desempenho esportivo estará consequentemente alterado. As habilidades motoras grossas servem como base para a execução das habilidades esportivas, tais como o correr, o chutar, o saltar e o arremessar. Um dos melhores exemplos dessa relação entre nível de desenvolvimento de habilidades motoras grossas e participação de crianças com DI no esporte foi apresentado por Westendorp et al. (2011). Nesse estudo foi observado que um melhor controle de objetos, como na habilidade arremesso, prediz uma maior participação no esporte.

Apesar de ainda escassos, estudos (CHIVIACOWSKY; WULF; ÁVILA, 2012; EDWARDS; ELLIOTT; LEE, 1986; HEITMAN; GILLEY, 1989; PORRETTA, 1982) têm investigado como organizar a prática a fim de otimizar o processamento de informações e, consequentemente, a aquisição de habilidades motoras variadas, como aquelas encontradas em contextos esportivos. Porretta (1982) investigou inicialmente os efeitos de se variar a prática de crianças com DI na aprendizagem da habilidade de chutar. Comparado à prática constante que é repetitiva, a prática variada de algum parâmetro da habilidade (ex., força total, amplitude total, tempo total) tem como efeito o fortalecimento de esquemas de memória referentes aos parâmetros que precisam ser utilizados a cada nova tentativa de execução. No estudo de Porretta (1982), a variação de diferentes níveis de inclinação da trajetória de uma bola chutada, levou as crianças a formarem esquemas mais elaborados e fortes que ajudaram na maior transferência da habilidade para a execução do chute em uma inclinação até então não praticada.

Somado aos resultados de Porretta (1982), os poucos estudos sobre a variabilidade da prática apresentam uma tendência à vantagem da prática variada sobre a prática constante em aprendizes com DI. Enquanto Edwards, Elliott e Lee (1986) e Choi et al. (2001) observaram efeitos positivos da variação da prática na aprendizagem motora, Heitman e Gilley (1989), não observaram diferenças na aprendizagem quando se compara uma prática mais repetitiva com a prática mais variada. Desses três estudos (CHOI *et al.*, 2001; EDWARDS; ELLIOTT; LEE, 1986; HEITMAN; GILLEY, 1989), o que utilizou de uma habilidade mais complexa como as encontradas em esportes foi o de Choi *et al.* (2001), que observou que a prática variada foi mais efetiva para a aprendizagem de uma habilidade de arremesso para adultos com DI. Observou-se que um aumento progressivo da variação na prática, partindo de uma sequência variada em blocos (ex.: execução das distâncias na ordem AAABBBCCC), para uma sequência aleatória (ex.: execução das distâncias na ordem CBABACACB), é efetivo para a aprendizagem de uma habilidade motora grossa.

Os efeitos positivos da prática variada na DI podem estar relacionados ao treinamento de estratégias de solução de problemas nessa população dirigindo, assim, a atenção dos aprendizes a aspectos relevantes do processamento de informações e, consequentemente, inibindo o processamento de informações irrelevantes. Chiviacowsky, Wulf e Ávila (2012), por exemplo, observaram que dirigir a atenção dos aprendizes com DI para aspectos relacionados ao efeito do movimento no ambiente (foco externo da atenção) apresenta melhores resultados do que dirigir o foco da atenção para o movimento em si (foco interno da atenção). Essa forma de instrução sobre como alocar a atenção (foco externo) favoreceu a transferência de aprendizagem de uma habilidade de arremesso. A instrução para imaginar a execução da habilidade também surte efeitos positivos sobre a aprendizagem na DI. Surburg, Porretta e Sutlive (1995) aumentaram a demanda cognitiva pedindo aos aprendizes para realizarem a prática mental de uma habilidade de arremesso em complemento à prática física e observaram efeitos positivos na aprendizagem dessa habilidade.

Em resumo, há um número limitado de estudos sobre a aprendizagem de habilidades motoras na DI, mas há indicativos de que formas de instruir e organizar a prática que favoreçam a aprendizagem de estratégias de solução de problemas motores são eficazes na mudança de desempenho. Um aspecto relevante é que a maior parte desses trabalhos utilizou habilidades motoras grossas de manipulação de objetos, tais como o arremesso e o chutar, habilidades essas presentes em várias modalidades esportivas. Outro ponto de destaque é que os efeitos foram bem observados na transferência de aprendizagem, característica essencial para os esportes nos quais há uma dinâmica no ambiente, obrigando o atleta a se adaptar a cada nova ação devido às alterações do contexto.

A Participação nas Paralimpíadas e *Special Olympics*

A primeira participação de atletas com DI nos Jogos Paralímpicos ocorreu em Atlanta, em 1996, e contou com um total de 56 atletas nas modalidades Atletismo e Natação. Na edição de Sydney, quatros anos mais tarde, participaram 244 atletas e foram inseridas mais duas modalidades, sendo estas o Tênis de Mesa e o Basquetebol (BRITAIN, 2016).

Contudo, nos Jogos Paralímpicos de Sydney ocorreu um grande escândalo, que marcou a história das Paralimpíadas e evidenciou a fragilidade dos critérios de classificação e elegibilidade utilizados para atletas com DI (BEAVER, 2001). Em resumo, o jornalista espanhol Carlos Ribagorda se passou por um atleta com DI e integrou a equipe de Basquetebol da Espanha, que conquistou a medalha de ouro na competição. Ao final dos Jogos, ele escreveu um artigo revelando que dez dos doze jogadores espanhóis da equipe não apresentavam DI e foram deliberadamente selecionados pela Federação Desportiva de Deficientes Mentais da Espanha para garantir a vitória (TREMLETT, 2000; BRITAIN, 2016). Ele tornou público ainda que, além dos jogadores da equipe de Basquetebol, outros atletas da Delegação Espanhola também não eram deficientes intelectuais (BEAVER, 2001).

Diante dos fatos, várias investigações foram conduzidas pelo Comitê Paralímpico Internacional (IPC) e foi comprovado que atletas classificados como DI de outras modalidades e em outras competições internacionais também não apresentavam a deficiência. Por exemplo, essa mesma seleção espanhola de Basquetebol participou e venceu o Campeonato Mundial da modalidade que foi realizado no Brasil, alguns meses antes das Paralimpíadas (TREMLETT, 2000; BRITAIN, 2016). Dessa forma, em 2001 foi suspenso o acordo entre o IPC e a Federação Esportiva Internacional para Pessoas com Deficiência Intelectual (INAS), resultando na exclusão de todos os atletas com DI de todas as atividades dirigidas pelo IPC (BURNS, 2018).

Além disso, o IPC exigiu a devolução das medalhas conquistadas e a revisão dos critérios de elegibilidade, bem como a elaboração de uma nova forma de classificação, incluindo a qualificação de avaliadores credenciados (BRITAIN, 2016). Para isso, em 2008 foi constituída uma nova parceria entre o IPC e o INAS visando a condução de pesquisas com a finalidade de examinar e identificar os efeitos do funcionamento intelectual no desempenho das modalidades Atletismo, Natação e Tênis de Mesa, e também estruturar os requisitos apropriados para atender aos Códigos de Classificação do IPC (BURNS, 2018).

Atualmente, os critérios de classificação são baseados em testes psicológicos específicos para avaliar o impacto da DI no desempenho esportivo (DIJK; DAĎOVÁ; MARTÍNKOVÁ, 2017). Após a consolidação do novo processo de classificação, em 21 de novembro de 2009, os membros do IPC votaram pela reintegração de atletas com DI nas competições paralímpicas (LANTZ; MARCELLINI, 2017). Dessa forma, nos Jogos Paralímpicos de Londres, realizados em 2012, participaram 118 atletas com DI, representantes de 36 países, nas modalidades Atletismo, Natação e Tênis de Mesa (BRITAIN, 2016; BURNS, 2018).

É importante salientar que, além das Paralimpíadas, cujo objetivo principal é o rendimento esportivo, existem outras competições internacionais específicas para atletas com DI, que têm por finalidade promover a participação, a inclusão e a integração dos atletas e de seus familiares. Dentre estas, destaca-se a *Special Olympics* (Olimpíadas Especiais), uma competição em nível mundial de reconhecimento para atletas com DI, que é autorizada oficialmente pelo Comitê Olímpico Internacional (COI), desde 1988, a utilizar o nome "Jogos Olímpicos" (BRITAIN, 2016).

A *Special Olympics* foi idealizada por Eunice Kennedy Shriver (Figura 7.2), que foi uma defensora da prática de esportes para pessoas com DI. A primeira edição ocorreu em 1968, em Chicago, na qual participaram mil atletas dos EUA e do Canadá (DIJK; DAĎOVÁ; MARTÍNKOVÁ, 2017). Essa competição, que agrupa diferentes esportes para crianças e adultos, tem como propósito estimular o treinamento esportivo contínuo, em busca da melhoria da qualidade de vida, do desenvolvimento da aptidão física, da promoção de sentimentos de coragem e alegria, e da formação de laços de amizade entre os participantes (HUGHES; MCDONALD, 2008).

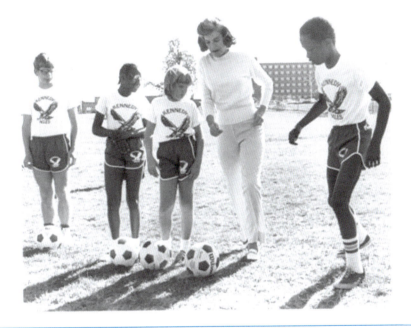

Figura 7.2 Eunice Kennedy Shriver.
Fonte: https://www.specialolympicsga.org/eunice-kennedy-shriver-day-2/

Ademais, a estrutura da *Special Olympics* tem como princípio o direito à participação e à inclusão sem restrições em relação ao nível de comprometimento intelectual ou de habilidade esportiva, sendo que não existe a exigência de critérios mínimos de desempenho esportivo (LANTZ; MARCELLINI, 2017). Para ser elegível, o atleta deverá ter pelo menos 8 anos de idade e apresentar atrasos cognitivos medidos por testes formais ou apresentar problemas significativos de aprendizagem que demandem acompanhamento específico (BRITAIN, 2016).

No que tange às competições, é interessante esclarecer que as conquistas anteriores dos atletas são consideradas como a base para agrupar os participantes de acordo com um nível de aproximação ou homogeneidade, em busca da formação de equipes com habilidades parecidas, possibilitando que todos tenham uma chance de ganhar (LANTZ; MARCELLINI, 2017).

Com o passar do tempo, a *Special Olympics* tornou-se um movimento global e a sua estrutura atual conta com mais de 4 milhões de atletas de 180 países, sendo instituídas competições de 24 modalidades paralímpicas. As edições de verão e inverno ocorrem a cada 2 anos, de forma intercalada, sendo que a última ocorreu em Abu Dhabi em 2019, com a participação de 7.000 atletas representantes de 170 países. No Brasil, existem aproximadamente 44 mil atletas filiados e 10 modalidades esportivas desenvolvidas em vários eventos competitivos ao longo do ano (OLIMPÍADAS ESPECIAIS BRASIL, s/d).

Considerações Finais

A DI se caracteriza por limitações significativas no funcionamento intelectual, comprometimentos em áreas do comportamento adaptativo e início da condição antes dos 18 anos de idade. De acordo com o DSM-5, a gravidade é definida pelo nível de suporte necessário, podendo ser classificada como leve, moderada, grave ou profunda. Há diferentes etiologias para a DI, como desordens genéticas, causas ambientais, lesão cerebral traumática, distúrbios cerebrais, deficiências nutricionais e erros inatos do metabolismo. Adicionalmente, os fatores associados à DI são divididos em pré-natais, perinatais e pós-natais.

O diagnóstico da DI é feito pela identificação de limitações significativas nas funcionalidades intelectuais e adaptativas, afetando pelo menos um dos três domínios adaptativos (conceitual, social e prático), iniciadas ainda no período de desenvolvimento (antes dos 18 anos de idade). Quando possível, são avaliadas as funcionalidades intelectuais de maneira objetiva por meio da mensuração do QI. Dentre os testes comumente utilizados, temos as Escalas Wechsler de Inteligência.

Apesar da escassez de subsídios na literatura para versar sobre os processos de aprendizagem na DI, sabe-se que as mudanças em processos e mecanismos mentais, tais como a atenção, a percepção e a programação motora, que subsidiam o ganho de proficiência ao longo do tempo (LEE; SCHMIDT, 1999), são comprometidos. Uma vez que na DI a adoção de estratégias cognitivas, que dependem desses mecanismos, está afetada, a aquisição de habilidades motoras consequentemente apresenta déficits. Entretanto, esses déficits não impossibilitam a participação dos atletas com DI no esporte. A primeira participação de pessoas com DI foi nos Jogos Paralímpicos de Atlanta, em 1996. É importante salientar que, além das Paralimpíadas, cujo objetivo principal é o alto rendimento esportivo, existem outras competições internacionais específicas para atletas com DI e que têm por finalidade promover a participação, a inclusão e a integração dos atletas e de seus familiares. Dentre estas, destaca-se a *Special Olympics* (Olimpíadas Especiais).

Apesar do avanço no entendimento da etiologia dos distúrbios do desenvolvimento e do reconhecimento dos sintomas cada vez mais frequente, persistem preocupações, como o atraso no diagnóstico (PRELOCK; HUTCHINS; GLASCOE, 2008) e as orientações para a intervenção profissional. Pesquisas adicionais sobre tratamento baseado em evidências podem ampliar o entendimento sobre a DI, os processos de aprendizagem e o desempenho esportivo, proporcionando efetividade no diagnóstico, além de direcionar a intervenção profissional.

A literatura é escassa de estudos nessa perspectiva e em grande parte os estudos envolvem amostras pequenas, com características não controladas ou desenhos de estudos menos rigorosos. Pesquisas translacionais em Genética, bem como em Neurociência, serão importantes para elucidar os mecanismos relacionados aos transtornos (MARRUS; HALL, 2017) e como eles interagem com o risco de psicopatologias, melhorando a sensibilidade diagnóstica, os tratamentos e a prevenção. Portanto, conhecer as características da deficiência, sua etiologia e implicações na aprendizagem, no esporte e em outros domínios sociais, pode impactar diretamente no desenvolvimento integral do indivíduo. A intervenção profissional e os serviços multidisciplinares tais como a terapia da fala e linguagem, terapia ocupacional e fisioterapia, serviços psicológicos e comportamentais, serviços médicos, acompanhamento nutricional, tecnologia assistiva, aconselhamento e treinamento familiar (MARRUS; HALL, 2017) são fundamentais no desenvolvimento integral do indivíduo com DI.

Revisão de Conteúdo

REVISÃO 1. Quanto o profissional deve conhecer sobre a caracterização da deficiência intelectual para planejar, estruturar e executar suas ações no esporte paralímpico?

REVISÃO 2. Com as informações obtidas sobre a aprendizagem de habilidades motoras na DI, como você organizaria a prática de seus atletas?

REVISÃO 3. Considerando o desempenho esportivo de atletas com deficiência intelectual, o que diferencia os Jogos Paralímpicos da *Special Olympics*?

Referências

1. AMERICAN PSYCHIATRIC ASSOCIATION. *Diagnostic and statistical manual of mental disorders*. 5th ed. Washington, DC: Apa, 2014.
2. BARREIROS, J.; CARITA, I.; GODINHO, M. R. Problemas teóricos e operacionais da medida da aprendizagem. *In*: GUEDES, M. G. S. *Aprendizagem motora: problemas e contextos*. Lisboa: Edições FMH, 2001.
3. BEAVER, D. D. Reflections on scientific collaboration (and its study): past, present, and future. *Scientometrics*, v. 52, p. 365-377, 2001.
4. BRASIL. *Instituto Brasileiro de Geografia e Estatística* [homepage na internet]. censo demográfico 2010. Disponível em: http://www.ibge.gov.br/ home/estatistica/populacao/censo2010/default.shtm. Acesso em 4 de setembro de 2018.
5. BRITAIN, I. The special olympics, intellectual disability and the paralympic games. In: BRITAIN, I. *The paralympic games explained. 2nd ed*. London and New York: Routledge taylor & Francis Group, 2016.
6. BURNS, J. Intellectual disability, special olympics and parasport. In: BRITTAIN, I.; BEACOM, A. *The Palgrave handbook of paralympic studies*. Palgrave: Macmillan UK, 2018.
7. CHIVIACOWSKY, S.; WULF, G.; ÁVILA, L. An external focus of attention enhances motor learning in children with intellectual disabilities. *Journal of Intellectual Disability Research*, v. 57, n. 7, p. 627-634, 2012.
8. CHOI, S.; MEEUWSEN, H. J.; FRENCH, R.; SHERRILL, C.; MCCABE, R. Motor skill acquisition, retention, and transfer in adults with profound mental retardation. *Adapted Physical Activity Quarterly*, v. 18, n. 3, p. 257-272, 2001.
9. COUNSELL, S.; AGRA, M. Understanding the special olympics debate from lifeworld and system perspectives: moving beyond the liberal egalitarian view toward empowered recreational living. *Journal of Disability Policy Studies*, v. 23, n. 4, p. 245-256, 2012.
10. DIJK, A. V.; DA OVÁ, K.; MARTÍNKOVÁ, I. Intellectual disability sport and paralympic classification. *AUC Kinanthropologica*, v. 53, n. 1, p. 21-34, 2017.
11. EDWARDS, J. M.; ELLIOTT, D.; LEE, T. D. Contextual interference effects during skill acquisition and transfer in Down's syndrome adolescents. *Adapted Physical Activity Quarterly*, v. 3, n. 3, p. 250-258, 1986.
12. HARRIS, J. C. *Intellectual disability: understanding its development, causes, classification, evaluation, and treatment*. New York, NY: Oxford University Press, 2006. p. 42-98.
13. HEITMAN, R. J.; GILLEY, W. F. Effects of blocked versus random practice by mentally retarded subjects on learning a novel skill. *Perceptual and Motor Skills*, v. 69, n. 2, p. 443-447, 1989.
14. HUGHES, C.; MCDONALD, M. L. The special olympics: sporting or social event? *Research and Practice for Persons With Severe Disabilities*, v. 33, p. 143-145, 2008.

15. KE, X.; LIU, J. Deficiência intelectual. In: REY, J. M. IACAPAP *e-textbook of child and adolescent mental health*). Genebra: International Association for Child and Adolescent Psychiatry and Allied Professions, 2015.
16. KVARNUNG, M.; NORDGREN, A. Intellectual disability & rare disorders: a diagnostic challenge. *Advances in Experimental Medicine and Biology*, v. 1031, p. 39-54, 2017.
17. KWOK, H. W.; CUI, Y.; LI, J. Perspectives of intellectual disability in the people's republic of china: epidemiology, policy, services for children and adults. *Current Opinion in Psychiatry*, v. 24, p. 408-412, 2011.
18. LAGE, G. M.; BENDA, R. N. Treinamento técnico: uma revisão sobre a aplicação do princípio da interferência contextual no processo de ensino–aprendizagem de habilidades esportivas. In: SILAMI-GARCIA, E.; LEMOS, K.L.M. *Temas atuais em educação física e esportes VII*. Belo Horizonte: Health, 2002. p. 255-270.
19. LAGE, G. M.; BENDA, R. N.; UGRINOWITSCH, H.; CHRISTIE, B. Articulações entre o comportamento motor e a neuropsicologia. In: FUENTES D.; MALLOY-DINIZ, L.; CAMARGO C.H.P; COSENZA R.M. (Org.) *Neuropsicologia: teoria e prática*. Porto Alegre: Artmed, 2007. p. 207-229.
20. LANTZ, E.; MARCELLINI, A. Sports games for people with intellectual disabilities. institutional analysis of an unusual international configuration. *Sport in Society*, v. 21, n. 4, p. 635-648, 2017.
21. MARRUS, M. D. N.; LACEY, M. S. Intellectual disability and language disorder. *Child Adolescense Psychiatric Clinic North America*, v. 26, n. 3, p. 539-554, 2017.
22. VAN DER MOLEN M.J.; VAN LUIT J. E. H.; JONGMANS M.J.; VAN DER MOLEN M.W. Verbal working memory in children with mild intellectual disabilities. *Journal of Intellectual Disabilities Research*, v. 51, p. 162-169, 2007.
23. OLIMPIADAS ESPECIAIS BRASIL. *O que fazemos: olimpíadas especiais?* Disponível em https://specialolympics.org.br/oquefazemos/. Acesso em 29 de junho de 2020.
24. PORRETTA, D. L. Motor schema formation by emr boys. *American Journal of Mental Deficiency*, v. 87, p. 164-172, 1982.
25. PRELOCK, P. A.; HUTCHINS, T.; GLASCOE, F. P. Speech-language impairment: how to identify the most common and least diagnosed disability of childhood. *The Medscape Journal of Medicine*, v. 10, n. 6, p. 136, 2008.
26. PURUGGANAN, O. Intellectual disabilities. *Pediatrics in Review*, v. 39, n. 6, p. 299-309, 2018.
27. SCHALOCK, R. L.; LUCKASSON, R.A.; SCHOGREN, K.A.; BORTHWEEK, S. The renaming of mental retardation: understanding the change to the term intellectual disability. *Intellectual and Developmental Disabilities*, v. 45, n. 2, p. 116-124, 2007.
28. SCHMIDT, R.A.; LEE, T.D. *Motor control and learning: a behavioral emphasis*. 3rd ed. Champaign: Human Kinetics, 1999.

29. SCHUCHARDT, K.; GEBHARDT, M.; MAEHLER, C. Working memory functions in children with different degrees of intellectual disability. *Journal of Intellectual Disability Research,* v. 54, p. 346-353, 2010.
30. SCHWARTZMAN, J. S. *Autismo infantil.* São Paulo: Memnon, 2003.
31. SEIDLER, R. D.; BO, J.; ANGUERA, J. A. Neurocognitive contributions to motor skill learning: the role of working memory. *Journal of Motor Behavior,* v. 44, n. 6, p. 445-453, 2012.
32. SIGMAN, M.; CAPPS, L. *Niños y niñas autistas: una perspectiva evolutiva.* Série Bruner. Madrid: Ediciones Morata, 2000.
33. SURBURG, P.R.; PORRETTA, D.L.; SUTLIVE, V. Use of imagery practice for improving a motor skill. *Adapted Physical Activity Quarterly,* v. 12, n. 3, p. 217–227, 1995.
34. TREMLETT, G. *Spanish cheated at paralympics,* 2000. Disponível em https://www.independent.ie/world-news/spanish-cheated-at-paralympics-26105168.html. Acesso em 26 de junho de 2020.
35. WEISS B.; WEISZ J. R.; BROMFIELD R. Performance of retarded and nonretarded persons on information processing tasks: further tests of the similar structure hypothesis. *Psychological Bulletin,* v. 100, p. 157-75, 1986.
36. WESTENDORP, M.; HOUWEN S.; HARTMAN E.; VISSCHER C. Are gross motor skills and sports participation related in children with intellectual disabilities? *Research in Developmental Disabilities,* v. 32, p. 1147-53, 2011.
37. WORLD HEALTH ORGANIZATION (WHO). *International classification of functioning, disability and health.* Geneva, Switzerland: World Health Organization, 2001.
38. SÍMBOLOS DE ACESSIBILIDADE. *Secretaria Municipal da Pessoa com Deficiência.* São Paulo: 2019. Disponível em . Acesso em 13 setembro de 2020.

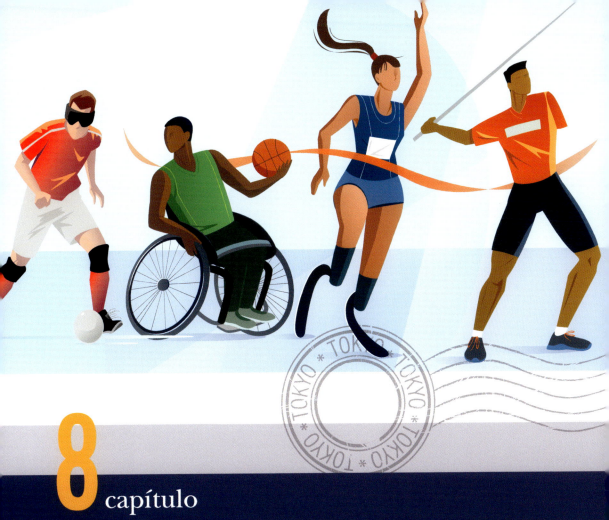

capítulo 8

Classificação Esportiva Paralímpica

- Ingrid Ludimila Bastos Lôbo
- Patrícia Silvestre Freitas
- Andressa Silva

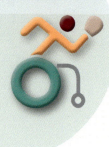

Introdução

O esporte foi parte essencial do processo de reabilitação de veteranos com lesões físicas após a Segunda Guerra Mundial, contribuindo diretamente para a inclusão social e para a melhoria da qualidade de vida dos ex-combatentes. Além disso, esse processo impulsionou o surgimento e a posterior consolidação do Movimento Paralímpico (LEGG, 2018; PARSONS; WINCKLER, 2012). A participação de pessoas com deficiências em atividades esportivas foi então legitimada e fortalecida pelos efeitos benéficos alcançados na promoção do bem-estar físico, social e psicológico (BLAUWET; WILLICK, 2012) e também pela experimentação das sensações de empoderamento e excelência advindas do desempenho esportivo (MAUERBERG-DECASTRO; CAMPBELL; TAVARES, 2016).

O crescimento dos esportes paralímpicos, e a concomitante busca por melhores desempenhos, trouxe a necessidade da separação entre as deficiências para aproximar os aspectos da capacidade física e competitiva, colocando as funcionalidades de movimento, ou as deficiências semelhantes, em um grupo determinado (TWEEDY; HOWE, 2011).

O primeiro modelo de classificação esportiva para deficientes físicos foi desenvolvido por médicos e especialistas da área de reabilitação, em 1944, na Inglaterra. Com o passar do tempo, esse sistema de classificação se mostrou ineficaz, principalmente por apresentar um número excessivo de classes provenientes de diferentes tipos de deficiências. Em 1976, o professor Strohkendl propôs uma nova forma de classificação, a partir do modelo funcional do movimento (FREITAS; SANTOS, 2012).

O método do professor Strohkendl consistiu na definição de diferentes categorias baseada na capacidade de realizar movimentos, colocando em evidência a potencialidade dos resíduos musculares resultantes da deficiência, bem como dos músculos que não foram lesados (STROHKENDL, 1996). Isto é, o processo de classificação funcional passou a priorizar o potencial residual do atleta e não apenas as limitações decorrentes da deficiência (CARDOSO; GAYA, 2014). Em caráter não oficial, esse método começou a ser utilizado em 1982, nos Jogos ParaPan-Americanos do Canadá e, em 1984, no Mundial de Stoke Mandeville, na Inglaterra. De forma oficial, a nova forma de classificação foi adotada nas Paralimpíadas de Seul, em 1988 (FREITAS; SANTOS, 2012).

Apesar da implantação do método do professor Strohkendl ter representado um avanço, a classificação esportiva paralímpica ainda apresentou, em alguns aspectos, um caráter não teórico e de atuação empírica (TWEEDY, 2002). Devido a isso, ao longo dos anos foram apontadas algumas imprecisões nos métodos de classificação, sendo necessário elaborar novas propostas de avaliação. Neste viés, surgiu um novo tipo de classificação denominada de Classificação Funcional Baseada em Evidências, cujos principais fatores que determinam uma classe não são apenas o diagnóstico e a avaliação médica, mas o quanto a limitação de uma pessoa impacta o desempenho esportivo. É importante esclarecer que, o Comitê Paralímpico Internacional (IPC) é o principal órgão que regulamenta o Movimento Paralímpico em nível mundial, organizando diretamente 4 modalidades: Atletismo, Natação, Halterofilismo e Tiro Esportivo, que juntamente com outras 18 Federações Esportivas Internacionais afiliadas devem seguir os códigos de classificação (TWEEDY; CONNICK; BECKMAN, 2018). Neste sentido, o IPC reconhece a importância vital dos sistemas de classificação para organizar e equiparar as modalidades e estima a seriedade do desenvolvimento de métodos válidos, defensáveis e baseados nas melhores evidências científicas (IPC, 2007).

No Quadro 8.1 estão indicadas as 22 modalidades que integram o Programa Paralímpico de Verão idealizado para as Paralimpíadas de Tóquio em 2021 e as respectivas Federações Internacionais responsáveis pela regulamentação e pelo sistema de classificação esportiva paralímpica.

Existe uma mobilização internacional, incentivada pelo IPC, para que as Federações Esportivas Internacionais discutam e proponham novos métodos de classificação esportiva paralímpica dentro das especificidades das suas modalidades e para a determinação do número e do perfil das classes, em vista de revisar e de melhorar os sistemas atuais vigentes (TWEEDY; BECKMAN; CONNICK, 2014). Ademais, a implantação de medidas válidas deve estar apoiada nos seguintes princípios de avaliação das deficiências: especificidade da deficiência, confiabilidade, precisão, possibilidade de quantificação, parcimônia (variação possível no desempenho), resistência aos efeitos do treinamento, e escala de proporção (TWEEDY; MANN; VANLANDEWIJCK, 2016). Dessa forma, é provável que nos próximos anos ocorram mudanças significativas nos métodos e nos sistemas de classificação dos esportes paralímpicos.

Quadro 8.1 Regulamentação das modalidades paralímpicas.

Modalidade	Órgão responsável
Atletismo	Comitê Paralímpico Internacional (IPC)
Basquetebol em cadeira de rodas	Federação Internacional de Basquetebol em Cadeira de Rodas (IWBF)
Bocha	Federação Esportiva Internacional de Bocha (BISFED)
Canoagem	Federação Internacional de Canoagem (ICF)
Ciclismo	União Internacional de Ciclismo (UCI)
Esgrima em cadeira de rodas	Federação Internacional de Esportes para Amputados e Cadeirantes (IWAS)
Futebol de 5	Federação Internacional de Desportos para Cegos (IBSA)
Goalball	Federação Internacional de Desportos para Cegos (IBSA)
Halterofilismo	Comitê Paralímpico Internacional (IPC)
Hipismo	Federação internacional de Hipismo (FEI)
Judô	Federação Internacional de Desportos para Cegos (IBSA)
Natação	Comitê Paralímpico Internacional (IPC)
Parabadminton	Federação Mundial de Badminton (BWF)
Parataekwondo	Federação Mundial de Taekwondo (WT)
Remo	Federação Internacional de Remo (FISA)
Rugby em cadeira de rodas	Federação Internacional de Rugby em Cadeira de Rodas (IWRF)
Tênis de mesa	Federação Internacional de Tênis de Mesa (ITTF)
Tênis em cadeira de rodas	Federação Internacional de Tênis (ITF)
Tiro com arco	Federação Mundial de Tiro com Arco (WA)
Tiro esportivo	Comitê Paralímpico Internacional (IPC)
Triatlo	União Internacional de Triatlo (ITU)
Voleibol sentado	Organização Mundial de Voleibol para Deficientes (WOVD)

Fonte: adaptado de Tweedy, Connick e Beckman, 2018.

Sistemas de Classificação Esportiva Paralímpica

Os Jogos Paralímpicos se configuraram, com o passar dos anos, como o segundo maior evento esportivo do mundo, reconhecido como um fenômeno de extraordinária diversidade. A grande expansão do evento foi acompanhada tanto pelo aumento do número de atletas participantes, quanto pela melhoria do desempenho esportivo e dos avanços tecnológicos (LEGG, 2018; MAUERBERG-DECASTRO; CAMPBELL; TAVARES, 2016).

Porém, é importante considerar que diversos tipos de deficiências, com lesões específicas, produzem comprometimentos diferentes em relação à atuação esportiva dos atletas (MARQUES; GUTIERREZ; ALMEIDA, 2012). Esse aspecto fica evidente em deficiências diferentes, porém atletas com a mesma deficiência também podem apresentar diferenças significativas. Por exemplo, as sequelas causadas por uma lesão medular dependem do seu nível e da sua completude (KIRSHBLUM *et al.*, 2011). Assim, um atleta com lesão medular no segmento T6 possui as funções motoras e sensitivas preservadas nos membros superiores e em grande parte do tronco. Já um atleta com lesão medular no segmento C7, possuiu comprometimento nas funções motoras e sensitivas do tronco, punhos e mãos. Ao comparar a funcionalidade desses dois atletas, seria justo que competissem juntos?

Diante disso, a licitude da competitividade e o sucesso de um atleta paralímpico podem ser significativamente diminuídos por uma classificação esportiva equivocada, desencorajando a participação de pessoas com deficiência e até mesmo prejudicando o Movimento Paralímpico em sua totalidade (TWEEDY; BECKMAN; CONNICK, 2014; TWEEDY; CONNICK; BECKMAN, 2018). A classificação adequada garante que o sucesso do atleta seja atingido pelo treinamento, pelo nível de habilidade e de experiência competitiva e não por condições de sua deficiência.

Neste sentido, todos os atletas paralímpicos devem ser avaliados no sistema de classificação esportiva paralímpica que visa tornar as disputas igualitárias, ao agrupar em classes os atletas com características observáveis comuns (TWEEDY; VANLANDE-WIJCK, 2011). É interessante apontar que os sistemas de classificação esportiva não são exclusivos dos esportes paralímpicos, sendo que algumas modalidades olímpicas também classificam os atletas de acordo com parâmetros que possibilitam o agrupamento, considerando características similares, como por exemplo, a faixa etária ou a massa corporal (TWEEDY; BECKMAN; CONNICK, 2014). Entretanto, a divisão de classes considerando as características funcionais das deficiências é fundamental para os esportes paralímpicos.

Desse modo, o principal fundamento para a classificação esportiva paralímpica baseia-se no controle do impacto da deficiência no resultado da competição, para garantir que a excelência esportiva determine o atleta ou a equipe vitoriosa e não a menor limitação decorrente de determinada deficiência (IPC, 2015; TWEEDY; VANLANDEWIJCK, 2011). Em outras palavras, o objetivo da classificação é aumentar a probabilidade de aproximação do nível de competitividade entre os atletas (TWEEDY; VANLANDEWIJCK, 2011; TWEEDY; CONNICK; BECKMAN, 2018).

Para isso, no processo de classificação, além da elegibilidade da deficiência, deve ser considerado também o Critério Mínimo de Deficiência (MIC) que pode ser definido como o nível mínimo de comprometimento que afeta o desempenho esportivo (IPC, 2015). A partir desse parâmetro, o sucesso do atleta será evidenciado pela combinação de fatores antropométricos, fisiológicos, técnico-táticos e psicológicos (TWEEDY; BECKMAN; CONNICK, 2014).

No que tange os esportes paralímpicos, ressalta-se que nem todos os tipos de deficiências ou comprometimentos são considerados como válidos para a participação em competições. Por exemplo, não existem modalidades específicas para a participação de atletas surdos ou com deficiência auditiva, sendo que estes competem em outros eventos organizados pelo Comitê Internacional de Esportes para Surdos (*International Committee of Sports for the Deaf*) (LEGG, 2018).

Para maior clareza, o Comitê Paralímpico Internacional (IPC) define 10 tipos de deficiências e/ou comprometimentos decorrentes de deficiências ou de patologias. Destes, oito são de etiologia física e os outros dois se referem às deficiências visual e intelectual (IPC, 2017). Ademais, o IPC também considera os indicadores de parâmetros da Classificação Internacional de Funcionalidade, Incapacidade e Saúde (CIF) estabelecida pela Organização Mundial de Saúde (IPC, 2015; IPC, 2017; WHO, 2001). A CIF é uma classificação polivalente e amplamente aceita, que fornece uma linguagem padronizada e estrutural para descrever e compreender o funcionamento de diferentes aspectos (TWEEDY; VANLANDEWIJCK, 2011). O Quadro 8.2 sumariza os tipos de deficiências elegíveis para a classificação esportiva paralímpica.

Além da especificidade da deficiência e sua elegibilidade, são também aplicadas medidas de avaliação válidas e acuradas de desempenho específico para cada esporte (TWEEDY; BECKMAN; CONNICK 2014). Assim, o IPC e cada uma das Federações Esportivas Internacionais afiliadas têm o compromisso oficial de garantir que os sistemas de classificação atendam as características da modalidade e também determinar se os resultados de pesquisas realizadas serão incorporados em seus procedimentos de classificação (IPC; 2015; TWEEDY; MANN; VANLANDEWIJCK, 2016).

Destaca-se que atletas com deficiências físicas, visuais e intelectuais são classificados por diferentes sistemas. Contudo, os princípios gerais subjacentes à classificação são aplicáveis a todos os tipos de deficiências elegíveis (CONNICK; BECKMAN; TWEEDY, 2018). Assim, o processo de classificação esportiva paralímpica é norteado por três perguntas principais, que são: 1) O atleta tem uma deficiência elegível para este esporte? 2) A deficiência elegível do atleta atende aos Critérios Mínimos de Deficiência? 3) E qual classe esportiva descreve com maior precisão a limitação do atleta? (IPC, 2017).

Ressalta-se, ainda, que existe uma grande variedade de modalidades, que possibilitam a participação de atletas com diferentes graus de deficiências, sendo fundamental adequar os sistemas de classificação para alinhar as discrepâncias entre elas. Atualmente, o modelo vigente de classificação esportiva paralímpica é dividido em classificação baseada em evidência (deficientes físicos), oftalmológica (deficientes visuais) e psicológica (deficientes intelectuais). Nos tópicos a seguir serão descritos os métodos de avaliação aplicados nestes três tipos classificação. As modalidades esportivas com a indicação das suas respectivas classes estão descritas no Capítulo 3 – Modalidades Esportivas no Programa Paralímpico.

Quadro 8.2 Deficiências elegíveis para os esportes paralímpicos.

Condição	Caracterização
Comprometimento da força muscular	Redução da força muscular gerada por um membro ou grupos musculares, causada por lesão medular, mielomeningocele ou poliomielite.
Comprometimento da amplitude de movimento passivo	Redução sistemática da amplitude de movimento em uma ou mais articulações. Condições agudas como a artrite não são elegíveis.
Perda ou deficiência de membro	Ausência total ou parcial de ossos ou articulações devido à amputação, doença, trauma ou malformação congênita.
Diferença no comprimento das pernas	Encurtamento ósseo significativo em uma perna devido à malformação congênita ou trauma.
Baixa estatura	Altura em pé reduzida por encurtamento de braços, pernas e tronco ou déficit musculoesquelético das estruturas dos ossos cartilagens.
Hipertonia	Elevação do tônus muscular causado por lesão, doença ou condições que envolvem danos ao sistema nervoso central, tal como a paralisia cerebral.
Ataxia	Presença de movimentos musculares descoordenados causados por paralisia cerebral ou ataxia de Friedreich
Atetose	Tônus muscular instável e flutuante, presença de movimentos involuntários lentos e contínuos, dificuldade de manter postura simética, causada por paralisia cerebral.
Deficiência visual	Dano bilateral de um ou mais dos componentes do sistema de visão, que podem incluir comprometimento da estrutura, de receptores oculares, do nervo óptico, das vias ópticas ou do córtex visual.
Deficiência intelectual	Limitação das funções intelectuais e de comportamentos adaptativos, diagnosticado antes dos 18 anos.

Fonte: Adaptado de IPC, 2015; 2017.

Classificação Esportiva Baseada em Evidências

O termo *classificação funcional* refere-se ao processo de avaliação de atletas com deficiências físicas em relação às suas limitações e capacidades, utilizando critérios médicos-funcionais e técnicos da modalidade (HOWE; JONES, 2006). O objetivo central é agrupar em classes esportivas atletas com características de deficiência similares. Isto é, pessoas com diferentes deficiências físicas podem ser agrupadas em uma mesma classe, desde que seja demonstrado que o impacto causado pelo comprometimento ou pela deficiência equipara-se ao desempenho esportivo (CONNICK; BECKMAN; TWEEDY, 2018).

Por exemplo, atletas com paraplegia e dupla amputação acima do joelho competem na mesma classe esportiva na corrida de 1.500 metros em cadeira de rodas no Atletismo, pois o efeito, dessas duas condições, tem um impacto equiparado no desempenho esportivo da prova (BUSSE, 2014). Por outro lado, atletas paraplégicos e tetraplégicos não devem competir na mesma classe, pois a diferença do impacto decorrente das duas condições é desproporcional (TWEEDY; VANLANDEWIJCK, 2011).

Dessa forma, para que o processo de classificação funcional ocorra adequadamente, o mesmo é dividido em etapas distintas e utiliza diferentes tipos de avaliações (BUSSE, 2014; IPC, 2017). Destaca-se que cada Federação Internacional responsável por uma modalidade esportiva determina o seu próprio sistema de classificação, bem como as habilidades funcionais que são consideradas cruciais para desempenho do atleta, independentemente do nível de habilidade ou treinamento adquiridos ao longo do tempo (FREITAS, 2005; SILVA; VITAL; MELLO, 2016).

É importante esclarecer, que o classificador realiza cursos e treinamentos especializados, seguindo as normativas internacionais de classificação funcional de cada modalidade esportiva, para adquirir as competências necessárias para conduzir as avaliações corretamente (TWEEDY; BECKMAN; CONNICK, 2014). A equipe de classificadores é composta por dois profissionais: médico ou fisioterapeuta e profissional de educação física, que realizam respectivamente as avaliações clínicas, técnicas e de observação (IPC, 2017). No Brasil, o Comitê Paralímpico Brasileiro (CPB) tem investido na formação de profissionais para atuarem como classificadores, sendo que o CPB possui suas próprias Bancas de Classificação em todas as competições nacionais.

Em relação às avaliações realizadas na classificação esportiva paralímpica, é interessante esclarecer o papel de cada classificador e as funções que lhes são atribuídas. Na parte clínica, executada por médico ou fisioterapeuta, verifica-se a especificidade da deficiência e os comprometimentos que a caracterizam. São realizados exames físicos para atestar a patologia do atleta (CARSOSO; GAYA, 2014). O principal propósito desta etapa é verificar se a deficiência apresentada pelo atleta cumpre os Critérios Mínimos de Deficiência (MIC) para determinado esporte (IPC, 2017). Por exemplo, um atleta com uma amputação ou dismelia de dedos de uma das mãos atende ao MIC necessário para a elegibilidade na modalidade Voleibol Sentado (CARVALHO; GORLA;

ARAÚJO, 2013). Porém, essa mesma condição não o torna elegível para a modalidade Parataekwondo, na qual a classe K44 estabelece como condição mínima a amputação ou limitação equivalente na articulação do punho de pelo menos uma das mãos (IPC, 2015). São também aplicadas diferentes técnicas de avaliação, tais como medidas antropométricas para avaliar a deficiência de membros, baixa estatura e comprimento de pernas (CONNICK; BECKMAN; TWEEDY, 2018); Teste de Força Muscular Manual (TMM) para avaliar o comprometimento da força muscular gerada (TWEEDY; BECKMAN; CONNICK, 2014), técnicas de Goniometria para medir a amplitude de movimento e a Escala de Ashworth para avaliar os graus de hipertonia (IPC, 2017). Assim, o objetivo desta etapa é averiguar se a funcionalidade apresentada pelo atleta atende ao MIC da modalidade esportiva em questão. Por exemplo, atletas com deficiências neurológicas são avaliados quanto à coordenação e ao equilíbrio que alteram o desempenho físico (IPC, 2017; REINA *et al.*, 2019).

A avaliação técnica é realizada pelo profissional de educação física e consiste na análise biomecânica dos grupos musculares empregados na execução dos movimentos específicos da modalidade, sempre pautada nas respostas dos testes clínicos. Além disso, a avaliação técnica oferece a possibilidade de observar o atleta em movimentos próprios do esporte, em ações de esforço máximo (FREITAS, 2005; FREITAS; SANTOS, 2012), sendo que ao final desta etapa, os atletas são então alocados em uma classe esportiva, que poderá ser modificada após a avaliação de observação.

Para atestar se a classe esportiva selecionada é a mais adequada, é realizada a última etapa da classificação funcional, na qual os atletas são observados durante a competição. O objetivo é verificar o potencial funcional verdadeiro do atleta ou algum elemento que não tenha sido claramente evidenciado nas etapas anteriores (CARDOSO; GAYA, 2014). Nesta etapa é constatada a existência de alguma inconsistência entre os resultados das avaliações clínica, técnica e de observação do desempenho apresentado durante a competição (IPC, 2017).

Vale ressaltar que, durante a observação da competição, os classificadores avaliam todos os procedimentos envolvidos com a realização da prova, tais como a rotina de aquecimento, a preparação para a prova, a relação entre o técnico e o atleta e até mesmo situações como colocar e retirar vestimentas e a transferência da cadeira de rodas, por exemplo.

Somente após a conclusão e o registro dessas etapas é que se determina de forma definitiva a classe esportiva do atleta. Contudo, caso haja alguma dúvida, o atleta permanece com o status de "Revisão" e poderá ser convocado para uma nova Banca de Classificadores. Assim, ao final do processo de classificação, o atleta receberá o *status* que se segue: Classe Confirmada (C); Revisão (R); Revisão com data marcada (FRD); Classificação não completada (CNC) e; Não Elegível (NE) (IPC, 2017).

Cabe ressaltar ainda que, um atleta que compete em dois ou mais esportes recebe uma classificação diferenciada para cada um dos esportes praticados e deverá passar pelo processo de classificação de cada uma das modalidades. Adicionalmente, todas as etapas da classificação funcional são realizadas em locais apropriados e as informações são registradas em fichas específicas para esse procedimento, sendo estas normatizadas pelo IPC. Posteriormente, essas informações são armazenadas em um banco de dados que permite consultas, sempre que necessário (IPC, 2017). Para melhor compreensão das etapas supracitadas, a Figura 8.1 sumariza a estrutura geral do processo de classificação funcional.

O processo atual de classificação funcional, no geral, tem apresentado resultados adequados e possibilita o agrupamento de atletas com características semelhantes. Porém, alguns atletas são afetados por mais de um comprometimento, causando dúvidas em relação à seleção do perfil de classe mais adequado (CONNICK; BECKMAN; TWEEDY, 2018). Em vista do compromisso do IPC com o contínuo desenvolvimento dos métodos de classificação esportiva paralímpica, o processo de Classificação Baseada em Evidências tem sido estimulado e pode acarretar em novas possibilidades de medidas no futuro.

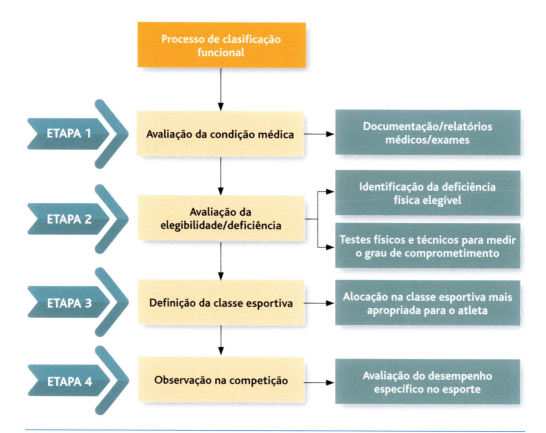

Figura 8.1 Estrutura e etapas do processo de classificação funcional.
Fonte: o autor adaptada de Busse, 2014 e Connick, Beckman, Tweedy, 2018.

Classificação Oftalmológica

Atletas com deficiência visual são classificados exclusivamente por meio da avaliação médica oftalmológica, específica e regida pela Federação Internacional de Esportes para Cegos (IBAS). Essa classificação foi criada nos Estados Unidos, em 1974, e é realizada por médicos oftalmologistas em consultórios ou clínicas definidas pela IBAS (MANN; RAVENSBERGEN, 2018; POWIS; MACBETH, 2019). Destaca-se que cada país tem Federações Nacionais específicas responsáveis pela organização da classificação em competições de âmbito pátrio. No Brasil, a Confederação Brasileira de Desportos para Cegos (CBDC) é o órgão que indica os médicos e as clínicas autorizadas para esta função.

A classificação oftalmológica consiste na análise de duas medidas principais da visão que são: acuidade visual e campo visual (RAVENSBERGEN; MANN; KAMPER, 2016). O teste de acuidade visual utiliza a Tabela LogMAR e o Teste de Campo Visual pode ser realizado com perímetro de campo visual Goldmann, Humphrey Field Analyzer ou Octopus Interzeag (IBSA, 2018). Vale destacar que os testes devem ser realizados em ambos os olhos, utilizando a melhor correção, isto é, atletas que usam lentes de contato ou corretivas deverão usá-las durante o processo de classificação, mesmo que não as use para competir (FREITAS; SANTOS, 2012).

Após a avaliação, o atleta é então classificado internacionalmente em B1, B2 ou B3 (IBSA, 2018), sendo que as características sumarizadas de cada classe estão apresentadas na Figura 8.2. Informações mais específicas acerca da etiologia da deficiência visual, bem como testes e condições de realização dos mesmos estão apresentadas no Capítulo 6 – Deficiência Visual.

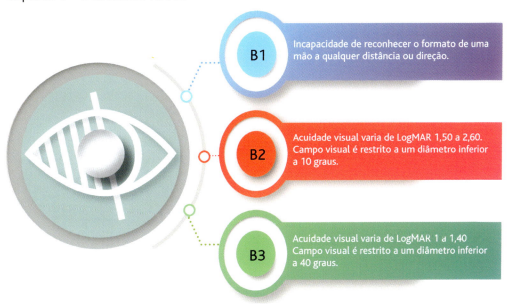

Figura 8.2 Classificação Esportiva para Deficientes Visuais.
Fonte: o autor adaptada de IBSA, 2018.

É importante destacar que o MIC para definir ou não a participação de atletas com baixa visão é descrito como um comprometimento que limita o atleta a competir equitativamente com pessoas sem deficiência (RAVENSBERGEN; MANN; KAMPER, 2016). Além disso, consideram-se como elegíveis para classes B1, B2 e B3 atletas que apresentem pelo menos uma das seguintes condições médicas: (1) comprometimento na estrutura do globo ocular; (2) comprometimento do nervo óptico e/ou vias ópticas; e/ou (3) comprometimento do córtex visual. Outro aspecto considerado se refere ao comprometimento da visão, que deve resultar em uma acuidade visual menor ou igual à LogMAR 1.0 ou um campo visual restrito a menos de 40 graus de diâmetro (IBSA, 2018).

Destaca-se que a avaliação da função visual deve ser feita para que o atleta seja alocado na classe mais apropriada, proporcionando uma competição justa, pois um atleta com resíduo de visão pode ter vantagem sobre atletas cegos (FREITAS; SANTOS, 2012). Além disso, é importante compreender que podem ocorrer falhas na captura da precisão dos testes, sendo que a variação da capacidade de percepção de contraste na presença de luz, profundidade e movimento, por exemplo, pode causar impactos no desempenho esportivo (RAVENSBERGEN; MANN; KAMPER, 2016).

Neste sentido, em caso de dúvida em relação a uma classe em que se deve enquadrar o atleta, o classificador médico determina uma classe para o atleta iniciar a competição de maneira provisória até que numa competição seguinte seja possível realizar uma reavaliação (FREITAS; SANTOS, 2012). De forma complementar, estudos recentes baseados em evidências têm sugerido a adoção de avaliações complementares que corroborem com uma definição mais precisa e justa do comprometimento visual e posterior da classificação do atleta. Ravensbergen, Mann e Kamper (2016) aconselham avaliar também a sensibilidade ao contraste, acuidade e campo visual de forma dinâmica, sensibilidade à luz, percepção de cores, percepção de profundidade e tempo de reação.

Diante do exposto, é fundamental analisar os aspectos da visão que são importantes para determinado esporte e como o comprometimento da função visual está associado ou não a uma possível diminuição do desempenho esportivo (TWEEDY; MANN; VANLANDEWIJCK, 2016). Além disso, diferentes condições médicas também podem acarretar em variações na função visual dos atletas, sendo necessária a adoção de outros parâmetros de avaliação (MANN; RAVENSBERGEN, 2018). Espera-se que, no futuro, sejam elaboradas novas propostas de sistemas de classificação baseadas em evidências e que considerem a especificidade da função visual no desempenho esportivo.

Classificação Psicológica

A avaliação das deficiências física ou visual permite a aplicação de diferentes testes de comprovada evidência e a possibilidade de quantificação e comparação de resultados. No entanto, avaliar o grau da deficiência intelectual e sua elegibilidade é um processo ainda mais complexo, devido à dificuldade inerente de empregar medidas científicas e observacionais, bem como estimar os alcances da incapacidade no que tange ao MIC. Além disso, um desafio para a classificação psicológica é implementar medidas psicométricas adequadas para evitar possíveis interferências de fatores culturais, sociais e econômicos, sobre os resultados dos testes (BURNS, 2018).

Destaca-se, que a classificação de atletas com deficiência intelectual determina apenas uma classe, que não apresenta subdivisões, isto é, o resultado indica se o atleta está ou não elegível para participar das competições (DIJK; DADOVÁ; MARTÍNKOVÁ, 2017).

Para isso, um dos fundamentos primordiais da avaliação está amparado na definição de deficiência intelectual, que a considera como uma condição na qual o indivíduo apresenta limitações significativas no funcionamento intelectual e em aspectos conceituais, sociais e de habilidades práticas do comportamento adaptativo, originadas antes dos 18 anos de idade (WHO, 2001).

Para atestar tal condição, o processo de classificação psicológica é precedido da análise e da validação do laudo comprobatório de diagnóstico da deficiência intelectual ao Comitê Internacional de Elegibilidade da Federação Internacional do Desporto de Deficiência Intelectual – INAS (*International Sports Federation for Persons with Intellectual Disability*) (IPC, 2017).

Para ser válido, o laudo deverá apresentar uma pontuação da medida do Quociente de Inteligência (QI) menor ou igual a 75 pontos, sendo aceitos os resultados obtidos por meio dos seguintes testes: (1) *Wechsler Intelligence Scales* nas versões WISC (para crianças e jovens com idade entre 6 e 16 anos) ou WAIS (para jovens e adultos com idade entre 16 e 90 anos); (2) Stanford-Binet (aplicado na faixa etária entre 2 e 85 anos); e (3) Matrizes de Raven (INAS, 2016). Após a efetiva comprovação da deficiência intelectual, é então função da INAS divulgar, atualizar e publicar a Lista de Classificações, na qual constam os nomes dos atletas que estão elegíveis (DIJK; DADOVÁ; MARTÍNKOVÁ, 2017; INAS, 2016).

Em seguida, o atleta será avaliado presencialmente por psicólogos ou médicos psiquiatras no processo de classificação psicológica, na qual são analisados aspectos relacionados com os fatores de domínio cognitivo, que são considerados como relevantes para a atuação esportiva e para o cumprimento do MIC (DIJK; DADOVÁ; MARTÍNKOVÁ, 2017). Neste processo de classificação o atleta é submetido a uma bateria de testes de Cognição Esportiva e testes específicos de cada modalidade sob a tutela da INAS, que juntamente com o IPC supervisiona o processo de classificação desses atletas (IPC, 2017).

Os testes específicos para as modalidades esportivas referem-se às habilidades necessárias para a participação em uma das três modalidades para as quais existe a classe de deficientes intelectuais, que são Atletismo (Salto em Distância, Arremesso de Peso, 1.500 metros); Natação (200 metros Estilo Livre, 100 metros Peito e 100 metros Costas) e Tênis de Mesa. Isso significa que os testes específicos avaliam o impacto da deficiência intelectual na proficiência esportiva, para identificar habilidades cognitivas específicas que estão associadas à execução de elementos técnicos e estratégicos dentro do esporte (BURNS, 2018).

A bateria de testes de Cognição Esportiva consiste em diferentes medidas de quatro componentes da cognição, que são: (1) capacidade de memória e aprendizagem; (2) função executiva; (3) percepção visual e inteligência fluida; e (4) velocidade de processamento e habilidades de concentração e atenção. Para cada uma dessas habilidades, existe uma pontuação de análise que é usada como parâmetro de corte e classificação do atleta conforme o MIC (IPC, 2017). Salienta-se que estes testes são aplicados com o propósito de compreender e medir a "inteligência esportiva" do atleta (DIJK; DADOVÁ; MARTÍNKOVÁ, 2017).

Por fim, durante a competição, também é feita uma Avaliação Observacional do desempenho do atleta, considerando a proficiência geral e as habilidades apresentadas. Este último momento da classificação tem o propósito de verificar possíveis inconsistências entre os resultados obtidos nos testes cognitivos e o desempenho real no momento da competição. Após essas etapas de avaliação, o atleta será classificado em "elegível" ao cumprir o MIC ou em "inelegível", quando não são cumpridos os critérios estabelecidos de pontuação nos testes ou quando houver incongruência entre os testes e a observação na competição (DIJK; DADOVÁ; MARTÍNKOVÁ, 2017; IPC, 2017).

Em relação ao processo de classificação psicológica, são necessários alguns apontamentos. É importante elucidar que o treinador apresenta um papel essencial no sucesso da classificação e deve familiarizar-se com os procedimentos dos testes específicos do esporte para garantir que seus atletas entendam a tarefa em questão e a executem com todo o seu potencial (TWEEDY; MANN; VANLANDEWIJCK, 2016). Outra questão se refere ao teste de QI, que apesar de ainda ser utilizado, é bastante arbitrário, pois não existe consenso sobre a estabilidade dos resultados, ou seja, é possível que resultados diferentes possam ser alcançados ao longo do tempo, por uma mesma pessoa (VAN BIESEN et al., 2016). Além disso, o teste de QI não está relacionado com elementos específicos do esporte (DIJK; DADOVÁ; MARTÍNKOVÁ, 2017). Neste sentido, é importante também estimular o desenvolvimento de pesquisas aplicadas para avaliação da deficiência intelectual no viés da atuação esportiva, de modo que novas evidências possam ser produzidas como indicativas de métodos de avaliação mais precisos, estáveis e específicos para o esporte.

Considerações Finais

A classificação esportiva paralímpica é um processo fundamental para o sucesso do Movimento Paralímpico, pois permite a equidade de condições durante a competição, promovendo uma participação justa, por meio do controle do impacto da deficiência no resultado do desempenho esportivo.

No entanto, este processo ainda está em evolução e possivelmente apresentará mudanças significativas ao longo dos próximos anos. Para isso, é de fundamental importância que haja o alinhamento entre métodos baseados em evidências científicas e as práticas da classificação esportiva, tornando-as cada vez mais transparentes e robustas.

Revisão de Conteúdo

 Qual é o principal objetivo da classificação esportiva paralímpica?

 Descreva as deficiências elegíveis para o esporte paralímpico e suas características?

 Explique o Critério Mínimo de Deficiência (MIC).

Referências

1. BECKMAN, E.; CONNICK, M.; TWEEDY, S. Assessing muscle strength for the purpose of classification in paralympic athletics: a review and recommendations. *Journal of Science and Medicine in Sport,* v. 20, n. 4, p. 391-396, 2017.
2. BLAUWET, C.; WILLICK, S.E. The paralympic movement: using sports to promote health, disability rights, and social integration for athletes with disabilities. *PM & R,* v.4, n.11, p.851-856, 2012.
3. BURNS, J. Intellectual disability, special olympics and parasport. In: BRITTAIN, I.; BEACOM, A. *The Palgrave handbook of paralympic studies.* London: Palgrave Macmillan, 2018.
4. BUSSE, S. Eligibility and classification in paralympic sports. *Paralympics,* v.28, n.2, p.20-23, 2014.
5. CARDOSO, V. D.; GAYA, A. C. A classificação funcional no esporte paralímpico. *Conexões: Revista da Faculdade de Educação Física da Unicamp* Campinas, v. 12, n. 2, p. 132-146, 2014.

6. CARVALHO, C. L.; GORLA, J. I.; ARAÚJO, P. F. Voleibol sentado: do conhecimento à iniciação da prática. *Conexões: Revista da Faculdade de Educação Física da Unicamp* Campinas, v. 11, n. 2, p. 97-126, 2013.
7. CONNICK, M. J.; BECKMAN, E.; TWEEDY, S. M. Evolution and development of best practice in paralympic classification. In: BRITTAIN, I.; BEACOM, A. *The Palgrave handbook of paralympic studies*. London: Palgrave Macmillan, 2018.
8. DIJK, A. V.; DADOVÁ, K.; MARTÍNKOVÁ, I. Intellectual disability sport and paralympic classification. *AUC Kinanthropologica*, v. 53, n.1, p. 21-34, 2017.
9. FREITAS, P. S. Fundamentos básicos da classificação funcional do esporte para deficientes físicos. *Revista da Sociedade Brasileira de Atividade Motora Adaptada,* Bauru, v.10, n. 1, p. 22-25, 2005.
10. FREITAS, P. S.; SANTOS, S.S. Fundamentos básicos da classificação esportiva para atletas paralímpicos. In: MELLO, M.T.; WINCKLER, C. *Esporte paralímpico.* São Paulo: Atheneu, 2012.
11. HOWE, P. D.; JONES, C. Classification of disabled athletes: (dis)empowering the paralympic practice community. *Sociology of Sport Journal*, n. 23, p.29-46, 2006.
12. INTERNATIONAL BLIND SPORTS FEDERATION (IBSA). *IBSA classification rules*, 2018. Disponível em: https://www.ibsasport.org/documents/files/182-1-ibsa--classification-rules-2018.pdf. Acesso em 17 junho de 2020.
13. INTERNATIONAL PARALYMPIC COMMITTEE. *International paralympic Committee Classification Code and international standards*. Bonn, Germany: IPC, 2007.
14. INTERNATIONAL PARALYMPIC COMMITTEE (IPC). *Explanatory guide to paralympic classification. Paralympic Summer Sports*. Bonn, Germany: IPC, 2015.
15. INTERNATIONAL PARALYMPIC COMMITTEE (IPC). *World para athletics classification rules and regulations*. Bonn, Germany: IPC, 2017.
16. INTERNATIONAL SPORTS FEDERATION FOR PERSONS WITH INTELLECTUAL DISABILITY (INAS). *Section 4: policies / Inas Eligibility & Classification: Rules, Policy and Procedure*, 2016. Disponível em: https://www.virtus.sport/wp-content/uploads/2010/11/4.1-eligibility-classification-policy5.pdf. Acesso em 22 de junho de 2020.
17. KIRSHBLUM, S.C.; BURNS, S.P.; BIERING-SORENSEN, F.; DONOVAN, W.; GRAVES, D. E.; AMITABH, J. H. A.; JOHANSEN, M.; JONES, L.; KRASSIOUKOV, A.; MULCAHEY, M. J.; SCHMIDT-READ, M.; WARING, W. International standards for neurological classification of spinal cord injury. *The Journal of Spinal Cord Medicine,* v.34, n. 6, p. 535-546, 2011.
18. LEGG, D. P. Paralympic games history and legacy of a global movement. *Physician Medical Rehabilitation Clinics*, v. 29, n. p. 417-425, 2018.
19. MANN, D. L.; RAVENSBERGEN, H. J. C. International Paralympic Committee (IPC) and International Blind Sports Federation (IBSA) joint position stand on the sport-specifc classification of athletes with vision impairment. *Sports Medicine*, v. 48, n. 9, p. 2011-2023, 2018.

20. MARQUES, R. F. R.; GUTIERREZ, G. L.; ALMEIDA, M. A. B. Investigação sobre as configurações sociais do subcampo do esporte paralímpico no Brasil: os processos de classificação de atletas. *Revista De Educação Fisica/UEM*, v. 23, n. 4, p. 515-527, 2012.

21. MAUERBERG-DECASTRO, E.; CAMPBELL, D. F.; TAVARES, C. P. The global reality of the paralympic movement: challenges and opportunities in disability sports. *Motriz, Rio Claro*, v.22 n.3, p. 111-123, 2016.

22. PARSONS, A.; WINCKLER, C. Esporte e a pessoa com deficiência: contexto histórico. In: MELLO, M. T.; WINCKLER, C. *Esporte paralímpico*. São Paulo: Atheneu, 2012.

23. POWIS, B.; MACBETH, J. B. "We know who is a cheat and who is not. But what can you do?": athletes' perspectives on classification in visually impaired sport. Conference on Qualitative Research in Sport and Exercise: UBC, Vancouver. *International Review for the Sociology of Sport*, 2019. p.1-15.

24. RAVENSBERGEN, H. J. C.; MANN, D. L.; KAMPER, S. J. Expert consensus statement to guide the evidence-based classification of paralympic athletes with vision impairment: a Delphi study. *British Journal of Sports Medicine*, v. 50, n. 7, p. 386-391, 2016.

25. REINA, R.; ELVIRA, J. L. L.; VALVERDE, M.; ROLDÁN, A.; YANCI, J. Kinematic and kinetic analyses of the vertical jump with and without header as performed by para-footballers with cerebral palsy. *Sports*, v.7, n. 209, 2019.

26. SILVA, A.; VITAL. R.; MELLO, M. T. Atuação da fisioterapia no esporte paralímpico. *Revista Brasileira de Medicina do Esporte*, v. 22, n.2, p. 157-161, 2016.

27. STROHKENDL, H. *The 50 anniversary of wheelchair basketball: a history*. New York: Waxmann, 1996.

28. TWEEDY, S. M. Taxonomic theory and the icf: foundations for a unified disability athletics classification. *Adaptation Physition Activation Quarterly*, v. 19, p. 220-237, 2002.

29. TWEEDY, S.M.; BECKMAN, E.M.; CONNICK, M. Paralympic classification: conceptual basis, current methods and research update. *Paralympic Sports Medicine and Science*. v.6, p.s11-s17, 2014.

30. TWEEDY, S. M.; CONNICK, M.; BECKMAN, E. M. Applying scientific principles to enhance paralympic classification now and in the future: a research primer for rehabilitation specialists. *Physical Medicine Rehabilitation Clinics*, n.29, p.313-332, 2018.

31. TWEED S. M.; HOWE, D. Introduction to the paralympic movement. In: VANLANDEWIJCK, Y. C.; THOMPSON, W. *The paralympic athlete*. Singapore: Wiley-Blackwell, 2011.

32. TWEEDY, S. M.; MANN, D.; VANLANDEWIJCK, Y. Research needs for the development of evidence-based systems of classification for physical, vision, and intellectual impairments. In: VANLANDEWIJCK, Y. C.; THOMPSON, W. R. *Training and coaching the paralympic athlete*. New York: John Wiley & Sons, 2016. p.122-149.

33. TWEEDY, S. M.; VANLANDEWIJCK, Y. C. International paralympic committee position stand–background and scientific principles of classification in paralympic sport. *British Journal of Sports and Medicine,* v.45, n.4, p.259-269, 2011.

34. VAN BIESEN, D.; MACTAVISH, J.; KERREMANS, J; VANLANDEWIJCK, Y. Cognitive predictors of performance in well-trained table tennis players with intellectual disability. *Research in Developmental Disabilities*, v. 53, p. 377-390, 2016.

35. WORLD HEALTH ORGANIZATION (WHO). *International Classification Of Functioning, Disability And Health*. Geneva, Switzerland: World Health Organization, 2001

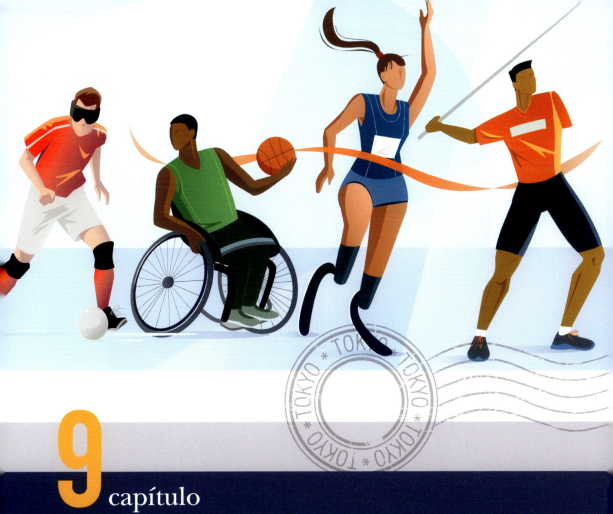

capítulo 9

Avaliação Física e Fisiologia no Esporte Paralímpico

- Dawit Albieiro Pinheiro Gonçalves
- Thiago Fernando Lourenço
- Luiz Gustavo Teixeira dos Santos
- Gustavo de Oliveira Zanetti
- Danusa Dias Soares
- Luciano Sales Prado

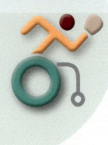

Introdução

O processo de avaliação no esporte paralímpico requer um planejamento minucioso respeitando as características específicas de cada atleta, o que deve considerar, por exemplo, o impacto da deficiência em uma determinada ação esportiva e a classe esportiva na qual o atleta se enquadra, seja no esporte individual ou coletivo. No entanto, para os esportes coletivos, também é necessário considerar a posição e as funções exercidas em quadra ou em campo, focando nas habilidades específicas de jogo e demandas impostas aos atletas (GEE; LACROIX; WEST, 2017; HIGGS et al., 1990; YILLA; SHERRILL, 1998). A classificação esportiva paralímpica (CEP) (Souza, 2019) é uma das características marcantes que diferencia os esportes paralímpicos dos olímpicos, portanto, a compreensão do processo avaliativo é essencial para acompanhar de maneira adequada o desenvolvimento dos atletas.

O Comitê Paralímpico Internacional (IPC) apresenta, por meio do Código Internacional de Classificação (IPC, 2015), orientações e procedimentos específicos relacionados à CEP (Souza, 2020) das modalidades de Verão e de Inverno. É imprescindível que todos os atletas apresentem pelo menos um dos 10 tipos de deficiências elegíveis (i.e., oito tipos de deficiências físicas, deficiência visual e deficiência intelectual). Esses são os pilares para o agrupamento de deficiências em classes esportivas, com o objetivo de proporcionar uma maior competitividade (TWEEDY; VANLANDEWIJCK, 2011).

É consenso na literatura que atletas paralímpicos apresentam uma condição médica intrínseca preexistente diferenciada em relação aos atletas olímpicos. Por exemplo, observam-se geralmente alterações marcantes no padrão fisiológico e motor em casos de deficiência física, padrão cognitivo na deficiência intelectual e sensorial, como redução ou perda total da função visual, na deficiência visual. Essas condições tornam as atividades de vida diária desafiadoras e, no caso de atletas, impactam a execução de protocolos de avaliações laboratoriais e de campo, exigindo adaptações específicas de acordo com a deficiência e o seu grau de acometimento. Portanto, o avaliador deve conhecer o diagnóstico correto do atleta paralímpico, somado aos aspectos mencionados anteriormente para realizar o processo de avaliação. Dessa forma, garante-se a integridade física do indivíduo e a eficiência do protocolo para essa população (BERNARDI et al., 2010; WEBBORN; EMERY, 2014; PHILLIPS; SQUAIR; KRASSIOUKOV, 2017; SQUAIR et al., 2018; VAN BIESEN et al., 2017; WALTER; KRASSIOUKOV, 2018).

Bases Fisiológicas das Avaliações Físicas

Composição Corporal

A composição corporal é um componente da aptidão física relacionada à saúde que impacta diretamente no desempenho físico (MEDEIROS *et al.*, 2016). Além do mapeamento do estado de saúde, a avaliação da composição corporal permite a identificação de talentos esportivos e do tamanho e desenho das próteses, a determinação da composição corporal ideal para os esportes com divisão de massa corporal e ainda o acompanhamento da adaptação ao treinamento físico e as dietas (PERRET; ABEL, 2016). O acompanhamento longitudinal da composição corporal em atletas paralímpicos é uma prática comum e amplamente recomendada. Contudo, a literatura científica ainda não oferece uma definição clara dos padrões corporais na maioria dos esportes paralímpicos, o que pode estar relacionado ao fato desses atletas apresentarem diferentes tipos de deficiência que afetam de modo distinto a composição corporal (e.g., indivíduos com lesão da medula espinhal [LME] apresentam maior percentual de gordura nas pernas paralisadas do que no tronco) (BHAMBHANI, 2010), além do pequeno número de atletas de elite relacionado às classificações. A avaliação da composição corporal é realizada para descrever o percentual de gordura (%G), osso, água e músculo no corpo humano, componentes cuja importância varia entre os diferentes esportes. Existem diversos modelos para avaliar a composição corporal, dentre eles o "modelo de dois compartimentos" é o mais simples e assume que o corpo possui dois componentes quimicamente distintos: a massa gorda (MG) e a massa livre de gordura (MLG) (MALINA, 2007). A MLG representa o principal componente metabolicamente ativo do nosso organismo, sendo responsável pela maior parte do gasto energético em repouso e durante o exercício físico. O tecido adiposo, por outro lado, representa a nossa principal reserva energética devido à sua "ilimitada" capacidade de estocar triacilgliceróis (triglicerídeos), uma molécula com alto potencial calórico (MCARDLE, WILLIAM D; KATCH, FRANK I; KATCH, 2016). Na prática, recomenda-se a escolha de técnicas avaliativas seguras, de baixo custo e não invasivas.

Potência Aeróbica

A produção de energia pelas vias metabólicas é fator determinante para o desempenho em exercícios prolongados, sendo que diferentes aspectos desse metabolismo são mais relevantes, a depender da duração do exercício (de 90 segundos a várias horas) (POWERS; HOWLEY, 2019). A maior taxa na qual o organismo consegue consumir oxigênio durante o exercício reflete a utilização máxima de substratos energéticos pelas vias oxidativas por unidade de tempo. Assim, o consumo máximo de oxigênio ($\dot{V}O_{2máx}$) é considerado o padrão-ouro para a determinação da potência aeróbica de um indivíduo, embora seja fundamental ressaltar que o desempenho em exercícios de duração prolongada dependa de outros fatores, como economia de movimento e capacidade de exercício em intensidades próximas ao limiar de lactato (LL) (POWERS; HOWLEY, 2019; WHYTE, 2006).

A capacidade aeróbica representaria a capacidade teórica total de fornecimento de energia pelas vias aeróbicas e é impossível de ser estimada, mas, ressalta-se, é utilizada frequentemente na literatura como sinônimo de potência aeróbica (WHYTE, 2006). Esta última, por sua vez, é determinada fisiologicamente por fatores circulatórios centrais (principalmente o débito cardíaco máximo), capacidade de transporte de oxigênio (principalmente concentração de hemoglobina) e fatores periféricos (vascularização da musculatura periférica, concentração intracelular de mioglobina, teor mitocondrial e atividade de enzimas oxidativas) (MACINNIS; GIBALA, 2017). O treinamento físico aeróbico atua positivamente sobre todos esses fatores, propiciando, assim, um consumo máximo de oxigênio aumentado e, por conseguinte, uma maior taxa máxima de produção aeróbica de energia por unidade de tempo (BROOKS, G.A.; FAHEY; BALDWIN, 2019; MACINNIS; GIBALA, 2017; RATAMES, 2012).

Potência Anaeróbica

A capacidade de produzir quantidades elevadas de energia através das vias metabólicas anaeróbicas em curto espaço de tempo, o que é normalmente a duração de atividades onde o metabolismo energético anaeróbico já é predominante, caracteriza a potência anaeróbica. Como existem duas vias metabólicas envolvidas, normalmente são utilizados os termos potência anaeróbica alática e a potência anaeróbica lática, respectivamente à via em questão (RATAMES, 2012; WHYTE, 2006). Na primeira, o principal fator determinante é a velocidade máxima de degradação de trifosfato de adenosina (ATP) e de creatina fosfato (PCr). Por sua vez, o principal fator modulador dessa velocidade é a concentração/atividade das enzimas envolvidas no processo, a miosina-ATPase, a creatina fosfoquinase (CPK) e a mioquinase (conhecida também como adenilato quinase) (RATAMES, 2012; WHYTE, 2006). Por outro lado, a potência anaeróbica lática depende de elevado fluxo glicolítico (na verdade, fluxo máximo), o que resulta na capacidade de se produzir elevadas concentrações de lactato no músculo e no sangue. As elevadas concentrações circulantes refletem níveis de potência anaeróbica típicos de indivíduos adultos treinados nessa capacidade (LACERDA et al., 2007; RATAMES, 2012; WHYTE, 2006). Obviamente, juntamente com o alto fluxo glicolítico, é fundamental a ocorrência de uma capacidade eficiente de tamponamento de íons de hidrogênio, decorrentes da produção de ácido lático e da hidrólise de ATP, os causadores diretos da fadiga (através da queda do pH muscular e sanguíneo) em exercícios em intensidade máxima subjetiva de curta duração (BROOKS, G.A.; FAHEY; BALDWIN, 2019; POWERS; HOWLEY, 2019). O tamponamento de íons de hidrogênio ocorre principalmente no sangue, através do íon bicarbonato, o principal sistema-tampão do organismo, mas também no meio intracelular do músculo, através, principalmente, da carnosina e íons fosfato. Portanto, são considerados fatores determinantes da capacidade de tamponamento as concentrações plasmáticas de bicarbonato, as concentrações musculares de carnosina e íons fosfato e, possivelmente, a eficiência no transporte de íons de lactato e hidrogênio do meio intracelular para o meio extracelular (BROOKS, G.A.; FAHEY; BALDWIN, 2019; POWERS; HOWLEY, 2019).

Força Muscular

A força muscular está diretamente relacionada a diversas outras características que favorecem o desempenho global do atleta, tais como a potência muscular, o equilíbrio e a habilidade de pular, dar arrancadas (tiros) e mudar rapidamente de direção, além de reduzir a taxa de lesões em diferentes modalidades esportivas (MCGUIGAN; WRIGHT; FLECK, 2012; SUCHOMEL; NIMPHIUS; STONE, 2016). A *força muscular* tem sido definida classicamente como a habilidade de exercer tensão contra um objeto ou resistência. A *potência muscular*, por sua vez, é o produto da força e da velocidade de contração muscular, *i.e.*, refere-se a taxa na qual o músculo realiza trabalho, sendo um importante atributo para predizer o sucesso em diferentes esportes, em especial naqueles que requerem velocidade e agilidade (MCGUIGAN; WRIGHT; FLECK, 2012). Tanto a força como a potência muscular dependem fundamentalmente de fatores neurais e intrínsecos musculares. As células (fibras) musculares esqueléticas de humanos podem ser classificadas basicamente de acordo com o tipo de miosina de cadeia pesada expressa (*i.e.*, tipo 1, 2A e/ou 2X; lembrando que existem fibras puras e híbridas) ou ainda enzimas metabólicas (*i.e.*, glicolíticas ou oxidativa) (SCHIAFFINO; REGGIANI, 2011). As fibras do tipo 1 apresentam velocidade de contração lenta e metabolismo oxidativo, enquanto que as fibras do tipo 2X contraem-se rapidamente, produzem mais força e utilizam predominantemente o metabolismo glicolítico e anaeróbio. As fibras do tipo 2A possuem características de fibras rápidas, mas são consideradas intermediárias e utilizam razoavelmente bem tanto o metabolismo anaeróbio como o oxidativo. A explicação fisiológica para a maior velocidade de contração das fibras do tipo 2 está relacionada à elevada atividade enzimática da miosina-ATPase que pode hidrolizar ATP em uma taxa até 4 vezes maior do que as fibras do tipo 1. Portanto, quanto maior a proporção de fibras dos tipos 2A e 2X no músculo do indivíduo, maior será a sua capacidade de produção de força e potência muscular. Além disso, a área de secção transversa (AST) das fibras musculares e, consequentemente, dos músculos, é um importante fator que contribui não somente para a força máxima, mas também para a potência muscular. O aumento da AST de fibras musculares (*i.e.*, hipertrofia radial) requer o acúmulo, em paralelo, de sarcômeros, a menor unidade funcional do músculo. Outros fatores como a função do retículo sarcoplasmático, a geometria muscular, a estrutura dos tendões e a taxa de disparo e a sincronização das unidades motoras podem afetar significativamente a produção de força muscular (RODRÍGUEZ-ROSELL *et al.*, 2018; SCHIAFFINO; REGGIANI, 2011).

Termorregulação

Nos últimos Jogos Olímpicos e Paralímpicos, muita atenção foi voltada para as condições ambientais potencialmente desafiadoras das cidades-sede, como o Rio de Janeiro, em 2016, e deverá também acontecer nos próximos Jogos a serem realizados em Tóquio no ano de 2021 em função da Pandemia da COVID19. (GRIGGS *et al.*, 2020). O controle da temperatura corporal durante a prática de atividades físicas e exercícios físicos é fundamental, quer seja para a manutenção da saúde quer seja para otimizar o desempenho físico. Durante as competições esportivas, principalmente aquelas realizadas em ambientes quentes e úmidos, a chance de sucesso na competição está diretamente relacionada, dentre outros fatores, à boa capacidade de regular a temperatura corporal, mecanismo conhecido como termorregulação. Portanto, quanto mais o atleta estiver adaptado, do ponto de vista fisiológico, às condições ambientais, como por exemplo ao calor e umidade relativa do ar (URA) elevados, maior a possibilidade de otimizar o seu desempenho físico durante o estresse térmico em competições.

Nos esportes paralímpicos, muitos fatores podem intensificar o estresse fisiológico do atleta provocado pelas condições ambientais, incluindo as características do próprio esporte (tipo, intensidade, duração e modalidade), aptidão e atributos físicos do atleta (por exemplo, composição corporal) e também a complexidade da deficiência e a CEP (GRIGGS et al., 2020). Em função do espaço limitado deste capítulo, escolhemos aqui focalizar, dentre as várias deficiências, a deficiência física, em especial a LME que causa os maiores comprometimentos na termorregulação. Em se tratando desses esportistas (profissionais ou amadores), ressalta-se que as LME podem resultar em adaptações fisiológicas, tais como a redução da massa muscular, que pode afetar a produção de calor, bem como dificultar a dissipação de calor em função da menor capacidade de redistribuição de fluxo sanguíneo para a pele e também da menor capacidade de produção de suor (PRICE, MIKE J.; TRBOVICH, 2018). Estas limitações devem-se tanto à redução de impulsos aferentes para as áreas cerebrais responsáveis pela termorregulação quanto pela inadequação do controle vasomotor e da capacidade de produção de suor abaixo do nível da LME (PRICE, MICHAEL J., 2006). A capacidade de manter a temperatura corporal central (temperatura interna) dentro de uma faixa estreita (37 ± 0,6°C), apesar da exposição a uma ampla faixa de temperaturas ambientais, é essencial para fornecer um ambiente ideal para os órgãos vitais, o Sistema Nervoso Central (SNC) e para o funcionamento adequado dos processos celulares. As LME em níveis mais altos (acima de T6) levam à incapacidade do Sistema Nervoso Autônomo (SNA) de realizar adequadamente a regulação hipotalâmica dos mecanismos termorreguladores para dissipação e conservação de calor (HANDRAKIS et al., 2017).

Portanto, muita atenção tem sido direcionada às estratégias de resfriamento corporal com intuito de retardar o aumento excessivo da temperatura corporal durante as competições, principalmente naquelas realizadas em ambientes quentes e úmidos, como tem sido aqueles de muitas cidades-sede dos jogos Paralímpicos. A elevação excessiva da temperatura corporal não só levará à diminuição do rendimento físico/esportivo, como poderá também colocar em risco a integridade física do atleta. A perda de concentração e da capacidade de tomada de decisões o cansaço excessivo precoce são algumas das repercussões decorrentes da dificuldade termorregulatória que podem ser observadas nos atletas. Portanto, uma combinação de estratégias de resfriamento tem sido utilizada tanto antes quanto durante as competições. Assim, uma combinação de pré-resfriamento e resfriamento durante os treinamentos e/ou competições parecem ser eficazes. As principais estratégias utilizadas para resfriar o corpo em LME têm sido o resfriamento das mãos e pés via imersão em água fria (~ 10°C) (GRIGGS; PRICE; GOOSEY-TOLFREY, 2014), o uso de *sprays* de água fria para mimetizar os efeitos do suor (permitindo o resfriamento via evaporação) (PRITCHETT, R. C. *et al.*, 2010) e o uso de acessórios de vestimenta, tais como coletes de gelo, eficazes em diminuir o estresse térmico e melhorar o desempenho físico/esportivo (TRBOVICH *et al.*, 2014; WEBBORN, N. *et al.*, 2010). Entretanto, cabe salientar que a literatura concernente às diferentes estratégias de resfriamento em atletas com LME é bem reduzida quando comparada à literatura com esportistas saudáveis. Apesar desta limitação, algumas diretrizes devem ser seguidas. Deve-se adotar uma abordagem individualizada e refinar a estratégia de resfriamento com base no nível da lesão, na integridade do atleta e na modalidade esportiva. É importante considerar, inclusive, aspectos negativos da utilização dessas estratégias em algumas condições, como por exemplo, apesar de reduzir a temperatura corporal interna (GRIGGS *et al.*, 2017), o uso do *spray* no tronco e nos braços de atletas de Rugby em Cadeira de Rodas durante a partida pode comprometer os passes e o controle da cadeira, prejudicando o desempenho técnico do atleta. Além disso, é fundamental considerar os regulamentos esportivos, a eficácia, praticidade, logística, custo e o conforto do atleta para o uso de uma estratégia de resfriamento. Por exemplo, o resfriamento das mãos pode ser impraticável para alguns atletas com LME devido à sua função de preensão manual limitada e também em função do uso de luvas durante os jogos em algumas modalidades (PRITCHETT, KELLY *et al.*, 2020). Outro aspecto importantíssimo a salientar, é que treinadores e equipe de apoio precisam ter conhecimento dos sinais e sintomas de doenças causadas pelo calor, como a tontura, a perda de coordenação motora e a fadiga extrema. Isso permitirá que eles possam reconhecer quando um jogador precisa parar de jogar ou ser removido do ambiente para que seja resfriado (WEBBORN, N. *et al.*, 2010).

Marcadores Bioquímicos

Apesar de amplamente apresentado na literatura científica, ainda existe confusão na interpretação e na aplicação de conceitos relacionados aos efeitos agudos e crônicos das sessões de treinamento físico. De forma geral, cada sessão de exercício físico induz estresse no organismo, levando a distúrbios na homeostase de vários processos fisiológicos e vias bioquímicas, um fenômeno também chamado de Microtrauma Adaptativo (MTA). No período pós-exercício, em resposta aos MTA, o corpo desencadeia uma série de reações que neutralizam essas alterações fisiológicas e bioquímicas. Isso enfatiza a necessidade de um período de recuperação adequado para o restabelecimento das funções orgânicas "danificadas" (MEEUSEN *et al.*, 2013). O conhecimento desse fenômeno é fundamental para determinar o período real ou ideal de recuperação entre cada sessão de treinamento ou mesmo evitar *overreaching* não funcional ou, em casos mais extremos, a síndrome do *overtraining*. Para tanto, uma série de biomarcadores tem sido investigada em atletas durante períodos de treinamento intensificado para identificar possíveis adaptações positivas ou negativas à carga de treinamento aumentada. Dentre esses marcadores estão proteínas, metabólitos, eletrólitos e outras moléculas que estão presentes principalmente na corrente sanguínea. Apesar de fascinante, a análise dessas moléculas apresentam limitações na sua aplicação diária, principalmente por questões de acesso à tecnologia, à dificuldade em se determinar um único biomarcador como padrão de recuperação, sensibilidade para detecção de lesões/recuperação e valores de referência para as diferentes populações estudadas (GREENHAM *et al.*, 2018; LEE *et al.*, 2017).

Avaliações Físicas
Testes de Laboratório
Antropometria e Composição Corporal

A avaliação antropométrica tem como objetivo mensurar o tamanho e a composição corporal, e as suas proporções, sendo um dos indicadores diretos do estado de crescimento, nutrição e treinamento do indivíduo. Dentre as medidas antropométricas mais utilizadas estão a massa corporal, estatura, envergadura, dobras cutâneas e circunferências. Reconhecer e aplicar técnicas padronizadas para a coleta de dados considerando o ambiente adequado, equipamentos específicos, concentração e atenção durante a realização dos procedimentos são imprescindíveis para que as medidas sejam confiáveis e precisas. Apresentaremos abaixo alguns protocolos para a avaliação da composição corporal.

Massa Corporal

A massa corporal é a soma de todos os componentes corporais (água, gordura, ossos, músculos e resíduos) e reflete o equilíbrio proteico-energético do indivíduo. Para a realização dessa medida deve-se:

- Solicitar ao avaliado que esteja sem calçados e com roupas leves;
- Posicionar o avaliado sobre a plataforma da balança e apoiar os seus dois pés no equipamento, mantendo-se imóvel;
- Realizar a leitura e registro da medida obtida.

ATENÇÃO

No caso de modalidades que contenham atletas cadeirantes, é possível realizar adaptações para melhor conforto e segurança do avaliado, as quais estarão relacionadas com as condições de infraestrutura disponível. Por exemplo, se existir apenas uma balança de banheiro, é indicado que coloque o avaliado sentado e o avaliador deverá realizar a segurança do avaliado, exercendo o mínimo de apoio externo possível. Antes de realizar esses procedimentos, o avaliador deve conferir se há algum impeditivo para a medida no avaliado, como úlceras por pressão. Se necessário, recomenda-se a utilização de uma almofada para dar maior conforto ao avaliado.

Atualmente, existem instituições que possuem balanças capazes de pesar os indivíduos na própria cadeira de rodas (Figura 9.1). Nesse caso, o avaliador deverá:

1. Posicionar a rampa de acesso à balança;
2. Colocar a cadeira de rodas vazia no centro da plataforma da balança, travando as suas rodas;
3. Aferir a massa da cadeira;
4. Retirar a cadeira de rodas da balança;
5. Posicionar o avaliado no centro da cadeira de rodas;
6. Levar a cadeira de rodas com o avaliado ao centro da plataforma da balança e travar as suas rodas;
7. Realizar a leitura da massa que representa a massa corporal do indivíduo e da cadeira;
8. Subtrair a massa da cadeira (passo 3) do valor total adquirido no passo 7 para obter a massa corporal do avaliado.

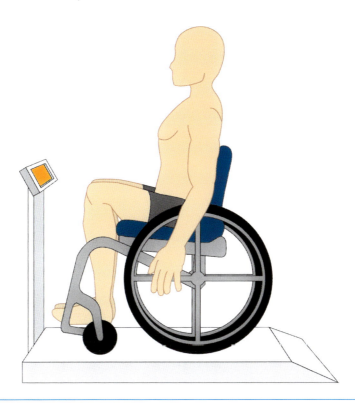

Figura 9.1 Mensuração da massa corporal em atletas que utilizam cadeiras de rodas.
Fonte: Figuras elaboradas por Gustavo de Oliveira Zanetti.

Em indivíduos amputados, a ausência do membro ou partes dele pode influenciar de maneira importante cálculos de gasto e consumo energético posteriores. A fim de minimizar essas alterações, a correção da massa corporal pode ser realizada a partir da sugestão de Osterkamp (OSTERKAMP, 1995). De acordo com este estudo, deve-se adicionar 0,7% da massa corporal total avaliada na balança para amputações de mão, 2,3% para amputações abaixo do cotovelo e 5% para o braço. Já no membro inferior, deve-se adicionar 1,5% para amputações de pé, 5,9% para amputações abaixo do joelho e 16% para a perna toda.

Estatura Corporal

Esta medida tem como objetivo quantificar o processo de crescimento linear do corpo humano através do estadiômetro (Figura 9.2). Segundo Guedes e Guedes (DARTAGNAN PINTO GUEDES, 2006), a estatura corporal é a distância observada entre dois planos que tangenciam o ponto mais alto da cabeça e a planta dos pés. Para a realização dessa medida deve-se:

1. Solicitar que o avaliado esteja sem calçados e com roupas leves, sem adornos na cabeça (*e.g.*, bonés ou chapéus);
2. Posicionar o avaliado à superfície de uma parede lisa, sem rodapés;
3. Posicionar a cabeça do avaliado segundo o plano de Frankfurt (olhar no horizonte) e realizar a medição após a inspiração máxima, colocando o estadiômetro no ponto vértex (ponto anatômico mais alto do crânio) do avaliado.

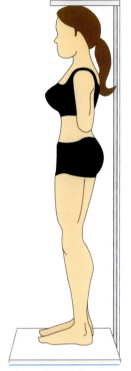

Figura 9.2 Mensuração da estatura.
Fonte: Figuras elaboradas por Gustavo de Oliveira Zanetti.

ATENÇÃO

Da mesma forma que realizado na aferição da massa corporal, deve-se adaptar a avaliação da estatura de atletas que utilizam cadeiras de rodas e, nesse caso, utiliza-se a altura tronco-encefálica (Figura 9.3). Caso o avaliado possua força suficiente para sustentar o tronco, deve-se seguir os seguintes procedimentos:

1. Sentar o avaliado num banco fixo à parede obtendo um ângulo de 90° nas articulações de coxofemoral, joelho e tornozelo;
2. Medir a distância entre o ponto vértex e o assento do banco.
3. Posicionar a cabeça do avaliado segundo o plano de Frankfurt (olhar no horizonte) e realizar a medição após a inspiração máxima, colocando o estadiômetro no ponto vértex (ponto anatômico mais alto do crânio) do avaliado.

Avaliação Física e Fisiologia no Esporte Paralímpico 193

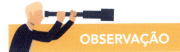

OBSERVAÇÃO

Deve-se afixar uma fita métrica iniciando (ponto zero) na intersecção do assento do banco e a parede com escala crescente em direção ao teto;

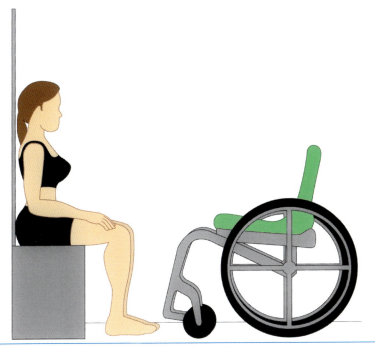

Figura 9.3 Mensuração da estatura tronco-encefálica (em cadeirante).
Fonte: Figuras elaboradas por Gustavo de Oliveira Zanetti.

Em uma condição que o avaliado é impossibilitado de permanecer em posição ortostática, a medida de estatura pode ser realizada em decúbito dorsal, de acordo com o modo proposto por Guedes e Guedes (DARTAGNAN PINTO GUEDES, 2006).

Envergadura

Esta medida é comumente utilizada em modalidades onde as características antropométricas podem auxiliar no desempenho de atletas, como por exemplo, Natação, Voleibol Sentado e Goalball (GORSKIN, 2012). Para a realização dessa medida deve-se:

1. O avaliador deve colocar o avaliado em pé em frente a uma parede lisa com os braços abertos (abdução do ombro em 90°).
2. A medida deve ser realizada pela distância entre as pontas dos dedos médios quando os braços estiverem abertos no nível dos ombros.

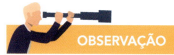

OBSERVAÇÃO

A fita métrica deve ser fixada na parede a uma altura de 1,20 m (para os indivíduos menores de 10 anos) ou 1,50 m (para indivíduos maiores de 10 anos), de maneira paralela ao solo;

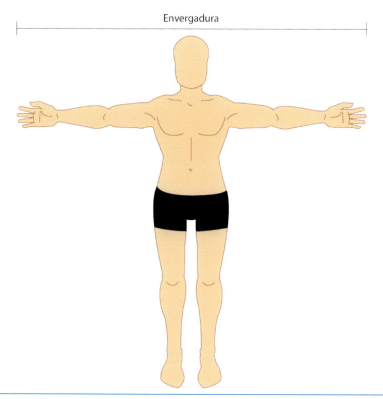

Figura 9.4 Mensuração da envergadura.
Fonte: Figuras elaboradas por Gustavo de Oliveira Zanetti.

ATENÇÃO

Mais uma vez, deve-se ter atenção com algumas adequações para as modalidades que contemplem atletas que utilizam cadeiras de rodas. Para esses indivíduos, é possível utilizar o mesmo banco mencionado na mensuração da estatura cranioencefálica, mantendo o posicionamento corporal do avaliado como citado acima. O único detalhe a ser lembrado para esses atletas é o posicionamento da fita, que deve ser o mesmo apresentado no item 1 desse protocolo, corrigindo a altura da fita fixada na parede em relação ao solo.

Perímetros

A avaliação dos perímetros corporais permite verificar o tamanho de secções transversais e dimensões do corpo. Deve-se ter atenção à grande variedade de padrões (pontos anatômicos) utilizados nesta metodologia. Alguns perímetros apresentam dois e, às vezes, até três padrões diferentes de medida. Para a realização dessas medidas, deve-se:

1. Determinar o ponto anatômico de interesse;
2. Aplicar a fita levemente na superfície cutânea de forma a ficar justa, porém não apertada.
3. Realizar, quando possível, a mensuração em triplicada (*i.e.*, três vezes) em cada local e obter a média dos valores obtidos (MCARDLE, WILLIAM D; KATCH, FRANK I; KATCH, 2016).

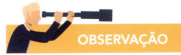

OBSERVAÇÃO

Deve-se evitar a compressão excessiva da pele. Para isso, sugere-se a fixação de um elástico na extremidade inicial da fita métrica como demonstrado nas figuras abaixo;

Para este capítulo utilizaremos como referência os pontos anatômicos descritos por LOHMAN; ROCHE; MATORELL (1988). Estes pontos anatômicos, juntamente com a referência anatômica e a posição de medida, estão resumidos na Tabela 9.1:

Tabela 9.1. Pontos anatômicos e suas respectivas referências anatômicas e posições para a realização da perimetria.

Ponto anatômico	Referência anatômica	Posicionamento da fita métrica	Ilustração
Ombro	Músculos deltoides e processo acromial da escápula.	Horizontal	

Tabela 9.1. (Cont.) Pontos anatômicos e suas respectivas referências anatômicas e posições para a realização da perimetria.

Ponto anatômico	Referência anatômica	Posicionamento da fita métrica	Ilustração
Tórax	Para os homens pode-se adotar a linha dos mamilos. Para as mulheres evitar a interferência das mamas, medindo aproximadamente na sexta costela.	Horizontal	
Braço	Processo acromial da escápula e processo olécrano da ulna.	Perpendicular ao eixo longo do braço.	
Antebraço	Circunferência máxima do antebraço.	Perpendicular ao eixo longo do antebraço.	

Avaliação Física e Fisiologia no Esporte Paralímpico 197

Tabela 9.1. (Cont.) Pontos anatômicos e suas respectivas referências anatômicas e posições para a realização da perimetria.

Ponto anatômico	Referência anatômica	Posicionamento da fita métrica	Ilustração
Cintura	Menor área de circunferência, entre as costelas e a crista ilíaca.	Horizontal	
Abdominal	Na cicatriz umbilical.	Horizontal	
Quadril	Extensão posterior máxima dos glúteos.	Horizontal	

Tabela 9.1. (Cont.) Pontos anatômicos e suas respectivas referências anatômicas e posições para a realização da perimetria.

Ponto anatômico	Referência anatômica	Posicionamento da fita métrica	Ilustração
Coxa proximal	Dobra glútea.	Horizontal	
Coxa medial	Linha inguinal e borda proximal da patela.	Horizontal	
Coxa distal	Epicôndilos femorais.	Horizontal	

Avaliação Física e Fisiologia no Esporte Paralímpico 199

Tabela 9.1. (Cont.) Pontos anatômicos e suas respectivas referências anatômicas e posições para a realização da perimetria.

Ponto anatômico	Referência anatômica	Posicionamento da fita métrica	Ilustração
Perna	Perímetro máximo do músculo da panturrilha.	Perpendicular ao eixo longo da perna.	

Fonte: Figuras elaboradas por Gustavo de Oliveira Zanetti.

ATENÇÃO

Obviamente, em indivíduos com LME, a menor taxa metabólica e a atrofia muscular induzida pela imobilidade dos membros afetados geram uma diminuição nos valores de perimetria. Teoricamente, as circunferências podem oferecer um indicativo no monitoramento das alterações na massa muscular (LOHMAN; ROCHE; MATORELL, 1988). Apesar da hipertrofia muscular induzida pelo treinamento físico não ocorrer uniformemente em todas as regiões do corpo (ABE *et al.*, 2003), do ponto de vista prático é interessante monitorar o perímetro de todos os membros a fim de observar possíveis variações de tecido adiposo nessas regiões, em resposta ao treinamento e/ou aspectos nutricionais.

Da mesma forma, em indivíduos com paralisia cerebral é indicada a realização das medidas de circunferência em ambos os hemisférios corporais. Porém, em indivíduos hemiplégicos, é aconselhável a utilização do membro dominante como padrão de comparação longitudinal. A relação entre o membro dominante e o não dominante como ferramenta auxiliar de evolução de ganho/perda de massa muscular e/ou tecido adiposo, uma vez que o treinamento de força com caráter hipertrófico pode induzir o aumento de massa muscular nesses indivíduos (FLEETON; SANDERS; FORNUSEK, 2020).

Dobras Cutâneas

A aferição das dobras cutâneas (DC) é um método relativamente simples, de baixo custo e não invasivo para estimar a gordura corporal total. Porém, exige que o avaliador seja bem treinado. De maneira geral, para a realização da aferição das DC deve-se:

1. Conhecer e acessar muito bem o ponto anatômico em que irá avaliar (mostraremos a seguir os pontos anatômicos utilizados);
2. Pinçar a pele e a camada de gordura do tecido subjacente com os dedos polegar e indicador (levantar);
3. Aplicar o compasso cerca de 1 cm distal aos dedos (polegar e indicador);
4. Continuar a suportar a DC durante a medição.

Da mesma maneira que a perimetria, na medida de DC as medições, quando possível, devem ser feitas em triplicata e a média deve ser considerada. Outra dica importante é sempre realizar as medidas quando o avaliado estiver com a pele seca e livre de loções e óleos, além de avaliar *todos os pontos no lado direito* do avaliado. Por isso, não se deve realizar as medidas após exercícios físicos, pois a vasodilatação periférica nessa condição pode aumentar o valor da DC.

ATENÇÃO

Cabe ressaltar que, no caso de indivíduos amputados, a medida deve ser realizada no membro presente e, se necessário, a DC deve ser o mais próximo possível do ponto anatômico padrão. Além disso, em indivíduos com paralisia cerebral, deve-se realizar as medidas das DC no hemisfério dominante do avaliado.

Apesar de a literatura especializada mencionar a existência de aproximadamente 93 possíveis locais anatômicos onde uma DC pode ser destacada, adotou-se novamente neste capítulo os pontos anatômicos apresentados por Lohman *et al.* (LOHMAN; ROCHE; MATORELL, 1988). A Tabela 9.2 mostra estes pontos anatômicos e a direção da DC para melhor visualização.

Avaliação Física e Fisiologia no Esporte Paralímpico 201

Tabela 9.2 Pontos anatômicos e suas respectivas referências anatômicas e posições para a realização das dobras cutâneas.

Ponto anatômico	Referência anatômica	Local da medida	Direção da dobra	Ilustração
Subescapular	Ângulo inferior da escápula.	Dois centímetros abaixo do ângulo inferior da escápula.	Diagonal	
Tríceps	Processo acromial da escápula e processo olecraniano da ulna.	Face posterior do braço, no ponto médio entre o acrômio da escápula e a ulna.	Vertical	
Bíceps	Bíceps braquial.	Ponto médio do braço entre o acrômio e a ulna.	Vertical	

Tabela 9.2 Pontos anatômicos e suas respectivas referências anatômicas e posições para a realização das dobras cutâneas.

Ponto anatômico	Referência anatômica	Local da medida	Direção da dobra	Ilustração
Tórax	Axila e mamilo.	Homens: ponto médio entre a linha axilar e o mamilo. Mulheres: 1/3 dessa distância.	Diagonal	
Axilar média	Processo xifoide do esterno.	Linha média axilar no nível da junção xifo-esternal.	Horizontal	
Suprailíaca	Crista ilíaca.	Diagonalmente acima da crista ilíaca, ao longo da linha axilar anterior.	Diagonal	
Abdominal	Cicatriz umbilical.	3 cm à lateral da cicatriz.	Horizontal	

Tabela 9.2 Pontos anatômicos e suas respectivas referências anatômicas e posições para a realização das dobras cutâneas.

Ponto anatômico	Referência anatômica	Local da medida	Direção da dobra	Ilustração
Coxa	Linha inguinal e patela.	Ponto médio entre a linha inguinal e a borda proximal da patela.	Vertical	
Perna	Circunferência máxima da panturrilha	Joelho e quadril flexionados a 90°. Destacada na máxima circunferência no aspecto medial.	Vertical	

Fonte: Figuras elaboradas por Gustavo de Oliveira Zanetti.

ATENÇÃO

O padrão do tecido adiposo varia entre os indivíduos (BROAD, 2019) e o impacto da LME na distribuição de gordura corporal acima e abaixo da lesão ainda requer maiores estudos. Isso dificulta, na prática, determinar se as medidas das DC devem incluir locais acima ou abaixo da lesão. No entanto, a proporção de tecido adiposo visceral para o subcutâneo é proporcionalmente maior em indivíduos com LME não treinados (EDWARDS; BUGARESTI; BUCHHOLZ, 2008). Dessa forma, é indicado que as medidas das DC em atletas das modalidades em Cadeira de Rodas sejam concentradas na parte superior do corpo e na massa corporal, complementada com circunferência da cintura no monitoramento longitudinalmente dos atletas com LME. De fato, o uso de um maior número de DC aumenta a sensibilidade das avaliações para monitorar as alterações na composição corporal, além de auxiliar na identificação de variações individuais no padrão de gordura (BROAD, 2019).

Você deve estar se perguntando o que fazer após a coleta de todas as DC? Agora é que o trabalho começa de verdade! Com os valores das DC, é possível quantificar o percentual de gordura (%G) corporal ou densidade corporal por meio de equações matemáticas. Recomenda-se muito cuidado na escolha destas equações, porque elas podem variar de acordo com o gênero, idade, etnia e nível de atividade física. As Tabelas 9.3 e 9.4 demonstram algumas equações para o cálculo do %G.

Tabela 9.3 Equações para o cálculo do %G.

Autor	Equação para cálculo da densidade corporal ou percentual de gordura	Público estudado	Idade
FAUKNER (FAUKNER, 1968)	%G = 5,783 + 0,153 (tríceps + subescapular + supra ilíaca + abdominal)	Nadadores	
	D = 1,1714 − 0,0671 Log10 (tríceps + suprailíaca + abdominal)	Homens	18 a 30 anos
	D = 1,1665 − 0,0706 Log10 (coxa + suprailíaca + subescapular)	Mulheres	
JACKSON, POLLOCK & WARD (JACKSON; POLLOCK, 1978)	D = 1,112 − 0,00043499 (X1) + 0,00000055 (X1)^2 − 0,00028826 (X2)		
	X1 = soma de 7 dobras cutâneas (torácica, axilar média, tríceps, subescapular, abdominal, suprailíaca e coxa)	Homens	18 a 61 anos
	X2 = idade em anos		
JACKSON, POLLOCK & WARD (JACKSON; POLLOCK, 1978)	D = 1,097 − 0,00046971 (X1) + 0,00000056 (X1)^2 − 0,00012828 (X2)		
	X1 = soma de 7 dobras cutâneas (torácica, axilar média, tríceps, subescapular, abdominal, suprailíaca e coxa)	Mulheres	18 a 55 anos
	X2 = idade em anos		
PETROSKI (PETROSKI, 1995)	D = 1,10726863 − 0,00081201 (X1) + 0,00000212 (X1)^2 − 0,00041761 (X2)		
	D = 1,1954713 − 0,07513507 Log10 (X3) − 0,00041072 (X2)	Homens Mulheres	18 a 66 anos
	X1 = subescapular + tríceps + suprailíaca + panturrilha medial		
	X2 = idade em anos		

Tabela 9.4 Equações para o cálculo do %G.

Autor	Equação para cálculo da densidade corporal ou percentual de gordura	Público estudado	Idade
THORLAND et al. (WG et al., 1981)	D = 1,1091 – 0,00052 (X1) + 0,00000032 (X1)²	Atletas jovens – masculino	
	D = 1,1136 – 0,00154 (X2) + 0,00000516 (X2)²	Atletas jovens – feminino	
	X1 = tríceps + subescapular + axilar média + suprailíaca + abdominal + coxa + panturrilha medial		
	X2 = tríceps + subescapular + axilar média		
LOHMAN (LOHMAN; ROCHE; MATORELL, 1988)	%G = 1,21*(tríceps + SB – 0,008 *. (tríceps + subescapular)²) – 1,7	Homens brancos: pré-púberes	
	%G = 1,21* (tríceps + SB – 0,008 * (tríceps + subescapular)²) – 3,4	Homens brancos: púberes	
	%G = 1,21* (tríceps + SB – 0,008 * (tríceps + subescapular)²) – 5,5	Homens brancos: pós-púberes	
	%G = 1,21* (tríceps + SB – 0,008 * (tríceps + subescapular)²) – 3,2	Homens negros: pré-púberes	
	%G = 1,21* (tríceps + SB – 0,008 * (tríceps + subescapular)²) – 5,2	Homens negros: púberes	
	%G = 1,21* (tríceps + SB – 0,008 * (tríceps + subescapular)²) – 6,8	Homens negros: pós-púberes	
	%G = 1, 33 * (tríceps + SB – 0,013 * (tríceps + subescapular)² – 2,5	Mulheres	8 a 18 anos
SLAUGHTER (SLAUGHTER et al., 1988)	%G = 0,735 * (tríceps + perna) + 1,0	Homens	7 a 18 anos
	%G = 0,61 * (tríceps + perna) + 5,1	Mulheres	7 a 18 anos

ATENÇÃO

De forma geral, essas equações se adequam a todas as modalidades, exceto aquelas que envolvem cadeirantes. Para esses atletas, a incorporação de medidas de circunferência para estimativa da composição corporal (BROAD, 2019) pode solucionar a falta de confiabilidade nas DC dos membros inferiores. Nesse protocolo, os autores nos possibilitam predizer o %G através da utilização de sete DC e um perímetro, sendo elas: bíceps, tríceps, subescapular, suprailíaca, abdominal, coxa medial e panturrilha, e perímetro da panturrilha. Todas as medidas devem ser realizadas na posição sentada, em um assento padronizado, sem apoios para os braços, para permitir melhor acesso à suprailíaca.

$$\%G = -3{,}04 + (0{.}41 \times \Sigma 7DC) - (0{,}001 \times \Sigma 7DC^2) + (0{,}03 \times \text{perímetro da panturrilha})$$

Legenda: $\Sigma 7DC$ – Somatória das sete dobras cutâneas.

Vale lembrar que, em atletas que utilizam cadeiras de rodas, a atrofia dos músculos comprometidos pela LME contribui para uma menor massa corporal e, portanto, o %G é superestimado, não sendo indicado como uma medida de obesidade nesses atletas. Apesar de exibirem menor atrofia muscular, atletas com amputação de algum membro também devem ser cuidadosamente avaliados. Pouca literatura existe em relação aos protocolos com a utilização de DC nessa população. Contudo, protocolos que avaliem um maior número de DC ou que excluam do cálculo o membro amputado são estratégias práticas possíveis de serem utilizadas para tentar superar essas limitações técnicas (BROAD, 2019). Apesar de prática, essas análises devem ser utilizadas com cautela, uma vez que não existem estudos suportando a sua aplicação em atletas paralímpicos. O acompanhamento longitudinal desses parâmetros, associados às variáveis de desempenho discutidas nesse capítulo, pode também auxiliar nas tomadas de decisão de ajustes de treinamento ao longo do planejamento.

Perceba que alguns protocolos já calculam o %G corporal diretamente pela equação. Outros calculam a densidade corporal, certo? Para estes protocolos que calculam a densidade, deve-se aplicar outra fórmula bastante simples e comum na área da Antropometria, a fórmula matemática de Siri (1961): $\%G = [(4{,}95/D) - 4{,}50] \times 100$. Perceba que nessa fórmula deve-se apenas substituir o valor de densidade calculado pelo protocolo no lugar do D indicado na fórmula de Siri e pronto: calculou-se o %G do indivíduo. Após o cálculo do %G do avaliado, pode-se ainda estimar a sua massa de tecido adiposo, chamada Massa Gorda (MG). Além disso, também conseguimos extrair a Massa Livre de Gordura (MLG) através das equações abaixo:

> Massa de Gordura = Massa corporal × %G
>
> Massa Livre de Gordura = Massa Corporal − Massa de Gordura

Veja o exemplo abaixo para um indivíduo com massa corporal de 70 kg, 20% (referente a 0,2 no cálculo abaixo) de gordura, e que, numa primeira etapa do trabalho, estipulou-se como meta alcançar 15% de gordura corporal:

> Massa de Gordura = 70 × 0,2 = 14 kg
>
> Massa Livre de Gordura = 70 − 14 = 56 kg

Estes cálculos matemáticos simples nos ajudam muito a controlar e monitorar os efeitos do treinamento físico e da dieta em nossos atletas. Vale ressaltar, ainda, que a estimava da densidade corporal e da gordura corporal total pelas DC tem sido recomendada como uma alternativa viável e prática em atletas paralímpicos por apresentar resultados similares a outros métodos mais sofisticados e de custo mais elevado, como a pletismografia por deslocamento de ar (LEMOS et al., 2016). Portanto, nunca se esqueça que não existe método e protocolo certo ou errado, a sua escolha depende da sua realidade!

Potência aeróbia

> Consumo Máximo de Oxigênio ($\dot{V}O_{2máx}$)

A avaliação do $\dot{V}O_{2máx}$ é muito utilizada no ambiente clínico e esportivo há anos. Por conta disso, uma variedade de protocolos é apresentada na literatura para diferentes populações. Cada um deles possui três características básicas como tempo de estágio, incremento de intensidade e/ou inclinação. No entanto, é difícil encontrar protocolos que tenham sido desenhados especificamente para atletas respeitando premissas fisiológicas e estatísticas, como por exemplo a cinética do $\dot{V}O_2$ e a reprodutibilidade, respectivamente. Hoje, a aplicação desses protocolos é baseada, muitas vezes, na tradição e/ou familiaridade dos avaliadores, impedindo a aplicação prática da informação obtida em laboratório no ajuste do treinamento (Myers e Bellin, 2000). Por este motivo, será apresentado um protocolo com possibilidade de aplicação em diversas modalidades olímpicas e paralímpicas (exceto cadeirantes), devido à sua preocupação com os aspectos citados acima.

Teste Ergoespirométrico

Lourenço et al. (LOURENÇO, TF et al., 2011) desenvolveram um protocolo de esforço máximo em esteira ergométrica específico para a quantificação do $\dot{V}O_{2máx}$. O protocolo é realizado da seguinte maneira:

1. **Aquecimento:** três minutos a 8-8,5 km/h;
2. **Início do teste:** 9 km/h com inclinação da esteira fixa em 1% – a velocidade é elevada em 0,3 km/h a cada intervalo de 25 s até a exaustão do voluntário.

Os sujeitos devem ser encorajados verbalmente a atingirem a máxima intensidade de exercício. Após a exaustão, os sujeitos são submetidos a um protocolo de recuperação de cinco minutos onde a velocidade é diminuída a cada minuto para 60%, 55%, 50%, 45% e 40% da velocidade máxima alcançada para evitar desconfortos nos avaliados.

ATENÇÃO

Os protocolos de análise de gases com alta confiabilidade devem respeitar a resposta do $\dot{V}O_2$ em função do tempo e da intensidade de exercício (POOLE; JONES, 2012). No caso das modalidades com LME, um menor volume sistólico e uma maior frequência cardíaca durante o exercício podem acelerar a resposta do $\dot{V}O_2$. Isso influencia diretamente no tempo de cada estágio do protocolo incremental (Y et al., 2002).

De forma semelhante aos protocolos em ambulantes, uma ampla variedade de protocolos com ergômetros de braço e esteiras tem sido utilizada em cadeirantes. Isso dificulta a aplicação prática confiável por preparadores físicos e avaliadores. Como forma de alcançar o $\dot{V}O_{2max}$, muitos pesquisadores utilizam o aumento da inclinação da esteira. Em um dos poucos trabalhos específicos em atletas que utilizam cadeiras de rodas, Knechtle e Köpfli (KNECHTLE; KO, 2001) sugeriram um protocolo com velocidade fixa de 8 km/h e inclinação inicial de 1%, aumentando 0,5% a cada 2 minutos. Em ergômetros de braço, Mitropoulos *et al.* (MITROPOULOS *et al.*, 2017) sugeriram início do protocolo a 30 W para homens e 20 W para mulheres, sendo mantida a taxa de rotação da manivela em 70 rotações por minuto (rpm) aumentando a intensidade em 10 W/min para homens e 6 W/min para mulheres. A incapacidade de manter uma taxa de manivela acima de 60 rpm determina o término do teste. Após o término do exercício, uma sessão de 2-3 minutos sem carga, a uma taxa de manivela abaixo de 50 rpm, deve ser realizada como período de recuperação ativo.

Limiares Metabólicos

Os limiares metabólicos são fenômenos fisiológicos submáximos encontrados durante o esforço incremental, por volta de 65% a 75% do $\dot{V}O_{2máx}$. De forma geral, dois fenômenos são observados, sendo que cada um deles indica uma condição metabólica distinta. O primeiro deles, chamado de Limiar Ventilatório (LV), é determinado pelo aumento abrupto na produção de CO_2 (VCO_2) em relação ao $\dot{V}O_2$, decorrente do tamponamento dos íons H^+ pelos íons bicarbonato (HCO_3^-) no sangue durante o exercício incremental (BEAVER; WASSERMAN; WHIPP, 1986). Isso ocorre em resposta ao maior recrutamento de fibras do tipo 2A nesta intensidade de exercício devido à aumentada demanda por ATP e à atividade da enzima lactato desidrogenase, com o concomitante aumento na produção de lactato (BROOKS, GEORGE A, 2018; EGAN; ZIERATH, 2013). O lactato produzido nesta situação é removido da célula muscular em cotransporte com H$^+$ através de transportadores específicos; em seguida, esse próton é tamponado pelo HCO$_3^-$ produzindo CO$_2$ e H$_2$O no leito vascular (BROOKS, GEORGE A, 2018). Em paralelo, nesta intensidade de exercício também pode ser observado o aumento desproporcional na concentração de lactato sanguíneo, caracterizando o Limiar de Lactato (LL). Do ponto de vista prático, embora nem sempre coincidam perfeitamente, ambos LV e LL são fenômenos metabólicos muito semelhantes, com formas distintas de detecção. O LV pode ser detectado através da análise de gases e o LL pela concentração sanguínea de lactato.

Apesar de ser uma medida de parâmetros respiratórios e metabólicos muito confiável, a análise do LV possui alguns pontos que merecem reflexão, como a aplicabilidade e o custo. A validade ecológica do LV para a prescrição de qualquer treinamento requer a utilização de um analisador de gases portátil para se determinar os reais parâmetros ventilatórios durante a prática da própria modalidade esportiva, algo que está muito distante da realidade da grande maioria dos clubes, associações, treinadores e atletas. De forma alternativa ao LV, o LL tem sido postulado como uma estratégia válida e confiável para a prescrição da intensidade do exercício no contexto esportivo (CEREZUELA-ESPEJO et al., 2018). Alguns protocolos de determinação do LL são mostrados a seguir.

Limiar de Lactato (LL)

Assim como na ergoespirometria, há uma grande variedade de protocolos para a determinação do LL. Assim como o $\dot{V}O_2$, a cinética do lactato na corrente sanguínea possui suas características próprias que influenciam na determinação confiável do fenômeno. Para que a concentração de lactato sanguíneo corresponda ao estado metabólico muscular induzido pelo exercício, é necessário que o tempo de cada estágio seja entre 3 e 6 minutos. Com relação ao incremento de intensidade, de maneira prática, aconselha-se iniciar os testes na esteira com velocidades entre 7 ou 8 km/h, com incremento de 1 km/h a cada estágio (BENTLEY; NEWELL; BISHOP, 2007). Na bicicleta, apesar de menos confiável que na esteira, sugere-se iniciar o protocolo em 50 W, com incrementos de 50 W a cada 3 minutos até a exaustão (MORTON; STANNARD; KAY, 2012). O teste tem o seu término quando as concentrações de lactato sanguíneo apresentarem um padrão semelhante ao mostrado na Figura 9.5.

Note, na Figura 9.5, que são feitas pelo menos duas coletas sanguíneas (dois estágios) adicionais após o aumento abrupto da concentração de lactato no sangue (considere o ponto seguinte ao LL) para assegurar que o lactato de fato está se acumulando no sangue.

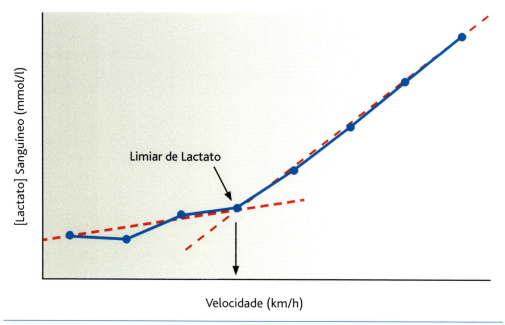

Figura 9.5 Exemplo de uma curva de lactato sanguíneo durante um teste incremental para a determinação do limiar de lactato (LL).
Fonte: Acervo do autor.

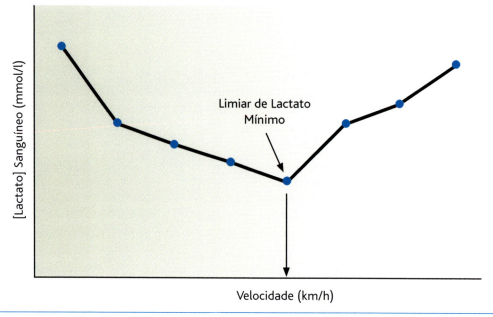

Figura 9.6 Gráfico demonstrativo do protocolo de lactato mínimo proposto por Tegtbur *et al.*(TEGTBUR; BUSSE; BRAUMANN, 1993) para o estabelecimento da intensidade do lactato mínimo (LM).
Fonte: Acervo do autor.

Avaliação Física e Fisiologia no Esporte Paralímpico   211

ATENÇÃO

Até o presente momento, os autores desconhecem estudos específicos com atletas paralímpicos que utilizam do LL em esforços incrementais. No entanto, é possível a sua utilização na prática, respeitando os pontos-chaves de sua aplicação. Uma estratégia para escolha das velocidades iniciais do protocolo para as modalidades com cadeira de rodas é a utilização de 40% a 50% da velocidade média de prova.

Lactato Mínimo (LM)

Outro protocolo direto para a quantificação da intensidade de exercício baseada nos níveis sanguíneos de lactato foi criado por Tegtbur e colaboradores (TEGTBUR; BUSSE; BRAUMANN, 1993). Este protocolo pode ser realizado tanto em pista como em ergômetros e na piscina, por esse motivo mostraremos a descrição para ambas as situações. O teste proposto por Tegtbur *et al.* (TEGTBUR; BUSSE; BRAUMANN, 1993) consiste em uma repetição máxima de 200 m e outra de 300 m, com intervalo de um minuto entre elas. Oito minutos após os esforços máximos, é feita a coleta de sangue e dosagem do lactato sanguíneo. A partir daí, iniciam-se estímulos de 800 m com velocidades submáximas progressivas preestabelecidas (*i.e.*, 1 km/h), seguidas de coleta sanguínea e dosagem do lactato antes de cada nova corrida (1 min). Assim como no protocolo mostrado acima, é interessante iniciar com velocidades leves (por volta de 7 a 8 km/h para ambulantes e 40%-50% da velocidade de prova para cadeirantes) e nos estágios iniciais há redução da lactatemia. RIBEIRO *et al.* (2003) sugeriram a aplicação do protocolo de LM em nadadores. Para isso, a elevação da concentração de lactato no sangue é realizada por dois esforços máximos de 50 metros, em piscina, com intervalo de um minuto entre eles. Após oito minutos de recuperação, iniciam-se repetições de 300 metros com velocidades submáximas (entre 1,05 e 1,25 m/s). O incremento progressivo na velocidade desses protocolos é repetido até o ponto em que a concentração de lactato volte a subir, sendo que a intensidade imediatamente antes da elevação da lactatemia é caracterizada como a concentração mínima de lactato obtida no teste e representa a intensidade do lactato mínimo (LM) (Figura 9.6). Em teoria, essa intensidade corresponde a um equilíbrio entre a produção de lactato pela célula muscular e a sua remoção pelo próprio músculo e outros tecidos, um fenômeno denominado de intensidade da máxima fase estável do lactato.

Potência Anaeróbia

Teste de Wingate

Este protocolo normalmente é executado em uma bicicleta ergométrica específica para essa avaliação, acoplada a instrumentos computacionais adequados para o teste. Como se busca avaliar o pico (potência anaeróbia) e a média (capacidade anaeróbia) da potência gerada (Watts) durante um exercício máximo, o avaliado é instruído a realizar a máxima potência durante 30 segundos. Isso é necessário pois o pico de potência normalmente ocorre nos primeiros três a cinco segundos de trabalho máximo (BAR-OR, 1994; GREEN, 1995).

Após o aquecimento de 5 a 10 minutos, uma carga de 75 gramas para cada quilo de massa corporal do avaliado (75 g/kg), ou 100 a 110 gramas para cada quilograma de massa magra, deve ser adicionada para a execução da avaliação (ÜÇOK; GÖKBEL; OKUDAN, 2005). É possível calcular o índice de fadiga do avaliado a partir da porcentagem de redução de potência ao longo do teste (HUTZLER et al., 1998).

ATENÇÃO

Para as modalidades com Cadeiras de Rodas que necessitem avaliar potência e/ou capacidade anaeróbia, uma adaptação do teste de Wingate é realizada para os membros superiores. Em um ergômetro de braço, ao invés de adicionar as cargas descritas em bicicleta, deve-se utilizar a intensidade de 35 g/kg de massa corporal (HUTZLER et al., 1998).

Força e Potência Muscular

Força Máxima Dinâmica

O teste mais representativo desta variável da força muscular é o teste de 1 Repetição Máxima (1RM). Neste teste o avaliado realiza 3 tentativas, intercaladas por pausas de 3 minutos, para alcançar a carga referente a uma única repetição máxima, ou seja, o indivíduo não é capaz de realizar uma segunda repetição completa e "perfeita". É um teste geralmente executado com aparelhos da sala de treinamento de força (musculação) (LEVINGER et al., 2009). É indicado que sejam realizadas algumas tentativas (duas a três) com intensidades submáximas de forma incremental como forma de aquecimento e preparação para a repetição máxima.

Força Máxima Estática

Podem-se utilizar dinamômetros ou simplesmente aparelhos tradicionais de treinamento de força para a execução de testes a fim de investigar a força máxima estática. O teste deve ter duração mínima de 2 segundos e máxima de 5 segundos de contração estática em uma posição de sustentação da carga, sem movimentação angular, determinada pelo avaliador. O teste mais utilizado é o de preensão manual, podendo ser aplicado às modalidades como Judô, Goalball, Tênis de Campo e de Mesa, Remo e Canoagem Paralímpicos.

Para a avaliação da força isométrica de preensão manual, o avaliado deve estar confortavelmente sentado com os pés tocando o solo, posicionado com o ombro levemente aduzido, o cotovelo fletido a 90°, o antebraço em posição neutra e, por fim, a posição do punho pode variar de 0° a 30° de extensão (FERNANDES; MARINS, 2011). O dinamômetro é colocado na mão do avaliado a ser testado com o mostrador (dos valores) voltado para o avaliador. O avaliado é instruído a apertar o dinamômetro o mais forte possível.

Aconselha-se, também, que se façam tentativas exploratórias prévias, a fim de identificar qual posição da alça é a mais confortável, pois esta medida sofre influência diretamente do tamanho da mão do avaliado (FERNANDES; MARINS, 2011).

Salto Agachado *(Squat Jump, SJ)*

Os saltos são classicamente utilizados como forma de investigação da potência muscular e anaeróbia dos membros inferiores. Deve-se executar três tentativas consecutivas espaçadas por um intervalo de recuperação de 1 a 2 minutos entre cada tentativa. A posição inicial deve estabelecer os pés unidos a 30 cm da tábua de marcação (esta tábua possui 1,50 m de comprimento e 30 cm de largura). O avaliado "suja" a ponta dos seus dedos com giz ou pasta de dentes. Procura-se alcançar o ponto mais alto (envergadura) sem o salto (em cm). Logo após esta primeira marcação na tábua, o salto é executado. O avaliado irá fazer uma semiflexão do quadril e do joelho (imaginando que houvesse uma cadeira atrás de si para sentar-se), mantendo esta posição por 3 segundos de maneira estática e, sem executar o contramovimento e sem auxílio dos braços na impulsão, o avaliado executa o salto somente com a dinâmica positiva (para cima) (Figura 9.7). Mede-se a diferença (em cm) entre a altura alcançada na envergadura (sem salto) e no salto propriamente dito (SARGENT, 1921).

Salto com Contramovimento (*Counter Movement Jump*, CMJ)

Nas mesmas condições descritas acima, a diferença deste salto é que o avaliado deve partir do corpo em posição ereta e executar o contramovimento antes do salto, ou seja, as dinâmicas negativas (descida) e positiva (subida) do salto. Se este teste for feito de maneira horizontal (salto horizontal), pede-se ao avaliado para que o mesmo mantenha as mãos atadas à cintura e busque alcançar a máxima distância possível (Figura 9.8) (BOBBERT *et al.*, 1996).

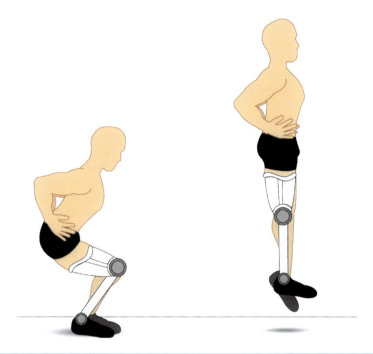

Figura 9.7 Demonstrativo da execução do protocolo de salto agachado.
Fonte: Figuras elaboradas por Gustavo de Oliveira Zanetti.

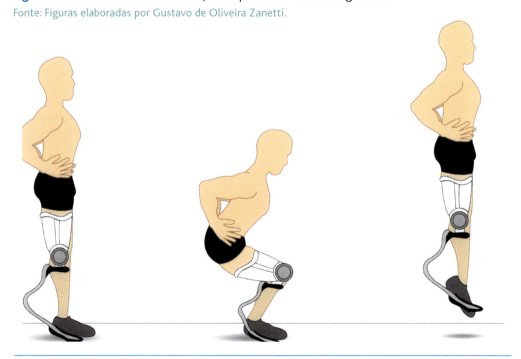

Figura 9.8 Demonstrativo da execução do protocolo de salto com contramovimento.
Fonte: Figuras elaboradas por Gustavo de Oliveira Zanetti.

Salto Horizontal

Na ausência de equipamentos para a quantificação dos saltos verticais, utiliza-se o salto horizontal. Uma fita métrica deve ser disposta no solo para facilitar a demarcação da distância atingida pelo salto. A referência é a colocação dos pés (ponta dos pés) imediatamente antes do início da demarcação da fita presa no solo, com as pernas afastadas na mesma proporção dos quadris, sendo medida a distância de salto utilizando como referência o calcanhar do sujeito quando este tocar o solo, após a execução do salto. O avaliado pode executar o salto horizontal em quaisquer das dinâmicas citadas acima para o salto vertical, ou seja, no formato salto agachado e salto com contramovimento sem ou com o auxílio dos braços (Figura 9.9).

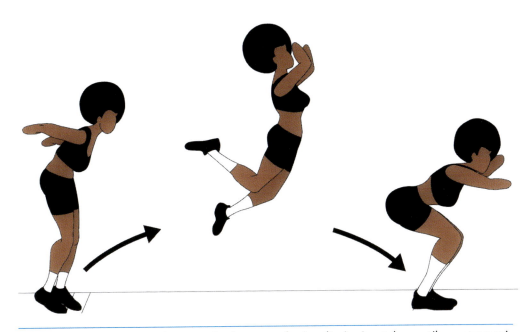

Figura 9.9 Demonstrativo da execução do protocolo de salto horizontal no estilo contramovimento com auxílio dos braços.
Fonte: Figuras elaboradas por Gustavo de Oliveira Zanetti.

Arremesso de Medicine-Ball

O avaliado deverá estar sentado (no chão ou em uma cadeira), com o tronco totalmente imobilizado e empunhando a Medicine-Ball nas mãos na altura do peitoral (Figura 9.10). O avaliado deverá executar um movimento de extensão dos cotovelos, buscando lançar a Medicine-Ball na maior distância possível que será registrada em metros. O peso da Medicine-Ball para a execução do teste fica a critério do avaliador, podendo variar entre 1 e 5 kg dependendo da modalidade e nível de treinamento do avaliado.

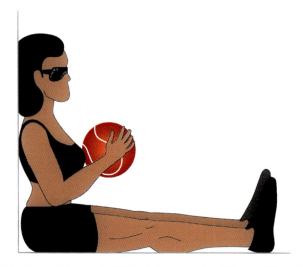

Figura 9.10 Demonstrativo da execução do protocolo arremesso de *Medicine-Ball*.
Fonte: Figuras elaboradas por Gustavo de Oliveira Zanetti.

ATENÇÃO

Em indivíduo com LME, deve-se atentar à sua capacidade de sustentação do tronco. Para aquele indivíduo que não a possui, é indicada a utilização de fitas ou suporte para manter o avaliado apoiado na plataforma com segurança para realização do arremesso.

Em indivíduos cegos, o avaliador deve se posicionar à frente do avaliado, a uma distância de no mínimo dois metros, e dar o comando de voz para que o atleta possa se localizar e programar a trajetória do arremesso.

Flexibilidade

Sentar-e-Alcançar

O teste consiste na execução de 3 repetições, separadas por 10 segundos de descanso entre elas, de movimento de flexão de tronco, sentado, com joelhos completamente estendidos, braços estendidos sendo o esquerdo sobre o direito, buscando alcançar a maior distância possível na régua que demarca a medida, sem executar movimento de contrabalanço com o tronco ("tomada de impulso") (Figura 9.11). O melhor valor, dentro das 3 tentativas, é o válido. Importante observar que o avaliado deve estar "frio" para a execução do teste, ou seja, não deve ter executado nenhum tipo de atividade física prévia, nem aquecimento e nem alongamento muscular (WELLS; DILLON, 1952).

Avaliação Física e Fisiologia no Esporte Paralímpico 217

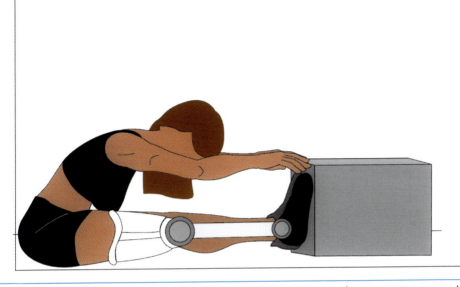

Figura 9.11 Exemplos de bancos utilizados no teste de sentar-e-alcançar e um exemplo de execução do referido teste.
Fonte: Figuras elaboradas por Gustavo de Oliveira Zanetti.

ATENÇÃO

Pelo fato do protocolo de sentar-e-alcançar ser específico para a cadeia posterior, em modalidades paralímpicas com atletas que utilizam cadeiras de rodas ou mesmo para a avaliação da flexibilidade de outras articulações, sugere-se o protocolo a seguir.

Flexiteste

O teste de flexibilidade "Flexiteste" é classificado como adimensional e utiliza a análise e graduação de 20 movimentos específicos que investigam a amplitude máxima articular de forma passiva do avaliado. Cada movimento é graduado por uma nota que varia de 0 (zero) a 4 (quatro), em escala crescente de amplitude de movimento alcançado (p.ex., 0 é uma nota atribuída à pior amplitude de movimento, enquanto 4 é atribuído à melhor amplitude de movimento) (GIL; ARAOJO, 1986; GIL; ARAÚJO, 2008). A avaliação deve ser realizada com o avaliado deitado e a medida é feita pela execução lenta dos movimentos até a obtenção do ponto máximo da amplitude articular e posterior comparação com os mapas de avaliação. Para acessar o mapa de avaliação para cada um dos movimentos visite o site:

 http://www.clinimex.com.br/artigoscientificos/Kinesis_1986_Flexiteste%20uma%20nova%20vers%C3%A3o%20dos%20mapas%20de%20avalia%C3%A7%C3%A3o.pdf

A partir dos resultados, deve-se efetuar uma somatória simples de todos os valores alcançados nos 20 movimentos executados pelo avaliado, o que determina o chamado "flexi-índice". Vale observar que a nota máxima que pode ser alcançada neste teste é 80 (oitenta), considerando os 20 movimentos com graduação máxima de 4 (quatro) (GIL; ARAÚJO, 2008). Os valores normativos do "flexi-índice" para indivíduos de 5 a 91 anos dos sexos masculino e feminino podem ser encontrados em:

https://www.scielo.br/scielo.php?script=sci_arttext&pid=S0066--782X2008000400008

Testes de Campo

A seguir será apresentado um protocolo de teste de campo para cada tipo de deficiência elegível ao movimento paralímpico: física, visual e intelectual. Durante a apresentação dos protocolos, serão destacadas considerações específicas e necessárias sobre cada deficiência para que o avaliador possa trabalhar adequadamente garantindo a qualidade dos resultados.

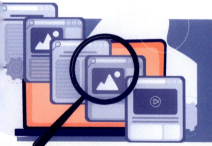

PROTOCOLO 1
MENSURAÇÃO DA POTÊNCIA ANAERÓBIA PARA ATLETAS COM DEFICIÊNCIA VISUAL

1.1 Protocolo para modalidades com características intermitentes

Teste: *Running anaerobic sprint test* (RAST)
Modalidade Indicada: Futebol de 5
Deficiências elegível: Visual - Classe esportiva-B1

Descrição do Protocolo

Ao avaliar a potência anaeróbia de atletas com deficiência visual utilizando o protocolo Rast Test adaptado de Campos e colaboradores (2014), será necessário o auxílio de dois "chamadores". Eles deverão se posicionar 4-5 metros da linha inicial (Chamador-1) e final (Chamador-2) do percurso que o atleta deverá percorrer. Os chamadores terão a responsabilidade de orientar o deslocamento do atleta por meio do estímulo sonoro e de posicionar o atleta para o próximo *sprint*. Ambos devem ser apresentados previamente aos atletas avaliados para que eles possam identificar o tom de suas vozes e, dessa forma, seguir as orientações adequadamente. Sugere-se que não seja utilizado um atleta-guia para evitar a interferência no desempenho do atleta e para respeitar a especificidade da modalidade. Antes de iniciar o teste, todos os atletas deverão realizar o procedimento de mensuração da massa corporal.

Antes de iniciar o teste, o atleta deve realizar um aquecimento por 10 minutos e, em seguida, um período de recuperação de 5 minutos. Ao iniciar o teste, o Chamador-2 deverá chamar o atleta, utilizando o comando verbal "EU". Este, por sua vez, deverá deslocar-se o mais rápido possível em sua direção. Ao ultrapassar a linha de chegada, o atleta realizará um intervalo de 6 segundos, no qual deverá ser posicionado pelo Chamador 2, na direção do Chamador-1 para concluir um ciclo. Esse procedimento deverá ser executado mais 9 vezes, totalizando 10 tiros máximos de 20 metros. A partir da massa corporal previamente coletada e do tempo de cada *sprint* concluído, serão calculadas as potências máxima, média e mínima e o índice de fadiga. O cálculo da potência máxima utiliza o menor valor de tempo obtido nas tentativas, ou seja, o tiro mais rápido que normalmente é a primeira ou segunda tentativa. Já a potência mínima considera o maior valor de tempo registrado entre as tentativas, ou seja, o tiro mais lento, que normalmente é a última tentativa. Por fim, o cálculo da potência média utiliza a média de tempo das 10 tentativas.

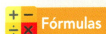

Fórmulas

$$\text{Potência (W)} = \frac{MC * (D)^2}{T^3}$$

$$\text{Índice de fadiga (\%)} = \frac{(\text{Potência máxima (W)} - \text{potência mínima (W)}) \times 100}{\text{Potência máxima (W)}}$$

Legenda: MC: Massa corporal em kg/ **D:** Distância do Sprint = 20 metros/ **T:** Tempo em segundo gasto para cada *sprint*.

1.2 Protocolo para Modalidades com Características Contínuas de Alta Intensidade

Teste: Teste de 40 segundos
Modalidade Indicada: Paratletismo
Deficiências elegível: Visual - Classe esportiva -B1-B2-B3

Descrição do Protocolo

O teste de corrida de 40 segundos foi proposto por MATSUDO (1987) de caráter máximo, com o objetivo de determinar indiretamente a potência anaeróbica e pode ser utilizado como uma ferramenta de avaliação para atletas paralímpicos com deficiência visual. O teste deve ser realizado na pista de Atletismo, na raia mais interna e devidamente demarcada a cada metro. Para o controle do tempo é importante que utilize um cronômetro com precisão de segundos. O atleta deverá ser orientado pelo avaliador a percorrer a maior distância possível no intervalo de tempo de 40 segundos. Os comandos para iniciar e finalizar o teste devem ser realizados de maneira verbal ou com o auxílio de um apito.

Para execução do protocolo sugere-se que os atletas pertencentes às classes B1-B2 utilizem o recurso do atleta-guia ao invés do chamador. Os atletas da classe B3, não deverão ter o recurso do atleta-guia e nem do chamador, pois em competições competem sem os dois recursos. Os atletas-guias devem ser avaliados individualmente. A distância final percorrida pelo atleta será seu resultado para o monitoramento de seu desempenho: quanto maior for a distância percorrida melhor será sua potência anaeróbia.

SUGESTÃO

Professor, você poderá utilizar a marcação na pista de Atletismo que achar necessária. Você pode iniciar a marcação metro a metro após a distância de 150 até os 350 metros. Lembre-se que quanto maior for a subdivisão da distância melhor será a precisão de seus resultados.

Considerações Específicas para Atletas com Deficiência Visual

Um recurso necessário para o êxito da execução das avaliações de campo para essa população é contar com o auxílio de um chamador, guia, *tapper* e/ou piloto, dependendo da modalidade e independente da CEP.[1] Vale destacar que cada modalidade apresenta regras específicas para utilizar esse recurso. Esses indivíduos, por vezes, treinam junto com o atleta para exercer as suas respectivas funções. Durante o processo de avaliação deve-se respeitar a especificidade da modalidade para aproximar-se da realidade do desempenho físico (*performance*). Para o avaliador, por vezes, o recurso verbal não será suficiente para que o atleta compreenda as instruções sobre o protocolo. Por isso, alguns atletas também necessitam utilizar o tato para realizarem o movimento ou trajeto requerido. Garantir ao avaliado uma exploração tátil do ambiente e dos equipamentos a serem utilizados durante o protocolo, proporcionará segurança e familiarização com a situação do teste no momento da execução. É importante destacar que, após a exploração do ambiente, nenhuma estrutura deverá ser alterada. Caso seja necessária uma alteração, o atleta deverá ser informado imediatamente (CAMPOS *et al.*, 2014; BEDNARCZUK *et al.*, 2017; LOTURCO *et al.*, 2017; KRABBEN *et al.*, 2019).

---

[1] Para os atletas com classificação B_3, que por vezes dispensam da utilização desses indivíduos durante a competição, sugere-se o apoio do chamador e/ou do guia para garantir maior segurança, principalmente para avaliações com deslocamentos maiores do que 6 metros.

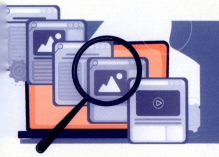

PROTOCOLO 2
DETERMINAÇÃO DE ZONA ALVO DE TREINAMENTO FÍSICO COM DEFICIÊNCIA INTELECTUAL

Teste: 3.000 m
Modalidade Indicada: Paratletismo
Deficiências elegível: Intelectual - Classe esportiva - T20

Descrição do Protocolo

O teste de 3.000 m deverá ser realizado individualmente em uma pista oficial de atletismo. O avaliador deverá se posicionar na chegada dos 100 m, ou seja, na linha final dos 3.000 m após as 7,5 voltas e o atleta deverá iniciar o teste na saída dos 200 m (LOURENÇO T. *et al.*, 2018). Durante todo o protocolo, deve-se registrar o tempo gasto para completar cada volta. Para facilitar o entendimento do atleta, sugere-se que ele receba um *feedback* visual e sonoro informando em qual volta ele se encontra. Ao concluir o teste, utiliza-se a Equação 1, substituindo o "x" pelo tempo final, para estimar a velocidade do ponto de compensação respiratória (vPCR) e a Equação 2 para a velocidade do $VO_{2máx}$. Vale lembrar que o PCR é o ponto no qual a hiperventilação ocorre para tentar corrigir a acidose metabólica. No entanto, acredita-se que nesse momento o mecanismo de tamponamento respiratório já não mais é adequado para expelir a grande quantidade de CO_2 produzida pelo organismo e, muito menos, manter a normalidade do pH.

Fórmulas

Equação 1:

$$vPCR = -41{,}943x + 1328{,}2$$

Equação 2:

$$3.000\ m(s) = 1.399{,}21 - (31{,}65 * vPCR) - (12{,}06 * vVO_{2máx})$$

Legenda: vPCR: Velocidade em Km/h para o ponto de compensação respiratória. **3.000 m(s):** Tempo final em segundos. $vVO_{2máx}$: Velocidade em Km/h para obter o consumo máximo de oxigênio.

Considerações Específicas para Atletas com Deficiência Intelectual

Visto que esses atletas podem apresentar dificuldades para manter a atenção durante a execução de uma tarefa de tempo prolongado e, por vezes, apresentam uma atenção seletiva, a escolha do ambiente e do avaliador são primordiais para o sucesso da avaliação. É importante que o avaliador seja uma pessoa próxima ao atleta. Pode-se utilizar o auxílio do treinador durante a explanação e desenvolvimento dos protocolos. Caso isso não seja possível, o avaliador deve evitar o toque excessivo, captar a atenção do atleta com alterações no tom de voz, apresentar informações claras e breves utilizando diferentes canais de comunicação a partir de exemplos concretos, como a demonstração. Vale destacar que, para os protocolos de corrida, é interessante fornecer o *feedback* em relação ao comportamento do *pace* (ritmo de corrida) do atleta para auxiliá-lo a finalizar o teste adequadamente (VAN DE VLIET *et al.*, 2006; WEBBORN; VAN DE VLIET, 2012; PÉREZ-TEJERO *et al.*, 2017; VAN BIESEN *et al.*, 2017; ST JOHN; BORSCHNECK; CAIRNEY, 2020).

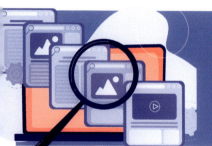

PROTOCOLO 3

MENSURAÇÃO DA POTÊNCIA AERÓBIA PARA ATLETAS COM DEFICIÊNCIA FÍSICA

Teste Modified Multistage Field Test – MFT-8
Modalidade Indicada: Basquete em Cadeira de Rodas
Classes elegíveis: 1.0-4.5
Deficiências elegível:Física (paraplegia, tetraplegia, amputados, paralisia cerebral e pólio)

Descrição do Protocolo

O MFT-8 (WEISSLAND *et al.*, 2015) visa avaliar a potência aeróbia de atletas elegíveis para a prática do Basquete em Cadeira de Rodas, a partir de um protocolo incremental. O atleta deve percorrer trajeto em "forma de 8", circulando em direções opostas em volta das duas estruturas marcadas com linhas tracejadas na Figura 9.12 com o objetivo de contabilizar o maior número de voltas possível, respeitando a velocidade proposta por estágio. O áudio utilizado para o desenvolvimento do protocolo iniciará com a velocidade de 6 km/h, com incremento de velocidade de 0,37 km/h a cada minuto de teste até a exaustão, regulado por sinais sonoros: *beeps*. Vale destacar que no momento do *beep*, o atleta deverá encontrar-se entre os dois cones de cada vértice. Será considerado exaustão, o momento em que o atleta não conseguir chegar entre os cones dos vértices antes dos *beeps* em duas vezes consecutivas. Sugere-se que os atletas sejam avaliados individualmente e nas respectivas cadeiras de jogo para que não haja interferência no desempenho.

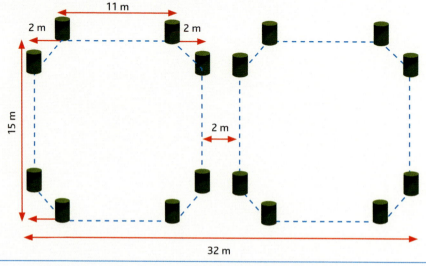

Figura 9.12 Disposição do percurso de avaliação (MFT-8 modificado).
Fonte: Acervo do autor.

Considerações Específicas para Atletas com Deficiência Física

Lesão da Medula Espinhal (LME)

Atletas com LME acima de T6 apresentam comprometimentos fisiológicos que influenciam na execução de protocolos de avaliação e, posteriormente, na sua análise. As principais características desses comprometimentos estão relacionadas às alterações no balanço autonômico, no $VO_{2máx}$ e no controle da temperatura corporal (PHILLIPS; SQUAIR; KRASSIOUKOV, 2017; WALTER; KRASSIOUKOV, 2018; WEBBORN, NICK; VAN DE VLIET, 2012).

Para evitar a disreflexia autonômica e situações de espasticidade durante o processo de avaliação, recomenda-se a utilização de equipamentos que previnam lesões em estruturas corporais abaixo da LME. Para minimizar o impacto das características ligadas à LME, o avaliador deve atentar-se também para a temperatura corporal dos atletas avaliados e do ambiente durante toda a execução do protocolo. Também deve orientar o esvaziamento prévio da sonda, da bexiga urinária e do intestino, principalmente se estiver avaliando atletas tetraplégicos (BERNARDI et al., 2010; SQUAIR et al., 2018a; WEBBORN, NICK; VAN DE VLIET, 2012).

Lesões Encefálicas

Atletas com paralisia cerebral (PC), acidente vascular cerebral (AVC) e traumatismo cranioencefálico (TCE) podem apresentar distúrbios na audição, na visão e/ou na fala. Esses acometimentos podem influenciar na comunicação com o avaliador e, por vezes, podem ser confundidos com déficit cognitivo. Atletas com comprometimento na fala podem ter dificuldades para relatar adequadamente sinais de desidratação, fadiga e intolerância ao calor e ao frio, por isso podem subitamente apresentar crises convulsivas durante a avaliação. Portanto, o avaliador deve estar constantemente atento a esses sinais durante a execução do protocolo. É importante, sempre que possível, manter a temperatura do ambiente controlada ou monitorada e recorrer ao auxílio dos treinadores ou cuidadores para melhor interpretação dos sinais e melhor comunicação com o atleta (REINA et al., 2017, 2020; WEBBORN; VAN DE VLIET, 2012).

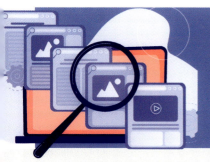

PROTOCOLO 4
MONITORAMENTO DE ESPORTES DE NATUREZA DINÂMICA E INTERMITENTE EM ATLETAS COM DEFICIÊNCIA FÍSICA

Teste de campo de tiro/sprint repetido 20 x 20 m
Modalidade Indicada: Rugby em Cadeira de Rodas
Classes elegíveis: 0.5-3.5
Deficiências elegível: Física (tetraplégicos e tetraequivalentes)

Descrição do Protocolo

O teste 20 × 20m (GEE; LACROIX; WEST, 2017) proporciona a possibilidade de avaliar atletas de Rugby em Cadeira de Rodas, pois se aproxima das demandas fisiológicas de jogo. Vale destacar que o teste avalia e determina valores específicos de jogo para atletas com e sem LME, respeitando a especificidade da modalidade e a CEP do atleta.

Ao se aplicar pela primeira vez este protocolo, é necessário avaliar o atleta previamente com o teste de 20 m da Bateria Beck (YILLA; SHERRILL, 1998) para determinar o valor do intervalo de recuperação a ser respeitado (GEE; LACROIX; WEST, 2017). O teste 20 metros da Bateria Beck consiste na realização de 2 *sprints* (máximos) com 2 minutos de intervalo. O menor tempo obtido pelo atleta deverá ser multiplicado por uma constante, $k = 2$, que resultará no valor do intervalo. A partir da segunda vez que o atleta realizar o protocolo 20 x 20 m, o avaliador não precisa recorrer novamente ao teste de 20 m da Bateria Beck (YILLA; SHERRILL, 1998), pois poderá utilizar o melhor tempo obtido pelo atleta na primeira avaliação no teste 20 × 20 m e multiplicá-lo pela constante $k = 2$.

Com o intervalo previamente determinado, o atleta deverá realizar 20 *sprints* de 20 m em sua cadeira de jogo com todos os acessórios utilizados durante uma partida oficial. Para mensurar os níveis de intensidade do esforço que foi gerado pelo atleta, o avaliador deverá coletar o lactato antes do início do teste e nos seguintes momentos pós-teste: 0 (imediatamente), 3 e 5 minutos. A velocidade média corresponderá ao somatório de todas as velocidades alcançadas nos *sprints* realizados, dividido pelo número total de *sprints*, nesse caso 20. Além disso, sugere-se o registro dos tempos que o atleta levou para percorrer as distâncias de 5 e 10 metros para calcular posteriormente a velocidade de aceleração.

Considerações Finais

O processo de avaliação em qualquer esporte é uma atividade complexa e requer um planejamento minucioso, respeitando as características específicas de cada atleta e a modalidade esportiva. Contudo, no esporte Paralímpico, todas essas preocupações devem ser redobradas e os tipos de deficiência e a CEP do atleta devem ser considerados, o que aumenta consideravelmente a complexidade para estruturar um programa de monitoramento do atleta. Embora a literatura ainda seja escassa, o presente capítulo dividiu a experiência acadêmico-profissional de cientistas do exercício abordando diversos protocolos e técnicas simples, de baixo e não (ou minimamente) invasivos para a avaliação de atletas paralímpicos.

Revisão de Conteúdo

REVISÃO 1. Cite aspectos que ressaltam a importância da avaliação antropométrica e da composição corporal em atletas paralímpicos e descreva pelo menos um teste de baixo custo e não invasivo para a estimativa da massa gorda e da massa livre de gordura. Atenção aos detalhes dos pontos anatômicos e cálculos.

REVISÃO 2. Dentre os diferentes parâmetros metabólicos, cite e explique a base fisiológica e metodológica de um limiar alternativo ao Limiar Ventilatório para a prescrição da intensidade do exercício no contexto esportivo.

REVISÃO 3. Cite possíveis alterações fisiológicas em indivíduos com LME que poderiam afetar a progressão de um protocolo incremental durante um teste ergoespirométrico. Descreva protocolos alternativos utilizados em laboratório e no campo para esse tipo de teste em cadeirantes.

REVISÃO 4. A prescrição adequada da intensidade do exercício físico requer a avaliação individual de cada atleta e é fundamental para o sucesso do programa de treinamento esportivo. Descreva um teste de campo que permite a estimativa da zona-alvo de treinamento no paratletismo e detalhe as particularidades da sua realização em atletas com deficiência intelectual.

REVISÃO 5. Considerando que é essencial controlar adequadamente a temperatura corporal durante o exercício físico para otimizar o desempenho físico, cite as alterações fisiológicas que podem prejudicar a termorregulação em atletas com LME, as repercussões da elevação excessiva da temperatura corporal e estratégias para prevenir essas possíveis alterações induzidas pelo exercício, em especial em ambiente quente.

Referências

1. ABE, T.; KOJIMA, K.; KEARNS, C.F.; FUKUDA, J. Whole body muscle hypertrophy from resistance training: distribution and total mass. *British Journal of Sports Medicine*, v. 37, n. 6, p. 543-545, 2003.
2. BAR-OR, O. *Testing of anaerobic performance by the wingate anaerobic test.* Bloomington: GRS Tech Publication, 1994.
3. BEAVER, W. L.; WASSERMAN, K; WHIPP, B. J. A new method for detecting anaerobic threshold by gas exchange. *Journal of Applied Physiology*, v. 60, n. 6, p. 2020-2027, 1986.
4. BEDNARCZUK, G.; MOLIK, B.; MORGULECK-ARGAMOVICS, B. Static balance of visually impaired paralympic goalball players. *International Journal of Sports Science and Coaching*, v. 12, n. 5, p. 611-617, 2017.
5. BENTLEY, D. J.; NEWELL, J.; BISHOP, D. Incremental exercise test design and analysis: implications for performance diagnostics in endurance athletes. *Sports Medicine*, v. 37, n. 7, p. 575-86, 2007.
6. BERNARDI, M.;GUERRA, E.; DI GIACINTO, B.; DI CESARE, A.; CASTELLANO, V.; BHANBHANI, Y. Field evaluation of paralympic athletes in selected sports: iimplications for training. *Medicine and Science in Sports and Exercise*, v. 42, n. 6, p. 1200-1208, 2010.
7. BHAMBHANI, Y. Physiology: *the paralympic athlete*. Oxford, UK: Wiley-Blackwell, 2010. p. 51–73.
8. BJERKEFORS, A.; TARASSOVA, O.; ROSÉN, J.S.; ZACARIA, B.; ARNDT, A. Three-dimensional kinematic analysis and power output of elite flat-water kayakers. *Sports Biomechanics*, v. 3141, n. 3, p. 1-14, 2017.
9. BOBBERT, M. F.; GERRITSEN, K.G.; LITJENS, M.G.; VAN SOEST, A. J. Why is countermovement jump height greater than squat jump height? *Medicine & Science in Sports & Exercise*, v. 28, n. 1402-1412, 1996.
10. BROAD, E. *Sports nutrition for paralympic athletes*. 2nd ed. Boca Raton, Flórida: CRC Press, 2019.
11. BROOKS, G. A.; FAHEY, T. D.; BALDWIN, K. M. *Exercise physiology: human energetics and its applications*. [s.l.]: authors´s self-publishing, 2019.
12. BROOKS, G. A. The science and translation of lactate shuttle theory. *Cell Metabolism*, v. 27, n. 4, p. 757-785, 2018.
13. CAMPOS, L. F. C.; BORIN, J.P.; NIGHTGALE, T.; SILVA, A. P. F.; GORLA, J. I. Alterations of cardiorespiratory and motor profile of paralympic 5-a-side football athletes during 14-week in-season training. *International Journal of Sports Science*, v. 4, n. 6, p. 85-90, 2014.
14. CEREZUELA-ESPEJO, V.; COUREL-IBÁÑEZ, J.; GONZÁLEZ-BADILLO, J. J.; MORÁN-NAVARRO, R. The relationship between lactate and ventilatory thresholds in runners: validity and reliability of exercise test performance parameters. *Frontiers in Physiology*, v. 9, p. 1320, 2018.

15. GUEDES, D. P. *Manual prático para avaliação em educação física*. São Paulo: Manole, 2006.
16. EDWARDS, L.A.; BUGARESTI, J.M.; BUCHHOLZ, A.C. Visceral adipose tissue and the ratio of visceral to subcutaneous adipose tissue are greater in adults with than in those without spinal cord injury, despite matching waist circumferences. *Journal of Clinical Nutrition*, v. 87, p. 600-607, 2008.
17. EGAN, B.; ZIERATH, J. R. Exercise metabolism and the molecular regulation of skeletal muscle adaptation. *Cell Metabolism*, v. 17, n. 2, p. 162-184, 2013.
18. FAUKNER, J.A. *Physiology of swimming and diving*. Baltimore: Academic Press, 1968.
19. DE ANDRADE, F. A.; MARINS, J. C. B. Teste de força de preensão manual : análise metodológica e dados normativos em atletas. *Fisioterapia Movimento*, v. 24, n. 3, p. 567-578, 2011.
20. FLEETON, J. R. M.; SANDERS, R. H.; FORNUSEK, C. Strength training to improve performance in athletes with cerebral palsy: a systematic review of current evidence. *Journal of Strength and Conditioning Research*, v. 34, n. 6, p. 1774-1789, 2020.
21. GEE, A. C. M.; LACROIX, M. A.; WEST, R. A. 20×20 metre repeated sprint field test replicates the demands of wheelchair rugby. *Journal of Science and Medicine in Sport*, v.21, n.7, p. 753-757, 2017.
22. GIL, C.; ARAÚJO, S. Flexiteste: uma nova versão dos mapas de avaliação. *kinesis*, v. 2, n. 2, p. 231-257, 1986.
23. GIL, C.; ARAÚJO, S. Avaliação da flexibilidade : valores normativos do flexiteste dos 5 aos 91 anos de idade. *Arquivos Brasileiros de Cardiologia*, v. 90, n. 4, p. 280-287, 2008.
24. GORSKIN, C. W*hy olympic rowers and runners have different physiques*. Disponível em: https://br.pinterest.com/ pin/ 345862446357334302/. Acesso em 7 de junho de 2021.
25. GREEN, S. Measurement of anaerobic work capacities in humans. *Sports Medicine*, v. 19, p. 32-42, 1995.
26. GREENHAM, G.; BUCKLEY, J. D; GARRETT, J.; ESTON, R.; NORTON, K. Biomarkers of physiological responses to periods of intensified, non-resistance-based exercise training in well-trained male athletes: a systematic review and meta-analysis grace. *Sports Medicine*, v. 48, n. 11, p. 2517-2548, 2018.
27. GRIGGS, K. E.; STEPHENSON, B. T.; PRICE, M. J.; GOOSEY-TOLFREI, V. L. Heat-related issues and practical applications for paralympic athletes at Tokyo 2020. *Temperature*, v. 7, n. 1, p. 37-57, 2020.
28. GRIGGS, K. E.; PRICE, M. J.; GOOSEY-TOLFREY, V. L. *Cooling athletes with a spinal cord injury*. Sports Medicine. v.45, n. 1, p. 9-21, 2014
29. GRIGGS, K.; RAVENITH, G.; PAULSON, T.A.W.; *PRICE, M.; GOOSEY-TOLFREY, V. L*. Effects of cooling before and during simulated match play on thermoregulatory responses of athletes with tetraplegia. *Journal of Science and Medicine in Sport*, v. 20, n. 9, p. 819-824.

30. HANDRAKIS, J. P.; TRBOVICH, M.; HAGEN, E. M.; PRICE, M. Thermodysregulation in persons with spinal cord injury: case series on use of the autonomic standards. *Spinal Cord Series and Cases*, v. 3, p. 17086, 2017.
31. HIGGS, C.; BABSTOCK, P.; BUCK, J. Wheelchair classification for track and field events: a performance approach. *Adapted Physical Activity Quarterly*, v. 7, n. 1, p. 22-40, 1990.
32. HUTZLER, Y.; OCHANA, S.; BOLOTIN, R.; KALINA, E. Aerobic and anaerobic arm-cranking power outputs of males with lower limb impairments : relationship with sport participation intensity , age , impairment and functional classi ® cation. *Spinal Cord*, v. 36, p. 205-212, 1998.
33. IPC. *ATHLETE CLASSIFICATION CODE*. Disponível em: <https://www.paralympic.org/classification-code>. Acesso em 4 de setembro de 2020.
34. JACKSON, A. S.; POLLOCK, M. L. Generalized equations for predicting body density of men. *British Journal of Nutrition*, v. 40, n. 3, p. 497-504, 1978.
35. KNECHTLE, B; KO, W. Treadmill exercise testing with increasing inclination as exercise protocol for wheelchair athletes. *Spinal Cord*, v. 39, p. 633-636, 2001.
36. KRABBEN, K.J.; RAVENSBERGEN, R. H. J.; NAKAMOTO, H.; MANN, K. K. J.; RAVENSBERGEN, H. C.; NAKAMOTO, H.; MANN, D. L. The development of evidence-based classification of vision impairment in judo: a Delphi study. *Frontiers in Psychology*, v. 10, n. 2, 1-12, 2019.
37. LACERDA, A. C. R.; RODRIGUES, L. O. C.; GARCIA, E. S. Acute heat exposure increases high-intensity performance during sprint cycle exercise. *European Journal of Applied Physiology*, v. 99, n. 1, p. 87-93, 2007.
38. LEE, E.C.; FRAGALA, M. S.; KAVOURAS, S. A.; KEEN, R. M.; PRYOR, J. L.; CASA, D. J. Biomarkers in sports and exercise: tracking health, performance, and recovery in athletes. *Journal of Strength and Conditioning Research*, v. 31, n. 10, p. 2920-2937, 2017.
39. LEMOS, V. A.; DA SILVA, A. E.; SCHIWINGEL, P. A.; ROSA, J. P. P.; DA SILVA, A.; WINCLER, C.; VITAL, R.; DE ALMEIDA, A. A.; TUFIK, S.; DE MELO, M. T. Analysis of the body composition of paralympic athletes: comparison of two methods. *European Journal of Sport Science*, v. 16, n. 8, p. 955-964, 2016.
40. LEVINGER, I.; GOODMAN, G.; HARE, D. L.; GERUMS, G.; TOIA, D.; SELIG, S. The reliability of the 1rm strength test for untrained middle-aged individuals. *Journal of Science and Medicine iIn Sport*, v. 12, n. 3, p. 310-316, 2009.
41. LOHMAN, T.G.; ROCHE, A.F.; MATORELL, R. A *thropometric stardization reference manual*. Champaign, Illinois: Human Kinectis, 1988.
42. LOTURCO, I.; PEREIRA, L. A.; WINCLER, C.; BRAGANÇA, J. R.; DA FONSECA, R. A.; KOBAL, R.; ABAD, C. C. C.; KITAMURA, K.; NAKAMURA, F. Y.; FRANCHINI, E. Performance changes of elite paralympic judo athletes during a paralympic games cycle: a case study with the Brazilian national team. *Journal of Human Kinetics*, v. 60, n. 1, p. 217-224, 2017.
43. LOURENÇO, T.; DA SILVA, F. O. C.; TESSUTI, L. S.; DA SILVA, C. E.; ABAD, C. C. C. Prediction of 3000-m running performance using classic physiological respi-

ratory responses. *International Journal of Kinesiology and Sport Science*, v. 6, n. 3, p. 138-142, 2018.

44. LOURENÇO, T. F.; MARTINS, L. E. B.; TESSUTI, L. S.; BRENSIKOFER, L.; MACEDO, D. V. Reproducibility of an incremental treadmill vo(2)max test with gas exchange analysis for runners. *Journal of Strength and Conditioning Research*, v. 25, n. 7, p. 1994-1999, 2011.

45. MACINNIS, M. J.; GIBALA, M. J. Physiological adaptations to interval training and the role of exercise intensity. *The Journal of Physiology*, v. 595, n. 9, p. 2915-2930, 2017.

46. MALINA, R. M. Body composition in athletes: assessment and estimated fatness. *Clinics in Sports Medicine*, v. 26, n. 1, p. 37-68, 2007.

47. MATSUDO, V.K.R. *Testes em ciências do esporte*. 4. ed. [s.l.]: Celafiscs, 1987.

48. MCARDLE, W. D; KATCH, F. I; KATCH, V. L. *Fisiologia do exercício: energia, nutrição e desempenho humano*. 8 ed. Rio de Janeiro: Guanabara Koogan, 2016.

49. MCGUIGAN, M. R; WRIGHT, G. A.; FLECK, S. J. Strength training for athletes: does it really help sports performance? *International Journal of Sports Physiology and Performance*, v. 7, n. 1, p. 2-5, 2012.

50. MEDEIROS, R. M. V.; ALVES, E. S.; LEMOS, V. A.; SCHWINGEL, P. A.; DA SILVA, A.; VITAL, R.; VIEIRA, A. S.; BARRETO, M. M.; ROCHA, E. A.; TUFIK, S.; DE MELLO, M. T. Assessment of body composition and sport performance of brazilian paralympic swim team athletes. *Journal of Sport Rehabilitation*, v. 25, n. 4, p. 364-370, 2016.

51. MEEUSEN, R.; DUCLOS, M.; FOSTER, C.; FRY, A.; GLEESON, M.; NIEMAN, D.; RAGLIN, J.; RIETENS, G.; STEINAKER, J.; URHAUSEN, A. Prevention, diagnosis, and treatment of the overtraining syndrome: joint consensus statement of the European College of Sport Science and the American College of Sports Medicine. *Medicine & Science in Sports & Exercise*, v. 45, n. 1, p. 186-205, 2013.

52. MITROPOULOS, A.; GUMBER, A.; KRENK, H.; KLONIZACS, M. Validation of an arm crank ergometer test for use in sedentary adults. *Journal of Sports Science and Medicine*, v. 16, n. 4, p. 558-564, 2017.

53. MORTON, R. H.; STANNARD, S. R.; KAY, B. Low reproducibility of many lactate markers during incremental cycle exercise. *British Journal of Sports Medicine*, v. 46, p. 64-69, 2012.

54. OSTERKAMP, L. K. Current perspective on assessment of human body proportions of relevance to amputees. *Journal of American Dietetic Association*, v. 95, p. 215-218, 1995.

55. PÉREZ-TEJERO, J.; MÁS, I. P.; PINILI A, J.; COTERON, J. Coaches´ and referees´ opinion about the influence of intellectual impairment on fundamental basketball activities. *Psychology, Society and Education*, v. 9, n. 3, p. 469-480, 2017.

56. PERRET, C.; ABEL, T. *Physiology: training and coaching the paralympic athlete*. Oxford, UK: John Wiley & Sons, 2016. p. 53–74.

57. PETROSKI, E.L. *Desenvolvimento e validação de equações generalizadas para a estimativa da densidade corporal em adultos*. Universidade Federal de Santa Maria, 1995.

58. PHILLIPS, A. A.; SQUAIR, J. W.; KRASSIOUKOV, A. V. Paralympic medicine: the road to rio. *Journal of Neurotrauma*, v. 34, n. 11, p. 2001-2005, 2017.
59. POOLE, D. C.; JONES, A. M. Oxygen uptake kinetics. *Comprehensive Physiology*, v. 2, n. 2, p. 933-996, 2012.
60. POWERS, S.; HOWLEY, T. *Exercise Physiology*. 10th ed. [s.l.]: Macgrawhill, 2019.
61. PRICE, M. J. Thermoregulation during exercise in individuals with spinal cord injuries. *Sports Medicine*, v. 36, n. 10, p. 863-79.
62. PRICE, M. J.; TRBOVICH, M. *Thermoregulation following spinal cord injury*. [s.l.]: Elsevier, 2018. v. 157.
63. PRITCHETT, K.; BROAD, E.; SCARAMELLA, J.; BAUMANN, S. Hydration and cooling strategies for paralympic athletes. *Current Nutrition Reports*, v. 9, n. 3, p. 137-146, 2020.
64. PRITCHETT, R. C.; BISHOP, P. A.; YANG, Z.; PRITCHETT, K. L.; GREEN, J. M.; KATICA, C. P.; DEL POZZI, A. T. Evaluation of artificial sweat in athletes with spinal cord injuries. *European Journal of Applied Physiology*, v. 109, n. 1, p. 125-131, 2010.
65. RATAMES, N. *ACSM`S foundations of strength training and conditioning*. [s.l.]: Lippincott Williams and Wilkins, 2012.
66. REINA, R.; ITURRICASTILLO, A.; SABIDO, R.; CAMPAYO-PIERNAS, M.; YANCI, J. Vertical and horizontal jump capacity in international cerebral palsy football players". *International Journal of Sports Physiology Performance*, v. 13, n. 5, p. 597-603, 2017.
67. REINA, R.; BARBADO, D.; SOTO-VALERO, C.; SARABIA, J. M.; ROLDÁN, A. Evaluation of the bilateral function in para-athletes with spastic hemiplegia: a model-based clustering approach. *Journal of Science and Medicine in Sport*, v. 23, n. 8, p. 710-714, 2020.
68. RIBEIRO, L.; BALIKIAN, P.; MALAKIAS, P.; BALDISSERA, V. Stage length, spline function and lactate minimum swimming speed. *Journal of Sports Medicine and Physical Fitness*, v. 43, n. 3, p. 312-318, 2003.
69. RODRÍGUEZ-ROSELL, D.; PAREJA-BLANCO, R.; AAGARD, P.; GONZALÉS-BADILLO, J. J. Physiological and methodological aspects of rate of force development assessment in human skeletal muscle. *Clinical Physiology and Functional Imaging*, v. 38, n. 5, p. 743-762, 2018.
70. RODRIGUEZ, F.; ALMAGIA, A. *Manual para el estudiante: morfoestructura humana*. Valparaíso: Pontificia Universidad Católica, 2014.
71. SARGENT, D. A. The physical test of a man. *American Physician Education Reviews*, v. 26, p. 188-194, 1921.
72. SCHIAFFINO, S.; REGGIANI, C. Fiber types in mammalian skeletal muscles. *Physiological Reviews*, v. 91, n. 4, p. 1447-1531, 2011.
73. SLAUGHTER, M. H.; LOHMAN, T. G.; BOILAU, R. A.; HORSWILL, C. A.; STILLMAN, R. J.; VAN LOAN, M. D.; BEMBEN, D. A. Skinfold equations for estimation of body fatness in children and youths. *Human Biology*, v. 60, n. 5, p. 709-723, 1988.

74. SOUZA, João Paulo Casteleti. Classificação em esporte paralímpico baseada em evidência. 2020. 1 recurso online (113 p.) Tese (doutorado) - Universidade Estadual de Campinas, Faculdade de Educação Física, Campinas, SP.
75. SPORIS, G.; VUCETIC, V.; JOVANOVIC, M.; JUKIK, I.; OMRCEN, D. Reliability and factorial validity of flexibility tests for team sports. *Journal of Strength and Conditioning Research*, v. 25, n. 4, p. 1168-1176, 2011.
76. SQUAIR, J. W.; PHILIPS, A. A.; CURRIE, K. D.; GEE, C.; KRASSIOUKOV, A. D. Autonomic testing for prediction of competition performance in paralympic athletes. *Scandinavian Journal of Medicine and Science in Sports*, v. 28, n. 1, p. 311-318, 2018a.
77. SQUAIR, J. W.; PHILIPS, A. A.; CURRIE, K. D.; GEE, C.; KRASSIOUKOV, A. D. Autonomic testing for prediction of competition performance in paralympic athletes. *Scandinavian Journal of Medicine and Science In Sports*, v. 28, n. 1, p. 311-318, 2018b.
78. ST JOHN, L.; BORSCHNECK, G.; CAIRNEY, J. A systematic review and meta-analysis examining the effect of exercise on individuals with intellectual disability. *American Journal on Intellectual and Developmental Disabilities*, v. 125, n. 4, p. 274-286, 2020.
79. SUCHOMEL, T. J.; NIMPHIUS, S.; STONE, M. H. The importance of muscular strength in athletic performance. *Sports Medicine, Auckland, N.Z.*, v. 46, n. 10, p. 1419-49, 2016.
80. TEGTBUR, U; BUSSE, M. W; BRAUMANN, K. M. Estimation of an individual equilibrium between lactate production and catabolism during exercise. *Medicine and Science In Sports*, v. 25, p. 620-627, 1993.
81. TRBOVICH, M.; ORTEGA, C.; SCHROEDER, J.; FREDRICSON, R. Effect of a cooling vest on core temperature in athletes with and without spinal cord injury. *Topics in Spinal Cord Injury Rehabilitation*, v. 20, n. 1, p. 70-80, 2014.
82. TWEEDY, SEAN M.; VANLANDEWIJCK, Y. C. International paralympic committee position stand-background and scientific principles of classification in paralympic sport. *British Journal of Sports Medicine*, v. 45, n. 4, p. 259-269, 2011.
83. ÜÇOK, K.; GÖKBEL, H.; OKUDAN, N. The load for the wingate test: according to the body weight or lean body mass. *European Journal of Genetic Medicine*, v. 2, n. 1, p. 10-13, 2005.
84. VAN BIESEN, D.; HETTINGA, F. J.; MACKULLOG, K.; WANLANDEWICK, Y. Pacing ability in elite runners with intellectual impairment. *Medicine and Science in Sports and Exercise*, v. 49, n. 3, p. 588-594, 2017.
85. VAN DE VLIET, P.; RINTALA, P.; FROJD, K.; VAN HOUTE, V. R.; WANLANDEWICK, Y. Physical fitness profile of elite athletes with intellectual disability. *Scandinavian Journal of Medicine and Science in Sports*, v. 16, n. 6, p. 417-425, 2006.
86. WALTER, M.; KRASSIOUKOV, A. Autonomic nervous system in paralympic athletes with spinal cord injury. *Physical Medicine and Rehabilitation Clinics of North America*, v. 29, n. 2, p. 245-266, 2018.

87. WEBBORN, N.; PRICE, M. J.; CASTLE, P.; GOOSEY-TOLFREY, V. Cooling strategies improve intermittent sprint performance in the heat of athletes with tetraplegia. *British Journal of Sports Medicine*, v. 44, n. 6, p. 455-466, 2010.
88. WEBBORN, N.; EMERY, C. Descriptive epidemiology of paralympic sports injuries. *Pm & R*, v. 6, n. 8 Suppleent, p. 18-22, 2014.
89. WEBBORN, N.; VAN DE VLIET, P. Sports and exercise medicine: paralympic medicine. *The Lancet*, v. 379, n. 9836, p. 65-71, 2012.
90. WEISSLAND, T.; ARNAUD F.; BENOIT, B.; SERGE B.; PIERRE-MARIE, L. Effects of modified multistage field test on performance and physiological effects of modified multistage field test on performance and physiological responses in wheelchair basketball players. *Journal of Biomedicine and Biotechnology*, v. 2015, n. 245378, 2015.
91. WELLS, K. F.; DILLON, E. K. The sit and reach: a test of back and leg flexibility. *Research Quarterly for Exercise and Sport*, v. 23, p. 115-118, 1952.
92. THORLAND, W. G.; JOHNSON, G. O.; FAGOT, T. G.; THARP, G. D.; HAMMER, R. W. Body composition and somatotype characteristics of junior olympic athletes. *Medicine & Science in Sports & Exercise*, v. 13, n. 5, p. 332–8, 1981.
93. WHYTE, G. *The physiology of training*. [s.l.]: Churchill Livingstone, 2006.
94. FUKUOKA, Y.; ENDO, M.; KAGAWA, H.; ITOH, M.; NAKANISHI, R. Kinetics and steady-state of vo_ 2 responses to arm exercise in trained spinal cord injured humans. *Spinal Cord*, v. 40, p. 631-638, 2002.
95. YILLA, A. B.; SHERRILL, C. Validating the beck battery of quad rugby skill tests. *Adapted Physical Activity Quarterly*, v. 15, p. 155-167, 1998.

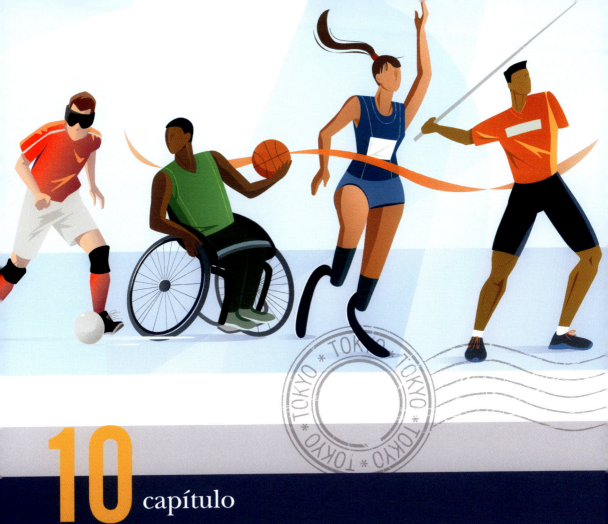

10 capítulo

Monitoramento, Controle de Carga e Periodização do Treinamento do Esporte Paralímpico

- Marcio Vidigal Miranda Júnior
- Marcelo Danillo Matos dos Santos
- Maicon Rodrigues Albuquerque

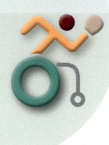

Introdução

As temáticas relacionadas ao treinamento esportivo são, sem sombra de dúvidas, umas das mais importantes da área de Educação Física e Esportes (LOTURCO; NAKAMURA, 2016). Como uma área de aplicação prática, inserida dentro de um contexto da Universidade, neste caso, uma profissão academicamente orientada, a mesma precisa ter uma produção sólida de conhecimento vinculado à capacidade de solucionar problemas práticos (TANI, 2008). Em especial, a estruturação, a organização e a execução da preparação de atletas se baseiam no entendimento de como os atletas se adaptam a diferentes estressores físicos e fisiológicos. Neste sentido, os profissionais envolvidos na preparação de atletas devem contribuir para que os mesmos atinjam seus objetivos por meio de treinamentos programados e estruturados no sentido de promover melhorias nas habilidades (por ex.: técnico-táticos) e capacidades dos atletas.

No que diz respeito às teorias utilizadas e apresentadas sobre a preparação esportiva, inicialmente elas foram apresentadas por profissionais envolvidos com a preparação de atletas, que apresentaram contribuições valiosas para a estruturação dos processos envolvidos no treinamento (NAKAMURA, 2020). Entretanto, nos últimos anos houve um aumento considerável no número de estudos sobre a temática, devido a contribuição de diversas áreas do conhecimento (Figura 10.1) que integram a Educação Física e Esportes (SZMUCHROWSKI; COUTO, 2012; NAKAMURA, 2020).

Desta forma, no presente capítulo, buscamos apresentar uma introdução resumida sobre a periodização do treinamento esportivo, bem como algumas possibilidades sobre o controle da carga de treinamento no esporte paralímpico.

A periodização do treinamento consiste, basicamente, de ciclos de treinamento divididos em diferentes fases, com distintos objetivos físicos e fisiológicos, para que os atletas possam atingir a melhor performance em uma competição específica e, deste modo, alcancem o pico de desempenho (LOTURCO; NAKAMURA, 2016). Ou seja, a periodização é um processo importante no treinamento esportivo, pelo fato de organizar, estruturar e executar aspectos fundamentais na preparação de atletas por meio de diferentes momentos, chamados de ciclos de treinamento (micro, meso e macrociclo), nos quais o objetivo final é otimizar as adaptações físicas e fisiológicas dos indivíduos (LOTURCO; NAKAMURA, 2016).

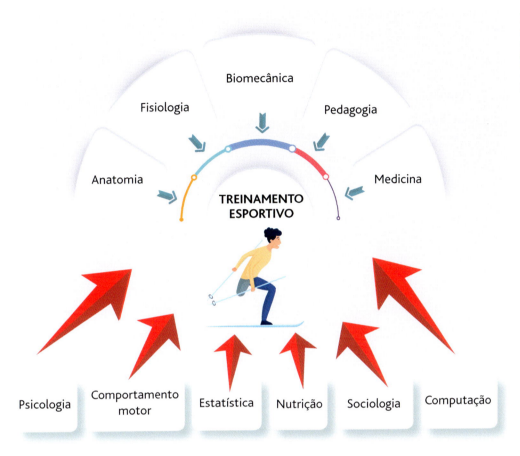

Figura 10.1. Áreas que contribuem para o treinamento esportivo.
Fonte: Adaptada de Bompa e Haff (2009); Szmuchrowski e Couto (2012); Nakamura (2020).

Ao longo da História, os modelos de periodização têm sofrido algumas mudanças devido às exigências e às especificidades de cada modalidade esportiva, bem como do corpo de conhecimento acumulado aos longos dos anos. Ou seja, a escolha pelo "melhor" modelo de periodização passa pelas características da modalidade, pelo calendário de competição, nível dos atletas, dentre outros fatores (DIAS et al., 2016). Um dos pontos interessantes e que parece, até certo ponto, ser consolidado na literatura, é que independente do modelo utilizado, realizar a periodização do treinamento parece ser melhor do que não realizar (LOTURCO; NAKAMURA, 2016).

Em resumo, a periodização clássica (Figura 10.2) assume a divisão da periodização em três períodos denominados de: 1) preparação (geral e específica), 2) competitiva, e 3) transição. Durante a fase de preparação destaca-se o alto volume e a baixa intensidade. O foco é destinado a melhoria da resistência cardiorrespiratória e na re-

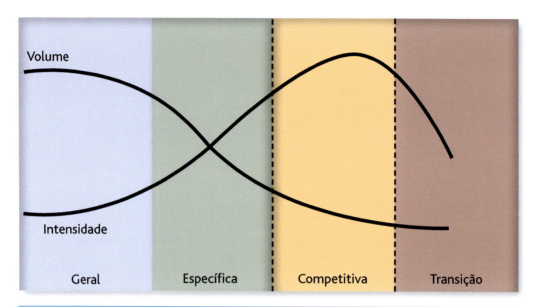

Figura 10.2. Exemplo hipotético da periodização clássica.
Fonte: Adaptada de Loturco e Nakamura (2016), p. 111.

sistência de força, diferenciando-se que, na fase de preparação, geral e específica, os exercícios são mais próximos do contexto da modalidade. No período competitivo, a ênfase é na intensidade e na qualidade do trabalho. Deste modo, esta fase é típica de modalidades nas quais força e velocidade são exigidas pelo fato de que a redução do volume de treinamento, associada ao aumento da intensidade, pode contribuir para o desenvolvimento da força e da velocidade. Já o período de transição caracteriza-se por uma redução gradual do volume e da intensidade, com o foco principal na recuperação dos atletas e na preparação do mesmo para o próximo macrociclo (LOTURCO; NAKAMURA, 2016).

Como dito anteriormente, a periodização nos esportes tem como objetivo melhorar as capacidades físicas e motoras, e gerar adaptações físicas e fisiológicas, para que o atleta alcance a alta performance na competição (LOTURCO; NAKAMURA, 2016). Por outro lado, como demonstrado por Bartonietz e Larsen (1997), o pico alcançado em uma competição-alvo, sob o regime de periodização, apresentou uma taxa muito baixa de eficácia (17% a 25%), quando comparado aos resultados alcançados por atletas que durante o período preparatório não seguiram um modelo de periodização tradicional. Ainda, este tipo de periodização passa a ser bastante complexo dependendo do contexto, como por exemplo, a sua implantação em esportes nos quais os eventos prévios (por ex.: seletivas regionais, nacionais ou internacionais) antecedem as principais competições (por ex.: campeonato brasileiro ou mundial) (LOTURCO; NAKAMURA, 2016). Além disso, o fato do referido estudo (BARTONIETZ; LARSEN, 1997) ter sido realizado ainda no século XX, período marcado pela baixa disponibilidade de recursos tecnológicos, e pela quantidade reduzida de conhecimento científico produzido, podem ser apontados como fatores que dificultavam a avaliação durante o período preparatório que antecedia as competições. Sendo assim, considerando as limitações da periodização, a busca por métodos simples e eficazes é recomendada para a preparação de atletas que necessitam manter seu desempenho.

Neste sentido, um importante aspecto no desenvolvimento da preparação dos atletas está relacionado à identificação de medidas com o potencial de mensurar as respostas aos treinamentos possibilitando monitorar possíveis variações do desempenho esportivo, auxiliando na otimização do desempenho competitivo (LOTURCO; NAKAMURA, 2016). Além disso, para melhorar a performance dos atletas, os profissionais envolvidos devem submetê-los a treinamentos exigentes, impondo cargas elevadas e cada vez mais próximas dos limites toleráveis (SZMUCHROWSKI; COUTO, 2012), por meio de um processo cíclico de treinamento-fadiga-adaptação (FOWLES, 2006). Também destaca-se o fato de que, mesmo quando os atletas são submetidos a cargas individualizadas, as respostas a elas são imprevisíveis (SZMUCHROWSKI; COUTO, 2012).

Deste modo, a capacidade de monitorar e quantificar o estresse imposto pelo treinamento permite aos profissionais envolvidos determinar se o estímulo do treinamento imposto durante o treino está de acordo com o planejamento. Em outras palavras, o controle da carga de treino representa uma etapa de extrema importância para garantir que o estímulo de treinamento experimentado por um atleta, bem como sua recuperação, estejam de acordo com os objetivos planejados (SCOTT *et al.*, 2016).

Controle da Carga de Treinamento

O planejamento detalhado dos processos e das variáveis referentes ao treinamento pode ser considerado uma etapa importante de um programa de treinamento, principalmente por permitir maior organização na distribuição das cargas durante todo o processo. No entanto, devido à complexidade que envolve a sistematização do treinamento esportivo, apenas o planejamento dos treinos, realizado de forma isolada, sem o acompanhamento das adaptações decorrentes dos treinos, não é suficiente para garantir uma melhora do desempenho (IMPELLIZZERI; MARCORA; COUTTS, 2019). Ou seja, controlar as respostas aos treinamentos, de forma aguda e crônica, ao longo de toda a temporada, é imprescindível para que ocorram adaptações positivas e, consequentemente, o aumento da performance do atleta (WALLACE; SLATTERY; COUTTS, 2009; IMPELLIZZERI; MARCORA; COUTTS, 2019). Além disso, o controle adequado possibilita identificar possíveis adaptações negativas, evita a queda ou a estagnação do desempenho, previne a manifestação de *overreaching* e *overtraining*, e até mesmo a ocorrência de lesões (COUTTS *et al.*, 2007; MEEUSEN *et al.*, 2013; HALSON, 2014).

Nesse sentido, o controle de carga de treino é integrado por três processos importantes: monitoramento, quantificação e regulação. O **monitoramento** corresponde à verificação das respostas dos atletas às cargas prescritas pelos treinadores (AKENHEAD;

NASSIS, 2016; CLAUDINO, 2016). Já a **quantificação** refere-se ao somatório do trabalho realizado nas sessões de treinos (BORRESEN; LAMBERT, 2009; CLAUDINO, 2016). E, por fim, a **regulação** consiste nos ajustes (aumento ou redução) das cargas de treinos (SIFF, 2000; CLAUDINO, 2016). Em resumo, além de monitorar, é necessário que concomitantemente ocorra a quantificação, e caso seja necessária, a regulação das cargas (CLAUDINO, 2016).

Tipos de Cargas de Treinamento

A carga de treinamento pode ser descrita como externa ou interna, dependendo se os aspectos mensuráveis ocorrem externa ou internamente ao atleta (IMPELLIZZERI; MARCORA; COUTTS, 2019). De forma prática, os profissionais envolvidos no processo de treinamento (por ex.: treinador, auxiliares e preparador físico), aplicam cargas aos atletas de acordo com o conteúdo planejado para cada sessão de treinamento (denominada de carga externa), nas quais serão geradas respostas psicofisiológicas de forma aguda no atleta (carga interna) relativas ao treinamento (Figura 10.3) (NAKAMURA, 2020).

A **carga externa** está associada principalmente à qualidade e à quantidade do que foi planejado pelo treinador (IMPELLIZZERI; MARCORA; COUTTS, 2019). Ela é caracterizada como sendo uma medida objetiva, passível de ser quantificada, e pode ser representada pela distância percorrida, número de repetições e intensidade dos exercícios (IMPELLIZZERI; RAMPININI; MARCORA, 2005; WALLACE; SLATTERY; COUTTS, 2009).

Já a **carga interna** é definida como as respostas psicofisiológicas dos atletas às cargas que ele foi exposto durante os treinamentos (IMPELLIZZERI; RAMPININI; MARCORA, 2005; IMPELLIZZERI; MARCORA; COUTTS, 2019). No entanto, de acordo com Impellizzeri, Pampinini e Marcora (2005), estas respostas serão influenciadas por outros fatores, como potencial genético, nível de aptidão física e caraterísticas psicológicas. Portanto, a carga

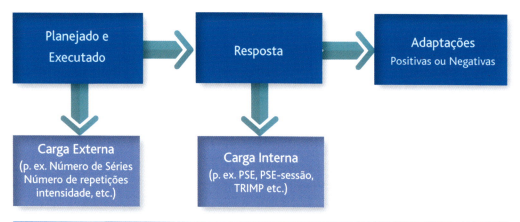

Figura 10.3 Esquema relacionando a relação entre carga externa, interna e adaptações ao treinamento.
Fonte: Adaptada de Nakamura (2000), p. 12.

interna de treino seria resultante da combinação entre as cargas externas impostas e as características individuais dos atletas (NAKAMURA; MOREIRA; AOKI, 2010).

Controle da Carga de Treino no Esporte Paralímpico

De acordo com Nakamura (2020), nos últimos 30 anos houve um substancial incremento nas pesquisas publicadas na área do treinamento esportivo; no entanto, é necessária a realização de pesquisas com amostra representativa de atletas, com maior validade ecológica e aplicabilidade prática, dedicadas a desvendar toda complexidade envolvida nas respostas dos atletas à carga de treinos. Apesar de cientistas do esporte e treinadores reconhecerem a importância de controlar a carga e as adaptações dos atletas (LAMBERT; BORRESEN, 2010; HALSON, 2014), é imprescindível que as pesquisas continuem sendo realizadas em diferentes contextos esportivos, inclusive no esporte paralímpico. Simim e colaboradores (2017) realizaram uma revisão de literatura que buscou identificar as principais variáveis utilizadas no monitoramento das cargas em situações de treinamentos e competições em modalidades esportivas em cadeira de rodas (SIMIM et al., 2017). Como principais achados, verificou-se que as principais medidas utilizadas no monitoramento da carga externa foram: distância percorrida, velocidade e tempo de treino. As variáveis de carga interna foram: a frequência cardíaca, o volume máximo de oxigênio (VO_{2max}), o impulso de treino (TRIMP) e a percepção subjetiva de esforço.

Especificamente no esporte paralímpico, além de toda, e conhecida, complexidade envolvida no controle das cargas de treinamento, as questões relacionadas às características das deficiências deixam este processo ainda mais desafiador. É fundamental que os profissionais envolvidos com o controle de carga no esporte paralímpico possam conhecer as características de cada tipo de deficiência, além das necessidades de cada um dos atletas durante os treinamentos. Por fim, independentemente dos instrumentos e procedimentos escolhidos a serem utilizados no controle das cargas de treino, é essencial que os profissionais garantam, a cada um dos atletas paralímpicos, a maior autonomia e independência possível durante a coleta das informações relacionadas ao controle da carga.

De acordo com Foster, Rodriguez-Marroyo e De Koning (2017) é inegável a evolução do monitoramento da carga de treino ocorrida no século passado, embora exista uma linha tênue entre o que realmente foi feito no treino e a resposta aguda do atleta, e como esses dois componentes interagem de maneira crônica para proporcionar adaptações positivas que possibilitem o melhor desempenho dos atletas. Entretanto, Impellizzeri, Marcora e Coutts (2019) sugerem que ainda não existe nenhuma medida tanto de carga externa, quanto de carga interna, que possa ser considerada padrão-ouro para o monitoramento dos treinos, apesar de reconhecerem a existência de uma grande quantidade de variáveis disponíveis para esta finalidade. Além disso, a escolha de qualquer parâmetro utilizado deve ser dependente do contexto que a modalidade está inserida (IMPELLIZZERI; MARCORA; COUTTS, 2019), como por exemplo, o monitoramento pela frequência cardíaca, parece ser mais indicado em modalidades de *endurance*, quando comparada às modalidades intermitentes, caracterizadas pela alternância entre estímulos de alta e baixa intensidades.

Devido à grande quantidade de modalidades contempladas pelo esporte paralímpico de alto rendimento (SILVA; WINCKLER, 2019), e às diferentes possibilidades de monitoramento das cargas externas nestas modalidades, neste capítulo vamos nos ater às questões relacionadas ao monitoramento da carga interna. Mais especificamente, vamos priorizar as medidas de monitoramento e quantificação mais acessíveis e que possam ser utilizadas em maior quantidade de modalidades. O monitoramento da carga interna, realizado de forma eficiente, possibilitará a quantificação e a regulação da intensidade dos treinos diariamente, promovendo as adaptações desejadas, além de proteger os atletas dos efeitos indesejados das cargas de treino, como a redução do desempenho, a manifestação de *Overreaching* e *Overtraining*, e até mesmo a ocorrência de lesões, infecções e inflamações do trato respiratório superior (NAKAMURA; MOREIRA; AOKI, 2010; MEEUSEN *et al.*, 2013; HALSON, 2014; LOTURCO; NAKAMURA, 2016).

Monitoramento da Carga Interna

Existem variáveis distintas que podem ser utilizadas no monitoramento da carga interna do treinamento, entre elas podemos citar: bioquímicas, fisiológicas, neuromusculares e psicológicas (NAKAMURA; MOREIRA; AOKI, 2010). Como citado no tópico anterior, não existe um parâmetro que possa ser considerado padrão-ouro, nem que, se utilizado isoladamente, seja capaz de avaliar a sobrecarga interna do organismo (FOSTER; RODRIGUEZ-MARROYO; DE KONING, 2017). Talvez o mais indicado seja considerar todas as caraterísticas e o contexto em que a modalidade está inserida, e utilizar a combinação de dois ou mais parâmetros com naturezas distintas (NAKAMURA; MOREIRA; AOKI, 2010).

Alguns critérios devem ser observados durante a seleção das variáveis que serão monitoradas nos treinos, entre eles: o custo envolvido nos procedimentos, o tempo necessário para as análises, bem como se o procedimento é invasivo para os atletas. Tais situações são frequentemente observadas quando algum parâmetro bioquímico é utilizado no monitoramento, como na avaliação do perfil hormonal (relação testosterona:cortisol), concentração de metabólitos (lactato e amônia), além da avaliação do dano no tecido muscular (creatina-quinase). Outros pontos que devem ser levados em consideração estão relacionados à disponibilidade e à aquisição dos equipamentos necessários para realizar o monitoramento e quantificação de parâmetros fisiológicos, como os monitores cardíacos utilizados no cálculo do impulso do treino (TRIMP) (BANISTER; CALVERT, 1980), e das cintas de transmissão utilizadas para avaliar a variabilidade da frequência cardíaca, que fornecem informações sobre a função do Sistema Nervoso Autônomo (NAKAMURA, 2020).

Além disso, apesar de existirem alguns modelos com preços mais acessíveis, os tapetes de contatos ou plataformas de força, utilizados para avaliar o desempenho, por meio da altura do salto e/ou da potência muscular também podem apresentar um valor comercial elevado, ou a impossibilidade de utilização por algumas comissões técnicas que trabalham no esporte paralímpico. Em contrapartida, é importante destacar, e até mesmo divulgar, que existem alguns programas e aplicativos com valores bem mais acessíveis e adequadamente validados, que têm sido utilizados no monitoramento de parâmetros fisiológicos e neuromusculares, como a variabilidade da frequência cardíaca e neuromuscular de atletas, para monitorar a altura do salto.

Por último, mas também de maneira especial, independentemente do tipo de variável que será monitorado, é essencial que os profissionais tenham bem definido o que eles pretendem avaliar e quais os instrumentos e procedimentos serão necessários. Além disso, deverão observar se os instrumentos apresentam boas qualidades psicométricas, capaz de garantir uma alta qualidade da medida, uma vez que a utilização de procedimentos inapropriados podem comprometer o monitoramento realizado. Para isso, sugere-se a utilização de questionários e instrumentos devidamente validados, como por exemplo, as escalas utilizadas para avaliar a percepção subjetiva de esforço, que serão apresentadas no próximo tópico.

Escalas de Percepção Subjetiva de Esforço

A Percepção Subjetiva de Esforço (PSE) foi descrita por Borg (1982) como sendo um mecanismo de retroalimentação que ocorre através da integralização de sinais das vias centrais (músculos e articulações) e periféricos (ventilação), que são interpretados pelo córtex sensorial, capaz de produzir uma percepção de esforço global para a realização de uma determinada tarefa (NAKAMURA; MOREIRA; AOKI, 2010). A partir da primeira versão da escala de percepção subjetiva de esforço de 15 pontos (PSE 6-20), criada por Borg em 1971, diversas outras escalas foram adaptadas e criadas, como a escala CR-10 de Borg, e a escala de PSE da sessão de Foster e colaboradores (2001) (CABRAL et al., 2020). Por ser um instrumento de fácil compreensão, rápido e de baixo custo, é muito utilizado pelos treinadores para avaliar o esforço percebido dos atletas (CABRAL et al., 2017).

Apesar de existirem diferentes versões de escalas destinadas a avaliar a percepção subjetiva de esforço, muitas delas não passaram por um processo sob rigor metodológico necessário, podendo comprometer a avaliação do esforço percebido, e que, portanto, não devem ser utilizadas (CABRAL et al., 2017). Por mais que as escalas sejam bastante conhecidas, é importante destacar que existem dois tipos de escalas. A primeira delas destina-se à avaliação da percepção do esforço durante ou imediatamente após a realização de uma tarefa (BORG, 1982). Segundo Nakamura (2020), para este fim é sugerido fortemente a utilização das escalas tradicionais, como a Escala de Avaliação de Esforço Percebido de Borg (6-20) e a CR-10 de Borg, e mais recentemente a CR100 (BORG; KAIJSER, 2006; FANCHINI et al., 2016), que em virtude da maior possibilidade da escala numérica do esforço percebido pelo atleta, reduz os vieses relacionados à escolha dos valores (FANCHINI et al., 2016).

A utilização destas três escalas citadas deve ocorrer quando o objetivo for avaliar a percepção do esforço momentâneo do atleta, seja durante um teste, um exercício dentro da sessão de treino ou até mesmo durante uma competição. Por meio delas não é possível realizar a quantificação da carga interna. Para realizar este procedimento, deverá ser utilizada a Escala de Percepção Subjetiva de Esforço da Sessão (FOSTER et al., 2001), versão adaptada da Escala CR10 de Borg.

A Escala de Percepção Subjetiva de Esforço da Sessão (PSE-Sessão) é um instrumento composto por alguns descritores, cuja função é auxiliar na identificação do esforço percebido, em uma escala numérica que varia de 0 a 10, onde 0 indica uma intensidade semelhante ao repouso, e 10 um esforço máximo. O atleta deverá responder a seguinte questão: *"Como foi a sua sessão de treino?"* Ele sempre deverá ser instruído a escolher um descritor, aquele que mais se aproxime da sua percepção da intensidade do esforço realizado e, posteriormente, indicar um número correspondente à intensidade do esforço percebido. Devido ao tipo do mecanismo envolvido na percepção subjetiva de esforço, é fundamental e recomendado que seja respeitado um intervalo de aproximadamente trinta minutos, após o final da tarefa (FOSTER et al., 2001).

Quantificação da Carga Interna

A quantificação da carga interna de treino através do método PSE foi proposta por Foster e colaboradores (FOSTER et al., 1996, 2001). Consiste na combinação entre a intensidade e o volume do treino. Essa estratégia tem sido extensivamente utilizada por ser de baixo custo, simples e confiável, além de possibilitar a comparação da carga interna (percebida) com a carga externa (planejada), e permitir o monitoramento dos atletas de forma individual e coletiva (NAKAMURA; MOREIRA; AOKI, 2010). O cálculo da carga interna de treino é realizado pelo produto entre a intensidade do esforço percebido (valor indicado na PSE) e o volume do trabalho realizado (tempo total da duração da sessão, em minutos), expressa em unidades arbitrárias.

> Carga Interna de Treino = Valor da PSE × Duração do Treino em Minutos.

Através deste método também é possível avaliar a carga interna semanal, mensal ou anual. Para tal, basta realizar o somatório das cargas aos períodos correspondentes. É possível, ainda, calcular a média das cargas de treino de um determinado período, semana, mês ou até mesmo ano, dividindo o somatório obtido no período analisado, pelo número de dias que o atleta tiver efetuado os treinamentos. O método PSE da sessão também permite calcular dois outros índices: a monotonia e o *training strain*, que estão associados ao nível de adaptação de treino, que se utilizados conjuntamente, podem ser consideradas estratégias capazes de auxiliar no entendimento da distribuição das cargas durante a periodização (FOSTER, 1998). A monotonia está relacionada à variabilidade da carga interna, durante um período determinado. A pouca variação da carga interna durante dias consecutivos pode influenciar as respostas adaptativas.

O cálculo da monotonia é realizado pela divisão da média das cargas de determinado período pelo seu desvio-padrão. Normalmente, a mensuração da monotonia é baseado no período de uma semana (FOSTER, 1998; NAKAMURA; MOREIRA; AOKI, 2010).

$$\text{Monotonia} = \frac{\text{Carga interna média do período}}{\text{Desvio padrão do período.}}$$

Outra métrica proposta por Foster (1998), o *training strain*, pode ser entendida como a tensão e/ou o estresse gerado pelos treinamentos. Essa tensão (*strain*) corresponde ao acúmulo das cargas de treino durante um período específico, que será calculado pelo produto da monotonia pelo somatório das cargas internas.

$$\textit{Training Strain} = \text{Carga interna} \times \text{monotonia}$$

Em períodos consecutivos, caracterizados por grande quantidade de cargas, em que elas apresentam pouca variabilidade, os atletas estarão mais suscetíveis ao desenvolvimento de doenças infecciosas e lesões (FOSTER, 1998).

Validade e Sensibilidade do Controle da Carga Interna

Embora os benefícios de uso da PSE-sessão sejam enormes, é importante considerar a importância de verificar a validade e sensibilidade da medida. Uma possibilidade para verificar a validade e sensibilidade do uso seria verificar entre a carga externa e interna. Ou seja, espera-se que cargas externas mais elevadas promovam valores de cargas internas também mais elevadas, embora as magnitudes possam não ser iguais. Em outras palavras, embora seja esperada uma correlação positiva entre os valores de carga externa e interna, esta correlação não é perfeita (r = 1,00), indicando que sessões de treinamento implementadas exclusivamente com base na carga externa (dose) não fornecem informações suficientes sobre a resposta individualizada, influenciada por diversos fatores (por ex.: sono, nutrição, genética, dentre outros). No contexto do esporte paralímpico, encontrou-se a relação entre carga externa e PSE-sessão. Por exemplo, Paulson *et al.* (2015) encontraram uma correlação, de moderada a larga, entre a PSE--sessão e a carga externa, bem como Sinnott-O'Connor, Comyns e Warrington (2019) mostraram uma correlação moderada entre a PSE-sessão e a distância percorrida durante o treinamento de atletas de natação paralímpica. Seria possível verificar, ainda, a validade da PSE-sessão utilizando outras medidas de carga interna. Por exemplo, Sinnott-O'Connor, Comyns e Warrington (2019) mostraram que a PSE-sessão apresentou correlações positivas altas com três métodos baseados na frequência cardíaca para quantificar a carga interna na natação e apoiar o uso do PSE da sessão para quantificar a carga de treino em nadadores paralímpicos.

Um ponto importante a ser destacado no uso da PSE-sessão é o fato de que a falta de compreensão dos atletas, a possibilidade de responder desonestamente, bem como do entendimento do mesmo sobre a importância de relatar corretamente, podem comprometer o seu uso. Deste modo, a familiarização com a PSE-sessão pode ser essencial para a precisão das respostas. Nesse contexto, um método interessante que pode ser utilizado na(s) sessão(ões) de familiarização foi proposto por GOMES *et al*. (2020) no treinamento resistido. Em seu trabalho, os sujeitos realizaram três sessões de familiarização intercaladas por 72 horas. As sessões eram compostas por aumentos progressivos da carga de treinamento, permitindo que os sujeitos experimentassem diferentes cargas (leve, moderada e pesada), com dois minutos de descanso entre as séries. Ou seja, embora este estudo não tenha sido realizado no esporte paralímpico, ele mostra um indicativo interessante, quando no contexto do esporte paralímpico seria possível pensar em sessões de treinamento com diferentes exigências (leve, moderada e pesada) e verificar o comportamento da carga interna individualizada.

Considerações Finais

Por toda a complexidade, e pelas diversas possibilidades apresentadas neste capítulo, a implementação do controle de carga de treinamento definitivamente não é um processo simples. Além de equipamentos, instrumentos, profissionais qualificados e conhecimento amplo sobre o treinamento esportivo, é necessário tempo para que sua implementação ocorra de forma adequada e que os atletas possam ser devidamente familiarizados e acostumados com os processos que serão utilizados. De maneira especial, o controle da carga no esporte paralímpico requer uma atenção especial devido as particularidades que podem ser ocasionadas pelas deficiências, principalmente às questões relacionadas a acessibilidade.

À seguir elencamos algumas estratégias que podem otimizar o processo de implementação de controle de carga no esporte paralímpico:

I. Optar por instrumentos validados e bem descritos pela literatura;

II. Inicialmente priorizar o contato pessoal com os atletas, apresentar todos os procedimentos de forma clara e detalhada, e em seguida sanar todas as dúvidas. Neste momento é interessante aproveitar para conhecer os atletas e estabelecer uma relação de confiança com eles;

III. Investir o tempo necessário com a familiarização. É fundamental ter a certeza que o atleta compreendeu a forma correta de utilização dos instrumentos e todos os procedimentos, bem como testar sua viabilidade;

V. Fornecer retorno frequente aos atletas e demais membros da comissão técnica sobre os resultados das variáveis monitoradas.

Em síntese, o controle da carga externa e interna tem sido uma proposta da literatura para compor o processo da periodização (LOTURCO; NAKAMURA, 2016; JUNIOR, 2020). Nesse sentido, cabe ao leitor escolher qual tipo de periodização é mais eficaz para o seu esporte, seja ele olímpico ou paralímpico. Vale lembrar que se deve levar em consideração o tipo da modalidade, se é individual ou coletiva; a experiência do sujeito com treinamento; a idade do atleta e o calendário de competição, dentre outros fatores.

Revisão de Conteúdo

REVISÃO 1.
A realização da periodização nos esportes tem como objetivos *"melhorar as capacidades físicas, motoras e gerar adaptações físicas e fisiológicas, para que o atleta alcance a alta performance na competição."* A partir desta afirmação responda as seguintes questões:

a) Apenas a realização da periodização dos treinamentos é suficiente para garantir que o atleta alcançará seu maior nível de desempenho no momento previamente planejado pelo treinador? Argumente sua resposta.

b) Quais estratégias poderiam ser adotadas pela Comissão Técnica juntamente com a periodização esportiva na tentativa de otimizar o programa de treinamento?

c) Qual a importância que o controle de carga de treino possui para treinadores, comissões técnicas e atletas?

REVISÃO 2.
Conceitue carga externa e carga interna de treino. Em seguida, de acordo com a modalidade esportiva de seu interesse, apresente pelo menos dois exemplos de carga externa e dois de carga interna.

REVISÃO 3.
Quais os principais desafios a serem enfrentados por profissionais que desejam realizar o controle da carga de treino no esporte paralímpico?

Referências

1. AKENHEAD, R.; NASSIS, G. P. Training load and player monitoring in high-level football: current practice and perceptions. *International Journal of Sports Physiology and Performance*, v. 11, n. 5, p. 587-593, 2016.

2. BANISTER, E. W.; CALVERT, T. W. Planning for future performance: implications for long term training. *Canadian Journal of Applied Sport Sciences*, v. 5, n.3, p. 170-176, 1980.

3. BARTONIETZ, K.; LARSEN, B. General and event-specific considerations in peaking for the main competition. *New Studies In Athletic*, v. 12, n. 2, p. 75-86, 1997.
4. BOMPA, T. O.; HAFF, G. G. *Theory and methodology of training*. 5th ed. Champaign, Human Kinetics, 2009. 411 p.
5. BORG, E.; KAIJSER, L. A comparison between three rating scales for perceived exertion and two different work tests. *Scandinavian Journal of Medicine and Science in Sports*, v. 16, n. 1, p. 57-69, 2006.
6. BORG, G. A. Psychophysical bases of perceived exertion. *Medicine & Science in Sports & Exercise*, v. 14, n. 5, p.377-381, 1982.
7. BORRESEN, J.; LAMBERT, M. I. The quantification of training load, the training response and the effect on performance. *Sports Medicine*, v. 39, n. 9, p. 779-795, 2009.
8. CABRAL, L. L.; LOPES, P. B.; WOLF, R.; STEFANELLO, J. M. F.; PEREIRA, G. A systematic review of cross-cultural adaptation and validation of Borg's rating of perceived exertion scale. *Journal of Physical Education*, v. 28, p. 1–13, 2017.
9. CABRAL, L. L.; NAKAMURA, F. Y.; STEFANELLO, J. M. F.; PESSOA, L. C. V.; SMIRMAUL, P. C. Initial validity and reliability of the portuguese borg rating of perceived exertion 6-20 scale. *Measurement in Physical Education and Exercise Science*, v. 24, n. 2, p. 103–114, 2020.
10. CLAUDINO, J. G. O. *Controle de carga de treinamento: uma abordagem biomecânica*. 2016. 104 f. Tese (Doutorado em Biodinâmica do Movimento Humano) – Escola de Educação Física e Esporte, Universidade de São Paulo, São Paulo, 2016.
11. COUTTS, A. J.; REABURN, P.; PIVA, T. J.; ROWSSEL, G. J. Monitoring for overreaching in rugby league players. *European Journal of Applied Physiology*, v. 99, n. 3, p. 313–324, 2007.
12. DIAS, H. M.; ZANETTI, M. C.; FIGUEIRA JR, M. A.; MARIN, D. P. Evolução histórica da periodização esportiva. *Corpoconsciência*, v. 20, n. 01, p. 67-79, 2016.
13. FANCHINI, M.; **FERRARESI**, I.; MODENA, R.; SCHENA, F.; COUTTS, A. J.; IMPELLIZZERI, F. M. Use of cr100 scale for session-rpe in soccer and interchangeability with cr10. *International Journal of Sports Physiology and Performance*, v. 11, n. 3, p. 388-392, 2016.
14. FOSTER, C.; DAINES, E.; HECTOR, L.; SNYDER, A. C.; WELSH, R. Athletic performance in relation to training load. *Wisconsin Medical Journal*, v. 95, n. 6, p. 370-374, 1996.
15. FOSTER, C. Monitoring training in athletes with reference to overtraining syndrome. *Medicine Science Sports Exerc*, v. 30, n. 7, p. 1164-1168, 1998.
16. FOSTER, C.; FLORHAUG, J. A.; FRANKLIN, J.; GOTTSCHALL, L.; HROVATIN, L. A.; PARKER, S.; DOLESHAL, P.; DODGE, C. A new approach to monitoring exercise training. *Journal of Strength and Conditioning Research*, v. 15, n. 1, p. 109-115, 2001.
17. FOSTER, C.; RODRIGUEZ-MARROYO, J. A.; DE KONING, J. J. Monitoring training loads: the past, the present, and the future. *International Journal of Sports Physiology and Performance*, v. 12, Supplent 2, p. 2-8, 2017.

18. FOWLES, J. R. Technical issues in quantifying low-frequency fatigue in athletes. *International Journal of Sports Physiology and Performance*, v. 1, n. 2, p. 169-171, 2006.
19. GOMES, R. L.; LIXANDRÃO, M. E.; UGRINOWITSCH, C.; MOREIRA, A.; TRICOLI, V.; ROSCHEL, H. Session rating of perceived exertion as an efficient tool for individualized resistance training progression. *Journal of Strength and Conditioning Research*, v. 2020.
20. HALSON, S. l. Monitoring training load to understand fatigue in athletes. *Sports Medicine*, v. 44, suppl 2, p. 139–147, 2014.
21. IMPELLIZZERI, F. M.; MARCORA, S. M.; COUTTS, A. J. Internal and external training load: 15 years on. *International Journal of Sports Physiology and Performance*, v. 14, n. 2, p. 270-273, 2019.
22. IMPELLIZZERI, F. M.; RAMPININI, E.; MARCORA, S. M. Physiological assessment of aerobic training in soccer. *Journal of Sports Sciences*, v. 23, n. 6, p. 583-592, 2005.
23. JUNIOR, N. K. M. Specific periodization for the volleyball : the importance of the residual training effects. *MOJ Sports Medicine*, v. 4, n. 1, p. 4-11, 2020.
24. LAMBERT, M. I.; BORRESEN, J. Measuring training load in sports. *International Journal of Sports Physiology and Performance*, v. 5, n. 3. p. 406-411, 2010.
25. LOTURCO, I.; NAKAMURA, F. Y. Training periodisation: an obsolete methodology? *Aspetar Sports Medicine Journal*, p. 110-115, 2016.
26. MEEUSEN, R.;, DUCLOS, M.; FOSTER, C.; FRY, A.; GLEESON, M.; NIEMAN, D.; RAGLIN, J.; RIETJENS, G. STEINACKER, J. URHAUS, A.; FRY, A. C. Prevention, diagnosis and treatment of the overtraining syndrome: joint consensus statement of the european college of sport science (ecss) and the american college of sports medicine (ACSM). *European Journal of Sport Science*, v. 45, n. 1, p. 186-205, 2013.
27. NAKAMURA, F. Y. Monitoramento do treinamento em atletas: cargas internas e variabilidade da frequência cardíaca. *In*: BOULLOSA, D.; LARA, L.; ATHAYDE, P. *Treinamento esportivo: um olhar multidisciplinar*. Natal: Edufrn, 2020. p. 11-28.
28. NAKAMURA, F. Y.; MOREIRA, A.; AOKI, M. S. Monitoramento da carga de treinamento: a percepção subjetiva do esforço da sessão é um método confiável? *Revista de Educação Física/UEM*, v. 21, n. 1, p. 1-11, 2010.
29. PAULSON, T. A. W.; MASON, B.; RHODES, J.; GOOSEY-TOLFREY, V. L. Individualized internal and external training load relationships in elite wheelchair rugby players. *Frontiers in Physiology*, v. 6, n. 388, 2015.
30. SCOTT, B. R.; DUTHIE, G. M.; THORNTON, H. R.; DASCOMBE, B. J. Training monitoring for resistance exercise: theory and applications. *Sports Medicine*, v. 46, n. 5, p. 687-698, 2016.
31. SIFF, M. C. *Supertraining*. 5th ed. Denver: supertraining Institute, 2000. 495 p.
32. SILVA, C. S. DA; WINCKLER, C. *O desporto paralímpico brasileiro, a educação física e profissão*. São Paulo: Malorgio Studio, 2019. 112 p.

33. SIMIM, M. A. M.; DE MELLO, M. T.; SILVA, B. V. C.; RODRIGUES, D. F.; ROSA, J. P. P.; COUTO, B. P.; DA SILVA, A. Load monitoring variables in training and competition situations: a systematic review applied to wheelchair sports. *Adapted Physical Activity Quarterly*, v. 34, n. 4, p. 466-483, 2017.

34. SINNOTT-O'CONNOR, C.; COMYNS, T. M.; WARRINGTON, G. D. Validity of session-rate of perceived exertion to quantify training loads in paralympic swimmers. *Journal of Strength and Conditioning Research*, publish ahead of print, April 26, 2019.

35. SZMUCHROWSKI, L. A.; COUTO, B. P. Sistema integrado do treinamento esportivo. *In*: SAMULSKI, D.; MENZEL, H.; PRADO l. S. *Treinamento esportivo*. Barueri: Manole, 2012. p. 3-26.

36. TANI, G. Área de conhecimento e intervenção profissional. *In*: CORRÊA U. C. *Pesquisa em comportamento motor: a intervenção profissional em perspectiva*. São Paulo: Universidade de São Paulo, 2008. p. 14-25.

37. WALLACE, L. K.; SLATTERY, K. M.; COUTTS, A. J. The ecological validity and application of the session-rpe method for quantifying training loads in swimming. *Journal of Strength and Conditioning Research*, v. 23, n. 1, p. 33-38, 2009.

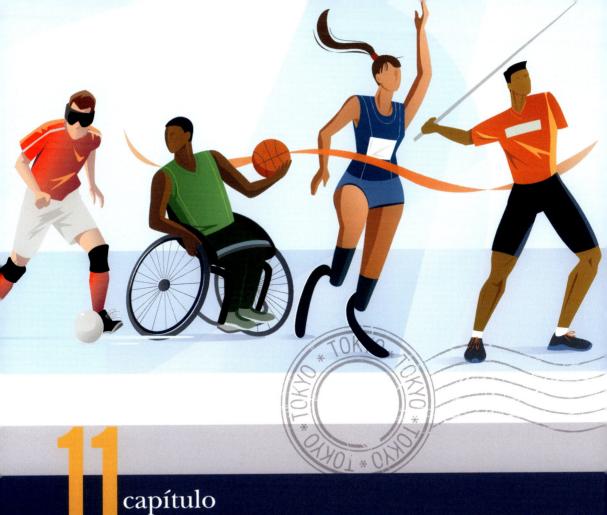

11 capítulo

Aspectos Biomecânicos no Esporte Paralímpico

- André Gustavo Pereira de Andrade
- Gustavo Ramos Dalla Bernardina
- Hans Joachim Karl Menzel
- Augusto Carvalho Barbosa

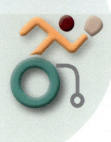

Introdução

Áreas e Tarefas da Biomecânica do Esporte

Como ciência interdisciplinar, o objetivo da Ciência do Treinamento é a obtenção de conhecimento científico sobre o treinamento esportivo. Diferentes disciplinas científicas contribuem para esse fim e a Biomecânica do Esporte é uma delas, definida como "... uma disciplina científica que descreve e explica os movimentos esportivos utilizando termos, métodos e leis da mecânica" (BALLREICH, 1996, pg. 2).

A Biomecânica do Esporte pode ser diferenciada de acordo com as categorias "rendimento", "antropometria" e "prevenção" (BALLREICH, 1996). A cada uma destas áreas ainda podem ser atribuídas tarefas específicas (Tabela 11.1).

Tabela 11.1 Áreas da biomecânica do esporte.		
Biomecânica do rendimento	**Biomecânica antropométrica**	**Biomecânica preventiva**
Análise da técnica	Análise da aptidão	Análise da carga mecânica
Otimização da técnica	Prognose antropométrica	Formação da carga mecânica
Treinamento da técnica	Modelagem do corpo humano	
Análise da condição física		

Fonte: Samulski, *et al.*, 2013.

Os objetivos principais da Biomecânica do Esporte dentro do Treinamento Esportivo são a otimização do desempenho esportivo através das tarefas da Biomecânica do Rendimento e a diminuição do risco de lesão (Biomecânica Preventiva). Além disso, devido às condições anatômicas e fisiológicas específicas do esporte paralímpico, a Biomecânica Antropométrica contribui para o desenvolvimento e a construção de recursos mecânicos específicos para a prática esportiva, como próteses e cadeira de rodas.

Quanto ao desempenho, a Biomecânica do Esporte analisa a técnica de movimento e componentes da condição física, como por exemplo, a força muscular, flexibilidade e velocidade motora. Uma vez que o rendimento físico de um movimento é definido por uma ou mais variáveis mecânicas, as tarefas da análise da técnica são: **(1)** identificar as variáveis de influência; **(2)** estimar a importância das variáveis de influência, e **(3)** realizar diagnose individual em relação aos déficits técnico-motores.

Uma variável é chamada de "variável de influência" quando o rendimento depende desta. Consequentemente, uma variável de influência determina o resultado do movimento. Para qualquer movimento de locomoção cíclica (caminhar, correr, nadar, remar, andar de bicicleta), a frequência f_c (número de ciclos por segundo) e a distância percorrida durante um ciclo d_c (comprimento/amplitude de um passo, distância percorrida por braçada) são, no primeiro nível de dedução, as variáveis de influência da velocidade de locomoção (v) para a qual vale a seguinte equação: $v = f_c \cdot d_c$. A alteração de pelo menos uma destas variáveis de influência é suficiente para mudar a velocidade média de locomoção.

Estimar a importância das variáveis é um critério para diferenciar entre variáveis de influência principais e secundárias. Devido à independência das variáveis de influência entre si e ao efeito de uma delas no desempenho, é possível alterar cada uma, independentemente das outras, por um valor padronizado e observar a alteração do desempenho. Porém, para estimar a importância, ou seja, o peso de influência de cada variável, é necessário conhecer uma função matemática que descreve a relação entre o desempenho e as variáveis. Essa função pode ser encontrada por meio da aplicação de um modelo mecânico do movimento ou como resultado da aplicação de modelos estatísticos (por ex.: a análise de regressão). Com base nessa relação funcional, é possível realizar simulações com diferentes valores das variáveis de influência (variáveis independentes) e calcular seus efeitos no desempenho (variável dependente).

Para garantir que cada variável seja modificada por um valor real, uma alteração orientada no desvio-padrão da própria variável é a maneira mais apropriada. Com base na relação quantitativa entre frequência de ciclo, distância/amplitude do ciclo e velocidade ($v = f_c \cdot d_c$), existem 5 possibilidades lógicas para aumentar a velocidade de locomoção ($v + \Delta v$):

1	$v + \Delta v = f_c \cdot (d_c + \Delta d_c)$, aumento da amplitude enquanto a frequência permanece constante;
2	$v + \Delta v = (f_c + \Delta f_c) \cdot d_c$, aumento da frequência enquanto a amplitude permanece constante;
3	$v + \Delta v = (f_c + \Delta f_c) \cdot (d_c + \Delta d_c)$, aumento tanto da amplitude quanto da frequência;
4	$v + \Delta v = (f_c - \Delta f_c) \cdot (d_c + \Delta d_c)$, aumento da amplitude e diminuição da frequência (supercompensação da diminuição pelo efeito do aumento);
5	$v + \Delta v = (f_c + \Delta f_c) \cdot (d_c - \Delta d_c)$, aumento da frequência e diminuição da amplitude (supercompensação da diminuição pelo efeito do aumento).

A aplicação dessas possibilidades depende do tipo da locomoção e da intensidade da velocidade (velocidade baixa ou submáxima/máxima). Dependendo das condições específicas no esporte paralímpico, os resultados das variáveis de influência e suas importâncias podem divergir das modalidades esportivas gerais.

Comparado com os esportes convencionais, existem poucos estudos sobre modalidades do esporte paralímpico porque as organizações internacionais responsáveis pelas modalidades foram criadas apenas durante a segunda metade do século passado com a fundação da *International Organization of Sport for the Disabled*, em 1964, e do *International Paralympic Committee*, em 1989 (BAILEY, 2008). Estas mudanças na percepção pública em relação às pessoas com deficiência resultaram na mudança do foco científico dos aspectos de reabilitação ao desempenho esportivo. Apesar disso, a maioria das pesquisas sobre aspectos biomecânicos das atividades físicas com pessoas com deficiência se restringe às atividades da vida cotidiana de locomoção, como caminhar/andar e correr.

Cada modalidade esportiva tem uma forma diferente para a classificação dos atletas, podendo compreender diferentes deficiências, como lesões da coluna, amputações, paralisia cerebral e outras limitações motoras. Segundo Koegh (2010), um dos problemas tanto para uma competição justa quanto para a análise biomecânica dos movimentos, é a heterogeneidade entre e dentro das diversas classificações. Do ponto de vista metodológico, pode ser observado que as pesquisas com atletas de cadeira de rodas se restringem à análise cinemática. Para os atletas com amputações predominam as análises cinemáticas descrevendo as diferenças em relação às técnicas de atletas sem amputações (NOLAN; HALVORSEN, 2007). Análises cinéticas de atletas com amputações se encontram especialmente para a corrida e salto em distância.

Na Biomecânica Preventiva, a análise da carga determina a carga mecânica que age sobre o corpo humano em diferentes situações esportivas e os limites da carga mecânica da estrutura óssea, dos músculos, tendões e demais tecidos biológicos. Uma análise de estudos biomecânicos sobre esportes paralímpicos mostra que os objetivos dos estudos se referem à análise da técnica e sua otimização nas limitações específicas, aos aspectos preventivos e à classificação dos atletas baseada em evidências (MORRIËN; TAYLOR; HETTINGA, 2017). O objetivo da classificação é a minimização do impacto da limitação motora no desempenho e a garantia de condições mecânicas comparáveis para os atletas em cada modalidade esportiva.

Classificação dos Atletas Baseada em Evidências

Geralmente a classificação é realizada por um processo empírico envolvendo atestados médicos e observações de especialistas durante treinos e competições (FOSSARD, 2012). Atualmente não existem modelos biomecânicos suficientes que considerem as condições fisiológicas, mecânicas e dos regulamentos para a classificação dos atletas, portanto, a validação da classificação deve ser baseada em evidências. Dois exemplos dessa validação da classificação podem ser encontrados no estudo de Fossard (2012), que analisou o desempenho em 479 arremessos de peso das classes F30 (F32-F34) e F50 (F52-F58), de 114 atletas femininos e masculinos, durante os Jogos Paralímpicos em 2008, e no estudo de Menzel e Torres (2003), que analisou atletas masculinos de basquetebol em cadeira de rodas durante o II Campeonato Mundial de Juniores, em

Blumenau, em 2002, em arremessos de diferentes distâncias da cesta. A análise é baseada no processo de movimento, ou seja, as séries temporais dos ângulos das articulações principais do movimento e suas velocidades angulares foram submetidas a uma análise estrutural, resultando em dendrogramas (*clusters*) que representam o grau de semelhança dos movimentos (SCHÖLLHORN, 1995). Os dendrogramas que resultam deste tipo de análise podem ser interpretados da seguinte maneira: quanto mais cedo as linhas do dendrograma, que representam um determinado movimento, se encontram, maior será a semelhança dos movimentos (Figura 11.1).

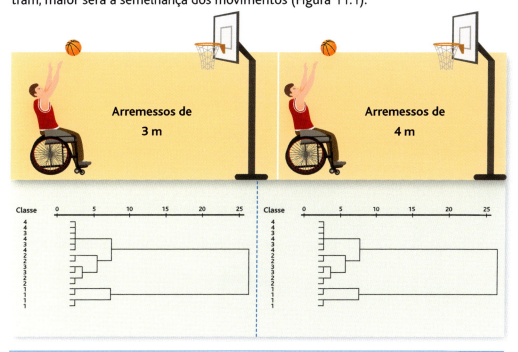

Figura 11.1 Dendogramas dos arremessos de 3 e 4 m de distância
Fonte: MENZEL; TORRES, 2003.

Os autores concluíram que os atletas das classes 1, 2 e 4 se encontram em *clusters* diferentes, o que indica diferenças consideráveis entre as técnicas de arremesso destes atletas, enquanto os atletas do grupo 3 aparentemente não possuem uma técnica de arremesso particular que os distingam dos outros grupos vizinhos (2 e 4). Ora eles formam um *cluster* com atletas do grupo 2 e ora com os do grupo 4. Por esses resultados, podemos interpretar que os atletas do grupo 3 devem ser associados às classificações dos grupos 2 e 4, ou que a classificação pela observação dos especialistas não se reflete nos resultados desta análise biomecânica. A técnica dos atletas da classificação 2 e 4 é mais similar em comparação à técnica dos atletas da classificação 1, que possuem uma técnica de arremesso particular.

Atletismo Paralímpico

Corrida de Atletas com Amputação Transtibial

Atletas com amputação transtibial unilateral ou bilateral podem usar próteses específicas para a corrida. Com estas próteses, um atleta com amputações bilaterais consegue realizar velocidades médias na prova de 400 m de 9,25 m/s (no intervalo entre os 200 m e 300 m), que é uma velocidade próxima daquela de um atleta sem restrições ortopédicas. Em análises de atletas paralímpicos brasileiros de corrida de 100 m, Dos Santos e Guimarães (2002) encontraram velocidades máximas de até 10,96 m/s para os atletas analisados, que também são próximas das velocidades máximas de atletas sem restrições.

As próteses específicas para a corrida (Figura 11.2) são fabricadas de fibra carbônica (*Flex-Foot prothesis*) e possuem uma alta capacidade de retorno de energia, com uma relação entre trabalho positivo e trabalho negativo de 0,9 (BRÜGGEMANN *et al.*, 2008).

Brüggemann *et al.* (2008) comparam as características cinéticas da corrida com velocidade máxima e submáxima de corredores de 400 m com e sem amputações transtibiais bilaterais. Os atletas eram do mesmo nível de desempenho da corrida de 400 m (46,50 s – 49,26 s). A altura e massa corporal dos atletas eram muito parecidas, porém, o momento de inércia da perna e do pé em relação ao eixo do joelho era aproximadamente duas vezes maior para os atletas sem prótese. Para o tempo de contato, que varia entre 0,103 s e 0,130 s, não foi encontrada diferença significativa entre os atletas

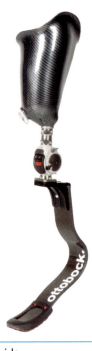

Figura 11.2 Prótese transtibial de corrida.

com e sem prótese. Entretanto, em relação às variáveis cinéticas, foram encontradas diferenças significativas entre os dois grupos de atletas (Figura 11.3, Tabela 11.2):

- A força vertical máxima de reação ($Fz_{máx}$), seu gradiente médio até o máximo ($Fz_{máx}/\Delta t$) e o impulso vertical (pz) são maiores para os atletas sem prótese;
- A força horizontal máxima de frenagem ($-Fx_{máx}$) e o impulso horizontal de frenagem (-px) são maiores para os atletas sem prótese;
- A soma dos valores absolutos do trabalho negativo e positivo na direção vertical (W) é maior para os atletas sem prótese;
- A relação entre trabalho positivo e negativo (frenagem e aceleração) é maior para a corrida com prótese (0,907) do que para a corrida sem prótese (0,413).

Brüggemann et al. (2008) concluíram que, devido ao menor trabalho realizado nas articulações dos membros inferiores e à maior energia armazenada na prótese e reutilizada para a propulsão, a corrida com prótese permite um menor consumo calórico que a corrida com a articulação do tornozelo. Porém, Nolan (2008) afirma que não existem fortes evidências para apoiar esta hipótese.

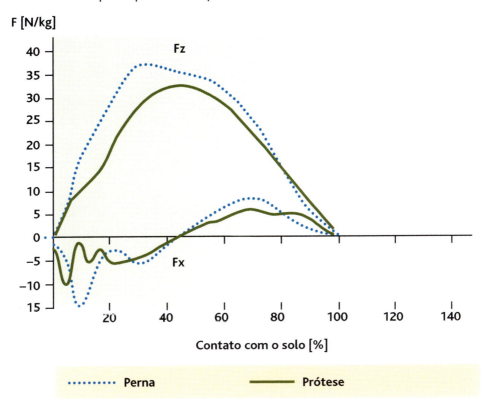

Figura 11.3 Forças de reação (Fz e Fx) na corrida com e sem prótese transtibial
Fonte: Modificada de Brüggemann et al., 2008.

Tabela 11.2 Diferenças significativas de variáveis cinéticas entre atletas com e sem prótese.

Variável	Com prótese	Sem prótese
Fz_{max} (N·kg⁻¹)	32,7 ± 4,6	37,6 ± 2,6
$Fz_{max}/\Delta t$ (N·kg⁻¹/s)	0,708 ± 0,08	0,708 ± 0,08
pz (N·s·kg⁻¹)	2,14 ± 0,31	2,46 ± 0,11
$-Fx_{max}$ (N·kg⁻¹)	10,1 ± 0,74	15,5 ± 2,8
-px (N·s·kg⁻¹)	0,176 ± 0,02	0,248 ± 0,05
W (J)	142,2 ± 8,6	180,9 ± 16,6

Fonte: BRÜGGEMANN et al., 2008.

Para o salto em distância, Nolan e Halvorsen (2007) compararam as características cinéticas da impulsão entre atletas com amputação transtibial unilateral e atletas sem amputações. Os atletas com amputação transtibial unilateral saltaram com a perna ilesa, mas apresentaram diferenças cinéticas devido à amputação da perna contralateral. As características temporais das forças de reação horizontal e vertical dos atletas com e sem amputações são similares, mas os atletas com amputações realizam uma menor fase de frenagem horizontal, com menor força máxima de frenagem. Isso resulta em um menor impulso de frenagem horizontal. O impulso de aceleração horizontal dos atletas com amputações é maior que o dos atletas sem amputação, causado pela maior duração desta fase e pela maior força máxima horizontal. Devido a estas diferenças, os atletas com amputações apresentam uma menor redução da velocidade horizontal, que parece ser necessário devido à menor velocidade de corrida antes da impulsão. A força vertical do pico ativo (segundo máximo da força vertical), que possui uma correlação positiva com a distância horizontal durante a fase de voo, é maior para os atletas sem amputação.

Arremessos e Lançamentos

Tanto para atletas sem restrições quanto para os com deficiências, o desempenho nos arremessos e lançamentos depende, no momento da soltura, de três variáveis mecânicas (Figura 11.4): velocidade de soltura (v_0), altura de soltura (h_0) e ângulo de soltura (α_0) (LINTHORNE, 2001).

Assim, a distância (d) é dada pela seguinte equação:

$$d = \frac{V_0^2 \cos \alpha_0}{g}\left(\text{sen } \alpha_0 + \sqrt{\text{sen}^2 \alpha_0 + \frac{2h_0 g}{v_0^2}}\right)$$

Aspectos Biomecânicos no Esporte Paralímpico 257

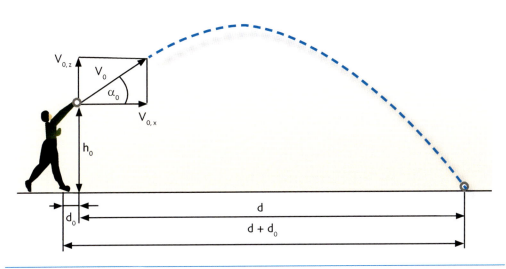

Figura 11.4 Variáveis de influência do desempenho de arremessos e lançamentos no exemplo de arremesso de peso.
Fonte: Figura modificada de Ballreich, R., et al., 1986

Como a h_0 é uma das variáveis de influência da d, os atletas que competem sentados (a uma altura de 0,75 m) já possuem uma desvantagem mecânica. A altura reduzida de soltura também leva a outros ângulos ótimos de soltura. Com o aumento da altura de soltura em relação à aterrissagem, o ângulo ótimo de soltura diminui. Assim, o ângulo ótimo de soltura para atletas de arremesso de peso em pé está entre 40° e 42°, enquanto ele fica entre 43° e 44° para os atletas sentados, devido à menor altura de saída.

A maior diferença significativa entre os arremessos e lançamentos de atletas sentados, em relação aos atletas sem restrições, se refere à falta do aproveitamento do princípio biomecânico da transmissão de momento angular. Nos arremessos e lançamentos clássicos, o atleta acelera o sistema inteiro do seu corpo e do implemento através de rotações (arremesso de martelo, de disco e do peso, na técnica rotacional) ou através de movimentos de translação do seu corpo (lançamento de dardo e arremesso de peso). Essa fase pode ser considerada a fase preparatória, cujo objetivo é a obtenção de uma velocidade ótima inicial (da fase final), e do pré-alongamento da musculatura principal responsável para a aceleração final do implemento. Devido à velocidade inicial do corpo do atleta, as velocidades dos segmentos estão sendo freadas na fase final na sequência medial – central – distal, ou seja, primeiramente serão freados os segmentos quadril e parte inferior do tronco, depois, tronco superior e ombro, e finalmente braço e antebraço. A frenagem de cada segmento causa uma transmissão de momento angular para os segmentos distais, que aumentam em consequência da frenagem do segmento medial de sua velocidade (angular). Assim, existe um padrão típico, mostrado na Figura 11.5, no exemplo de lançamento de dardo, chamado "Princípio da Transmissão de Momento Angular". Para fins diagnósticos são avaliadas, em uma análise bidimensional,

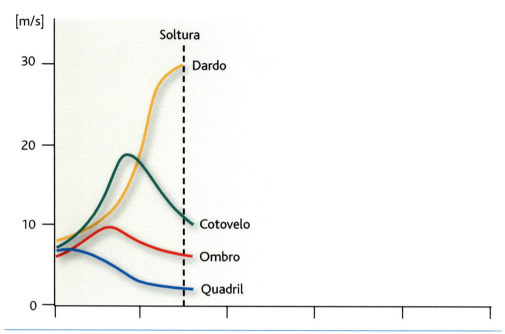

Figura 11.5 Séries temporais de pontos anatômicos na fase final do lançamento de dardo.
Fonte: MENZEL, H-J.; TORRES, J., 2004

no plano sagital, as velocidades do quadril, do ombro, do cotovelo e do implemento, e em uma análise tridimensional, as velocidades angulares nas respectivas articulações.

Os atletas paralímpicos, que praticam os arremessos/lançamentos em posição sentada, não possuem a possibilidade do aproveitamento deste princípio. Eles apenas podem acelerar o implemento na fase final, sem aceleração inicial do sistema atleta-implemento.

O efeito para o desempenho pode ser estimado comparando atletas de alto nível nestas duas situações. Banja (2007), relata velocidades de soltura do implemento de 13 m/s a 14 m/s para uma campeã internacional de arremesso de disco, da classe F-56, com amputação bilateral dos membros inferiores (três medalhas de ouro em Jogos Paralímpicos e nove vezes campeã mundial). Atletas de alto nível, sem estas restrições, conseguem dobrar a velocidade de soltura. No arremesso de disco, assim como no lançamento de dardo, efeitos aerodinâmicos, se forem adequadamente aproveitados, contribuem para o aumento da distância de voo. A menor velocidade de soltura dos atletas paralímpicos resulta, também, no menor efeito de sustentação durante a fase de voo. Assim, Banja (2007) relata, para a atleta acima mencionada, velocidades de soltura de 13,63 ± 1,61 m/s, resultando em distâncias de voo de 20,94 ± 0,46 m.

Natação Paralímpica

Na natação paralímpica, a biomecânica auxilia a entender os fatores determinantes do desempenho competitivo. Analisando o corpo na água, quatro principais forças são atuantes: peso, empuxo, propulsão e arrasto. Pelo fato do principal movimento do centro de massa ocorrer ao longo do eixo longitudinal do corpo do nadador, ou seja, em paralelo às raias, é necessário analisar a interação entre a força de propulsão e o arrasto. Se a força de propulsão for maior que a força de arrasto, o corpo se desloca (TOUSSAINT; BEEK, 1992). Para que um nadador aumente a velocidade do nado, existem três possibilidades: (1) diminuir a força de arrasto, (2) aumentar a produção de força propulsiva e/ou (3) diminuir o arrasto e aumentar a propulsão simultaneamente.

A força de arrasto é influenciada pelos fatores apresentados na equação:

$$D = \frac{1}{2} \cdot \rho \cdot A \cdot C_D \cdot v^2$$

onde D é a força de arrasto hidrodinâmico, ρ é a densidade do fluido, A é a área frontal do corpo na direção do deslocamento, C_D é o coeficiente de arrasto e v é a velocidade do corpo (NAEMI; EASSON; SANDERS, 2010). Alterações na forma do corpo do nadador, bem como variações na velocidade do nado, terão influência na quantidade de resistência que ele experimenta e influenciarão o seu custo energético (BARBOSA et al., 2010).

A força de arrasto também sofre influência da posição que o corpo adota na água. Por exemplo, em uma saída do bloco, após o(a) nadador(a) entrar na água, é indicado permanecer em uma posição corporal o mais alongada possível, como os membros superiores estendidos acima da cabeça e as mãos sobrepostas (Figura 11.6A), a fim de adquirir uma forma mais hidrodinâmica e atenuar a redução da velocidade. Caso o(a) nadador(a) adote uma posição diferente, como por exemplo, com os membros superiores estendidos acima da cabeça, mas com as mãos afastadas uma da outra (Figura 11.6B), e assumindo uma mesma velocidade de deslocamento da situação anterior, o arrasto poderia aumentar, uma vez que a área frontal do corpo também aumenta.

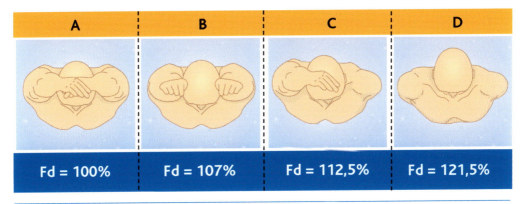

Figura 11.6 Impacto da forma do corpo na resistência experimentada pelo nadador quando o corpo é puxado (proporção da resistência em relação à resistência total na posição de deslizamento correspondente a 100%).
Fonte: Modificada de Vorontsov e Rumyantsev.

Na natação convencional os atletas podem experimentar posições de corpo semelhantes às mostradas na Figura 11.6. Por exemplo, a posição A é realizada em momentos de saídas e viradas; as posições B e D durante determinadas fases das braçadas nos nados borboleta e peito, e a posição C durante o nado crawl. Já na natação paralímpica, essas posições ocorrem de acordo com as deficiências, independentemente do nado a ser realizado. A posição C, por exemplo, se assemelha a um(a) atleta que apresenta amputação completa de um dos membros superiores ou apenas a funcionalidade de um dos membros, enquanto a posição D se assemelha a um(a) atleta com amputação completa de ambos os membros superiores. Portanto, por limitar ou impedir o ajuste da posição de determinados segmentos, a deficiência do nadador paralímpico pode influenciar a quantidade de arrasto que ele/ela experimenta.

OH et al. (2013) analisaram o arrasto passivo de 113 nadadores paralímpicos de nível internacional, alocados nas classes 3 a 14, de ambos os sexos, dos quais 106 competiram nos Jogos Paralímpicos de Londres 2012. O arrasto passivo é obtido pelo registro da força necessária para rebocar o nadador a uma velocidade constante, neste estudo, de 1,5 m/s. A medida feita por um dispositivo eletromecânico contendo uma célula de carga quantifica o arrasto relacionado apenas à forma do corpo do nadador, sem influência da sua técnica. Os autores verificaram que o arrasto passivo está negativamente relacionado à classe dos nadadores, o que significa que o arrasto tende a ser maior nos atletas das classes mais baixas, ou seja, que apresentam deficiências físico motoras mais severas. No entanto, também foi verificado uma diferença inconsistente entre as classes adjacentes e alta variabilidade dentro da mesma classe, especialmente nas mais baixas. Quando o arrasto foi normalizado pela massa corporal, as classes mais baixas (3 a 6) mantiveram a alta variabilidade, enquanto nas classes mais altas (7 a 14) ela diminuiu substancialmente (OH et al., 2013).

As classes mais baixas podem apresentar maior diversidade nas deficiências do que as classes mais altas, indicando que diferentes tipos de deficiência competem dentro de uma mesma classe. Considerando que o arrasto passivo influencia o desempenho na natação (CHATARD et al., 1990), é possível que alguns atletas apresentem vantagem em relação a outros competidores quando analisada esta variável. Essa questão pode ser avaliada pela equipe técnica, a fim de entender se o(a) atleta pode reduzir a influência dessa variável por meio de um treinamento técnico ou se a deficiência inerentemente já predispõe o(a) atleta a um arrasto maior.

Apesar dos atletas nas classes 7 a 10 terem valores de arrasto normalizado semelhantes (OH et al., 2013), as velocidades de nado diferem (DALY et al., 2003). A Tabela 11.3 mostra as diferenças entre os tempos dos campeões paralímpicos nos jogos do Rio 2016 nessas classes. A diferença chega a aproximadamente 10 e 30 segundos nas provas de 100 (curta) e 400 (longa) metros no estilo livre, respectivamente. Portanto, é possível que a capacidade de gerar propulsão seja o fator determinante para diferenciar o desempenho dessas classes.

Tabela 11.3 Tempos dos campeões paralímpicos, masculino e feminino, das classes S7 a S10, feitos nas provas de 100 e 400 m livre nos jogos paralímpicos do Rio, em 2016.

	Masculino				Feminino			
	S7	S8	S9	S10	S7	S8	S9	S10
100 m livre	1:00.82	0:56.80	0:56.23	0:51.08	1:09.99	1:04.73	1:00.91	0:59.31
400 m livre	4:45.78	4:21.89	4:12.73	3:57.71	5:05.77	4:40.33	4:42.56	4:29.96

Fonte: World Para Swimming – https://www.paralympic.org/swimming/results

A contribuição de cada segmento corporal para o desempenho em provas de diferentes distâncias e estilos foi estimada usando modelos de regressão (HOGARTH et al., 2020). Para provas do estilo livre, conforme a distância aumenta, a contribuição das mãos também aumenta, enquanto a contribuição dos membros inferiores distais, como pernas e pés, diminui. Em provas mais longas, como os 400 m, atletas com amputação ou deficiência nas mãos podem ter o desempenho mais afetado. Em provas mais curtas, como os 50 e 100 m, os membros inferiores aumentam sua importância para a geração de força propulsiva. Além de auxiliar as ações dos membros superiores através da coordenação perna-braço, altas frequências gestuais podem permitir que os segmentos distais, pés e pernas, aumentem sua contribuição para propulsão e velocidade de nado (OSBOROUGH et al., 2015). Assim, atletas com amputação ou deficiências mais severas nesses segmentos podem ter o desempenho.

Em modalidades cíclicas como é natação, alterações na velocidade são determinadas pela combinação entre comprimento e frequência de braçadas (BARBOSA et al., 2010). Uma revisão sistemática reuniu estudos que avaliaram nadadores com deficiência física, visual e intelectual, em testes e competições, e observou como as variáveis cinemáticas se comportam dentro das diferentes classes (FEITOSA et al., 2019).

Considerando os resultados de competições na prova de 100 metros, os nadadores paralímpicos, assim como convencionais, utilizam altas frequências de braçada como forma de manter a continuidade propulsiva e minimizar as reduções de velocidade. Analisando todas as classes, a frequência de braçada foi mais estável entre as classes do que a velocidade de nado e o comprimento de braçada. Embora haja um pequeno aumento com o aumento da classe, a frequência de braçada média foi de 50 ciclos/minuto em nadadores, independentemente do sexo. Apesar disso, a velocidade de nado foi diferentes entre todas as classes com deficiências físico-motoras (S1 a S10) e entre as classes com maior (S11) e menor comprometimento visual (S12 e S13)(FEITOSA et al., 2019).

A ausência de segmentos corporais e as restrições de movimento e força muscular impactam diretamente no comprimento de braçada. Portanto nadadores das classes mais baixas podem apresentar mais dificuldade em melhorar (aumentar) essa variável com o treinamento, já que as deficiências são mais severas. Em relação aos deficientes visuais, o comprimento de braçada foi maior nas classes S12-S13 do que na S11, e parece ser o parâmetro que explica a diferença de velocidade entre essas classes (FEITOSA et al., 2019).

Além da capacidade de gerar propulsão e minimizar o arrasto durante o nado, outros componentes da prova, como saída, viradas e chegada, também podem responder por diferenças no desempenho. Quanto mais baixa a classe, mais baixa tende a ser a velocidade nesses trechos e, portanto, mais alto tende a ser o tempo final da prova (DALY et al., 2001; DINGLEY et al., 2014).

Pensando nessas relações apresentadas, treinadores e atletas podem se beneficiar das análises biomecânicas, para otimizar o desempenho, em dois contextos: na competição e no treinamento. Na competição, avalia-se as exigências físicas, técnicas e táticas que determinam o sucesso em uma prova, bem como os pontos fortes e fracos individuais. Esses resultados auxiliam no ajuste das estratégias dentro da própria competição (por ex. da eliminatória para final), e fornecem informações que orientam o treinamento. As eventuais necessidades físicas, técnicas e táticas que não puderem ser ajustadas dentro da competição são levadas para o treinamento, quando há mais tempo, oportunidades e possibilidades de desenvolver e testar novas estratégias, que posteriormente serão empregadas em uma nova competição (SMITH; NORRIS; HOGG, 2002). O ciclo competição-treinamento é retroalimentado e deve ser mantido até o fim da carreira do atleta.

Análise Biomecânica em Competição

Durante a competição não há autorização para alterar as configurações da piscina ou empregar equipamentos de medida mais sofisticados nos nadadores. Devido a essas restrições, geralmente são utilizadas câmeras para a análise cinemática em duas dimensões (2D), que é um método de medida relativamente simples e pode fornecer de forma rápida um elevado número de informações importantes. Para que essa análise seja precisa e efetiva, o processo deve consistir em quatro etapas:

1. **Calibração do ambiente:** Identificar se a piscina fornece marcações precisas nos pontos de interesse, de modo a garantir que a distância entre as marcações seja de fato aquela que se supõe. Sem a devida calibração, os dados não são confiáveis.

2. **Captação das imagens:** Garantir que o nadador e as marcações de interesse sejam visualizados no vídeo. O número de câmeras deve ser definido conforme a condição do local de competição. Quanto mais próximo da piscina e quanto menos elevado o ponto de filmagem, mais câmeras são recomendadas. Pouca elevação e a proximidade da câmera em relação à piscina interferem no ângulo de captura, aumentam substancialmente os erros de medida em razão da perspectiva, e dificultam a distinção entre atletas, especialmente em provas rápidas em que a quantidade de borrifos é grande. Nesse caso, três ou mais câmeras são recomendadas. Quando definido pela organização do evento, o ponto de filmagem normalmente fica nos lugares mais altos da arquibancada, centralizado na marcação dos 25 m. Quando o espaço é delimitado, apenas uma câmera pode ser empregada, o que em

Aspectos Biomecânicos no Esporte Paralímpico   263

alguns casos pode ser insuficiente para uma medida acurada. A câmera deve prover uma imagem em alta definição (mínimo 1920 x 1080 pixels), uma frequência de aquisição mínima de 30 Hz (60 Hz é desejável), e uma lente que não distorça a imagem. A Figura 11.7 demonstra a visão da piscina quando a câmera está posicionada nos 25 m, em uma boa condição de análise.

3. **Análise:** Realizada a partir de *softwares* de análise de imagem que permitam reprodução quadro a quadro, possuam recursos gráficos para delimitar as marcações de interesse em ambiente digital e a quantificação do tempo. Uma boa sugestão é o *software* gratuito Kinovea (www.kinovea.org).
4. **Confecção e envio do relatório:** Reportar os dados de maneira clara ajuda a interpretação do treinador.

A análise consiste na divisão da piscina em vários trechos, sendo que cada um representa um componente da prova (SMITH; NORRIS; HOGG, 2002). Na distância de 100 m, por exemplo, analisa-se a saída, o nado (também conhecido como nado limpo, isto é, o nado analisado sem os efeitos do impulso da saída de borda) na primeira par-

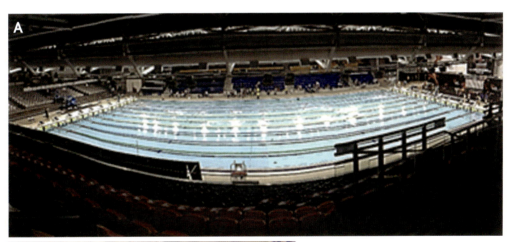

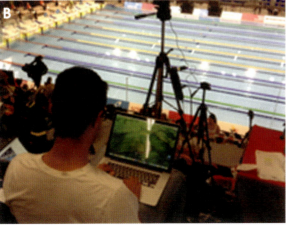

Figura 11.7 Visões (A e B) da piscina nos 25 m durante o Campeonato Mundial de para Natação 2015, em Glasgow.

Fonte: Acervo pessoal – Augusto Barbosa

cial, a entrada e saída de viradas, o nado limpo na segunda parcial, e a chegada. Mais especificamente, obtém-se os parâmetros mostrados na Figura 11.8.

A passagem nos 15, 25, 35, 65, 75 e 95 m é delimitada pelo instante em que a cabeça do atleta cruza cada marcação. Os fins da entrada de virada (i.e: 45-50 m) e da chegada (95-100 m) são determinados pelo toque do nadador na borda da piscina. No intervalo dos 0-15 m ainda pode-se obter: (1) **tempo de bloco**: intervalo entre a luz de partida e a perda de contato do corpo com o bloco. Em algumas classes os atletas podem iniciar a prova já dentro da água. Nesses casos o tempo de bloco não é calculado; (2) **tempo de voo**: intervalo entre a perda de contato com o bloco e o primeiro toque do corpo na água; (3) **tempo de entrada**: intervalo entre o primeiro toque do corpo na água até a completa submersão; (4) **distância e tempo de *break-out*** (i.e.: momento que o corpo rompe a superfície da água após o nado submerso – também pode ser medido após as viradas).

Nos intervalos de nado limpo, calcula-se a velocidade média (Vm) pela razão entre distância e tempo (CRAIG *et al.*, 1985). Por exemplo: um nadador que gasta 6,11 s entre os 15 e 25 m, tem uma Vm de 1,64 m/s, isto é, a distância de 10 m (= 25 – 15) dividida pelo tempo gasto para percorrê-lo. Nesse mesmo intervalo, também se calcula a frequência de braçadas (FB) (CRAIG *et al.*, 1985), quantificando o tempo necessário para se cumprir três ciclos completos de braçada. A unidade mais usada dessa variável é ciclos/minuto também pode ser descrita em hertz. Assim, se um nadador hipotético gastou 3,2 s para completar os três ciclos completos, em 60 s (isto é, 1 minuto), ele executaria 56,3 ciclos, valor que representa a frequência de braçadas naquele trecho. O comprimento de braçadas (CB) é calculado pela razão entre Vm e a FB (CRAIG *et al.*, 1985). Se a Vm de um trecho foi 1,64 m/s e a FB 56,3 ciclos/min (isto é, 0,94 ciclos/segundo – lembre-se que V e FB precisam estar na mesma unidade de medida!), temos que CB = V/FB = 1,64/0,94 = 1,75 m. Isso significa que o atleta se desloca, em média, 1,75 m a cada ciclo. Os mesmos cálculos são repetidos nos trechos de nado limpo 2 (25-45 m), 3 (65-75 m) e 4 (75-95

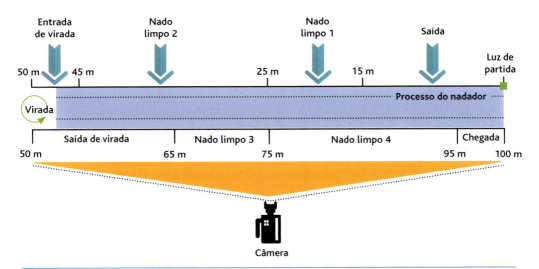

Figura 11.8 Parâmetros obtidos em uma prova de 100 m e respectivos eventos que delimitam início e fim.

m), e assim conseguimos entender os detalhes de como toda a prova foi executada, como mostrado na Figura 11.9.

Análise Biomecânica no Treinamento

Durante os treinamentos é possível conduzir análises mais minuciosas. Os métodos de análise precisam atender os seguintes requisitos: **(1)** prover informações de alto impacto para a equipe técnica, isto é, auxiliar a tomada de decisão de forma mais assertiva; **(2)** mi-

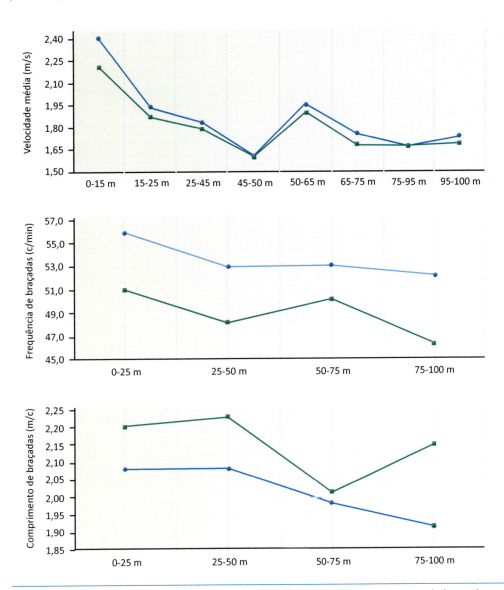

Figura 11.9 Comportamento da velocidade média, frequência e comprimento de braçadas nos diferentes trechos de duas provas hipotéticas (linhas verde e azul).

nimizar ao máximo o risco de lesão durante os testes; **(3)** coletar e retornar os resultados, aos treinadores e atletas, no menor tempo possível; **(4)** atender o maior número possível de classes, e **(5)** sempre que possível, apresentar baixo custo e praticidade. Abaixo, alguns exemplos de métodos e avaliações que atendem total ou parcialmente esses requisitos.

Cinemetria: Velocimetria + Vídeo

A cinemetria consiste no registro de imagens para análise principalmente da cinemática do movimento (AMADIO; SERRÃO, 2011). Na tecnologia velocidade + vídeo, o atleta nada conectado a um sensor (velocímetro) que adquire dados de velocidade em curtos intervalos de tempo (CRAIG; TERMIN; PENDERGAST, 2006). As frequências de aquisição desses equipamentos variam de 50 a 250 Hz, o que significa ter um dado de velocidade a cada 0,02 ou 0,004 s, respectivamente. Simultaneamente, uma ou mais câmeras externas ou subaquáticas acompanham o deslocamento do atleta. *Softwares* específicos sincronizam os dados e permitem determinar os movimentos e posições corporais associados aos aumentos e diminuições da velocidade (BARBOSA *et al.*, 2019). Além de uma análise técnica, a velocidade média avaliada em três ou mais ciclos de nado também pode funcionar como uma variável de monitoramento do treino, isto é, a repetição dos testes fornecerá informações sobre o impacto da carga de treino na velocidade do nadador (BARBOSA *et al.*, 2019).

O tempo para a coleta das informações varia de 10 a 90 s, dependendo da classe do nadador e da distância escolhida para o teste. O tempo para análise e processamento dos dados depende do *software* e das câmeras empregadas. Atualmente, alguns sistemas já são capazes de disponibilizar os dados em tempo real, isto é, imediatamente após o término da coleta. O risco de lesão é mínimo, já que o uso do equipamento não interfere na mecânica de nado do atleta.

Dinamometria: Nado Atado

A dinamometria é a medida das forças que atuam sobre o corpo (AMADIO; SERRÃO, 2011). O nado atado utiliza um sensor denominado *célula de carga*, que tem uma de suas extremidades fixada ao bloco de partida, enquanto a outra se conecta ao nadador por um cabo (BARBOSA *et al.*, 2019; BARBOSA *et al.*, 2013; BARBOSA *et al.*, 2012). Os esforços do nadador geram deformações mecânicas na célula de carga, que são detectadas e armazenadas em um computador. Os protocolos de testes podem ter durações diversas, mas os mais comuns são os de 10 e 30 s (BARBOSA *et al.*, 2012; MOROUÇO *et al.*, 2011). A condição atada pode alterar a duração, trajetória e velocidade dos segmentos propulsores (MAGLISCHO *et al.*, 1984), mas ainda assim apresenta respostas metabólicas e de eletromiografias semelhantes ao nado convencional (CABRI *et al.*, 1988; BONEN *et al.*, 1980; BOLLENS *et al.*, 1988). Além disso, a força propulsora apresenta boa relação com o desempenho competitivo (MOROUÇO *et al.*, 2011) e é sensível para monitorar as adaptações induzidas pelo treinamento (PAPOTI *et al.*, 2003).

O tempo de coleta depende do protocolo de testes escolhido, mas, em geral, é um teste que se encaixa bem dentro da rotina dos nadadores paralímpicos. A análise dos resultados dependerá dos parâmetros de interesse, que normalmente são: a força média, o impulso e a força pico (BARBOSA *et al.*, 2013; BARBOSA *et al.*, 2012). E como as ações são semelhantes ao nado convencional, o risco de lesão também é baixo.

Antropometria: Massa Corporal e Dobras Cutâneas

A antropometria trata da mensuração do corpo humano e suas partes (AMADIO; SERRÃO, 2011). Duas variáveis podem ser particularmente importantes para a natação: massa corporal e medidas de dobras cutâneas (KJENDLIE; STALLMAN, 2011). A primeira variável, se aumentada além dos níveis ideais (que devem ser estudados individualmente), proporciona aumento da área corporal e, consequentemente, maior resistência (arrasto) durante o deslocamento no meio líquido. A segunda, feita por meio de um compasso, ou plicômetro, possibilita monitorar a quantidade de gordura no corpo e fazer inferências sobre a massa muscular. De forma genérica, ao aumentar a soma de dobras significa que o atleta pode estar mais distante da forma física ideal. A medida de dobras cutâneas dura entre 10 e 15 min.

Considerações Finais

O adequado entendimento dos conceitos e variáveis da Biomecânica do Esporte pode auxiliar treinadores e atletas das diversas modalidades paralímpicas, seja no auxílio para melhoria de determinada técnica do movimento, visando a melhora do rendimento, ou na prevenção de lesões e construção de próteses e órteses. Além disso, como mostrado neste capítulo, a análise cinemática pode ser utilizada em situações de competição e dar um retorno objetivo ao atleta/treinador do que pode ser melhorado. Finalmente, a análise biomecânica pode ser utilizada como um critério para auxiliar na classificação funcional dos atletas.

Revisão de Conteúdo

1. O que é variável de meta e de influência na Biomecânica do Rendimento?

2. Como as variáveis biomecânicas podem auxiliar na explicação do desempenho em provas de saltos e de lançamentos no atletismo paralímpico?

3. Quais são as etapas necessárias para se realizar uma análise cinemática em competições da natação paralímpica?

Referências

1. AMADIO, A.C.; SERRÃO, J.C. A biomecânica em educação física e esporte. *Revista Brasileira de Educação Física e Esporte*, v. 25, p. 15-24, 2011.
2. BAILEY, S. *Athlete first: a history of the paralympic movement*. Chichester, West Sussex, England: Jojn Wiley & Sons, 2008.
3. BALLREICH, R. Einführung in die biomechanik des sports. In: BALLREICH, R.; BAUMANN, W. *Grundlagen der biomechanik des sports*. Stuttgart: Enke Verlag, 1996. p. 1-12.
4. BANJA, T. Kinematics and aerodynamics parameters on paralympic discus throw. In: MENZEL, H-J.; CHAGAS, M.H. *Proceedings of the xxv International Symposium on Biomechanics in Sports*, Ouro Preto, Brazil, 2007. p. 521-524.
5. BARBOSA, A.C.; ANDRADE, R.M.; MOREIRA, A.; SERRÃO, J.C.; ANDRIES JÚNIOR, O. Reprodutibilidade da curva força-tempo do estilo "crawl" em protocolo de curta duração. *Revista Brasileira de Educação Física e Esporte*, v. 26, n. 1, p. 37-45, 2012.
6. BARBOSA, A.C.; DE SOUZA CASTRO, F.; DOPSAJ, M.; CUNHA, S.A.; JÚNIOR, O. A. Acute responses of biomechanical parameters to different sizes of hand paddles in front-crawl stroke. *Journal of Sports Science*, v. 31, n. 9, p. 1015-1023, 2013.
7. BARBOSA, A.C.; VALADÃO, P.F.; WILKE, C.F. The road to 21 seconds: a case report of a 2016 olympic swimming sprinter. *International Journal of Sports Science & Coaching*, v. 14, n. 3., p. 393-405, 2019.
8. BARBOSA, T. M.; BRAGADA, J. A.; REIS, V. M.; MARINHO, D. A.; CARVALHO, C.; SILVA, A. J. Energetics and biomechanics as determining factors of swimming performance: updating the state of the art. *Journal of Science And Medicine in Sport*, v. 13, n. 2, p. 262-269, 2010.
9. BOLLENS, E.; ANNEMANS, L.; VAES, W.; CLARYS, J.P. Peripheral EMG comparison between fully tethered and free front crawl swimming. In: UNGERECHTS, B.E.; REISCHLE, K.; WILKE, K. *Swimming science* v. [s.l.] Human Kinetics, 1988. p. 173-181.
10. BONEN, B.; WILSON, A.; YARKONY, M.; BELCASTRO, A. N. Maximal oxygen uptake during free, tethered, and flume swimming. *Journal of Applied Physiology*, v. 48, n. 2, p. 232-235, 1980.
11. BRÜGGEMANN, G-P.; ARAMPATZIS, A.; EMRICH, F.; POTTHAST, W. Biomechanics of double transtibial amutee sprinting using dedicated sprinting prothesis. *Sports Technology*, v. 1, p. 220-227, 2008.
12. CABRI, J.; ANNEMANS, L.; CLARYS, J. P.; BOLLENS, E.; PUBLIE, J. The relation of stroke frequency, force, and emg in front crawl tethered swimming. In: UNGERECHTS, B.E.; REISCHLE, K.; WILKE, K. *Swimming Science*. Human Kinetics, 1988. p.183-189.

13. CRAIG, A. B.; SKEHAN, P. L.; PAWELCZYK, J. A.; BOOMER, W. L. Velocity, stroke rate, and distance per stroke during elite swimmwng competition. *Medicine and Science in Sports and Exercise*, v. 17, n. 6, p. 625-634, 1985.
14. CRAIG, A. B.; TERMIN, B.; PENDERGAST, D. R. Simultaneous recordings of velocity and video during swimming. *Portuguese Journal of Sport Science*, v. 6, Suplement 2, p. 32-35, 2006.
15. CHATARD, J. C.; LAVOIE, J. M.; BOURGOIN, B.; LACOUR, J. R. The contribution of passive drag as a determinant of swimming performance. *International Journal of Sports Medicine*, v. 11, n. 5, p. 367-72, 1990.
16. DALY, D. J.; MALONE, L. A.; SMITH, D. J.; VANLANDEWIJCK, Y.; STEADWARD, R. D. The contribution of starting, turning, and finishing to total race performance in male paralympic swimmers. *Adapted Physical Activity Quarterly*, v. 18, n. 3, p. 316-333, 2001.
17. DALY, D.J.; DJOBOVA, S.K.; MALONE, L.A.; VANLANDEWIJCK, Y.; STEADWARD, R.D. Swimming Speed Patterns and Stroking Variables in the Paralympic100-m Freestyle. Adapted Physical Activity Quarterly, v. 20, n. 3, p. 260–278, 2003.
18. DINGLEY, A.; PYNE, D.B.; BURKETT, B. Phases of the swim-start in paralympic swimmers are influenced by severity and type of disability. *Journal of Applied Biomechanics*, v. 30, n. 5, p. 643-648, 2014.
19. DOS SANTOS, S. S.; GUIMARÃES, F. J. P. Avaliação biomecânica de atletas paralímpicos brasileiros. *Revista Brasileira de Medicina do Esporte*, v. 8, p. 92-98, 2002.
20. FOSSARD, L. Performance dispersion for evidence-based classification of stationary throwers. *Protheses and Orthotics International*, v. 36, p. 348-355, 2012.
21. HOGARTH, L.; PAYTON, C.; VAN DE VLIET, P.; BURKETT, B. The impact of limb deficiency impairment on para swimming performance. *Journal of Sports Sciences*, v. 38, n. 8, p. 839-847, 2020.
22. KJENDLIE, P.L.; STALLMAN, R. Morphology and swimming performance. In: SEIFERT, L.; CHOLLET, D.; MUJIKA, I. *World book of swimming: from science to performance*. [s.l.] Nova Sciense Publishers, 2011. p. 203-222.
23. KOEGH, J. Paralympic sport: an emerging area for research and consultancy in sports biomechanics. *Sports Biomechanics*, v. 10, p. 234-253, 2011.
24. LINTHORNE, N. P. Optimum release angle in the shot put. *Journal of Sports Sciences*, v. 19, n. 5, p. 359-372, 2001.
25. MAGLISCHO, C. W.; MAGLISCHO, E. W.; SHARP, R. L.; ZIER, D. J.; KATZ, A. Tethered and nontethered crawl swimming. *Sports Biomechanics*, p. 163-176, 1984. Disponível em https://ojs.ub.uni-konstanz.de/cpa/article/view/1416. Acesso em 9 de junho de 2021.
26. MENZEL, H-J.; TORRES, J. Process oriented analysis of wheelchair basketball technique in: 8th annual congress of the european college of sport science, *Abstract book of the 8th Annual Congress of the European College Of Sport Science*. Salzburg: Institute of Sport Science of the University of Salzburg, 2003. p. 336.
27. MOROUÇO, P.; KESKINEN, K. L.; VILAS-BOAS, J. P.; FERNANDES, R. J. Relationship between tethered forces and the four swimming techniques performance. *Journal of Applied Biomechanics*, v. 27, n. 2, p. 161-169, 2011.

28. MORRIËN, F.; TAYLOR, M. J. D.; HETTINGA, F. J. Biomechanics in paralympics: implications for performance. *International Journal of Sports Physiology and Performance*, v. 12, p. 578-589, 2017.
29. NAEMI, R.; EASSON, W. J.; SANDERS, R. H. Hydrodynamic glide efficiency in swimming. *Journal of Science and Medicine in Sport*, v. 13, n. 4, p. 444-451, 2010.
30. NOLAN, L. Carbon fibre protheses and running in aputees: a review. *Foot and Ankle Surgery*, v. 14, p. 125-129, 2008.
31. NOLAN, L.; HALVORSEN, K. Ground reaction forces during long jump take-off for transtibial amputees. In: MENZEL, H-J.; Chagas, M.H. *Proceedings of the XXV International Symposium on Biomechanics in Sports*. Ouro Preto, Brazil, 2007. p. 310-313.
32. OH, Y-T.; BURKETT, B.; OSBOROUGH, C.; FORMOSA, D.; PAYTON, C. London 2012 paralympic swimming: passive drag and the classification system. *British Journal of Sports Medicine*, v. 47, n. 13, p. 838-843, 2013.
33. OSBOROUGH,C.; DALY, D.; PAYTON, C. Effect of swim speed on leg-to-arm coordination in unilateral arm amputee front crawl swimmers. Journal of Sports Sciences, v. 33, n. 14, p. 1523–1531, 2015.
34. PAPOTI, M.; MARTINS, L.; CUNHA, S.; ZAGATTO, A.; GOBATTO, C. Padronização de um protocolo específico para determinação da aptidão anaeróbia de nadadores utilizando células de carga. *Revista Portuguesa de Ciências do Desporto*, v. 3, n. 3, p. 36-42, 2003.
35. SAMULSKI, D; MENZEL, H.; PRADO, L. S. *Biomecânica Aplciada ao Treinamento. Treinamento Esportivo,* n. 1, p. 51, 2013.
36. SCHÖLLHORN, W. Comparison of biomechanical movement patterns by means of orthogonal reference functions. In: BARABÁS, A. & FÁBIÁN, G. *Proceedings of the XXII International Symposium on Biomechanics in Sports*. Budapest: ITC Plantin, 1995. p. 20-24.
37. SMITH, D. J.; NORRIS, S. R.; HOGG, J. M. Performance evaluation of swimmers – scientific tool. *Sports Medicine*, v. 32, n. 9, p. 539-554, 2002.
38. TOUSSAINT, H. M.; BEEK, P. J. Biomechanics of competitive front crawl swimming. *Sports Medicine*, v. 13, n. 1, p. 8-24, 1992.
39. FEITOSA, W.G.; CORREIA, R.A.; BARBOSA, T.M.; CASTRO, F.A.S. Performance of disabled swimmers in protocols or tests and competitions: a systematic review and meta-analysis. Sports Biomechanics, 2019.
40. VANTORRE, J.; CHOLLET, D.; SEIFERT, L. Biomechanical analysis of the swim-start: a review. *Journal of Sports Science & Medicine*, v. 13, n. 2, p. 223-231, 2014.

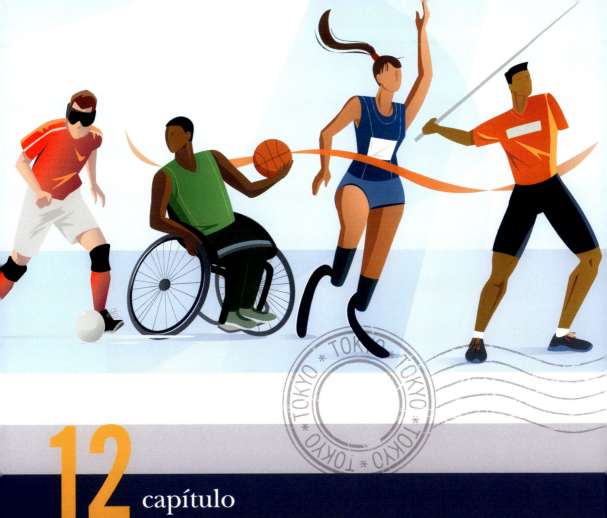

12 capítulo

O Papel do Sistema Imune no Desempenho Esportivo do Atleta Paralímpico

- Flavia Rodrigues da Silva
- Renato de Carvalho Guerreiro
- Henrique de Araújo Andrade
- Marco Túlio de Mello

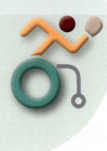

Introdução

Quais são os fatores que tornam alguém um campeão? É com essa pergunta, debatida em um relevante artigo científico (BRUTSAERT; PARRA, 2006), que iniciamos a discussão acerca do papel do sistema imune no desempenho esportivo. O que faz com que uma pessoa alcance a excelência no desempenho esportivo? E até onde o sistema imune pode ser um divisor de águas entre a medalha de ouro e a medalha de prata, ou até mesmo a distância entre o ouro e medalha alguma? Sabe-se que mesmo em condições ótimas, durante o período preparatório, e no dia da competição, o atleta pode apresentar variações no desempenho (BRUTSAERT; PARRA, 2006). Sabe-se que as habilidades e qualidades necessárias para um ótimo desempenho são diferentes quando comparamos as diversas modalidades esportivas (abordados no capítulo 3). De uma forma geral, pode-se destacar que o desempenho é determinado pela combinação de fatores psicológicos, socioculturais e fisiológicos (além das funções motoras e morfologia de cada atleta) (BRUTSAERT; PARRA, 2006). Deste modo, é impossível negar que o aspecto psicológico representa um importante fator para o desempenho esportivo (COUDEVYLLE; GINIS; FAMOSE, 2008), que será melhor discutido no capítulo 12. Isso pode ser observado em uma gama de exemplos. Ayrton Senna, por exemplo, era enfático em sua obstinação pelo trabalho e seu desejo por vitórias, que ficaram eternizadas em suas frases:

> "O importante é ganhar, tudo e sempre"; "Vencer é o que importa. O resto é a consequência"; "Eu não tenho ídolos. Tenho admiração por trabalho, dedicação e competência"; "No que diz respeito ao empenho, ao compromisso, ao esforço, à dedicação, não existe meio termo. Ou você faz uma coisa bem feita ou não faz". (PUSSIELDI, 2019)

No esporte individual, por exemplo, campeões dominantes costumam apresentar desempenhos catastróficos após um importante revés (por ex.: Oscar Pistorius, Mike Tyson, Anderson Silva) num curto período de tempo, que não pode ser justificado por uma queda de desempenho físico, mas sim psicológico. Por outro lado, a presença de uma grande estrela, em uma equipe de esportes coletivos, pode impulsionar os integrantes da equipe a desempenhos cada vez melhores (por ex:. Jordan no Bulls, Ronaldinho Gaúcho no Atlético-MG, Ricardinho no Futebol de 5, Mariska Beijer no basquetebol de cadeira de rodas). Em relação às questões socioculturais, esse fator fica nítido quando observamos potências esportivas como Estados Unidos da América, Reino Unido e China, e entendemos a valorização do esporte nessas culturas. Nesse sentido, a organização do esporte paralímpico no cenário brasileiro e mundial foram discutidos no capítulo 1 desse livro. Por fim, e não menos importante, serão abordados neste capítulo os aspectos fisiológicos determinados pela interação entre fatores genéticos, ambientais e comportamentais que são construídos ao longo da vida e aprimorados com os treinamentos. Considerando esses aspectos, no que diz respeito à preparação atlética, sabe-se que o treinamento, o sono e a alimentação (DOHERTY; MADIGAN; WARRINGTON; ELLIS, 2019) são fatores fundamentais não apenas para aprimorar, mas também para manter a aptidão esportiva máxima. Da mesma maneira, estes três fatores influenciam diretamente o sistema imune de atletas (BESEDOVSKY; LANGE; BORN, 2012; LANCASTER; FEBBRAIO, 2016; WALSH, 2019), e podem potencializar ou comprometer a preparação de um atleta. Nos parágrafos seguintes será discutido como a desarmonia entre esses três fatores pode afetar o sistema imune e levar à redução do desempenho esportivo.

Inicialmente, dentre os fatores que afetam o desempenho esportivo destacam-se os aspectos fisiológicos a serem discutidos nesse capítulo. A força, a potência muscular, a flexibilidade, assim como os indicadores antropométricos, podem influenciar o desempenho esportivo (CRONIN; MCNAIR; MARSHALL, 2003). Nesse sentido, parece clara a ideia de que o treinamento (CRONIN; SLEIVERT, 2005) e a capacidade de se recuperar frente às cargas de treinamento são fatores que fazem com que um atleta se prepare melhor para uma competição e, portanto, tenha um melhor desempenho. Para isso, é importante destacar como funciona o sistema imune e como ele se comporta no processo de preparação de um atleta.

Aspectos Gerais do Sistema Imune

Importância do Sistema Imune e Seus Principais Componentes

O sistema imune é usualmente visto como responsável pela proteção do corpo contra agentes infecciosos, denominados patógenos, e outras substâncias nocivas, sofrendo ajuste constante. Ele é composto por um sistema que inclui células efetoras diferentes entre si, cada uma com um papel específico dentro desse sistema, cujas principais tarefas incluem: reconhecimento e combate do patógeno, regulação das células do sistema imune e memória imunológica (MURPHY; WEAVER, 2016).

De um modo geral, o sistema imune pode ser compreendido em duas áreas principais de defesa: a imunidade inata -- nativa ou natural -- e imunidade adaptativa --adquirida ou específica. A imunidade inata responde rapidamente às infecções, enquanto que a adaptativa necessita de um tempo maior para se desenvolver, pois precisa de contato prévio com o patógeno, entretanto, geralmente é mais eficaz. Ambos os mecanismos de resposta dependem da ativação dos leucócitos, que são originados da medula óssea (MURPHY; WEAVER, 2016). A imunidade inata utiliza tipos diferentes de barreiras defensivas -- anatômicas ou físicas; fisiológicas, fagocíticas e inflamatórias --, todas ocorrendo na presença ou ausência de estímulo, possuindo especificidade limitada e aprimoradas pela exposição repetida. Este tipo de imunidade direciona o sistema imune adaptativo através da sinalização por citocinas, permitindo, assim, que os linfócitos desenvolvam-se e apresentem respostas imunes inflamatórias ou específicas contra patógenos (MELVIN; RAMANATHAN, 2012). Linfócitos (células T e células B) e células apresentadoras de antígenos ou *Antigen Presenting Cells* (APCs), macrófagos, células B e células dendríticas (CDs), portanto, formam a base da imunidade adaptativa. Este sistema é exclusivo para antígenos específicos, expressando a memória imunológica mencionada anteriormente e possui diversidade de especificidades, sendo capaz, inclusive, de autorreconhecimento. Tanto os sistemas imunológicos inatos quanto os adaptativos operam juntos e interagem, através de anticorpos, complementos, que são fatores que auxiliam no reconhecimento, e citocinas (MURPHY; WEAVER, 2016).

Embora os linfócitos sejam diferentes de acordo com o tipo específico de linhagem, todos expressam grupos de diferenciação, sendo que seus receptores de superfície, que são pertinentes à sua função e singularidade, permitem o reconhecimento deles próprios, identificação de determinantes antigênicos e identificação de populações de outros tipos celulares. Os linfócitos T expressam exclusivamente receptores para antígenos de células T (TCRs) em sua superfície, que se ligam a peptídeos apresentados por APCs. Os linfócitos B ligam anticorpos à superfície celular e se diferenciam em células plasmáticas, produzindo grandes quantidades de imunoglobulinas (Ig). Células NK, que também são consideradas linfócitos, são grandes células granulares que reconhecem certos tumores e células infectadas por vírus (TOSKALA, 2014).

O combate às infecções exige constante interação e comunicação de diversas células e órgãos relacionados ao sistema imune, pois estas células serão produzidas em locais distintos e, da mesma maneira, atuarão em locais distintos. Por exemplo, a produção da maioria das células imunes ocorre na medula óssea, mas neste momento elas não estão maduras o suficiente para combater infecções. Por esta razão, precisam migrar para outro local que possibilite que o amadurecimento ocorra, pois só assim estarão aptas a desempenhar sua função e, neste processo, o timo exerce a função de maturação destas células. Dentre essas células, é importante mencionar as células CD4, CD8 e células B. As células B são as únicas capazes de produzir anticorpos, contudo, recebem auxílio constante das células CD4, que estimulam as células B por meio da produção de citocinas e macrófagos. As células CD8, por outro lado, atuam destruindo microrganismos de células infectadas (TOSKALA, 2014).

Os receptores de reconhecimento de padrão (RRPs) ou *toll like receptors* (TLRs), reconhecem padrões moleculares associados a patógenos presentes em uma variedade de bactérias, fungos e vírus, sendo que sua ativação induz a expressão de moléculas coestimulatórias e a liberação de citocinas que orquestram a imunidade adaptativa. Neste sentido, citocinas pró-inflamatórias e imunomoduladoras críticas, como interleucina 1 (IL-1), IL-6, IL-8, IL-10, IL12 e fator de necrose tumoral (TNF), podem ser induzidas após a ativação do TLR por ligantes microbianos. A ativação de TLRs como parte da resposta inata pode influenciar e modular a resposta adaptativa das células T e modificar o equilíbrio entre CD4/CD8 (TOSKALA, 2014).

O TNF é também considerado uma citocina, e age como uma substância reguladora do sono (ROCKSTROM; CHEN; TAISHI; NGUYEN et al., 2018), além de desempenhar papéis cruciais em tumores malignos e benignos, participando da sobrevivência celular, apoptose, necroptose e comunicação intercelular. A desregulação desses processos causa, portanto, doenças inflamatórias e cânceres. Nesses contextos, o TNF regula uma rede de sinalização complexa que pode desencadear a sobrevivência ou morte celular (BRENNER; BLASER; MAK, 2015), envolvendo inclusive a geração de espécies reativas de oxigênio (EROs), que podem ser derivadas de fontes mitocondriais ou não (ZHAO; JITKAEW; CAI; CHOKSI et al., 2012), adicionando mais complexidade à rede de sinalização do TNF, pois agem em muitas proteínas necessárias para regular a homeostase celular, incluindo aquelas que medeiam células em proliferação, sobrevivência, morte, diferenciação, reparo do DNA e metabolismo (BLASER; DOSTERT; MAK; BRENNER, 2016).

Sumarizando, as células do sistema imune que agem especificamente contra antígenos são os linfócitos, dos quais existem dois tipos principais -- células B, que sintetizam anticorpos, e células T que regulam a síntese de anticorpos e também medeiam a inflamação. O antígeno, após ser absorvido por células fagocíticas, como macrófagos, é processado e expresso novamente na superfície celular, que ocorre em associação com o complexo principal de histocompatibilidade (*Major Histocompatibility Complex* – MHC), classe II ou classe I, e será reconhecido pelas células CD4 ou CD8. Isso induz à produção de fatores de crescimento e de diferenciação, que são conhecidos como citocinas, linfocinas ou interleucinas, responsáveis pela rápida expansão e diferenciação do número de linfócitos, inicialmente pequenos, específicos para antígenos (O'GARRA, 1989). Além disso, cada fator medeia diversos efeitos em uma única população de células-alvo, como no caso da IL-2, que induz citotoxicidade de linfócitos T e estimula a atividade das células NK. Sob algumas condições, células B também podem ser induzidas por IL-2 a diferenciar-se em secretoras de anticorpos, cujo efeito pode ser potencializado por interferon-gama (INFγ). Neste sentido, a IL-2 age como adjuvante para obtenção de uma melhor resposta imune, por exemplo na resposta às vacinas (O'GARRA, 1989).

As funções do sistema imune incluem não somente proteger o corpo contra microrganismos invasores, mas também orquestrar a simbiose com a microbiota intestinal, essencial como componente vital. O sistema imune também repara ferimentos de acidentes; detecta e elimina células envelhecidas, além de transformar as células tumorais (COHEN, 2014); rejeita tecidos transplantados de alguns indivíduos, enquanto tolera de outros (HAGEDORN; BURTON; CARLSEN; STEINBRÜCHEL et al., 2010). Essas funções complexas do sistema imune podem ser reduzidas a um processo comum: o gerenciamento da inflamação (COHEN, 2000). Como se sabe, macroscopicamente, a inflamação é caracterizada por vermelhidão devido às alterações no fluxo sanguíneo do tecido e presença de edema. Entretanto, microscopicamente, ela é marcada por acúmulo de células do sistema imune -- pela morte e crescimento de muitos tipos de células, proliferação de tecidos conjuntivos formadores de cicatrizes e, frequentemente, regeneração de vasos sanguíneos e células teciduais danificadas. O processo inflamatório termina quando a lesão cicatriza, mas pode persistir de maneira exacerbadamente crônica ou periódica, podendo se desenvolver desnecessariamente até mesmo em tecidos saudáveis. Nesses casos, o próprio processo inflamatório pode ser a causa da doença, como é o caso das doenças autoimunes, que resultam de tais processos inflamatórios contra as próprias células de maneira equivocada (COHEN; EFRONI, 2019). Além disso, o organismo responderá de maneira diferente a depender de onde a infecção estiver localizada.

Portanto, quando a função imunológica está reduzida, o corpo se torna mais susceptível a infecções e com maior probabilidade de desenvolver doenças, podendo se recuperar de forma mais lenta. Por outro lado, respostas imunes específicas excessivas podem levar a doenças alérgicas ou doenças autoimunes, e a saúde passa a ser mantida em grande parte devido à manutenção adequada do sistema imune, através da imunidade adaptativa e inata (TAKEUCHI; AKIRA, 2010). Além da possibilidade de a resposta imune ser iniciada por TLRs, há também o reconhecimento de moléculas liberadas pelas células danificadoras, como padrões moleculares associados a danos (TAKEUCHI; AKIRA, 2010), que são, por exemplo, moléculas de matriz degradadas, substâncias de desgranulação de leucócitos e proteínas de choque térmico (HSPs), que induzem respostas inflamatórias (CHEN; SUN; DU; LIU et al., 2004), e são conhecidas como proteínas do estresse, que desempenham papéis importantes nas atividades fisiológicas e também atuam na estabilização de proteínas desdobradas durante o estágio de síntese proteica sob a influência de estressores, promovendo assim a sobrevivência celular (BOLHASSANI; AGI, 2019).

Existem diversas classes de HSPs. A HSP70, por exemplo, é estimulada por infecções virais, que levam ao aumento de expressão do gene viral (KIM; OGLESBEE, 2012). Ela é também capaz de induzir resposta imune inata através das respostas envolvendo o receptor Toll-like 4 (TLR4) (BOLHASSANI; AGI, 2019), que é um dos receptores de reconhecimento de padrão existentes e desempenha um papel importante também no reconhecimento de lipopolissacarídeos (LPS) e medeia a sinalização para produzir citocinas pró-inflamatórias (TAKEUCHI; AKIRA, 2010). Por outro lado, a estimulação excessiva de TLR4 leva à superprodução de citocinas pró-inflamatórias e pode causar a síndrome da resposta inflamatória sistêmica, falência múltipla de órgãos e sepse, além de reconhecer substratos do próprio organismo, como ácidos graxos livres (AGL) (LEE; SOHN; RHEE; HWANG, 2001), HSPs e substâncias inflamatórias (SAKO; SUZUKI, 2014).

Compreendendo a Regulação do Sistema Imune

Ritmo Biológico, Sono e Sistema Imune

O funcionamento dos órgãos apresentam ritmicidade, bem como algumas variáveis que determinam que o **desempenho humano siga o ritmo circadiano** (REILLY, 2009). Ao considerar o ritmo circadiano, pode-se observar que durante o dia nosso organismo se coordena para estar mais ativo durante a fase clara/dia e em recuperação durante a fase escura/noite. Células de defesa como leucócitos, granulócitos, monócitos, CD4, CD8 e linfócitos B (LB) apresentam-se em concentração elevada durante o início da noite (KELLER; MAZUCH; ABRAHAM; EOM *et al*., 2009). Quando há exposição de certas células a estímulos como o fator de necrose tumoral (*Tumor necrose factor*) TNF-α, por exemplo, ocorre indução ao aumento da transcrição de genes relacionados ao ciclo circadiano comprometendo os ritmos endógenos do organismo, em que TNF-α pode alterar, por exemplo, a atividade neuronal circadiana no Sistema Nervoso Central (SNC), bem como regular a expressão de genes-relógio em cultura de célula (KELLER; MAZUCH; ABRAHAM; EOM *et al*., 2009).

A melatonina, por exemplo, é um hormônio produzido na glândula pineal que apresenta ritmicidade circadiana. A produção da melatonina começa a ser aumentada ao final do dia, no início da noite quando, em tese, ocorre a redução de estímulos luminosos do dia (MASTERS; PANDI-PERUMAL; SEIXAS; GIRARDIN *et al*., 2014). Conhecido como hormônio da escuridão, a melatonina atua na regulação do sistema imune promovendo a morte de células tumorais e estimulando a produção de IL-2, IFN-γ e IL-12 por meio de linfócitos. Os linfócitos, por sua vez, são capazes de sintetizar melatonina que, associada à IL-12, promovem maior imunidade e favorecem a produção de anticorpos contra atividade das células NK (*natural killer*). Por outro lado, o cortisol atua suprimindo a produção de IL-2 e também IL-6, enquanto IL-1, IL-6 e TNF-α são também capazes de promover a secreção de cortisol. Entretanto, o ritmo de liberação do cortisol é oposto ao da melatonina e de algumas moléculas, como o IFN-γ, IL-12 e TNF-α, o que favorece a produção da citocina anti-inflamatória IL-10 (Figura 12.1 A e B).

Durante o sono, os níveis de IL-2, IFN-γ e IL-12 são aumentados, o que favorece a resposta contra os vírus e, deste modo, o ciclo vigília-sono torna-se crucial para a regulação de respostas inflamatórias (LABRECQUE; CERMAKIAN, 2015). Durante a noite ocorrem dois picos de concentração circulante de IL-6, às 19:00h e 05:00h (VGONTZAS; PAPANICOLAOU; BIXLER; LOTSIKAS *et al*., 1999), e posterior redução às 08:00h (REDWINE; HAUGER; GILLIN; IRWIN, 2000). Além dessas, outras substâncias que apresentam secreção rítmica são liberadas durante o sono noturno, por isso é importante que durmamos durante o ciclo escuro do dia. Por exemplo, em condição de privação de sono (PS) no período noturno, a produção de IL-6 torna-se comprometida ou retardada (REDWINE; HAUGER; GILLIN; IRWIN, 2000). Porém, caso o início do sono se atrase, o ritmo circadiano continua a influenciar a concentração de IL-6 ao longo da madrugada, tornando seus níveis circulantes baixos ou relativamente inalterados, com secreção transitória e de menor magnitude próximo a 01:00 h (REDWINE; HAUGER; GILLIN; IRWIN, 2000). A produção circadiana de IL-6 promove efeitos protetores sobre o Sistema Nervoso Central (SNC) por regular as funções neurais, uma vez que o cérebro não possui receptores para interleucina 6 ou *Interleukin 6 receptors* (IL-6Rs) ocorrendo, portanto, aumento robusto nos níveis circulantes de IL-6Rs em determinados períodos, concomitantemente ao aumento de IL-6, sendo mais proeminente durante o final da noite (VGONTZAS; PAPANICOLAOU; BIXLER; LOTSIKAS *et al*., 1999).

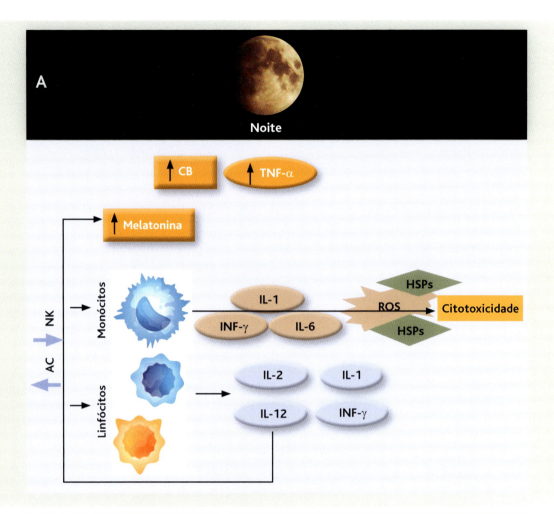

Figura 12.1 Ritmo circadiano do sistema imunológico. Representação esquemática mostrando os níveis de citocinas e hormônios durante a noite *versus* dia. **(A)** No período noturno, os níveis de GH; TNF-α e melatonina estão aumentados. A melatonina contribui para a resposta imune por duas vias: 1) indução da produção por monócitos de IL-1, IL-6, INF-γ, que requer ATP e recruta HSPs para geração de EROs, que induz citotoxicidade; e 2) Promove a produção de linfócitos, que é capaz de induzir a produção de IL-12, IL-2, IL-1 e INF-γ. As HSPs produzidas durante a noite são mostradas em níveis aumentados durante o dia (losangos verdes).

Outras alterações que ocorrem durante o sono também auxiliam a regulação da imunidade, como o aumento noturno da produção de TNF-α e de seu receptor (BORN; LANGE; HANSEN; MOLLE *et al.*, 1997), o aumento na capacidade de resposta a infecções, incluindo as que envolvem ativação de TLR4 (DIMITROV; BESEDOVSKY; BORN; LANGE, 2015). Esse aumento noturno de citocinas pró-inflamatórias exige a participação de espécies reativas de oxigênio (EROs), nucleotídeos trifosfato de adenosina (ATP) e proteínas, como as HSPs, que se acumulam durante o período de vigília e agem como

O Papel do Sistema Imune no Desempenho Esportivo do Atleta Paralímpico 279

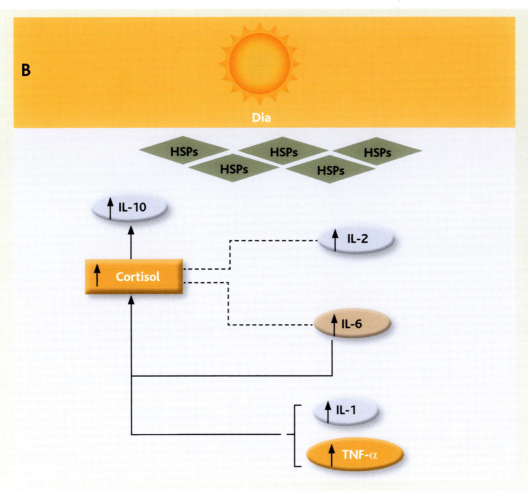

Figura 12.1 (Cont.) Ritmo circadiano do sistema imunológico. Representação esquemática mostrando os níveis de citocinas e hormônios durante a noite *versus* dia. **(B)** O cortisol é produzido em níveis mais altos no início do dia e estimula a produção de IL-2 2e IL-6, que aumentam os níveis de IL-10. Durante o dia, IL-1 e TNFα são produzidos e, assim como IL-6, estimulam a produção de cortisol. GH: hormônio do crescimento; TNF-α: fator de necrose tumoral alfa, IL: interleucina; Ac: anticorpo; NK: célula natural killer.

Fonte: Arquivo dos autores.

estimulantes imunológicos contribuindo para o início das respostas imunes adaptativas (BESEDOVSKY; LANGE; BORN, 2012) (Figura 12.1 A e B), conforme mencionado anteriormente. Durante o sono noturno ocorre também a liberação do hormônio do crescimento (GH) que, associado a níveis aumentados de TLR4, estimula a produção por monócitos de TNF-α próximo às 23:00 h, que em contrapartida contribui para o aumento da eficiência do sono (Figura 12.2 A e B). A restrição de sono (RS) impacta negativamente o sistema imune por ser capaz de induzir à ativação da sinalização de

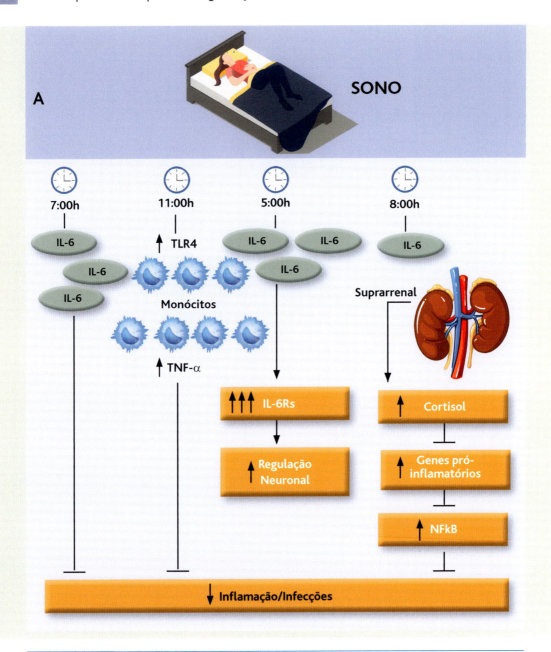

Figura 12.2 Restrição de sono induz inflamação por desregular ritmos circadianos. Esquema representativo de citocinas e ritmos de cortisol em ambos, sono ou sob condição de RS. Em **(A)** é mostrada a ritmicidade da produção durante o sono de IL-6 (19h às 5h), que é reduzida pela manhã (às 8h). Os monócitos apresentaram níveis mais altos de produção de TLR4, que aumentam a produção de TNF-α (23h). Às 5h, os altos níveis de IL-6 induzem um aumento de IL-R6s, melhorando a regulação neuronal no tempo de vigília. Durante a manhã (5h), os níveis regulares de cortisol produzidos pela suprarrenal reduzem a estimulação de genes pró-inflamatórios, levando à redução do NFκB. Juntos, todos esses caminhos contribuem para a regulação da inflamação/infecção.

O Papel do Sistema Imune no Desempenho Esportivo do Atleta Paralímpico 281

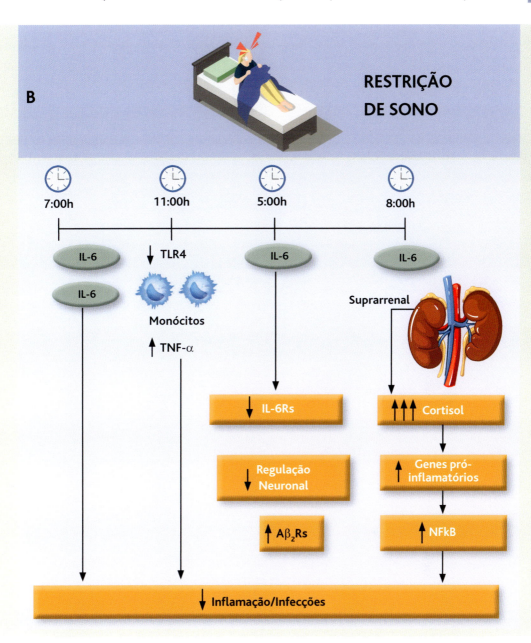

Figura 12.2 Restrição de sono induz inflamação por desregular ritmos circadianos. Esquema representativo de citocinas e ritmos de cortisol em ambos, sono ou sob condição de RS. **(B)** mostra que a SR reduz a ritmicidade da IL-6, afeta o número de monócitos produzidos e, consequentemente, afeta negativamente a produção de TLR4 e IL6Rs. A glândula suprarrenal produz altas concentrações de cortisol, que induz genes pró-inflamatórios e, também, NFκB, que é produzido por alta estimulação de Aβ2Rs durante a RS. Todos esses mecanismos induzidos pela RS levam ao aumento da inflamação / infecção. TLR4: receptor 4 do tipo pedágio; IL-6: interleucina-6; TNF-α: fator de necrose tumoral alfa; IL-6Rs: receptores de interleucina-6; Aβ2Rs: receptores beta-adrenérgicos 2; NFκB: Fator nuclear κ B. (Fonte: Arquivo dos autores)

receptores beta-adrenérgicos (Aβ_2Rs), que provoca o aumento de *nuclear factor kappa B* (NF-Kb), o que suprime a transcrição de genes antivirais e regula a transcrição dos genes de resposta imune pró-inflamatória de IL1β, TNFα e IL6, induzindo o aumento da inflamação sistêmica (COLE, 2010) (Figura 12.1B).

O sono influencia também o Sistema Nervoso Simpático (SNS) e o eixo hipotálamo-hipófise-adrenal (HPA), promovendo um estado pró-inflamatório (IRWIN; COLE, 2011). No início do período noturno, além da secreção do hormônio hipotalâmico liberador de corticotropina (CRH) e de corticotropina hipofisária (ACTH), ocorre também a secreção de cortisol, que atinge seu pico máximo cerca de 1h antes do despertar (caso ocorra naturalmente, ou seja, sem despertador). A ativação do eixo HPA, em situações fisiológicas (ausência de processos pró-inflamatórios exacerbados) induz à liberação de substâncias anti-inflamatórias, como o cortisol, pelo córtex adrenal, que age para suprimir a transcrição de genes pró-inflamatórios de resposta imune (BERKENBOSCH; DE GOEIJ; REY; BESEDOVSKY, 1989), o que garante que os níveis de atividade inflamatória sejam regulados, fornecendo proteção contra doenças que envolvam inflamação excessiva.

Em geral pode-se destacar que durante a fase clara do dia o nosso organismo se prepara para estar em atividade e ter seu desempenho em estado ótimo. Um atleta, por exemplo, precisa treinar ou competir e, para isso, precisa de condições ideais de funcionamento do seu organismo. Para tal. é ideal que durante a noite tenha bom sono para se recuperar das atividades que executou durante o dia.

Exercício Físico e Imunidade

Parece claro que o exercício físico realizado em intensidade leve a moderada podem adaptar e aprimorar a resposta do sistema imune, enquanto **exercícios de alta intensidade podem causar imunossupressão, mesmo que temporária**. O exercício físico pode ser entendido como um agente estressor ao organismo (HACKNEY, 2006) por causar danos na estrutura muscular (CLARKSON; HUBAL, 2002), promovendo posterior adaptação. Por outro lado, como forma de proteção e contenção do dano, o sistema imune atua para proteger o organismo do estresse/dano causado pelo esforço. De modo geral, podemos entender que o exercício físico de intensidade leve a moderada estimula a função imunológica durante um curto período de tempo e, após o término do exercício, o sistema imune responde de forma crônica em intervalos regulares, gerando adaptação a esse estresse e aprimorando a resposta imunológica. Já o exercício intenso causa uma estimulação inicial do sistema imune, seguida de uma supressão mais duradoura, sendo associado à supressão de linfócitos, de celulas NK e secreção de IgA na mucosa das vias aéreas (PEDERSEN; ROHDE; ZACHO, 1996).

Três modelos já foram propostos com a finalidade de explicar o efeito do exercício físico no sistema imune. Nieman e Cannarella (NIEMAN; NEHLSEN-CANARELLA, 1992) descreveram um modelo que sugere que indivíduos que se exercitam moderadamente apresentam menor incidência de infecções do trato respiratório inferior (ITRI) em comparação com a população sedentária; por outro lado, os atletas que realizam treinamento extenuante exibem uma incidência aumentada de infecção. Dessa forma, a relação entre a prática do exercício físico e a incidência de ITRI seria em forma de "J", com o eixo x representando a intensidade do exercício, partindo de sedentário até alta intensidade, e o eixo y representando o risco de incidência de ITRI. Outra hipótese sugerida por Pedersen e Ullum (PEDERSEN; ULLUM, 1994) é que, após o exercício intenso, ocorre um período de imunosupressão que pode durar até 72 horas, chamado "janela aberta", onde o atleta apresenta risco aumentado para infecções.

Uma sessão única e aguda de exercício extenuante prolongado tem um efeito depressivo temporário em várias funções das células imunes, incluindo redução da atividade oxidativa e quimiotaxia de neutrófilos, que são os principais responsáveis na defesa primária contra bactérias e fungos e passam a se movimentar de forma mais discreta, reduzindo sua ação. Além disso, há uma depressão na atividade dos monócitos que atuam no combate a infecções e contribuem na remoção de tecidos mortos ou danificados. Também há comprometimento na produção de IL6, IL4 e IL10, na proliferação de linfócitos T e B, e na atividade das células NK (GLEESON, 2006).

Smith e Weidemann (SMITH; WEIDEMANN, 1990) propuseram um modelo neuroendócrino demonstrando que durante o exercício físico ocorre também a liberação de hormônios imunomoduladores que exercem, a depender da intensidade do exercício físico, imunoestimulação ou imunosupressão. Isso porque o exercício moderado causa liberação de hormônios imunoestimuladores, como o GH, a prolactina, as endorfinas, encefalinas, bem como citocinas estimuladoras e, à medida que a intensidade do exercício aumenta, ocorre liberação de hormônios imunossupressores, como catecolaminas, cortisol e ACTH. Além disso, inúmeras substâncias responsáveis pela defesa do organismo parecem sofrer influência da prática do exercício físico. Os neutrófilos, que são células que se deslocam para os tecidos lesionados, apresentam atividade reduzida em atletas, tanto em repouso quanto em resposta ao exercício. Os neutrófilos produzem substâncias que podem aumentar os danos à membrana celular; nesse sentido, a menor produção de neutrófilos pode ser entendida como um mecanismo de proteção visando reduzir os danos inflamatórios em resposta ao exercício. Por sua vez, as células NK são capazes de reconhecer e eliminar células infectadas por vírus e, de forma similar, IgA, IgG e IgM atuam no combate a patógenos como bactérias e vírus. Neste sentido, o exercício físico intenso tem sido associado à diminuição dos níveis de IgA salivar, que poderia estar associado ao aumento da incidência de ITRI entre atletas. Enquanto essas moléculas parecem sofrer influências diretas do esforço físico, os níveis plasmáticos de citocinas pouco se alteram em resposta ao exercício e atualmente não há correlação direta entre alterações nas citocinas e a função imunológica em atletas.

Considerando o exposto acima, parece claro que os três modelos propostos para explicar a relação entre o exercício físico e a imunidade consideram que a intensidade do esforço é um fator chave para desencadear uma imunossupressão. Nesse sentido, uma razão para o *overtraining*, observado em atletas de elite, pode ser justificado pelos treinamentos em alta intensidade, levando à imunosupressão e oportunismo para patógenos — janela aberta.

Atletas treinam diariamente e geralmente possuem qualidade de sono ruim (SILVA; NARCISO; ROSA; RODRIGUES et al., 2019), postula-se que a imunosupressão seja mais longa e intensa, principalmente diante de uma alimentação inadequada. Neste sentido, levantamos a hipótese de que a imunodepressão grave possa ocorrer caso os atletas não permitam que a recuperação do sistema imune aconteça e realizem uma nova sessão de exercício intenso enquanto este sistema ainda estiver imunodeprimido. Nesse sentido, torna-se fundamental que o atleta seja orientado a ter boa qualidade e quantidade de sono, e se alimentar de forma correta. Embora não pareça correto afirmar que atletas sejam clinicamente imunodeficientes, exceto em casos específicos de atletas paralímpicos, que serão discutidos abaixo, é possível que a combinação de vários fatores como dieta inadequada, sono de má qualidade, além do estresse fisiológico, psicológico e ambiental comprometam diretamente a imunidade de atletas (GLEESON, 2006). Desses fatores, o sono e a dieta podem ser mais facilmente controlados e orientados para uma melhora, bem como é preciso controlar de forma adequada as cargas de treinamento, como discutido no capítulo 9.

Alimentação e Imunidade

O treinamento físico e a recuperação adequada (sono) são os pilares do desempenho esportivo e influenciam diretamente o sistema imune, incluindo também a alimentação, que é outro aspecto que não pode ser deixado de lado (DOHERTY; MADIGAN; WARRINGTON; ELLIS, 2019; WALSH, 2019). Como já foi descrito, atletas apresentam maior risco para ITRIs que poderiam limitar a sua disponibilidade para treinar e/ou competir (PEDERSEN; ULLUM, 1994). Nesse sentido, a alimentação adequada pode auxiliar na regulação do sistema imune de atletas visando o combate a doenças e infecções, embora ainda faltem evidências que sustentem o efeito benéfico da suplementação nutricional direcionada à resistência imunológica nessa população. Da mesma forma, as evidências de que as práticas alimentares realizadas em atletas suprem a imunidade também são limitadas. Entretanto, serão discutidos alguns pontos que podem auxiliar e justificar a importância de uma dieta adequada para equilibrar a imunidade e, consequentemente, aumentar o desempenho esportivo.

É recomendado que os atletas sejam orientados a seguir uma dieta balanceada para evitar deficiência de nutrientes necessários para o melhor funcionamento do sistema imune ou para, por exemplo, evitar uma baixa energia para treinar. Esses dois fatores, por si, já justificariam um cuidado maior com a dieta de atletas. A capacidade do sistema imune de eliminar vírus, bactérias e outros patógenos, depende de um suprimento adequado de energia que inclui glicose, aminoácidos e ácidos graxos (CALDER, 1995). Quando ocorre uma agressão ao organismo, isso resulta em um aumento significativo na demanda de resposta do sistema imune por substratos e nutrientes para fornecer energia para a realização das reações necessárias para a defesa do organismo, como por exemplo a síntese de proteínas, incluindo Ig, citocinas e receptores para citocinas (WALSH, 2019). Isso porque a restrição energética, além de prejudicar a capacidade de treinar do atleta, também pode gerar aumento do estresse e influenciar a imunidade por ativação do eixo HPA. O estresse, com duração de algumas horas, pode ativar e melhorar as respostas do sistema imune, e por outro lado, quando ocorre cronicamente, suprime ou desregula as respostas imunes (DHABHAR, 2014).

A resposta imune faz com que ocorra uma aumento significativo da atividade oxidativa produzindo EROs, podendo acarretar danos e prejuízos aos tecidos do hospedeiro. Nesse sentido, sempre que uma resposta imune se fizer necessário, será imprescindível que estejam disponíveis nutrientes com capacidade antioxidante; nesse sentido, as vitaminas C, D e E são constantemente recomendadas como suplementação antioxidante (CALDER, 2013). Assim, os papéis dos nutrientes na função imune são variados e o suprimento adequado e equilibrado é essencial para uma resposta imune apropriada para fornecer boa defesa contra organismos patogênicos e tolerar organismos não ameaçadores. Deste modo, a alimentação desbalanceada e a desnutrição reduzem a capacidade de treinar dos atletas e da resposta do sistema imune, tornando o indivíduo mais suscetível à infecção, além de induzir o estresse.

Impactos da Desregulação Imunológica em Atletas

Um dos itens destacados por definir um atleta é estar treinando esportes para melhorar seu desempenho e, consequentemente, seus resultados (ARAÚJO; SCHARHAG, 2016). Portanto, todo atleta se mantém a maior parte do tempo em preparação esportiva que exige do atleta estímulo/treinamento e recuperação em quantidades adequadas (em detalhes no capítulo 9 – Monitoramento, Controle de Carga e Periodização do Treinamento). Diversas propostas de recuperação têm sido estudadas, considerando que uma melhor recuperação psicofisiológica após o exercício pode atenuar ou impedir a queda do desempenho durante uma sessão de treinamento subsequente, permitindo ao atleta uma melhor preparação (VAN HOOREN; PEAKE, 2018). Dada a importância da recuperação na preparação atlética, além da adequada alimentação, o sono tem sido considerado, na última década, como uma importante estratégia para o sucesso de diversas estrelas como Cristiano Ronaldo (SHILTON, 2020), Usain Bolt, Rafael Nadal e LeBron James (SCHULTZ, 2014).

Enquanto parece ser claro que o sono representa um importante fator para o sucesso esportivo, o débito de sono ainda é bastante comum em atletas e afeta negativamente o desempenho (FULLAGAR; SKORSKI; DUFFIELD; HAMMES et al., 2015), além de desencadear alterações imunológicas (EVERSON, 1993a) e aumentar o risco de ocorrência de lesões musculoesqueléticas (DE SOUSA NOGUEIRA FREITAS; DA SILVA; ANDRADE; GUERREIRO et al., 2020; SILVA; NARCISO; SOALHEIRO; VIEGAS et al., 2020). Conforme mencionado anteriormente, há liberação de citocinas durante o exercício físico, que é mediada pela superprodução de EROs, aumentando o consumo de oxigênio (KIM; TRIOLO; HOOD, 2017), o que pode levar a danos oxidativos às mitocôndrias celulares e proteínas contráteis dos músculos, com subsequente fadiga muscular após o exercício. Considerando que a expressão da maioria dos genes relacionados à redução da imunidade requer a ativação do NF-κB (PETERSON; BAKKAR; GUTTRIDGE, 2011), este promove a liberação de mediadores pró-inflamatórios que também agem para facilitar a resposta regenerativa no músculo esquelético. Por outro lado, a superprodução de EROs, associada à redução da defesa antioxidante durante períodos de treinamento físico intensificado, quando associada à ativação crônica de NF-κB, induz à desregulação na produção de miocinas inflamatórias, que podem resultar em dor muscular esquelética, refletindo em implicações econômicas e de saúde para atletas profissionais e amadores (HAGGLUND; WALDEN; MAGNUSSON; KRISTENSON et al., 2013).

O Sistema Imune de Atletas Paralímpicos

O esforço físico decorrente da prática esportiva provoca estresse metabólico e oxidativo, aumento da inflamação e dano muscular, além de causar fadiga, que de maneira acumulada, e sem a recuperação necessária, leva à redução do desempenho físico (ANDERSSON; BØHN; RAASTAD; PAULSEN et al., 2010), e interrupção na homeostase do músculo esquelético, atrasando a recuperação pós-exercício, decorrente do desequilíbrio pró e anti-inflamatório, causado pela redução da capacidade antioxidante do organismo (ASCENSÃO; REBELO; OLIVEIRA; MARQUES et al., 2008). É importante considerar que, durante os jogos, os atletas serão expostos a uma variedade de estressores, como competição intensa, desidratação, estresse psicológico, excesso de luz nos estádios, que juntos favorecem a restrição de sono (KEANEY; KILDING; MERIEN; DULSON, 2018). Além disso, atletas de alto rendimento são frequentemente expostos às viagens transmeridionais, que causam o *jet lag* (desalinhamento circadiano ocasionado pela rápida mudança de fusos horários) e também representam um desafio para a adaptação dos ritmos biológicos.

Dentre os principais impactos no sistema imune provocados pelo *jet lag*, estão a redução do número de linfócitos circulantes, aumento de células NK e citocinas anti-inflamatórias (HUI; HUA; DIANDONG; HONG, 2007; MEIER-EWERT; RIDKER; RIFAI; REGAN et al., 2004), o que resulta em prejuízo do sistema imune na resolução de infecções (EVERSON, 1993b). Deve-se considerar, também, que tanto a composição quanto a função da microbiota apresentam variações circadianas e que o *jet lag* é capaz de induzir alterações intestinais, causando disabsorção intestinal (disbiose) (LAFLEUR; LEE; BILLHIEMER; LOCKHART et al., 2011). Isso torna-se relevante para o atleta paralímpico, que precisa viajar atravessando múltiplos fusos horários para competir, apresentando um risco de 2 a 3 vezes maior de doenças (JANSE VAN RENSBURG, D. C.; SCHWELLNUS, M.; DERMAN, W.; WEBBORN, N., 2018), incluindo as do trato respiratório, TGI e infecciosas (SVENDSEN; TAYLOR; TØNNESSEN; BAHR et al., 2016).

Outro fator que pode influenciar a saúde e o sistema imune dos atletas é o momento e local onde uma competição ocorre. Os jogos paralímpicos que ocorrem no inverno, em comparação com o verão, também podem estar associados com o risco aumentado de doença devido às condições climáticas e mudanças sazonais (JANSE VAN RENSBURG, DINA CHRISTINA; SCHWELLNUS, MARTIN; DERMAN, WAYNE; WEBBORN, NICK, 2018). Atletas acima de 35 anos costumam apresentar taxa de infecção mais elevada em comparação com atletas mais jovens, sendo controversa a influência de mudanças sazonais, assim como se existe maior ocorrência de infecções no sexo feminino (JANSE VAN RENSBURG, DINA CHRISTINA; SCHWELLNUS, MARTIN; DERMAN, WAYNE; WEBBORN, NICK, 2018). Existem estudos sugerindo também que o tipo de deficiência do atleta (ver unidade 2) é um marcador intrínseco de risco para o desenvolvimento de doenças, sendo maior nos que apresentam lesão medular (LM), seguidos por amputação ou deficiência de membros, e deficiência visual (DERMAN; SCHWELLNUS; JORDAAN; BLAUWET et al., 2013). Além disso, há alta prevalência de doenças cardiovasculares (PELLICCIA; QUATTRINI; SQUEO; CASELLI et al., 2016), fatores de risco coronarianos (FILHO; SALVETTI; DE MELLO; DA SILVA et al., 2006), além de uso crônico de medicamentos (TSITSIMPIKOU; TSIOKANOS; TSAROUHAS; SCHAMASCH et al., 2009) em atletas paralímpicos.

O Comitê Olímpico Internacional (COI) e o Comitê Paralímpico Internacional (IPC) monitoram a incidência de doenças nos Jogos Olímpicos e Paralímpicos de Londres, relatando que atletas paralímpicos são mais suscetíveis a doenças durante os Jogos de Verão (DERMAN; SCHWELLNUS; JORDAAN; BLAUWET et al., 2013; ENGEBRETSEN; SOLIGARD; STEFFEN; ALONSO et al., 2013). O risco de doença torna-se diferente entre esses atletas de acordo com o tipo de deficiência. Atletas paralímpicos com lesões na medula espinhal, por exemplo, apresentam função imunológica prejudicada devido às relações entre o sistema nervoso, imunológico e endócrino (ALLISON; DITOR, 2015). Além disso, a comum imobilidade decorrente da lesão desenvolve diversas comorbidades metabólicas, como diabetes tipo 2, aterosclerose e obesidade, além de maior susceptibilidade a infecções, incluindo infecções do trato urinário e úlceras por pressão (CRAGG; NOONAN; DVORAK; KRASSIOUKOV et al., 2013; GORGEY; GATER, 2007; MYERS; LEE; KIRATLI, 2007). Notadamente, pessoas portadoras de lesão medular na altura da cervical apresentam déficits acentuados na produção de melatonina, que irá auxiliar na indução, manutenção e promoção da qualidade de sono (THØFNER HULTÉN; BIERING-SØRENSEN; JØRGENSEN; JENNUM, 2018), além de atuar também em diversos sistemas, como o respiratório, endócrino e imune (CIPOLLA-NETO; AMARAL, 2018). Não somente, pessoas com lesão medular apresentam altos índices de distúrbios do sono (DE MELLO; LAURO; SILVA; TUFIK, 1996; ESTEVES; DE MELLO; LANCELLOTTI; NATAL et al., 2004), o que fragmenta o sono, reduzindo sua quantidade e qualidade, contribuindo para debilitar a eficiência do sistema imune. Por fim, tanto os indivíduos com lesão medular, quanto os amputados, geralmente vivenciam dor crônica, sendo este outro fator que contribui para reduzir a qualidade e quantidade do sono (SERDA; BATMAZ; KARAKOC; AYDIN et al., 2015).

Por outro lado, deficientes visuais, principalmente os que não possuem percepção luminosa, apresentam distúrbios do ritmo biológico (SKENE; ARENDT, 2007). Assim como os indivíduos com lesão medular alta, deficientes visuais também apresentam déficits na concentração plasmática de melatonina, porém pela ausência de percepção luminosa, sendo este um dos fatores que influenciam diretamente na desregulação dos ritmos biológicos e, consequentemente, na desregulação do ciclo vigília-sono (SKENE; ARENDT, 2007). Como já mencionado anteriormente, o sistema imune é controlado por um componente circadiano e, desta forma, distúrbios de ritmos biológicos impactam a saúde do indivíduo de duas formas: diretamente pela desregulação de fatores-chave para a manutenção do sistema imune, e indiretamente pela desregulação do ciclo-vigília-sono, que também exerce papel importante na regulação do sistema imune. Isso impacta na concentração plasmática de melatonina, e também no período de início e fim do sono destes indivíduos, o que pode acarretar também desordens imunológicas. Semelhantemente, distúrbios do ritmo biológico também são comuns em alguns tipos de deficiência intelectual, como a Síndrome de Smith-Magenis, caracterizada por uma inversão do ritmo plasmático da melatonina (DE LEERSNYDER, 2006), enquanto a apneia do sono está comumente presente em indivíduos com Síndrome de Down, decorrente de problemas respiratórios (STORES; STORES, 2013) e disfunções anatômicas (CHEN; SPANÒ; EDGIN, 2013). Por isso, a taxa de incidência de doença em atletas paralímpicos é consistentemente mais alta no sistema respiratório, seguido de pele e tecido subcutâneo, trato gastrointestinal (TGI), e trato geniturinário, sendo mais comuns no verão, enquanto doenças mentais e oftálmicas são mais comuns durante o inverno.

Considerações Finais

Existe uma ligação bidirecional entre o sistema imune e a prática do exercício físico. O sistema imune é diretamente influenciado pelo exercício físico, de forma que, quando este é realizado em alta intensidade, promove supressão imunológica temporária, enquanto a prática em intensidade moderada e leve parecem melhorar as respostas do sistema imune. Por outro lado, a prática do exercício físico também é influenciada pelo sistema imune, pois ele é responsável pela reparação tecidual e remoção de células mortas, fatores necessários para a recuperação e manutenção do exercício físico em alta intensidade diariamente. Além disso, é importante considerar o padrão imunológico específico de cada atleta a fim de otimizar o desempenho durante as fases de treinamento e competições, além da relação entre sono e alimentação visando a regulação do sistema imune, a fim de tornar atletas paralímpicos menos vulneráveis a infecções.

O Papel do Sistema Imune no Desempenho Esportivo do Atleta Paralímpico

Revisão de Conteúdo

REVISÃO 1. O aumento significativo da atividade oxidativa produz EROs e pode acarretar em danos e prejuízos aos tecidos do corpo. Pode-se considerar como exemplos de nutrientes com capacidade capacidade antioxidante:

- Vitaminas A, C, D e E
- Vitaminas K, C, D e E
- Vitaminas E, C e D
- Vitaminas B9, B12 e B6

REVISÃO 2. Dentre os aspectos citados abaixo, cite aqueles que podem influenciar a preparação esportiva dos atletas alterando o sistema imune:

- Sono, fatores psicológicos e fatores fisiológicos
- Sono, alimentação e treinamento
- Fatores psicológicos, socioculturais e fisiológicos
- Alimentação, fatores psicológicos, treinamento

REVISÃO 3. Descreva de forma resumida como o sistema imune pode afetar o desempenho de atletas:

Respostas:

Questão 1	Letra c.
Questão 2	Letra b.
Questão 3	Atletas treinam intensamente todos os dias e precisam se recuperar bem para evitar lesões e conseguirem treinar e competir em intensidades máximas. O sistema imune afetado pode prejudicar a recuperação de atletas levando ao *overtraining* ou lesões, impedindo o atleta de treinar e posteriormente prejudicar seu desempenho.

Referências

1. ALLISON, D. J.; DITOR, D. S. Immune dysfunction and chronic inflammation following spinal cord injury. *Spinal Cord*, v. 53, n. 1, p. 14-18, 2015.
2. ANDERSSON, H.; BØHN, S. K.; RAASTAD, T.; PAULSEN, G.. Differences in the inflammatory plasma cytokine response following two elite female soccer games separated by a 72-h recovery. *Scandinavian Journal of Medicine Science and Sports*, v. 20, n. 5, p. 740-747, 2010.

3. ARAÚJO, C. G.; SCHARHAG, J. Athlete: a working definition for medical and health sciences research. *Scandinavian Journal of Medicine Science and Sports*, v. 26, n. 1, p. 4-7, 2016.

4. ASCENSÃO, A.; REBELO, A.; OLIVEIRA, E.; MARQUES, F. Biochemical impact of a soccer match: analysis of oxidative stress and muscle damage markers throughout recovery. *Clinical Biochemistry*, v. 41, n. 10, p. 841-851, 2008.

5. BERKENBOSCH, F.; DE GOEIJ, D. E.; REY, A. D.; BESEDOVSKY, H. O. Neuroendocrine, sympathetic and metabolic responses induced by interleukin-1. *Neuroendocrinology*, v. 50, n. 5, p. 570-576, 1989.

6. BESEDOVSKY, L.; LANGE, T.; BORN, J. Sleep and immune function. *Pflugers Archives*, v. 463, n. 1, p. 121-137, 2012.

7. BLASER, H.; DOSTERT, C.; MAK, T. W.; BRENNER, D. TNF and ROS crosstalk in inflammation. *Trends Cell Biology*, v. 26, n. 4, p. 249-261, 2016.

8. BOLHASSANI, A.; AGI, E. Heat shock proteins in infection. *Clinica Chimica Acta*, v. 498, p. 90-100, 2019.

9. BORN, J.; LANGE, T.; HANSEN, K.; MOLLE, M. Effects of sleep and circadian rhythm on human circulating immune cells. *Journal of Immunology*, v. 158, n. 9, p. 4454-4464, 1997.

10. BRENNER, D.; BLASER, H.; MAK, T. W. Regulation of tumour necrosis factor signalling: live or let die. *Nature Reviews Immunology*, v. 15, n. 6, p. 362-374, 2015.

11. BRUTSAERT, T. D.; PARRA, E. J. What makes a champion?: explaining variation in human athletic performance. *Respiratory Physiology & Neurobiology*, v. 151, n. 2, p. 109-123, 2006.

12. CALDER, P. C. Fuel utilization by cells of the immune system. *Procedure Nutrition Society*, v. 54, n. 1, p. 65-82, 1995.

13. CALDER, P. C. Feeding the immune system. *Procedure Nutrition Society*, v. 2, n. 3, p. 299-309, 2013.

14. CHEN, C. C.; SPANÒ, G.; EDGIN, J. O. The impact of sleep disruption on executive function in down syndrome. *Reserch in Develomental Disability*, v. 4, n. 6, p. 2033-2039, 2013.

15. CHEN, X.; SUN, Z.; DU, X.; LIU, C. Study on the relationship between heat shock protein 70 and toll-like receptor-4 of monocytes. *Journal of Huazhong University of Science Technology and Medical Science*, v.24, n. 6, pP. 560-562, 2004.

16. CIPOLLA-NETO, J.; AMARAL, F. G. D. Melatonin as a hormone: new physiological and clinical insights. *Endocrine Reviews*, v. 39, n. 6, p. 990-1028, 2018.

17. CLARKSON, P. M.; HUBAL, M. J. Exercise-induced muscle damage in humans. *American Journal of Physical Medicine & Rehabilitation*, v. 81, n. 11, p. S52-S69, 2002.

18. COHEN, I. R. Discrimination and dialogue in the immune system. *Seminars of Immunology*, v. 12, n. 3, p. 215-219, 2000.

19. COHEN, I. R. Activation of benign autoimmunity as both tumor and autoimmune disease immunotherapy: a comprehensive review. *Journal of Autoimmunology*, v. 54, p. 112-117, 2014.

20. COHEN, I. R.; EFRONI S. The immune system computes the state of the body: crowd wisdom, machine learning, and immune cell reference repertoires help manage inflammation. *Frontiers in Immunology,* v. 10, p. 10, 2019.
21. COLE, S. W. Elevating the perspective on human stress genomics. *Psychoneuroendocrinology,* v. 35, n. 7, p. 955-962, 2010.
22. COUDEVYLLE, G. R.; GINIS, K. A. M.; FAMOSE, J-P. Determinants of self-handicapping strategies in sport and their effects on athletic performance. *Social Behavior and Personality: an International Journal*, v. 36, n. 3, p. 391-398, 2008.
23. CRAGG, J. J.; NOONAN, V. K.; DVORAK, M.; KRASSIOUKOV, A. Spinal cord injury and type 2 diabetes: results from a population health survey. *Neurology,* v. 81, n. 21, p. 1864-1868, 2013.
24. CRONIN, J.; MCNAIR, P. J.; MARSHALl, R. N. Lunge performance and its determinants. *Journal of Sports Science, v.* 21, n. 1, p. 49-57, 2003.
25. CRONIN, J.; SLEIVERT, G. Challenges In understanding the influence of maximal power training on improving athletic performance. *Sports Medicine,* v. 35, n. 3, p. 213-234, 2005.
26. DE LEERSNYDER, H. Inverted rhythm of melatonin secretion in smith-magenis syndrome: from symptoms to treatment. *Trends in Endocrinology and Metababolism, v.* 17, n. 7, p. 291-298, 2006.
27. DE MELLO, M. T.; LAURO, F. A.; SILVA, A. C.; TUFIK, S. Incidence of periodic leg movements and of the restless legs syndrome during sleep following acute physical activity in spinal cord injury subjects. *Spinal Cord,* v. 34, n. 5, p. 294-296, 1996.
28. DE SOUSA NOGUEIRA FREITAS, L.; DA SILVA, F. R.; ANDRADE, H. A.; Guerreiro, R. C. Sleep debt induces skeletal muscle injuries in athletes: a promising hypothesis. *Medical Hypotheses,* v.142, p. 109836, 2020.
29. DERMAN, W.; SCHWELLNUS, M.; JORDAAN, E.; BLAUWET, C. A. Illness And injury in athletes during the competition period at the london 2012 paralympic games: development and implementation of a Web-based surveillance system (Web-Iiss) For Team Medical Staff. *British Journal of Sports Medicine, v.*47, n. 7, p. 420-425, 2013.
30. DHABHAR, F. S. Effects of stress on immune function: the good, the bad, and the beautiful. *Immunologic Research,* v. 58, n. 2, p. 193-210, 2014.
31. DIMITROV, S.; BESEDOVSKY, L.; BORN, J.; LANGE, T. Differential Acute effects of sleep on spontaneous and stimulated production of tumor necrosis factor in men. *Brain Behavior Immunology*, v. 47, p. 201-210, 2015.
32. DOHERTY, R.; MADIGAN, S.; WARRINGTON, G.; ELLIS, J. Sleep and nutrition interactions: implications for athletes. *Nutrients,* v. 11, n. 4, 2019.
33. ENGEBRETSEN, L.; SOLIGARD, T.; STEFFEN, K.; ALONSO, J. M. Sports injuries and illnesses during the London summer olympic games 2012. *British Journal o f Sports Medicine,* v. 7, n. 7, p. 407-414, 2013.

34. ESTEVES, A. M.; DE MELLO, M. T.; LANCELLOTTI, C. L. P.; NATAL, C. L. Occurrence Of limb movement during sleep in rats with spinal cord injury. *Brain Research*, v. 1017, n. 1, p. 32-38, 2004.
35. EVERSON, C. A. Sustained sleep deprivation impairs host defense. *American Journal of Physiology*, v. 265, n. 5 Pt 2, p. R1148-1154, 1993a.
36. EVERSON, C. A. Sustained Sleep deprivation impairs host defense. *American Journal Of Physiology-Regulatory, Integrative and Comparative Physiology*, v. 265, n. 5, p. R1148-R1154, 1993b.
37. FILHO, J. A. O.; SALVETTI, X. M.; DE MELLO, M. T.; DA SILVA, A. C. Coronary risk in a cohort of paralympic athletes. *British Journal of Sports Medicine*, v. 40, n. 11, p. 918-922, 2006.
38. FULLAGAR, H. H.; SKORSKI, S.; DUFFIELD, R.; HAMMES, D. Sleep and athletic performance: the effects of sleep loss on exercise performance, and physiological and cognitive responses to exercise. *Sports Medicine*, v. 45, n. 2, p. 161-186, 2015.
39. GLEESON, M. Immune system adaptation in elite athletes. *Current Opinions Clinic Nutritional Metabolism Care*, v. 9, n. 6, p. 659-665, 2006.
40. GORGEY, A. S.; GATER, D. R., JR. Prevalence of obesity after spinal cord injury. *Top Spinal Cord Injury and Rehabilitation*, v. 12, n. 4, p. 1-7, 2007.
41. HACKNEY, A. C. Exercise as a stressor to the human neuroendocrine system. *Medicina (Kaunas)*, v. 42, n. 10, p. 788-797, 2006.
42. HAGEDORN, P. H.; BURTON, C. M.; CARLSEN, J.; STEINBRÜCHEL, D. Chronic rejection of a lung transplant is characterized by a profile of specific autoantibodies. *Immunology*, v. 130, n. 3, p. 427-435, 2010.
43. HAGGLUND, M.; WALDEN, M.; MAGNUSSON, H.; KRISTENSON, K. Injuries affect team performance negatively in professional football: an 11-year follow-up of the uefa champions league injury study. *Britsh Journal of Sports Medicine*, 47, n. 12, p. 738-742, 2013.
44. HUI, L.; HUA, F.; DIANDONG, H.; HONG, Y. Effects of sleep and sleep deprivation on immunoglobulins and complement in humans. *Brain Behavour Immunology*, v. 21, n. 3, p. 308-310, 2007.
45. IRWIN, M. R.; COLE, S. W. Reciprocal regulation of the neural and innate immune systems. *Nature Review Immunology,v.* 11, n. 9, p. 625-632, 2011.
46. JANSE VAN RENSBURG, D. C.; SCHWELLNUS, M.; DERMAN, W.; WEBBORN, N. Illness Among paralympic athletes: epidemiology, risk markers, and preventative strategies. *Physical Medicine and Rehabilitation Clinics of North America*, v. 29, n. 2, p. 185-203, 2018.
47. JANSE VAN RENSBURG, D. C.; SCHWELLNUS, M.; DERMAN, W.; WEBBORN, N. Illness among paralympic athletes: epidemiology, risk markers, and preventative strategies. *Physical Medicine and Rehabilitation Clinics of North America*, v. 29, n. 2, p. 185-203, 2018.
48. KEANEY, L. C.; KILDING, A. E.; MERIEN, F.; DULSON, D. K. The impact of sport related stressors on immunity and illness risk in team-sport athletes. *Journal of Science And Medicine in Sport*, v. 21, n. 12, p. 1192-1199, 2018.

49. KELLER, M.; MAZUCH, J.; ABRAHAM, U.; EOM, G. D. A circadian clock in macrophages controls inflammatory immune responses. *Proceedings of the National Academy of Sciency, USA, v.* 106, n. 50, p. 21407-21412, 2009.

50. KIM, M. Y.; OGLESBEE, M. Virus-heat shock protein interaction and a novel axis for innate antiviral immunity. *Cells, v.* 1, n. 3, p. 646-666, 2012.

51. KIM, Y.; TRIOLO, M.; HOOD, D. A. Impact of aging and exercise on mitochondrial quality control in skeletal muscle. *Oxidative Medicine and Cellular Longevity,* v. 2017, p. 3165396, 2017.

52. LABRECQUE, N.; CERMAKIAN, N. Circadian clocks in the immune system. *Journal of Biological Rhythms*, v. 30, n. 4, p. 277-290, 2015.

53. LAFLEUR, B.; LEE, W.; BILLHIEMER, D.; LOCKHART, C. Statistical methods for assays with limits of detection: serum bile acid as a differentiator between patients with normal colons, adenomas, and colorectal cancer. *Journal of Carcinogenesis,* v. 10, p. 12, 2011.

54. LANCASTER, G. I.; FEBBRAIO, M. A. Exercise and the immune system: implications for elite athletes and the general population. *Immunology & Cell Biology,* v. 94, n. 2, p. 115-116, 2016.

55. LEE, J. Y.; SOHN, K. H.; RHEE, S. H.; HWANG, D. Saturated fatty acids, but not unsaturated fatty acids, induce the expression of cyclooxygenase-2 mediated through toll-like receptor 4. *Journal of Biological Chemistry, v.* 276, n. 20, p. 16683-16689, 2001.

56. MASTERS, A.; PANDI-PERUMAL, S. R.; SEIXAS, A.; GIRARDIN, J.-L. Melatonin, The hormone of darkness: from sleep promotion to ebola treatment. *Brain Disorders & Therapy,* v. 4, n. 1, p. 1000151, 2014.

57. Meier-Ewert, H. K.; Ridker, P. M.; Rifai, N.; Regan, M. M. *Et Al.* Effect Of Sleep Loss On C-Reactive Protein, An Inflammatory Marker Of Cardiovascular Risk. *Journal of The American College of Cardiology,* v. 43, n. 4, p . 678-683, 2004.

58. MELVIN, T. A.; RAMANATHAN, M., JR. Role of innate immunity in the pathogenesis of allergic rhinitis. *Current Opinions of Otolaryngology Head Neck Surgery, v.* 20, n. 3, p. 194-198, 2012.

59. MURPHY, K.; WEAVER, C. *Janeway's immunobiology.* [s.l.] Garland Science, 2016.

60. MYERS, J.; LEE, M.; KIRATLI, J. Cardiovascular disease in spinal cord injury: an overview of prevalence, risk, evaluation, and management. *American Journal of Physical Medicine and Rehabilitation, v.* 86, n. 2, p. 142-152, 2007.

61. NIEMAN, D.; NEHLSEN-CANARELLA, S. Exercise and infection. In: WATSON, R. R.;, EISINGER, M. *Exercise and disease.* Boca Raton, Florida: Crculation Press, 1992.

62. O'GARRA, A. Interleukins and the immune system 1. *Lancet,* v. 1, n. 8644, p. 943-947, 1989.

63. PEDERSEN, B.; ULLUM, H. Nk cell response to physical activity: possible mechanisms of action. *Medicine & Science In Sports & Exercise*, v. 26, n. 2, p. 140-146, 1994.

64. PEDERSEN, B. K.; ROHDE, T.; ZACHO, M. Immunity in athletes. *Journal of Sports Medicine and Physiologic Fitness*, v. 36, n. 4, p. 236-245, 1996.

65. PELLICCIA, A.; QUATTRINI, F. M.; SQUEO, M. R.; CASELLI, S. Cardiovascular Diseases in paralympic athletes. *British Journal of Sports Medicine,* v. 50, n. 17, p. 1075-1080, 2016.

66. PETERSON, J. M.; BAKKAR, N.; GUTTRIDGE, D. C. Nf-Kappab signaling in skeletal muscle health and disease. *Current Topics and Develomental Biology, v.* 96, p. 85-119, 2011.

67. PUSSIELDI, A. *Frases de Ayrton Senna do Brasil. 25 anos depois, seu legado jamais será apagado.* 2019. Disponível em: Https://Sportv.Globo.Com/Site/ Blogs/ Blog-Do-Coach/Post/2019/05/01/Frases-De-Ayrton-Senna-Do-Brasil. Ghtml. Acesso em 26 de junho de 2020.

68. REDWINE, L.; HAUGER, R. L.; GILLIN, J. C.; IRWIN, M. Effects of sleep and sleep deprivation on interleukin-6, growth hormone, cortisol, and melatonin levels in humans. *Journal of Clinical Endocrinololgy and Metabolism*, v. 85, n. 10, p. 3597-3603, 2000.

69. REILLY, T. The body clock and athletic performance. *Biological Rhythm Research,* v. 40, n. 1, p. 37-44, 2009.

70. ROCKSTROM, M. D.; CHEN, L.; TAISHI, P.; NGUYEN, J. T. Tumor necrosis factor alpha in sleep regulation. *Sleep Medicine Reviews, v.* 40, p. 69-78, 2018.

71. SAKO, H.; SUZUKI, K. Exploring The importance of translational regulation in the inflammatory responses by a genome-wide approach. *Exercise Immunology Review, v.* 20, p. 55-67, 2014.

72. SCHULTZ, J. *These famous athletes rely on sleep for peak performance.* 14/08/2014 2014. Disponível em: Https://Www.Huffpostbrasil.Com/Entry/ These-Famous-Athletes-Rely-On-Sleep_N_5659345?Ri18n=True. Acesso em 8 de julho de 2020.

73. SERDA, E.; BATMAZ, I.; KARAKOC, M.; AYDIN, A. Determining sleep quality and its associated factors in patients with lower limb amputation.*Turkish Journal of Physicians Medicine Rehabilitation*, v. 61, p. 241-246, 2015.

74. SHILTON, A. *Cristiano Ronaldo's secret weapon is that he sleeps five times a day before bed and snoozes in the foetal position.*, 07/07/2020 2020. Disponível em: Https://Www.Thesun.Co.Uk/Sport/Football/4405229/Cristiano-Ronaldo--Juventus-Sleep-Nick-Littlehales/. Acesso em 8 de julho de 2020.

75. SILVA, A.; NARCISO, F. V.; ROSA, J. P.; RODRIGUES, D. F. Gender differences in sleep patterns and sleep complaints of elite athletes. *Sleep Science, v.* 12, n. 4, p. 242-248, 2019.

76. SILVA, A.; NARCISO, F. V.; SOALHEIRO, I.; VIEGAS, F. Poor sleep quality's association with soccer injuries: preliminary data. *International Journal of Sports Physiology Performance,* v. 15, n. 5, p. 671-676, 2020.

77. SKENE, D. J.; ARENDT, J. Circadian rhythm sleep disorders in the blind and their treatment with melatonin. *Sleep Medicine,* v. 8, n. 6, p. 651-655, 2007.

78. SMITH, J. A.; WEIDEMANN, M. J. The exercise and immunity paradox: a neuroendocrine/cytokine hypothesis. *Medical Science Research,* v.18, p. 19, 749-753, 1990.
79. STORES, G.; STORES, R. Sleep disorders and their clinical significance in children with down syndrome. *Develomental Medicine & Children Neurology, v.* 55, n. 2, p. 126-130, 2013.
80. SVENDSEN, I. S.; TAYLOR, I. M.; TØNNESSEN, E.; BAHR, R. Training-related and competition-related risk factors for respiratory tract and gastrointestinal infections in elite cross-country skiers. *British Journal of Sports Medicine, v.* 50, n. 13, p. 809-815, 2016.
81. TAKEUCHI, O.; AKIRA, S. Pattern recognition receptors and inflammation. *Cell,* v.140, n. 6, p. 805-820, 2010.
82. THØFNER HULTÉN, V. D.; BIERING-SØRENSEN, F.; JØRGENSEN, N. R.; JENNUM, P. J. Melatonin and cortisol in individuals with spinal cord injury. *Sleep Medicine, v.* 51, p. 92-98, 2018.
83. TOSKALA, E. Immunology. International Forum of Allergy Rhinology, v. 4, Suppl 2, p. S21-27, 2014.
84. TSITSIMPIKOU, C.; TSIOKANOS, A.; TSAROUHAS, K.; SCHAMASCH, P. Medication use by athletes at the athens 2004 summer olympic games. *Clinical Journal of Sport Medicine,* v. 19, n. 1, p. 33-38, 2009.
85. VAN HOOREN, B.; PEAKE, J. M. Do we need a cool-down after exercise? A narrative review of the psychophysiological effects and the effects on performance, injuries and the long-term adaptive response. *Sports Medicine,* v. 48, n. 7, p. 1575-1595, 2018.
86. VGONTZAS, A. N.; PAPANICOLAOU, D. A.; BIXLER, E. O.; LOTSIKAS, A. Circadian interleukin-6 secretion and quantity and depth of sleep. *Journal of Clinic Endocrinology Metabolism, v.* 84, n. 8, p. 2603-2607, 1999.
87. WALSH, N. P. Nutrition and athlete immune health: new perspectives on an old paradigm. *Sports Medicine,* v. 49, Suppl 2, p. 153-168, 2019.
88. ZHAO, J.; JITKAEW, S.; CAI, Z.; CHOKSI, S. mixed lineage kinase domain-like is a key receptor interacting protein 3 downstream component of TNF-induced necrosis. *Proceedings of Nationall Academy of Sciency USA,* v. 109, n. 14, p. 5322-5327, 2012.

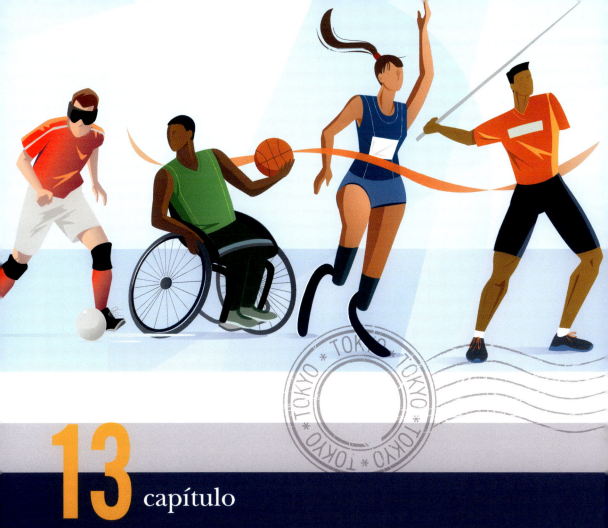

13 capítulo

Preparação Psicológica de Atletas Paralímpicos

▶ Franco Noce
▶ Cristina Carvalho de Melo

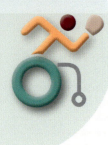

Introdução

A Psicologia do Esporte é uma das disciplinas que compõe o núcleo das Ciências do Esporte (SAMULSKI, 2009). Para Samulski (2009) "a Psicologia do Esporte analisa as bases e efeitos psíquicos das ações esportivas, considerando por um lado os processos psíquicos básicos (cognição, motivação, emoção) e, por outro lado, a realização de tarefas práticas do diagnóstico e da intervenção". A função da Psicologia do Esporte consiste na descrição, explicação e no prognóstico de ações esportivas, com a finalidade de desenvolver e aplicar programas, cientificamente fundamentados, de intervenção, levando em consideração os princípios éticos (SAMULSKI, 2009). Para Becker Jr (2008), a Psicologia do Esporte estuda de forma científica o comportamento das pessoas no contexto do esporte, bem como a aplicação desses conhecimentos.

O desporto paralímpico vem crescendo em nível mundial e cada vez mais as pessoas voltam a atenção para esta área, nos diversos campos da ciência. Segundo Blumenstein e Orbach (2015) e reforçado pelo Comitê Paralímpico Internacional (IPC, 2016), houve um aumento significativo do número de atletas participantes nas Paralimpíadas de Londres-2012 e, a seguir, nos jogos do Rio-2016 (4.333 atletas de 159 países) em comparação à primeira edição, realizada em Roma em 1960, quando apenas 400 atletas, de 23 países, participaram do evento.

No Brasil, o desporto paralímpico é uma das mais bem-sucedidas propostas voltadas para esta população, pois desenvolve as pessoas nos diferentes aspectos de sua vida por intermédio da participação em diversos esportes adaptados. As ações das instituições e do Comitê Paralímpico Brasileiro (CPB) são primordiais para essa realidade (PARSONS; WINCKLER, 2012).

Nesta perspectiva, a Psicologia do Esporte atua junto à Pessoa com Deficiência (PCD) em diferentes vertentes do conhecimento e tem se tornado bastante relevante para profissionais da área e atletas. Apesar de a Psicologia do Esporte ter registros no Brasil desde a década de 1950, ainda é necessário evoluir muito, considerando a atual situação da área no país (NOCE *et al.*, 2016).

Desafios da Psicologia do Esporte

A fim de refletir sobre a atualidade da Psicologia do Esporte no Brasil e, em especial, no esporte paralímpico, elenco abaixo uma série de desafios para o desenvolvimento da área:

Formação de Recursos Humanos

Por se tratar de uma área multidisciplinar, na qual a Psicologia e a Educação Física apresentam fortes interseções, a realidade ainda está distante do ideal. A literatura, por exemplo, aponta mais atuações específicas e isoladas do que uma ação interdisciplinar de cooperação. A Psicologia do Esporte é percebida por alguns autores como uma área emergente da Psicologia (VIEIRA et al., 2013), enquanto outros se referem a ela como uma disciplina das Ciências do Esporte (GILL, 1986). Becker Jr. (2008) compreende que a Psicologia do Esporte é uma área na qual diversos profissionais podem atuar, independente da formação, desde que respeitados os aspectos éticos da Sociedade Internacional de Psicologia do Esporte (ISSP, 2020; QUARTIROLI et al., 2020). Ao se tratar da formação, verifica-se que a maior parte dos cursos de graduação de Psicologia no Brasil não possui em suas grades disciplinas relacionadas à Psicologia do Esporte e do Exercício (VIEIRA et al., 2010; CARVALHO, 2008). Em relação aos programas de pós-graduação, Vieira et al. (2013) apresentam um cenário não muito melhor — apesar da existência de 44 programas na área de Educação Física e de 115 na de Psicologia, apenas 14 possuem linha de pesquisa em Psicologia do Esporte.

Após estas considerações iniciais sob a perspectiva geral da formação do profissional no Brasil, é necessário destacar que disciplinas de esporte adaptado às diversas deficiências, sejam estas adquiridas ou congênitas (DUARTE; SILVA, 2012), podem ser ofertadas na graduação e que o psicólogo do esporte pode adquirir esse conhecimento em diversos cursos de formação. Outro ponto fundamental é a compreensão da classificação esportiva: segundo Freitas e Santos (2012), ela pode ser médica (para atletas com deficiência visual), funcional (para atletas deficientes físicos) e psicológica (para atletas com deficiência intelectual).

Definitivamente, a área é carente de cursos de formação. Além da preparação teórica, é necessária uma vivência prática supervisionada de forma consistente. Por ocasião do Congresso Brasileiro e Internacional de Psicologia do Esporte (CONBIPE, 2016), realizado em abril de 2016 em Belo Horizonte (MG), uma série de ações foram iniciadas no sentido de fortalecer a área: a) pela primeira vez na história os presidentes dos conselhos federais de Educação Física e Psicologia se reuniram para discutir a convergência das duas profissões nesta área e decidiram apoiar plenamente as duas associações nacionais de Psicologia do Esporte; b) as duas associações nacionais (Abepeex e Abrapesp) se reuniram para planejar ações conjuntas para o fortalecimento da área, sendo que uma delas foi o acordo para a realização de congressos nacionais em anos alternados (Abepeex em anos pares e Abrapesp em anos ímpares); c) o Managing Council da ISSP realizou a I Regional Conference, que consiste numa qualificação para os profissionais de Psicologia do Esporte em várias partes do mundo. Atualmente, as ações da ISSP se ampliaram significativamente com o objetivo de fortalecer a qualidade da prática profissional através da criação de um programa de registro de profissionais de psicologia do esporte e de supervisores (https://www.issponline.org/index.php/registry/issp-registry). Em 2020 ocorreu a criação da Rede Sul-americana de Psicologia do Esporte (Red PsySur) que visa o fortalecimento da área no continente, sendo a rede gerida por dois representantes de cada uma das associações nacionais ou regionais que tenham interesse em se unir à mesma. Com o surgimento da pandemia de Covid-19, dois eventos virtuais foram realizados pela rede, contando com mais de 100 profissionais e estudantes em cada um dos eventos.

A Integração Plena no Ambiente do Treinamento Esportivo

Um dos aspectos fundamentais para a plena integração da Psicologia do Esporte no treinamento esportivo é o conhecimento dos processos gerais de treinamento e a inclusão do treinamento dos aspectos psicológicos na periodização da equipe. Considerações gerais sobre a periodização serão posteriormente abordados neste capítulo. Para que a integração ocorra também é necessário que a área seja melhor compreendida pelos atores (treinadores, atletas e dirigentes). O que se percebe atualmente é que a Psicologia do Esporte é confundida com a Psicologia Clínica ou, muitas vezes, nem isso. Uma forma de sanar este tipo de situação é a participação efetiva dos atores em congressos da área. Ao verificar a estrutura administrativa do Comitê Paralímpico Brasileiro (SCHEID e ROCHA, 2012), é possível observar a presença da Academia Paralímpica Brasileira, setor responsável pela integração das Ciências do Esporte. Entretanto, ao acessar o site da academia não foi possível observar evidências da presença da Psicologia do Esporte na estrutura (CPB, 2020).

Compreensão Sobre a Área por Parte de Atletas, Treinadores e Dirigentes

De acordo com Noce *et al.* (2016), este é um dos principais desafios a ser enfrentado pelos profissionais no Brasil. Machado (2009) destaca que mesmo no esporte de alto rendimento é possível notar a falta de conhecimento sobre o trabalho do profissional de Psicologia do Esporte. As inovações científicas e a proximidade das Ciências do Esporte com o esporte paralímpico têm permitido que treinadores e atletas se familiarizem com outros profissionais nas comissões técnicas. O V Congresso Paradesportivo Internacional, realizado em Belo Horizonte, contemplou a área de Psicologia do Esporte com mesa redonda, minicursos, pôsteres e apresentações orais. Em todos os momentos, treinadores e atletas de diferentes modalidades estavam presentes.

Em relação aos atletas, muitos ainda apresentam resistência ao trabalho do psicólogo por confundir Psicologia do Esporte com uma abordagem clínica. Por mais que exista espaço para a Psicologia Clínica com atletas, o foco principal da Psicologia do Esporte no ambiente de treinamento esportivo é a melhoria dos aspectos psicológicos inerentes ao desempenho esportivo. Muitos atletas inclusive não entendem que estarão otimizando suas qualidades psíquicas com o "treinamento" psicológico e não serão submetidos a um "tratamento" psicológico. Naturalmente a saúde mental dos atletas tem obtido mais atenção mundial em função de diversos relatos de atletas importantes na mídia. Esse movimento motivou uma ação global de diversas sociedades continentais de Psicologia do Esporte, lideradas pela ISSP, a fim de desenvolver consensos sobre o tema e orientar gestores e profissionais da área do treinamento esportivo (BAUMAN, 2016; SCHINKE et al., 2017; MOESCH et al., 2018; HENRIKSEN et al., 2019; REARDON et al., 2019; HENRIKSEN et al., 2020).

No caso dos treinadores, a Psicologia do Esporte pode contribuir de forma decisiva para a performance, auxiliando-os, por exemplo, nos processos de gestão da equipe, otimizando a comunicação (ALVES, 2011a), a liderança (ALVES, 2011b) e a tomada de decisão (ARAUJO et al., 2011), bem como a gestão do próprio comportamento, como controle do estresse (SAMULSKI e NOCE, 2011; SANTIAGO et al., 2016; SANTOS e COSTA, 2018) e dos níveis de *burnout* (RUIZ, 2011). O psicólogo do esporte é um membro da Comissão Técnica que trabalha com o treinador para otimizar o desempenho dos atletas. Contudo, é importante destacar que muitas vezes as comissões técnicas são modificadas ao longo da temporada, o que pode comprometer um trabalho de médio/longo prazo com as equipes.

Por fim, é fundamental a compreensão sobre a Psicologia do Esporte por parte dos dirigentes esportivos. O esporte de alto rendimento é, para muitas pessoas, sinônimo de status e poder e, neste sentido, como ser humano, o dirigente está sujeito à vaidade do cargo ocupado. A ingerência que muitos dirigentes exercem sobre as comissões técnicas dificulta o trabalho da Psicologia do Esporte. Desta forma, é muito importante que antes de assinar um contrato, o psicólogo do esporte mostre em que consiste seu trabalho.

Participação Efetiva na Competição

Desde os Jogos Paralímpicos de Atlanta, em 1996, a Psicologia do Esporte está presente na comissão científica formada pelo CPB para desenvolver e avaliar parâmetros científicos (MELLO, 2002; MELLO, 2004). Até os Jogos Paralímpicos de Pequim, em 2008, o CPB inseria a Psicologia do Esporte na equipe de avaliação, e atletas de todas as modalidades eram atendidos durante a competição. A partir de Londres – 2012 o modelo foi modificado e cada modalidade passaria a contratar seu próprio psicólogo do esporte. A consequência desta mudança foi vista nos Jogos Paralímpicos do Rio de Janeiro, em 2016. Apenas quatro modalidades convocaram alguém para a função "psicólogo": Natação e Atletismo (modalidades com delegações maiores), Bocha (consagrada em edições anteriores com medalhas de ouro) e Rugby em cadeira de rodas.

A reflexão sobre os dois modelos adotados pelo CPB mostra que, num primeiro momento, o serviço do psicólogo do esporte era ofertado a todas as modalidades, mas com a limitação da falta de aprofundamento do trabalho, visto que o número reduzido de profissionais dificultava o número de contatos com as modalidades, tornando precário o acompanhamento dos processos de treinamento. Já o segundo modelo permite um trabalho muito mais efetivo, considerando que cada profissional fica responsável por apenas uma equipe. O problema é que o primeiro modelo não trabalhou junto às comissões técnicas a importância da continuidade da atividade do psicólogo do esporte ao longo da temporada (SAMULSKI, 2009).

Desenvolver um Trabalho em Longo Prazo

Outro grande desafio. Muitos psicólogos do esporte com pouca ou nenhuma experiência prática querem oportunidades com equipes profissionais para se destacarem. A questão é que as demandas em equipes profissionais são muito elevadas, e os resultados, cobrados de todos, inclusive do psicólogo do esporte. A falta de preparação do profissional pode frustrar todo o grupo que lhe creditou grande expectativa. A recomendação, por experiência dos autores, é que o trabalho seja iniciado nas categorias de base, onde a resistência de atletas, treinadores e dirigentes é menor, implicando em menor cobrança e mais tempo para desenvolver uma preparação psicológica mais consistente junto a atletas jovens.

Considerações Gerais sobre o Processo de Periodização e Treinamento Esportivo

O aspecto psicológico é fundamental para um bom desempenho dos atletas (SAMULSKI; NOCE, 2002a; SAMULSKI et al., 2004; MARTIN, 2016). A seguir, algumas reflexões serão desenvolvidas considerando diversas etapas do trabalho em uma equipe esportiva.

No planejamento de um trabalho em médio-longo prazo da área de Psicologia do Esporte, diversos aspectos devem ser considerados para que o rendimento esportivo seja efetivo. O primeiro, sem dúvida, é conhecer a modalidade esportiva e as demandas que a prática de alto rendimento ou competitiva impõem ao atleta (NOCE, 2016). Esse aspecto fundamental impõe uma necessidade básica para os profissionais de Psicologia do Esporte serem bem-sucedidos: complementar sua formação na área de Ciências do Esporte.

Sobre as demandas básicas da modalidade, é importante que o psicólogo do esporte compreenda o efeito do treinamento físico (força, velocidade, resistência, flexibilidade), técnico e tático em condições normais e sob pressão aos quais os atletas podem ser submetidos (WEINECK, 1989; GEUKES et al., 2012). Compreender que cargas de treinamento mal administradas podem provocar o declínio de desempenho e, em consequência, afetar até aspectos emocionais dos atletas, é fundamental para nortear determinadas intervenções. Na periodização de uma temporada (considerando 12 meses), normalmente são elencadas as competições principais e secundarias, de acordo com as metas estabelecidas. Essa escolha, feita normalmente pela comissão técnica, é chamada de **macrociclo**, que pode ser composto por um ou mais ciclos, dependendo do número de picos de performance desejados ao longo do ano. Um macrociclo é composto por vários períodos (preparatório, competitivo e transição ou demais nomenclaturas, de acordo com a teoria utilizada) que visam levar o atleta à máxima expressão de suas capacidades. Ser levado ao limite físico e mental diversas vezes em um ano é algo que tem se tornado comum em muitas modalidades. Consequências psicofisiológicas como estresse (SAMULSKI; NOCE, 2011; SANTOS; COSTA, 2018) e fenômenos como *overtraining* (SAMULSKI et al., 2009), *burnout* (RUIZ, 2011; SANTIAGO *et al.*, 2016; HODGE; KENTTÄ, 2016) e *drop-out* (GIMENO, 2002) passam a ser cada vez mais frequentes no ambiente de treinamento. Essa unidade maior (macrociclo) pode ser organizada em unidades menores, chamadas de **mesociclos** (meses), que, por sua vez, podem ser compreendidas como um conjunto de microciclos (semanas), até chegar à unidade menor, a sessão de treinamento (ZAKHAROV, 1992; BOMPA, 2002).

Da mesma forma que as demais variáveis do desempenho, o treinamento psicológico deve fazer parte da vida diária do atleta (SAMULSKI, 2009). Portanto, o psicólogo do esporte, levando em consideração todas as variáveis inerentes ao rendimento esportivo e as características da modalidade, deve planejar seu trabalho. Nesse sentido, Blumenstein e Orbach (2020) apresentaram uma proposta de periodização do trabalho psicológico onde objetivos e aspectos específicos são elencados de acordo com cada um dos períodos de preparação (Figura 13.1). Outro aspecto fundamental para o suces-

	Fase preparatória geral	Fase preparatória específica	Fase competição	Fase de transição
Objetivos principais	Aprender estratégias psicológicas básicas para desenvolver habilidades de autorregulação	Modificar habilidades psicológicas e estratégias com base em demandas específicas do esporte	Transfira e aplique habilidades psicológicas no campo e na competição	Use técnicas psicológicas para recuperação e descanso entre as temporadas
Atenção especial	Atitude positiva em relação à carga de treinamento diário e regime esportivo, recuperação semanal, motivação esportiva	Combine habilidades psicológicas dominantes que sejam relevantes para a disciplina esportiva	Mantenha a forma esportiva ideal e autoconfiança, controle do estresse, habilidades de enfrentamento	Avaliação e recuperação entre eventos de competição e temporadas
Locais de atuação	Laboratório	Laboratório e campo	Campo	Campo e residência

Figura 13.1 Modelo de preparação psicológica.
Fonte: Modificada de Blumenstein e Orbach, 2020.

so da inserção do trabalho psicológico no esporte competitivo é uma boa integração com a comissão técnica, bem como com os demais profissionais da área da saúde e o setor administrativo ou de gestão da equipe, visto que todos têm influência sobre o desempenho do atleta/equipe.

O Processo de Diagnóstico

O processo de diagnóstico é determinante para o sucesso do trabalho (SAMULSKI; NOCE, 2002b; SAMULSKI et al., 2011). O diagnóstico tem a função de apresentar à comissão técnica indicadores do que será necessário trabalhar. Este processo considera as características de cada modalidade para determinar quais testes serão aplicados. Inicialmente sugere-se a aplicação de entrevistas e instrumentos psicométricos básicos a fim de estabelecer o perfil de cada atleta e obter informações iniciais sobre a demanda individual e coletiva do grupo. Uma boa ferramenta geral de avaliação, que cobre ampla variedade das habilidades mentais, é o *Ottawa Mental Skills Assessment Toll* (OMSAT-3), que avalia as dimensões de habilidade básicas, psicossomáticas e cognitivas (DURAND-BUSH et al., 2001). Ao iniciar o trabalho com a equipe, também é saudável investigar o "momento" em que a equipe se encontra, visto que este aspecto pode influenciar o estado emocional e a predisposição do grupo a se comprometer com o trabalho do psicólogo do esporte.

O diagnóstico também pode ser organizado de acordo com as áreas cognitiva, comportamental e social. Deve-se, também, avaliar a real necessidade e a aplicabilidade das informações que serão geradas para melhor auxiliar o processo de intervenção. Também é fundamental ressaltar que a função básica da Psicologia do Esporte é, de acordo com Samulski (2009), descrever, explicar e prognosticar ações esportivas para desenvolver e aplicar programas cientificamente fundamentados de intervenção, levando em consideração os princípios éticos.

Do ponto de vista cognitivo, pode-se avaliar a tomada de decisão, os processos atencionais e perceptivos, o pensamento e o comportamento tático. Na linha comportamental tem-se uma ampla possibilidade de avaliação por intermédio do estresse, da motivação, do *overtraining*, do humor, da disciplina, entre outras. O aspecto social é avaliado pelos componentes da comunicação, da liderança e dos aspectos sociométricos.

Ao final da etapa de diagnóstico, o psicólogo do esporte deverá estar habilitado a auxiliar treinadores e atletas a estabelecerem metas em curto, médio e longo prazo, tanto individuais quanto coletivas.

Realizando a Intervenção

Conforme explicado anteriormente, a intervenção é realizada de forma específica para as demandas de cada modalidade ou atleta que foram identificadas no período de diagnóstico. Há diversas propostas para desenvolvimento de um Programa de Habilidades Psicológicas. O proposto por Hanrahan (1995) inclui relaxamento, imaginação, estabelecimento de metas e preparação pré-competitiva. Segundo Blumenstein e Orbach (2015) algumas das técnicas psicológicas não exigiam nenhuma modificação para levar em conta as habilidades físicas (por exemplo, estabelecimento de metas, autofala positiva). No entanto, a imaginação e o relaxamento muscular foram ligeiramente modificados para levar em conta a deficiência do atleta. Além disso, um modelo recente de Larsen (2014), um programa de PST de seis etapas, foi desenvolvido para atletas de elite com deficiência.

Etapa um	Reunião preliminar com treinadores
Etapa dois	Início do programa
Etapa três	Manutenção do processo e motivação
Etapa quatro	Estimulação e preparação para a competição
Etapa cinco	Criando uma Mentalidade Vencedora e uma Equipe Forte
Etapa seis	Preparação para o campeonato

A seguir serão apresentados alguns exemplos aplicados em algumas modalidades paralímpicas e teorias que auxiliem na elaboração de novas medidas de intervenção. Antes, no entanto, é importante observar a Figura 13.2 e refletir sobre aspectos importantes da intervenção em equipes esportivas. A figura diferencia a intervenção clínica da esportiva. A primeira trata de aspectos mais profundos (e, portanto, de forma mais lenta e gradual) do ser humano, que podem de alguma forma limitar o desempenho esportivo. No componente esportivo são elencadas algumas formas de intervenção com o atleta (individual e em grupo), com o treinador e também levando em consideração o momento da competição. Neste momento, é importante destacar, principalmente para psicólogos do esporte menos experientes, o que é possível efetuar. A competição é o momento mais importante para o atleta dentro da periodização. Assim, todo o trabalho de preparação (desenvolvimento das capacidades psíquicas) do atleta/equipe já deveria ter sido realizado de forma satisfatória, instrumentalizando-os para as diversas situações passíveis de ocorrência.

A seguir, é possível acompanhar algumas técnicas e estratégias psicológicas que podem ser utilizadas com atletas de modalidades coletivas ou individuais: as rotinas psicológicas e o treinamento mental.

Rotinas Psicológicas para a Competição

De acordo com Samulski (2009, p.160) "uma rotina psicológica representa uma combinação de diferentes técnicas fisiológicas e psicológicas com o fim de estabilizar o comportamento emocional de atletas na competição e de ajudá-lo a dirigir sua atenção aos estímulos relevantes da tarefa a ser realizada".

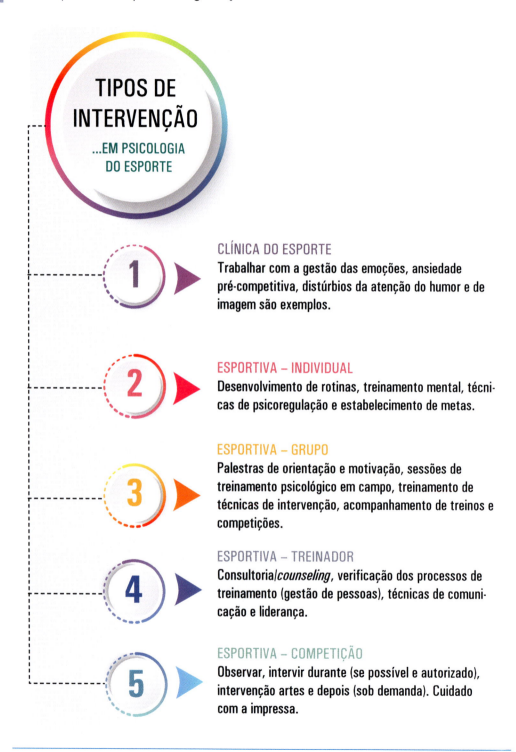

Figura 13.2 Tipos de intervenção psicológica.

Estudos mostraram que atletas que aplicam rotinas de preparação mental, antes da competição ou durante a mesma, têm desempenho superior àqueles que não aplicaram tais técnicas (LOEHER, 1990; EBERSPÄCHER, 1995; ORLICK, 2000; CREWS, 1993).

Elementos de uma rotina psicológica podem ser:

- estabelecimento de metas;
- regulação do nível de estresse e ativação;
- técnicas de imaginação e visualização;
- técnicas de atenção e concentração mental;
- autoafirmações positivas para motivar-se em situações decisivas.

As rotinas psicológicas podem ser desenvolvidas e aplicadas em esportes coletivos e individuais (SAMULSKI et al., 2005). A rotina psicológica para a competição em uma modalidade coletiva pode ser aplicada em diversos momentos, a fim de auxiliar o atleta a manter o foco em sua meta. Em uma partida de longa duração, na qual o atleta pode participar durante todo o tempo ou alternar momentos em quadra e no banco de reservas, é muito importante que o atleta seja capaz de se manter alerta e processando todas as informações relevantes. As rotinas podem ser aplicadas tanto em situações de treinamento quanto competição, e coordenar as diversas ações de uma maneira sistemática e racional pode auxiliar positivamente a performance do atleta. Noce (2016) apresentou uma proposta de rotina onde a ação pode ser organizada em ciclos (*Wave Model*), permitindo ao atleta um melhor aproveitamento das ações. Cada ciclo pode ser compreendido em cinco diferentes momentos (Figura 13.3). Um ciclo sempre será iniciado com a busca/elaboração de informações (**Informação**). Essa informação poderá ser proveniente de uma fonte externa, como o treinador (por ex.: durante a explicação de uma atividade no treino) ou de uma fonte interna, ou seja, o próprio atleta (por ex.: ao se lembrar das características do adversário antes do jogo ou como o ponto anterior foi jogado). Após a tomada de informações, o atleta não deve ir diretamente para a ação. Ele deve previamente elaborar uma estratégia para melhor desempenhar a ação vindoura (**Preparação**). O estabelecimento da estratégia normalmente leva em consideração quatro componentes principais: uma autoavaliação do *Eu* (como o próprio atleta se avalia... "estou ansioso ou apático?", "estou confiante ou inseguro?", "devo ser mais agressivo ou mais conservador?") considerando a condição atual e atitudes; uma avaliação do *Adversário* levando em consideração a condição física e emocional, bem como a tática empregada e os aspectos positivos e negativos apresentados; uma verificação do *Ambiente* (calor/frio, início/final do game, comportamento da torcida e da influência gerada nos atletas); e por fim, uma análise da *Situação* (favorável/desfavorável). Estes componentes permitirão estabelecer uma estratégia ótima para o próximo momento ("como deverei atuar?", "qual será minha conduta?", "o que esperar do meu adversário?"). A terceira etapa do ciclo é a **Execução** propriamente dita. Nesta etapa, o atleta será demandado quanto ao aspecto comportamental (adotar uma atitude de acordo com o que foi planejado, sendo mais agressivo ou mais conservador, por exemplo) e cognitivo (principalmente manter-se focado na ação e com o plano de ação, que foi previamente planejado, em estado de prontidão para efetuar algum ajuste, se necessário). A quarta etapa do ciclo é a **Recuperação**. A recuperação é fundamental para permitir o atleta iniciar um novo ciclo em condições ótimas, além de possibilitar uma condição mais adequada para avaliar o próprio desempenho. A recuperação deve ocorrer tanto no nível físico (respiração, relaxamento físico) quanto mental (utilizar técnicas de distração com a finalidade de "desligar" a mente por alguns momentos). A quinta e última etapa do ciclo é o momento de **Avaliação**, que ocorre logo após o término da ação que foi executada. Os aspectos cognitivos e comportamentais mais uma vez serão requeridos, sendo o comportamental no sentido da "frieza", requerida para analisar a ação desempenhada, e o aspecto cognitivo, em função do "raciocínio". Essa é uma etapa importante que poderá gerar informações que nortearão as ações futuras do atleta, bem como iniciar um novo ciclo.

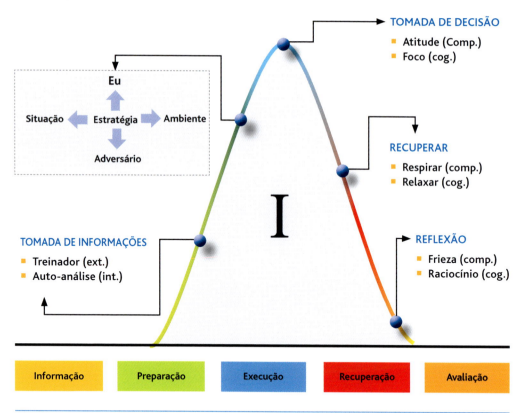

Figura 13.3 Rotina para treino/competição "Wave Model" (NOCE, 2016).

Diversas outras técnicas complementares podem ser aplicadas pelo atleta em diversas situações (SAMULSKI et al., 2011). O treinamento mental é uma técnica muito útil, que permite ao atleta planejar e repassar os procedimentos a serem executados na prova (BECKER; SAMULSKI, 1998). O pensamento negativo é, normalmente, um problema em diversas situações da competição, e manter o foco do atleta em aspectos produtivos ou na solução do problema é um desafio. Por fim, o desenvolvimento e o aprimoramento do estado de alerta é uma habilidade necessária em inúmeras modalidades.

A psicorregulação é um tipo de rotina que tem a finalidade de sustentar o atleta em seu nível ótimo de ativação para permitir o melhor rendimento (NOCE, 2016). Na relação entre o nível de ativação e o rendimento do atleta existe, para o melhor desempenho, uma concentração de energia de ativação ótima (expressa através de uma curva de U-invertido), sendo que tanto abaixo quanto acima deste nível o desempenho do atleta cai.

Treinamento Mental

O treinamento mental se apresenta como uma ferramenta muito útil para aprimorar o desempenho dos atletas, seja no aprendizado de novas técnicas e táticas, seja para estabilizar e otimizar o desempenho na competição através da aplicação de estratégias específicas. Samulski entende por treinamento mental "a imaginação de forma planejada, repetida e consciente de habilidades motoras, técnicas esportivas e estratégias táticas" (2009, p.143). Para Eberspächer, treinamento mental é "a repetição planificada da imaginação consciente de uma ação de forma prática" (1995, p.80).

Há diferentes conceitos e visões sobre o treinamento mental. Vários autores (EBERSPÄCHER, 1995; NIDEFFER, 1985; SUINN, 1993) entendem por treinamento mental (*mental practice*) um conceito complexo de diferentes habilidades mentais (*mental skills*), como estabelecimento de metas, aumento da autoconfiança, desenvolvimento da concentração, visualização e imaginação, controle da ativação e da ansiedade, rotinas mentais para a competição etc. Segundo Grosser e Neumaier (1982) *a imagem do movimento* é composta de diferentes componentes sensoriais. Pavio (1985) diferencia diferentes funções cognitivas e motivacionais durante o processo de imaginação.

A Figura 13.4 sintetiza informações importantes para reflexão, principalmente para os psicólogos do esporte menos experientes. Dentro do ambiente de treinamento esportivo, o principal posto hierárquico é normalmente ocupado pelo treinador. Desta forma, ter a confiança deste profissional é imprescindível para o sucesso da Psicologia do Esporte. Em relação ao diagnóstico, é uma fase fundamental, mas deve-se evitar a sobre-exigência dos atletas fazendo uso racional e preciso das ferramentas. E, por fim, a intervenção deve ocorrer sempre baseada na confiança do atleta/equipe, lembrando ainda dos princípios do treinamento psicológico (SAMULSKI, 2009), da não obrigatoriedade da participação e da individualidade.

Mantendo o Praticante Motivado

O ambiente de treinamento esportivo competitivo é, normalmente, muito desafiador para os treinadores explorarem e desenvolverem ao máximo o potencial de seus atletas. Para tanto, trabalhar com grupos heterogêneos é quase sempre uma realidade. Para auxiliar o treinador a lidar melhor com esta situação e manter um ambiente de motivação propõe-se, baseado na teoria das metas de realização (ROBERTS, 1993), a

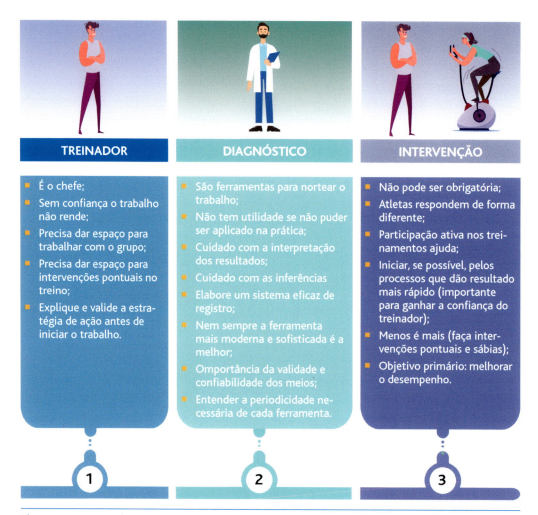

Figura 13.4 Considerações sobre o treinamento psicológico.

gestão das duas variáveis fundamentais, sendo estas a dificuldade da tarefa e o nível de competência/habilidades específicas relacionadas à tarefa (Figura 13.5a). Também é comum observarmos, em atletas jovens ou iniciantes, um comportamento impulsivo para o alcance de metas muito difíceis de forma muito rápida. Normalmente esse comportamento pode conduzir o atleta a uma "zona de frustração", visto que ainda não possui as competências necessárias para a realização das metas desejadas. Um ambiente pobre de desafios, aquém das competências de um atleta habilidoso, também pode levá-lo à "zona da apatia" e, consequentemente, a um comportamento desmotivado no treinamento. Para solucionar essa questão recomenda-se um estabelecimento de metas progressivo à medida do desenvolvimento das competências do atleta (Figura 13.5b). Dessa forma, o atleta poderá receber atividades e metas com níveis de dificuldade cada vez maiores sempre no que chamamos de "zona do desafio", ou seja, uma compatibilidade entre o nível de dificuldade da tarefa e as habilidades/competências do atleta.

Preparação Psicológica de Atletas Paralímpicos 311

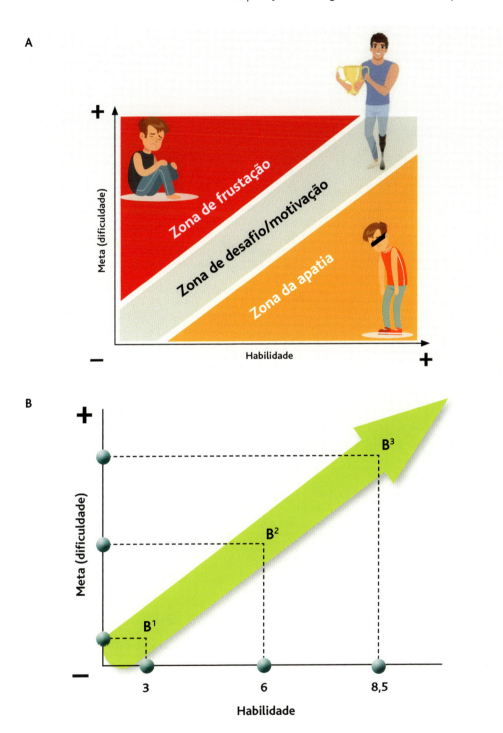

Figura 13.5 (a) Modelo de motivação (baseado na teoria das metas de realização, Roberts 1993). (b) Motivação e desenvolvimento das habilidades e competências.

Considerações Finais

Os principais objetivos do treinamento psicológico são os seguintes: desenvolver as capacidades psíquicas do rendimento, criar um bom estado emocional durante os treinos e as competições e, finalmente, desenvolver uma boa qualidade de vida dos atletas, técnicos e outras pessoas envolvidas no esporte. O treinamento mental precisa ser considerado como um elemento do treinamento diário do atleta e do técnico. Antes de aplicar um treinamento psicológico, é necessário um diagnóstico preciso das condições psíquicas iniciais do atleta. O treinamento psicológico deve ser realizado com avaliação e acompanhamento permanentes para analisar e controlar seus processos e efeitos, além de ser aplicado por profissionais bem qualificados nos diferentes métodos e programas.

O treinamento psicológico deve ser aplicado a atletas, técnicos, dirigentes, árbitros, pais de atletas, jornalistas esportivos e outras pessoas vinculadas ao meio do esporte competitivo, sendo importante aplicar antes, durante e após a competição. Além disso, é importante aplicar o treinamento psicológico na iniciação esportiva, a fim de criar a cultura de trabalho nessa área e estimular, já nas tenras idades, as habilidades mentais e desenvolver programas de treinamento mental específicos para cada modalidade e situação.

Aplicar o treinamento psicológico na fase de recuperação de lesões, a fim de acelerar o processo de recuperação e, por fim, aplicar o treinamento psicológico para melhorar a performance, a saúde e a qualidade de vida.

Revisão de Conteúdo

1. O que é a Psicologia do Esporte e do Exercício?

2. Quais são os principais desafios da Psicologia do Esporte e do Exercício?

3. 3-Na periodização do trabalho psicológico, quais são os aspectos que devem ser considerados para que o trabalho seja efetivo?

- Conhecer a modalidade esportiva e as demandas que a prática de alto rendimento ou competitiva impõem ao atleta;
- Identificar quais e quando serão as competições principais e secundárias que a equipe/atleta participará na temporada;
- Desenvolver / estimular os aspectos psicológicos no treinamento de uma forma contínua e sistemática.
- Ter uma boa integração com a comissão técnica, bem como com os demais profissionais da área da saúde e o setor administrativo ou de gestão da equipe

Qual a função do diagnóstico psicológico do esporte?

O que são as rotinas psicológicas competitivas?

Qual a base teórica proposta por Roberts (1993) para a manutenção da motivação do atleta no ambiente de treino e/ou competição?

Referências

1. ALVES, J. Processo de comunicação. In: ALVES J.; BRITO, A. P. *Manual de psicologia do desporto para treinadores*d. Lisboa: Visão e Contextos, 2011a. p. 133-186.
2. ALVES, J. Liderança e clima organizacional. In: ALVES J.; BRITO, A. P. *Manual de psicologia do desporto para treinadores*. Lisboa: Visão e Contextos, 2011b. p. 99-113.
3. ARAUJO, D.; PASSOS, P.; ESTEVES, P. Teoria do treino da tomada de decisão no desporto. In: ALVES J.; BRITO, A. P. *Manual de psicologia do desporto para treinadores*. Lisboa: Visão e Contextos, 2011. p. 265-294.
4. BECKER JUNIOR, B. *Manual de psicologia do esporte e exercício*. Porto Alegre: Nova Prova, 2008.
5. BECKER JUNIOR, B.; SAMULSKI, D. *Manual de treinamento psicológico para o esporte*. Porto Alegre: Feevale, 1998.
6. BOMPA, T.O. *Periodização: teoria e metodologia do treinamento*. São Paulo: Phorte Editora, 2002.

7. BAUMAN, N. J. The stigma of mental health in athletes: are mental toughness and mental health seen as contradictory in elite sport? *British Journal of Sports Medicine*, v. 50, n. 3, p.135-136, 2016.

8. BLUMENSTEIN, B.; ORBACH, I. Periodization of psychological preparation within the training process. *International Journal of Sport and Exercise Psychology*, v. 18, n. 1, p.13-23, 2020.

9. BLUMENSTEIN, B.; ORBACH, I. Psychological preparation for paralympic athletes: a preliminary study. *Adapted Physical Activity Quarterly*, v. 32, n. 3, p. 241-255, 2015.

10. CARVALHO, C.A. Psicologia do esporte: percurso e possibilidade de atuação. *Ciências Humanas em Revista*, v. 6, n. 2, p.1-10, 2008.

11. COMITÊ PARALÍMPICO BRASILEIRO. *academia paralímpica brasileira: apresentação*. Disponível em: https://www.cpb.org.br/academiaparalimpica/ apresentacao. 2020. Acesso em 21 de agosto de 2020.

12. CONGRESSO BRASILEIRO E INTERNACIONAL DE PSICOLOGIA DO ESPORTE – CONBIPE, 2016. disponível em: http://150.164.124.6/conbipe/ programacao.html. Acesso em 20 de Agosto de 2020.

13. CREWS, D. Self regulation strategies in sport and exercise. In: SINGER, R. (ed.) *handbook of research on sport psychology*. New York: Macmillan, 1993. p. 557-568.

14. DUARTE, E.; SILVA, M.P.M. Pessoas com deficiência: aspectos epidemiológicos. In: MELLO, M.T.; WINCKLER, C. *Esporte paralímpico*. São Paulo: Atheneu, 2012. p. 27-33.

15. DURAND-BUSH, N.; SALMELA, J. H.; GREEN-DEMERS, I. The Ottawa mental skills assessement tool (omsat-3). *The Sport Psychologist*, v. 15, n. 1, p.1-19, 2001.

16. EBERSPÄCHER, H. *Entrenamiento mental: un manual para entrenadores y deportistas*. Zaragoza: Inde- Publicaciones, 1995.

17. FREITAS, P. S.; SANTOS, S. S. Fundamentos básicos da classificação esportiva para atletas paralímpicos. In: MELLO, M.T.; WINCKLER, C. *Esporte paralímpico*. São Paulo: Atheneu, 2012. p. 45-49.

18. GEUKES, K.; MESAGNO, C.; HANRAHAN, S. J.; KELLMANN, M. Performing under pressure in private: activation of self-focus traits. *International Journal of Sport and Exercise Psychology*, v.11, n.1, 2012.

19. GILL, D. L. *Psychological dynamics of sport*. In: CHAMPAIGN, I. l. Human kinetics, 1986.

20. GIMENO, E. C. Abandono deportivo: propuestas para favorecer adherencia a la práctica deportiva. In: DOSIL, J. *Psicología y rendimiento deportivo*. Ourense: Ediciones Gersam, 2002. p. 175-187.

21. GROSSER, M.; NEUMAIER, A. Techniktraining. München: BLV sportwissen das, 1982.

22. HANRAHAN, S. J. Sport psychology for athletes with disabilities. In: MORRIS, T.; SUMMERS, J. *Sport psychology: theory, application and issues*. Milton, Australia: John Wiley & Sons, 1995. p. 502-515.
23. HENRIKSEN, K.; SCHINKE, R.; MOESCH, K.; MCCANN, S.; PARHAM, W. D.; LARSEN, C. H.; TERRY, P. Consensus statement on improving the mental health of high performance athletes. *International Journal of Sport and Exercise Psychology*, v. 18, n. 5, p. 553-560.
24. HENRIKSEN, K.; SCHINKE, R.; MCCANN, S.; DURAND-BUSH, N.; MOESCH, K.; PARHAM, W. D.; LARSEN, C. H.; COGAN, K.; DONALDSEN, A.; POCZWARDOWSKI, A.; NOCE F.; JASON H. Athlete mental health in the olympic/ paralympic quadrennium: a multi-societal consensus statement. *International Journal of Sport and Exercise Psychology*, v. 18, n. 3, p. 391-408, 2020.
25. HODGE, K.; KENTTÄ, G. Athlete burnout. In: SCHINKE, R.; MCGANNON, K. R.; SMITH, B. *Routledge international handbook of sport psychology*. London: Routledge, 2016. p. 157-166.
26. INTERNATIONAL PARALYMPIC COMITEE – IPC, (2016). Disponível em: https://www.paralympic.org/rio-2016. Acesso em 9 de outubro de 2016.
27. INTERNATIONAL SOCIETY OF SPORT PSYCHOLOGY - ISSP, 2020. *Code of ethics*. Disponível em: https://www.issponline.org/index.php/issp-r-ethics-code. Acesso em 21 de Agosto de 2020.
28. LARSEN, C.H. Preparing for the European championships: a six-step mental skills training program in disability sports. *Journal of Sport Psychology in Action*, v.5, n. 3, p.186-197, 2014.
29. MACHADO, A.A. Formação acadêmica e intervenção profissional na perspectiva da psicologia do esporte. *Motriz*, v.15, n.4, p. 935-943, 2009.
30. MARTIN, J. J. The psychology of paralympians and mental preparation. In: VANLANDEWIJCK, Y. C.; THOMPSON, W. R. *Training and coaching the paralympic athlete: handbook of sports medicine and science*. Oxford: John Wiley & Sons, 2016. p. 96-107.
31. MELLO, M.T. *Paraolimpíadas de Sidney 2000:* avaliação e prescrição do treinamento dos atletas Brasileiros. São Paulo: Atheneu, 2002.
32. MELLO, M.T. *Avaliação clínica e da aptidão dos atletas paralímpicos brasileiros:* conceitos, métodos e resultados. São Paulo: Atheneu, 2004.
33. MOESCH, K.; KENTTÄ, G.; KLEINERT, J.; QUIGNON-FLEURET, C.; CECIL, S.; BERTOLLO, M. Fepsac position statement: mental health disorders in elite athletes and models of service provision. *Psychology of Sport and Exercise*, v.38, p.61-71, 2018.
34. NIDEFFER, R. *Athlete's guide to mental training*. Champaign: Human Kinetics, 1985.
35. NOCE, F. Aspectos psicológicos. In: PACIARONI, R.; URSO, P. *Tênis: novos caminhos para uma abordagem profissional*. São Paulo: Evora, 2016. p. 238-257
36. NOCE, F.; VIEIRA, L. F.; COSTA, V.T.; SCHINKE, R. J.; MCGANNON, K. R.; SMITH, B. *Routledge international handbook of sport psychology*. New York, Routledge, 2016. p. 56-64.

37. ORLICK, T. *In pursuit of excellence.* Champaign: Human Kinetics, 2000.
38. PAVIO, A. Cognitive and motivational functions of imagery in human performance. *Canadian Journal of Applied Sport Sciences,* v.10, p. 22-28, 1985.
39. PARSONS, A.; WINCKLER, C. Esporte e a pessoa com deficiência: contexto histórico. In: MELLO, M.T.; WINCKLER, C. *Esporte paralímpico.* São Paulo: Atheneu, 2012. p. 3-14.
40. QUARTIROLI, A.; HARRIS, B. S.; BRÜCKNER, S.; CHOW, G. M.; CONNOLE, I. J.; CROPLEY, B.; FOGAÇA, J.; GONZALEZ, S. P.; GUICCIARDI, M.; HAU, A.; KAO, S.; KAVANAGH, E. J.; KEEGAN, R. J.; LI, H. Y.; MARTIN, G.; MOYLE, G. M.; NOCE, F.; PETERSON, K.; ROY, J.; RUBIO, V. J.; WAGSTAFF, C. R. D.; WONG, R.; YOUSUF, S.; ZITO, M. The international society of sport psychology registry (issp-r) ethical code for sport psychology practice. *International Journal of Sport and Exercise Psychology,* v.18, p.1-22, 2020.
41. REARDON, C. L.; HAINLINE, B.; ARON, C. M.; BARON, D.; BAUM, A. L.; BINDRA, A.; BUDGETT, R.; CAMPRIANI, N.; CASTALDELLI-MAIA, J. M.; CURRIE, A.; DEREVENSKY, J. L.; GLICK, I. D.; GORCZYNSKI, P.; GOUTTEBARGE, V.; GRANDNER, M. A.; HAN, D. H.; MCDUFF, D.; MOUNTJOY, M.; POLAT, A.; ... ENGEBRETSEN, L. Mental health in elite athletes: international olympic committee consensus statement. *British Journal of Sports Medicine,* v.53, n.11, p.667-699, 2019.
42. ROBERTS, G. Motivation in sport: understanding and enhancing the motivation and achievement of children. In: SINGER, R. N.; MURPHEY, M.; TENANT, I.K. *Handbook of sport psychology.* New York: Macmillan, 1993. p. 405-420.
43. RUIZ, E.J.G.L.F. UMA Perspectiva do burnout no desporto 15 anos depois. In: ALVES, J.; BRITO, A. P. *Manual de psicologia do desporto para treinadores.* Lisboa: Visão e Contextos, 2011. p. 231-250.
44. SAMULSKI, D. *Psicologia do esporte: conceitos e novas perspectivas.* São Paulo: Manole, 2009.
45. SAMULSKI, D.; COSTA, L.O.P.; SIMOLA, R.A.P. Overtrainig e recuperação. In: SAMULSKI, D. *Psicologia do esporte: conceitos e novas perspectivas.* 2 ed. São Paulo: Manole, 2009. p. 405-428.
46. SAMULSKI, D.; NOCE, F. Controlo do stress do treinador. In: ALVES, J.; BRITO A. P. *Manual de psicologia do desporto para treinadores.* Lisboa: Visão e Contextos, 2011. p. 215-230.
47. SAMULSKI, D.; NOCE, F. Avaliação psicológica do esporte. In: MELLO, M. T. (Org). *Paraolimpíadas de Sidney 2000:* avaliação e prescrição do treinamento dos atletas Brasileiros. São Paulo: Atheneu, 2002a. p. 99-133.
48. SAMULSKI, D.; NOCE, F. PERFIL Psicológico de atletas paralímpicos Brasileiros. *Revista Brasileira de Medicina do Esporte,* v.8, n.4, p.157-166, 2002b.
49. SAMULSKI, D.; NOCE, F.; ANJOS, D.; LOPES, M. Avaliação psicológica. In: MELLO. M. T. *Avaliação clínica e da aptidão física dos atletas paralímpicos Brasileiros:* conceitos, métodos e resultados. São Paulo: Atheneu, 2004. p. 135-158.

50. SAMULSKI, D.; NOCE, F.; COSTA, V.T. Mental preparation. In: VANLANDEWIJCK, W. C.; THOMPSON, E. R. *Handbook of sports medicine and science: the paralympic athlete.* Oxford: Wiley-Blackwell, 2011. p. 198-213.

51. SAMULSKI, D.; NOCE, F.; RABONI, M. Apoio psicológico aos atletas Brasileiros durante as paraolimpíadas em Atenas 2004: um relato de experiência prática. In: SILAMI-GARCIA, E.; LEMOS, K. *Temas atuais x em educação física e esportes.* Belo Horizonte: Saúde, 2005.

52. SANTIAGO, M. L. M.; PIRES, D. A.; SAMULSKI, D. M.; COSTA, V. T. Síndrome de Burnout em treinadores Brasileiros de voleibol de alto rendimento. *Revista de Psicología del Deporte*, v. 25, p. 281-288, 2016.

53. SANTOS, F.G.; COSTA, V. T. Stress among sports coaches: a systematic review. *Cuadernos de Psicologia del Deporte,* v.18, p. 268-292, 2018.

54. SCHEID, L.; ROCHA, E.A. Organização administrativa do desporto paralímpico. In: MELLO, M.T.; WINCKLER, C. *Esporte paralímpico.* São Paulo: Atheneu, 2012. p. 35-42.

55. SCHINKE, R. J.; STAMBULOVA, N. B.; SI, G.; MOORE, Z. International Society of Sport Psychology position stand: athletes' mental health, performance, and development. *International Journal of Sport and Exercise Psychology,* v. 16, n. 6, p. 622-639, 2017.

56. SINGER, R. N. *Handbook of research on sport psychology.* New york. Macmillan, 1993.

57. VIEIRA, L.; VISSOCI, JR.; OLIVEIRA L.; VIEIRA jl. Psicologia do esporte: uma área emergente da psicologia. *Psicologia em Estudo,* v.15, n. 2, p. 391-399, 2010

58. VIEIRA, L.; NASCIMENTO JUNIOR, J. R.; VIEIRA, J. L. O estado da arte da pesquisa em psicologia do esporte no Brasil. *Revista de Psicología del Deporte,* v. 22, n. 2, p. 501-507, 2013.

59. WEINECK, J. *Manual de treinamento esportivo.* São Paulo: Manole, 1989.

60. ZAKHAROV, A. *Ciência do treinamento desportivo.* Rio De Janeiro: Grupo Palestra Sport, 1992.

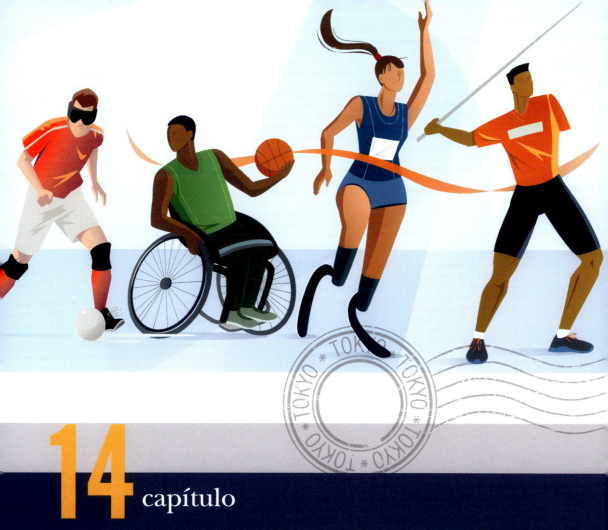

14 capítulo

Saúde do Atleta Paralímpico: Avaliações Pré-Participação e Aspectos Clínicos

▶ Roberto Vital
▶ Hesojy Gley Pereira Vital da Silva

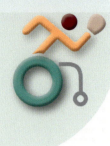

Introdução

A prática de exercícios físicos e esportes promove vários benefícios relacionados com os aspectos metabólicos, musculares e cardiorrespiratórios (ZUCHETTO; CASTRO, 2002), bem como colabora com a prevenção de doenças crônicas (GOODMAN et al., 2016). No que tange as pessoas com deficiência (PcD), a participação em exercícios físicos e esportes é amplamente recomendada para a manutenção da saúde e da melhoria de diferentes parâmetros da qualidade de vida, incluindo a melhoria da percepção da imagem corporal (COSTA et al., 2014).

Além disso, o esporte paralímpico tem se desenvolvido rapidamente nos últimos anos e este fato tem atraído a atenção de novos participantes. Porém, esse aumento do número participantes, atrelado a uma maior exigência de desempenho e a ampla variedade de características biomecânicas, corrobora com a maior incidência de lesões e com a necessidade de monitoramento, diagnóstico precoce, reabilitação e prevenção (VITAL; SILVA, 2007).

Deste modo, antes de iniciar um programa de exercícios físicos ou esportes, é fundamental que as PcD façam os exames médicos, chamados de pré-participação (GHORAYEB et al., 2019) e que auxiliam na prescrição adequada dos exercícios, considerando as condições específicas apresentadas por essa população. Em relação à participação em programas esportivos, é necessário também o acompanhamento constante dos atletas paralímpicos, em vista de orientá-los na prevenção de doenças e lesões esportivas que podem prejudicá-los durante os treinamentos e as competições (GHORAYEB; BARROS NETO, 1999). Diante disso, neste capítulo procuramos fornecer um roteiro da avaliação clínica e de avaliação pré-participação dos atletas paralímpicos e apresentar a ocorrência das principais lesões musculoesqueléticas.

Exames Pré-participação dos Esportistas Paralímpicos

A avaliação pré-participação é exigida para todos os indivíduos que praticam exercício físico, de caráter competitivo ou não, sendo um importante instrumento para a manutenção da saúde e da segurança de qualquer pessoa que pretende se exercitar (GHORAYEB et al., 2019). Seu objetivo principal é identificar algumas condições que possam predispor o praticante de atividade física a lesões osteomioarticulares e ou doenças cardiovasculares, como arritmias cardíacas e até mesmo a morte súbita (NOBREGA et al., 2005; VITAL et al., 2002). Atualmente, a avaliação pré-participação interage com muita proximidade com as avaliações fisiológicas de aumento de desempenho, bem como com o controle de fadiga dos esportistas. A avaliação médica pré-participativa serve como dado base para comparação de testes realizados para controle do rendimento esportivo (LEITÃO; ESPÓSITO; PILOTTO, 2004).

As análises clínicas dos exames de pré-participação englobam uma anamnese precisa e exame físico bem detalhado com a finalidade de identificar os problemas cardiovasculares, musculoesqueléticos congênitos e adquiridos (sequelas), valorizando a capacidade residual (habilidades) destes atletas para poder usufruir os benefícios dos aspectos fisiológicos, psicológicos e sociais da prática do esporte (GHORAYEB et al., 2019; NOBREGA et al., 2005; VITAL et al. 2002)

Em atletas paralímpicos estes exames têm um maior significado, devido às características e particularidades etiológicas de cada deficiência. Assim, todos os atletas paralímpicos devem ser submetidos à avaliação independentemente de idade, sexo e deficiência associada. Destaca-se, ainda, que a avaliação pré-participação inclui crianças, adolescentes, adultos e idosos (OLIVEIRA FILHO et al., 2019). Adicionalmente, e na garantia de participação segura nos treinamentos e competições, o Departamento Médico do Comitê Paralímpico Brasileiro (CPB) solicita que todos os atletas (convocados) da Delegação Brasileira façam os exames listados no Quadro 14.1. Esses exames são obrigatórios, sendo que a não apresentação dos mesmos impede a participação do atleta em treinamentos e competições. O CPB e a Sociedade Brasileira de Medicina do Exercício e do Esporte já firmaram convênio para realizar um Consenso sobre o tema para padronizar os exames pré-participação dos atletas paralímpicos.

Destaca-se, ainda, que a avaliação deve ser global, levando em consideração a totalidade de características dos atletas paralímpicos, salientando-se os aspectos físicos e somáticos e suas possíveis interações com as deficiências, comorbidades e respectivas sequelas no treinamento físico e desempenho esportivo (OLIVEIRA FILHO et al., 2019). Dessa forma, a avaliação clínica dos atletas paralímpicos tem algumas peculiaridades inerentes e significativas de acordo com a deficiência e a modalidade esportiva (VITAL et al., 2002). No Departamento Médico do CPB estabeleceu-se o seguinte protocolo (OLIVEIRA FILHO et al., 2019):

- Aplicação de questionário;
- História Clínica/Anamnese (Ficha Médica – Protocolo eletrônico);
- Exame Físico;
- Exames de Laboratório;
- Raio-X simples de tórax;
- Eletrocardiograma de repouso e de esforço;

E, de acordo com os problemas detectados, alguns outros exames mais sofisticados podem ser solicitados, como por exemplo, Tomografia, Ressonância Nuclear Magnética e Eco Doppler.

Quadro 14.1 Exames solicitados pelo Departamento Médico do CPB.

Exames laboratoriais de rotina	
Ácido úrico	Potássio
Cálcio	Proteínas totais e frações
Colesterol HDL	Sódio
Colesterol LDL	Sorologia para Chagas
Colesterol total	Sorologia para LUES – VDRL
Cortisol	T3
Cpk	T3 livre
Creatinina	T4
Ferritina	T4 livre
Ferro sérico	Testosterona
Fosfatase alcalina	Testosterona livre
Fósforo	Tgo
Gama GT	Tgp
Glicemia de jejum	Triglicérides
Hemograma completo	TSH
Hepatite B	Ureia
Hepatite C	Urina tipo I
Hiv	Classificação sanguínea e fator Rh
Parasitológico de fezes	25 Hidroxi vitamina D
Outros exames	**Encaminhamentos**
Raio X de tórax – PA / perfil	Avaliação odontológica (com laudo)
ECG de repouso	Avaliação nutricional (com laudo)
Ergoespirometria	
Ecocardiograma com doppler colorido	
Teste ergométrico	
Audiometria	

Fonte: Modificado de OLIVEIRA FILHO *et al.* (2019).

É interessante apontar que o CPB trabalha com uma equipe multiprofissional para a realização das avaliações dos atletas, sendo composta por médicos na especialidade de Medicina Esportiva, Ortopedia/Traumatologia, Fisiatria, Cardiologia e, quando necessário, inclui o parecer de outras especialidades. Com o crescimento do movimento paralímpico e o maior interesse dos profissionais das áreas da saúde para trabalhar com essa população, estão surgindo novas especialidades, tais como a Medicina Paralímpica e Fisioterapia Paralímpica. Vale destacar que a Medicina Paralímpica é uma área de conhecimentos específicos, que trata dos cuidados da saúde relacionados com os atletas com deficiências (WEBBORN; VAN DE VLIET, 2012). A Fisioterapia Paralímpica oferece um suporte aos atletas com deficiência atuando na manutenção, recuperação da saúde e prevenção de lesões (SILVA; VITAL, MELLO, 2016). Adicionalmente, estão presentes também profissionais da Enfermagem, Fisioterapia, Fisiologia, Psicologia, Biomecânica, Nutrição, Assistência Social e Odontologia.

A maioria das avaliações realizadas em atletas paralímpicos segue protocolos similares aos atletas olímpicos. Porém, algumas destas avaliações apresentam especificidade ou maior ênfase em condições que são específicas dos atletas com deficiências (VITAL *et al.*, 2002; VITAL, 2004; LEITÃO; ESPÓSITO; PILOTTO, 2004).

Atletas com Lesões Neurológicas (Lesados Medulares e Similares)

A Lesão Medular (LM) corresponde a um dano na medula espinhal que acarreta insuficiência (parcial ou total) na condução dos impulsos nervosos abaixo do nível da lesão, causando alterações nas funções motoras, sensitivas e autonômicas (BRASIL, 2013a). Nesta categoria encontram-se atletas que apresentam as diversas formas de LM, de origem traumática (acidentes) ou de outras origens como as congênitas e progressivas (por exemplo mielomeningocele).

- **Avaliação Dermatológica:** Necessária uma avaliação para inspeção dermatológica completa, principalmente nas áreas de maior atrito na cadeira. As lesões na pele como escaras, ou ferimentos traumáticos pela ausência de sensibilidade, são muito frequentes, e quando acometidos de infecção ou grande área de necrose podem levar a sintomas sistêmicos graves, além de ser impeditivos para a prática de esportes aquáticos.
- **Avaliação Urológica:** Exame sumário de urina com urocultura com maior frequência que a anual, principalmente antes de viagens longas devido ao elevado risco de infecção bacteriana, além de suas complicações pela presença de bexiga neurogênica (contrações frequentes e incontroláveis, que causam a eliminação da urina de forma involuntária), como estenose por repetidas cateterizações. (MARQUES; HEINECK; SCHOELLER, 2016)
- **Sistemas Osteomuscular:** Avaliação clínica, ergonômica, densitometria óssea e realização de exames de imagem devido à elevada frequência de artropatias,

cirurgias prévias e osteopenia/osteoporose por desuso. A avaliação radiográfica da bacia encontra sua importância devido à presença mais frequente de calcificação heterotópica nestes atletas.

- **Sistemas Circulatório:** Avaliação de histórico de cardiopatia e exames complementares com teste de esforço são fundamentais, pois o índice de cardiopatias isquêmicas é mais frequente nesta população. Além disso, pessoas com LM podem apresentar uma pressão arterial mais baixa e tendência à vasodilatação arterial, favorecendo o surgimento de edemas, trombose venosa profunda, embolia pulmonar e hipotensão ortostática (MARQUES; HEINECK; SCHOELLER, 2016).

  Muito importante tambem a avaliação cardiológica dos atletas acometidos pelo covid-19, que em alguns casos tem demonstrado acometimentos do coração.

- **Sistema Nervoso Autônomo:** Outra condição encontrada com frequência em atletas com lesão medular é a disreflexia autonômica (LEMAN; BERNET; SEQUEIRA, 2000) que ocorre em atletas com LM acima de T6 e é caracterizada pela elevação súbita da pressão arterial, geralmente associada à redução da frequência cardíaca (MARTIN; FORNER, 2016). Devido à perda do controle do Sistema Nervoso Simpático pela via neurológica (KIRSHBLUM *et al.*, 2011), o organismo fica sujeito ao controle hormonal, que tem menor eficácia no controle dos estímulos autonômicos e ao controle parassimpático via nervos cranianos (BEAR; CONNOR; PARADISO, 2017; KRASSIOUKOV *et al.*, 2012). É interessante apontar que os principais fatores causadores de disreflexia autonômica são: distensão vesical (bexiga cheia); distensão intestinal (excesso de fezes); escara; irritação da pele por pequenos estímulos; roupas apertadas, unhas encravadas, fraturas, infecções (inclusive urinária), e fatores emocionais. Salienta-se que quando o estímulo estressor é removido, a pressão arterial retorna aos valores basais e não há necessidade de implementação de terapia anti-hipertensiva crônica (MARTIN; FORNER, 2016).

Outro ponto que merece destaque se refere à indução proposital da disreflexia autonômica, denominada de *Boosting*. O objetivo é melhorar o desempenho, mediante o aumento da pressão arterial do atleta e da capacidade ventilatória, que causa uma melhoria da capacidade aeróbia e anaeróbia. Este efeito tem graves riscos à saúde, em razão da incapacidade de controle pressórico, quando os valores de pressão sistólica podem chegar acima de 220 mmHg. O efeito Boosting pode levar a síndromes isquêmicas e hemorrágicas cerebrais e síndromes isquêmicas cardíacas, com risco elevado de morte (MAZZEO; SANTAMARIA; IAVARONE, 2015).

Para evitar complicações decorrentes do Boosting, as quais incluem a morte súbita no esporte, o *International Paralympic Committee – IPC* (Comitê Paralímpico Internacional) organiza um programa de controle desta prática. É realizada a aferição da pressão arterial em alguns atletas, escolhidos por amostragem, que possuam LM acima de T6. Caso a pressão arterial sistólica seja superior a 180 mmHg, é realizada uma segunda aferição após 10 a 15 minutos. Se nesta segunda medição os valores continuarem elevados, o atleta é retirado da prova (BLAUWET *et al.*, 2013).

Atletas com Paralisia Cerebral

A Paralisia Cerebral (PC) caracteriza-se por desordens do desenvolvimento motor, causadas por uma lesão primária do cérebro fetal ou infantil, de modo permanente e imutável, ocasionando alterações musculoesqueléticas e limitações na realização de atividades. São também observados distúrbios sensoriais, perceptivos, cognitivos, de comunicação e comportamental, por epilepsia e por problemas musculoesqueléticos secundários (ROSENBAUM et al., 2007). Nesta categoria encontram-se atletas usuários de cadeiras de rodas ou órteses, com desordens de marcha e/ou limitação na coordenação neuromuscular.

- **Sistema Osteomuscular:** Uma avaliação clínica e de imagem muitas vezes é necessária, devido à artropatia neurológica ou patologia neurológica. Essa condição é causada pelo desequilíbrio de forças musculares, atrito e sobrecarga, e pode desencadear outros problemas, tais como luxação agudas, subluxações progressivas, artrose por alteração do carregamento do membro, fratura de estresse por modificação da área de carga, síndromes de compressão de nervos periféricos, instabilidades ou rigidez e espasticidade ou flacidez. Ademais, atletas usuários de cadeiras de rodas devem ser examinados para a detecção de escaras de pressão. A presença de ulcerações nesses locais torna o atleta temporariamente inelegível, até que sejam restauradas as condições locais do tegumento (OLIVEIRA FILHO et al., 2019).

- **Sistema Nervoso e Psicológico:** É frequente nestes atletas a presença de histórico de convulsões bem como síndromes psiquiátricas (por exemplo depressão e ansiedade).

Destaca-se que durante as avaliações clínicas em atletas com PC, existe a possibilidade de ocorrência de acidentes (quedas), especialmente nos testes em esteiras, devido à limitação na coordenação neuromuscular. Em alguns casos, é mais adequado incrementar a carga mediante a inclinação da esteira e não aumentar a velocidade (OLIVEIRA FILHO et al., 2019).

Atletas com Distrofia Muscular e Poliomielite

As Distrofias Musculares (DM) são doenças hereditárias, lentas ou de progressão rápida, que afetam os músculos esqueléticos causando um padrão distrófico característico de necrose-regeneração na biópsia muscular (DUBOWITZ, 1985). A Poliomielite é uma doença viral que causa paralisia motora, devido ao comprometimento dos neurônios motores da medula espinhal, predominantemente nos membros inferiores, sob forma assimétrica e desproporcional (OLIVEIRA, MAYNARD, 2002). Nesta categoria encontram-se atletas usuários de cadeiras de rodas ou órteses, com desordens de marcha e/ou limitação na coordenação neuromuscular.

Sistema Osteomuscular: O controle de perda de massa muscular nestas patologias é importante. A DM pode apresentar progressão e ser confundida com mialgia pós-atividade física intensa?. Este fenômeno pode ser encontrado similarmente na Síndrome Pós-Pólio (SPP), caracterizada por fraqueza muscular e/ou fatigabilidade muscular anormal em indivíduos que tiveram poliomielite no passado (OLIVEIRA, MAYNARD, 2002). O aparecimento desses novos sinais e sintomas ainda são inexplicáveis e na SPP ocorre uma nova perda de massa muscular por desenervação. Pode ocorrer muitos anos após o quadro inicial. As origens prováveis são reativação viral e/ou ativação do sistema imunológico. Alguns fatores, tanto relacionados ao sedentarismo com relacionados com a atividade física intensa podem precipitar esta síndrome. Os principais sintomas são:

- Fraqueza muscular progressiva;
- Fadiga;
- Dificuldades nas atividades da vida diária;
- Alterações do sono;
- Intolerância ao frio;
- Insuficiência respiratória.

Neste sentido, é discutido se os atletas com sequela de poliomielite devem ou não realizar esportes em intensidade elevada. Por isso o controle médico é fundamental. Este controle é feito com o seguimento clínico e a análise de exames laboratoriais (CK, LDH, VHS, entre outros), além de outros exames subsidiários (por ex.: ressonância magnética e eletroneuromiografia), que possam diferenciar entre *Overuse* (excesso de uso), catabolismo muscular, ou progressão do dano neurológico.

Atletas Amputados ou Dismiélicos

Amputação é o processo pelo qual se separa do organismo, parcial ou totalmente, um membro ou outra parte do corpo, sendo considerada uma cirurgia reconstrutora (SMELTZER *et al.*, 2009). O objetivo da amputação é retirar o membro acometido e criar perspectivas para a melhora da função da região amputada (BRASIL, 2013b). As principais causas de amputação são originadas de doença vascular periférica, combinada ou não com diabetes (O'SULLIVAN; SCHMITZ, 1993). No estudo de Agne *et al.* (2004) foi identificado que 67,5% das amputações foram de etiologias vasculares e/ou infecciosas, 1,3% por causas tumorais, 1,3% por causas congênitas; 17,5% por causas traumáticas (vem aumentando devido principalmente aos acidentes de moto) e 12,4% associadas a causas desconhecidas. A dismielia, ou malformação do membro, também é considerada como um tipo de amputação de origem congênita. Nesta categoria encontram-se atletas usuários de cadeiras de rodas ou próteses, com desordens de marcha e/ou limitação na coordenação neuromuscular

Sistema Osteomuscular: É frequente a presença de sintomas de patologias de sobrecarga nos membros normais, devido ao acúmulo de carga originado da prática esportiva bem como das atividades de vida diária, como demonstrando no item sobre lesões esportivas. A adaptação às próteses esportivas não é um procedimento muito simples. Ao iniciar suas atividades físicas, os atletas apresentam uma necessidade duplicada de energia para realizar as mesmas tarefas anteriores. São necessárias análises cinemáticas, muitas delas auxiliadas por programas computacionais específicos, para uma melhor adaptação de uso. É comum a ocorrência de lesões na coluna por desbalanço biomecânico e assimetria de comprimento entre os membros. Outras lesões frequentes são aquelas causadas por sobrecarga imposta ao tornozelo não amputado (VITAL; SILVA, 2004; VITAL et al., 2007). Ademais, atletas usuários de próteses devem ser examinados para detecção de escaras no coto de implantação da prótese. A presença de ulcerações nesses locais torna o atleta temporariamente inelegível, até que sejam restauradas as condições locais do tegumento (OLIVEIRA FILHO et al., 2019).

Atletas com Colagenoses

As Colagenoses (doenças do tecido conectivo) são um grupo heterogêneo de doenças inflamatórias mediadas imunologicamente, que exibem um amplo espectro de manifestações sistêmicas (WIDERMANN; MATTHAY, 1989). Observa-se que é bem frequente o acometimento dos pulmões com o envolvimento do trato respiratório em diferentes patologias (COLETTA, 1997). Atletas com doenças autoimunes raras, tais como a esclerodermia e Doença do Tecido Conjuntivo (DTC), podem apresentar colagenoses. Por essa razão é necessária uma avaliação clínica adequada das funções pulmonares e cardíacas.

Sistema Cardiovascular: É fundamental a avaliação clínica e ecocardiográfica pelo risco de patologias valvares cardíacas, principalmente a insuficiência aórtica.

Sistema Respiratório: Nesses casos é extremamente importante e tem como objetivo identificar os distúrbios respiratórios, quantificar e direcionar as condutas terapêuticas.

As avaliações através das provas de função pulmonar, exames de imagens, como raio x, tomografia e de gasometria.

As provas de função pulmonar ou espirometria estão indicadas para pacientes que se queixam de dispneia (cansaço) aos esforços é uma técnica que mede o desempenho respiratório do paciente (mede o ar que entra e sai dos pulmões). Este teste de função pulmonar possui propósitos diagnósticos, monitorização de doenças ou seu tratamento, bem como a quantificação dos distúrbios ventilatórios e avaliação de incapacidade. E utilizado por exemplo nos pacientes com asma e podem ser realizados com uma medicação broncodilatadora (teste de broncoprovocação) é um exame decisivo para investigar e acompanhar essas pessoas.

Atletas Deficientes Visuais

Sistema Auditivo: É fundamental que a audição esteja em melhor funcionamento possível, pois este sentido torna-se parte fundamental na prática de esportes para este grupo de atletas. Por isso a audiometria é de fundamental importância, principalmente nos atletas com deficiência visual, que precisam usar a percepção auditiva para se orientarem no dia a dia, nos treinos e nas competições.

Sistema Visual: Muitas das lesões oftalmológicas que permitiram a entrada destes atletas no esporte paralímpico, podem apresentar risco de piora e perda do residual existente, na prática de exercícios físicos intensos e esportes de contato. Patologias como glaucoma e descolamentos de retina, necessitam de avaliação e liberação específica do oftalmologista para a prática esportiva.

No que tange os testes em esteiras ergométricas, em alguns casos é necessário que o deficiente visual mantenha o contato das mãos com o corrimão da esteira (sem se apoiarem), além da orientação verbal sobre sua biomecânica e posição espacial (OLIVEIRA FILHO et al., 2019).

Resultados de Exames

Durante o ciclo dos jogos Paralímpicos de Atenas 2004, foram realizados exames laboratoriais com os atletas da Delegação Brasileira (VITAL, 2004; VITAL et al., 2002) e os resultados indicaram valores normais de glicemia para a maioria dos atletas. Alterações urinárias foram encontradas nos quadros de traumatismo e lesões medulares com descontrole esfincteriano vesical, parasitológicos positivados, hepatite C e dois casos de HIV positivo (VITAL, 2004). Alterações em triglicérides, colesterol e deficiência de ferro foram atribuídas a irregularidades da alimentação dos atletas (VITAL, 2004; VITAL et al., 2002).

Em geral, atletas paralímpicos brasileiros apresentam Raio-X simples de tórax normal (VITAL, 2004; VITAL ET AL., 2002; VITAL, 2002). Nos casos em que esses valores foram anormais, os atletas realizaram tomografia computadorizada, sendo constatadas as seguintes alterações: (1) aspecto compatível com sequela pleural (granuloma calcificado); (2) aspecto compatível com asma brônquica; (3) aspecto compatível com TB.

Em síntese, os resultados de avaliação pré-participação dos estudos de Vital (2004) e Vital et al. (2002), com atletas paralímpicos brasileiros, indicaram que alguns paratletas apresentaram cifoescoliose de categoria leve a mais acentuada, descontrole esfincteriano, asma e bronquite, psoríase, diabetes melito, hipertensão arterial, tuberculose, vitiligo, Instabilidade Crônica do Joelho (L. C. A.), fratura por estresse, lesão no manguito rotador, litíase renal, alterações cardiológicas e alterações traumáticas.

Os resultados das avaliações laboratoriais realizadas para os ciclos paralímpicos de Pequim (2008) e Londres (2012) não apresentaram dados muito diferentes dos que foram encontrados em avaliações anteriores. Dislipidemias, anemias, hipotireoidismo, elevação de CK, infecções como HIV e hepatites são encontradas em pequena proporção quando comparadas ao universo de atletas investigados.

Entretanto, no Eletrocardiograma (ECG) de repouso foram identificados achados anormais (49% para ciclo de Pequim, 60% para Ciclo de Londres). Apesar da grande quantidade de exames anormais, apenas 2% apresentavam achados que demandaram investigação suplementar. É interessante apontar que em outro estudo, realizado por Oliveira Filho et al. (1997), também foram encontradas alterações cardíacas em 51% dos atletas paralímpicos, considerando-se a presença de um ou mais sinais (sopros, estalidos, bradicardia, bloqueio incompleto de ramo direito, sobrecargas, alterações de onda T e bloqueio divisional direito).

O Gráfico 14.1 demonstra os principais achados de ECG de Repouso para os ciclos de Pequim e Londres nos atletas de elite brasileiros. Ressalta-se que as alterações encontradas no ECG não comprometeram a participação esportiva (alterações de relaxamento de ventrículo esquerdo, insuficiência valvar sem repercussão, dilatação de câmaras direitas, hipertrofia concêntrica moderada de ventrículo esquerdo).

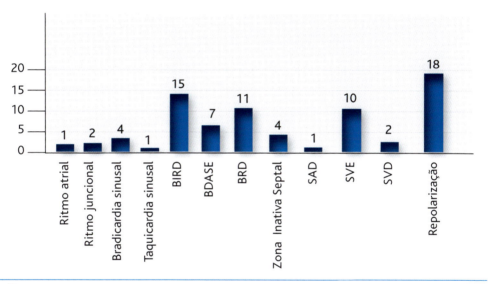

Gráfico 14.1 Representação dos principais achados de ECG de Repouso.
BIRD – Bloqueio Inferior de Ramo Direito, BDASE – Bloqueio Divisional Anterossuperior Esquerdo, BRD – Bloqueio de Ramo Direito, SAD – Sobrecarga Atrial Direito, SVE – Sobrecarga Ventricular Esquerda, SVD – Sobrecarga Ventricular Direita,

Lesões em Atletas com Deficiência

Silva et al. (2013) realizaram um estudo com a Delegação Brasileira de Atletismo Paralímpico e demonstraram que as principais queixas musculoesqueléticas foram as mialgias seguidas pelas artralgias e tendinopatias, tendo os membros inferiores mais acometidos durante o Mundial Paralímpico de Atletismo em Christchurch Nova Zelândia 2011. No mesmo ano, Derman et al. (2013) implementaram novo sistema de registro de lesões e doenças para uso da equipe de saúde em eventos esportivos. Nesse sistema é possível registrar a incidência, características das lesões e as doenças em atletas durante os Jogos Paralímpicos de Londres 2012. Foram registrados 3.565 atletas de 160 países, acompanhados diariamente durante um período de 14 dias. A taxa de incidência de lesões durante o período de competição foi de 12,1/1.000 atletas por dia. Lesões dos membros superiores (35%), em particular do ombro (17%) foram as mais comuns.

Um estudo prospectivo de coorte para caracterizar a incidência e a natureza das lesões, durante os Jogos Paralímpicos de Londres, demonstrou que a incidência geral de lesão foi de 12,7 lesões/1.000 atletas/dia. No geral, 51,5% das lesões eram novas e decorrentes de lesões traumáticas agudas. A região mais lesionada (percentagem de todas as lesões) foi o ombro (17,7%), seguido pelo pulso/mão (11,4%), cotovelo (8,8%) e joelho (7,9%) (WILLICK et al., 2013).

Magno e Silva et al. publicaram uma sequência de três artigos sobre lesões em atletas com deficiência visual e demonstraram que na modalidade de Futebol 5 (deficientes visuais) as lesões traumáticas representam 80% e lesões por *overuse* 20%, sendo a maioria delas nos membros inferiores e tendo como destaque o joelho (MAGNO e SILVA et al., 2013a). Na modalidade Natação para Deficientes Visuais, os atletas apresentaram elevado número de lesões por *overuse*, associada com espasmo muscular na coluna vertebral e tendinopatia nos ombros (MAGNO e SILVA et al., 2013b). Já em estudo realizado com deficientes visuais da modalidade de Atletismo, foi constatado que lesões por *overuse* representaram 82% e as lesões traumáticas representaram 18%, tendo também como destaque maior frequência de lesões nos membros inferiores (MAGNO e SILVA et al., 2013c).

Uma revisão sistemática realizada por Fagher e Lexell (2014), sobre a epidemiologia das lesões esportivas em atletas com deficiência, constatou que as lesões de membros inferiores foram mais comuns em atletas que praticam as modalidades em pé, ao passo que lesões de membros superiores foram mais prevalentes em atletas praticantes de modalidade em cadeira de rodas. De forma complementar, Silva et al. (2015) correlacionaram lesões nos membros inferiores com a força muscular de membros inferiores e concluíram que o desequilíbrio muscular está relacionado ao relato de queixas do joelho e da coxa, em um estudo prospectivo na modalidade de atletismo.

Contudo, o aumento da complexidade no esporte competitivo provocou o aumento simultâneo no contingente de lesões, causando preocupações para atletas e treinadores em todas as esferas de rendimento, pois interrompem o processo evolutivo das adaptações sistemáticas impostas pelo treinamento. A Figura 14.2 abaixo demonstra o ciclo vicioso de origem e manutenção das lesões nos atletas paralímpicos.

A autopercepção desde sistema não é tão simples por parte dos atletas e membros da Comissão Técnica que acompanham o atleta. No estudo de Fagher et al. (2015), no qual foi avaliada a autopercepção de 18 atletas de elite de modalidades paralímpicas de inverno e verão, foi demonstrado que a percepção de suas próprias experiências ao relatar causa e consequências de lesões é muito complexa e multifatorial. Outra conclusão é que sem o entendimento desta complexidade, fica difícil a aplicação de programas preventivos efetivos.

Diante do exposto, ressalta-se a necessidade de implementação de programas preventivos para que essas lesões sejam minimizadas e solucionadas de maneira eficaz

Saúde do Atleta Paralímpico: Avaliações Pré-Participação e Aspectos Clínicos 331

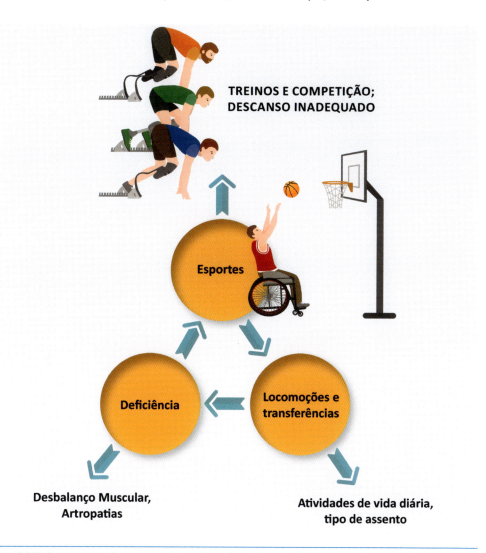

Figura 14.2 Representação esquemática do ciclo vicioso da lesão esportiva paraolímpica.

e definitiva, e o atleta restitua rápida e precocemente sua plena capacidade no nível competitivo. Destaca-se, ainda, que a reabilitação envolve quatro grandes áreas que podem ser implementadas no esporte paralímpico, sendo elas: Monitoramento, Avaliação, Intervenção e Prevenção. Cada uma dessas áreas tem um importante papel para que haja controle e minimização de lesões e reincidências, devolvendo e/ou garantindo ao atleta seu melhor nível de desempenho em treinamentos e competições.

Avaliação Odontológica

Como último apontamento, sugere-se também a inclusão da avaliação odontológica preventiva nos atletas de alto rendimento. Os objetivos da Odontologia Esportiva são: garantir a saúde oral, detectando fatores prejudiciais, tais como respiração bucal, desordens na articulação temporomandibular, doença periodontal, cáries, má oclusão, perdas dentárias, traumas dentários e orofaciais e consequentemente a dor, fatores que podem restringir a alimentação, prejudicar o repouso, reduzir o desempenho nos treinamentos, diminuir o rendimento ou até mesmo afastar o atleta dos treinamentos e competições (REINHEL *et al*., 2015).

É sabido que um processo infeccioso instalado num dente que não seja tratado adequadamente pode causar desde uma alteração sanguínea até uma endocardite bacteriana. Distúrbios na cavidade bucal podem reduz o rendimento esportivo em até 21% (ANTUNEZ; YASMIN, 2010). Dessa forma, a avaliação preventiva, o tratamento precoce e a sua manutenção nos atletas, são a garantia da saúde bucal tão necessária para o exercício das suas funções atléticas.

Considerações Finais

Os benefícios do esporte para PCDs incluem o desenvolvimento físico, relacionado com alterações orgânicas, aspectos metabólicos, cardiorrespiratórios e músculo-osteoarticulares e o desenvolvimento das características psicológicas, como aumento do bom humor, redução do estresse e autoconceito mais positivo.

No que tange aos aspectos clínicos, é necessário que avaliações e monitoramento das condições de saúde sejam cada vez mais enfatizadas, procurando, além da prevenção de lesões e doenças secundárias, também a promoção de saúde de maneira ampla. Para tanto, a equipe multitransdisciplinar composta por diferentes profissionais de saúde poderá auxiliar nessa ação, principalmente com orientações quanto aos medicamentos utilizados, com cuidados básicos de higiene pessoal, vacinação e cartilhas de orientação, dentre outras.

Revisão de Conteúdo

1. Por que atletas paralímpicos devem realizar os exames pré-participação antes de iniciarem o treinamento em uma modalidade esportiva?

2. O que é disreflexia autonômica e quais são seus riscos em atletas com Lesão Medular?

REVISÃO 3. Qual a importância da audiometria para atletas com deficiência visual?

Dopagem e Antidopagem – Orientação do Uso de Medicamentos no Esporte Paralímpico

Ao terminar o preenchimento da ficha médica de cada atleta, procuramos passar as informações que achamos importantes e uma delas é sobre o uso de medicamentos e suplementos no esporte paralímpico e como ele deve se comportar quando for selecionado para um controle de doping.

Anteriormente, o CPB distribuía anualmente uma cartilha com estas informações e atualmente a iniciativa está sob a responsabilidade da Autoridade Brasileira de Controle de Dopagem (ABCD) no Brasil e regulamentada pela Agência Mundial Antidroga (AMA-WADA), que libera uma lista com as substâncias e os métodos proibidos que são iguais tanto para os olímpicos como para os paralímpicos e têm validade de 01 de janeiro a 31 de dezembro de cada ano.

Ministramos, também, palestras sobre os temas para cada modalidade como medida educativa, com objetivo de garantir o alto nível das competições em igualdade de condições entre todos os atletas, promovendo a saúde sempre.

Historicamente os atletas paralímpicos não apresentam um grande histórico de violação das regras antidopagem. Van de Villet e colaboradores, em 2012, realizaram uma revisão sobre o tema e verificaram que o índice de dopagem gira em torno de 1%. Entre 2000 e 2011 foram verificadas 60 possíveis violações das regras antidopagem. Os esportes onde encontrou-se o maior índice foram: Hockey no Gelo, Ski Nórdico, Halterofilismo, Atletismo, Tiro, Natação, e Dança em Cadeira de Rodas. Os jogos com elevado índice foram os de verão de Sidney e Atenas. No Brasil, os maiores índices são encontrados no Halterofilismo e Atletismo. As substâncias mais encontradas são os anabolizantes em primeiro lugar, seguidos por estimulantes e diuréticos, respectivamente.

O controle antidopagem do esporte paralímpico está sob as mesmas regras determinadas pela Agência Mundial Antidopagem AMA-WADA. Porém, algumas peculiaridades devem ser seguidas para que a conformidade seja mantida.

Cateterização Vesical

O cateter é de uso pessoal, portanto o atleta deve ser responsável por todo o sistema de coleta de urina. A organização do evento ou da coleta de amostra pode disponibilizar o cateter, mas não em caráter obrigatório. A coleta através de *Uropen* é permitida, desde que haja reintrodução do material na frente do oficial de coleta ou pelo escolta antidopagem. Esta informação deve estar contida no formulário de toma de amostra, para que não haja indução de quebra de procedimento.

Cegos – Deficiente Visuais Graves – Deficientes com Dificuldade de Manipulação

Caso o atleta se sinta inseguro para manipular a sua amostra, seja por baixa visão ou por deficiência motora grave, é solicitado auxílio. Este auxílio pode ocorrer por parte do acompanhante ou por parte do oficial de coleta ou ainda pelo escolta. Ambas as situações devem constar em formulário de toma de amostra.

Deficiência Intelectual

É fortemente recomendado que todos os procedimentos de toma amostra, realizados em deficientes intelectuais, seja sempre na presença de acompanhantes, para evitar o risco que quebra de procedimento por induzir responsabilidade a indivíduos que podem não possuir autonomia legal.

Referências

1. AGNE, J. E.; CASSOL, C. M.; BATAGLION, D.; FERREIRA, F. V. Identificação das causas de amputações de membros no Hospital Universitário de Santa Maria. *Revista do Centro de Ciências da Saúde*, v. 10, n. 1, 2004.
2. ANTUNEZ, M, E, M, R; YASMIN, B. O Binômio Esporte-Odontologia. *Adolescência & Saúde*, v. 7, n. 1, p. 37-39, 2010.
3. BEAR, M. F.; CONNOR, B. W.; PARADISO, M. A. *Neurociências: desvendando o sistema nervoso*. 4. ed. – Porto Alegre: Artmed, 2017.
4. BLAUWET, C. A.; BENJAMIN-LAING, H.; STOMPHORST, J.; VAN DE VLIET, P.; PITGROSHEIDE, P.; WILLICK, S. E. Testing for boosting at the Paralympic games: policies, results and future directions. *British Journal of Sports Medicine*, v. 47, p. 832-837, 2013.
5. BRASIL, MINISTÉRIO DA SAÚDE. *Diretrizes de Atenção à Pessoa com Lesão Medular*. Brasília: Ministério da Saúde, 2013a.
6. BRASIL, MINISTÉRIO DA SAÚDE. *Diretrizes de Atenção à Pessoa Amputada*. Brasília: Ministério da Saúde, 2013b.
7. COLETTA, E. N. A. M. Padrões histológicos dos processos infiltrativos difusos em Colagenoses. *Journal Brasileiro de Pneumologia*, v. 23, n. 4, 1997.

8. COSTA, L. CL. A.; VISSOCI, J. R.; MODESTO, L. M.; VIEIRA, L. F. O sentido do esporte para atletas de basquete em cadeiras de rodas: processo de integração social e promoção de saúde. *Revista Brasileira de Ciências do Esporte*, v. 36, n. 1, p. 123-140, 2014.
9. DERMAN, W., SCHWELLNUS, M., JORDAAN, E., BLAUWET, C. A., EMERY, C., PIT-GROSHEIDE, P., MARQUES, N. A., MARTINEZ-FERRER, O., STOMPHORST, J., VAN DE VLIET, P., WEBBORN, N., WILLICK, S. E. Illness and injury in athletes during the competition period at the London 2012 Paralympic Games: development and implementation of a web-based surveillance system (WEB-IISS) for team medical staff. British *Journal of Sports Medicine*, v. 47, n. 7, p. 420-425. 2013.
10. DUBOWITZ V. Histological and histochemical stains and reactions. In Dubowitz V, ed. *Muscle Biopsy: A Practical Approach*. 2 ed. London: Bailliere Tindall; 1985.
11. FAGHER, K.; LEXELL, J. Sports-related injuries in athletes with disabilities. *Scandinavian Journal of Medicine & Science in Sports*, v. 24, n. 5, p. 320-331. 2014.
12. FAGHER K, FORSBERG A, JACOBSSON J, TIMPKA T, DAHLSTRÖM Ö, LEXELL J. Paralympic Athletes' Perceptions of Their Experiences of Sports-Related Injuries: a Qualitative Study Abstract. *European college of sports science conference*, 2015.
13. GHORAYEB, N.; BARROS NETO, T. L. *O exercício: preparação fisiológica, avaliação médica, aspectos especiais e preventivos*. São Paulo: Atheneu, 1999.
14. GHORAYEB,N. STEIN, R.; DAHER, D. J.; SILVEIRA, A. D.; RITT, L. E. F.; SANTOS, D. F. P.; SIERRA, A. P. R.; HERDY, A. H.; ARAÚJO, C. S.; COLOMBO, C. S.; KOPILER, D. A.; LACERDA, F. F. R.; LAZZOLI, J. K.; MATOS, L. D. N. J.; LEITÃO, M. B.; FRANCISCO, R. C.; ALÔ, R. O. B.; TIMERMAN, S.; CARVALHO, T.; GARCIA, T. G. Atualização da Diretriz em Cardiologia do Esporte e do Exercício da Sociedade Brasileira de Cardiologia e da Sociedade Brasileira de Medicina do Exercício e Esporte – 2019. Arquivos Brasileiros de Cardiologia, v. 12, n.3, 2019.
15. GOODMAN, J.M.; BURR, J.F.; BANKS, L.; THOMAS, S.G. The Acute Risks of Exercise in Apparently Healthy Adults and Relevance for Prevention of Cardiovascular Events. *Canadian Journal of Cardiology*, v. 32, p. 523-532, 2016.
16. KIRSHBLUM, S.C.; BURNS, S.P.; BIERING-SORENSEN, F. DONOVAN, W.; GRAVES, D. E.; AMITABH, J.H.A.; JOHANSEN, M.; JONES, L.; KRASSIOUKOV, A.; MULCAHEY, M.J.; SCHMIDT-READ, M.; WARING, W. International standards for neurological classification of spinal cord injury. *The Journal of Spinal Cord Medicine*, v .34, n. 6, p. 535-546, 2011.
17. KRASSIOUKOV, A.; BIERING-SØRENSEN, F.; DONOVAN, W.; KENNELLY, M.; KIRSHBLUM, S.; KROGH, K.; ALEXANDER, M. S.; VOGEL, L.; WECHT, J. International standards to document remaining autonomic function after spinal cord injury. *The Journal of Spinal Cord Medicine*, v. 35, n. 4, p. 201-210, 2012.
18. LEITÃO, M. B.; ESPÓSITO, J. M. R.; PILOTTO, V. Avaliação Cardiológica. In: Mello, M. T. *Avaliação Clínica e da Aptidão Física dos Atletas Paralímpicos Brasileiros: Conceitos, Métodos e Resultados*. 01. ed. Rio de Janeiro RJ: Atheneu, 2004, p. 57-75.

19. LEMAN, S.; BERNET, F.; SEQUEIRA, H. Autonomic dysreflexia increases plasma adrenaline level in the chronic spinal cordinjured rat. In: Neuroscience Letters, v. 286, n. 3, p. 159-162, 2000

20. MAGNO e SILVA, M. P.; BILZON, J.; DUARTE, E.; GORLA, J. I.; VITAL, R. Sport Injuries in Elite Paralympic Swimmers With Visual Impairment. *Journal of Athletic Training*, v. 48, p. 130614075738001-498, 2013b

21. MAGNO e SILVA, M. P.; BILZON, J.; MORATO, M. P.; DUARTE, E. Sports Injuries in Brazilian Blind Footballers. *International Journal of Sports Medicine*, v. 34, p. 239-243, 2013a.

22. MAGNO e SILVA, M. P.; Winckler, C.; SILVA, A. A. C. E.; BILZON, J.; DUARTE, E. Sports Injuries in Paralympic Track and Field Athletes with Visual Impairment. *Medicine and Science in Sports and Exercise*, v. 45, p. 908-913, 2013c

23. MARQUES, A. M.; HEINECK, L. H.; SCHOELLER, S. D. Cuidados em saúde com o lesado medular. In: SCHOELLER, S. D.; MARTINI, A. C.; FORNER, S.; NOGUEIRA, G. C. *Abordagem Multiprofissional em Lesão Medular: Saúde, Direito e Tecnologia*. Florianópolis: Publicação do IFSC, 2016.

24. MARTINI, A. C.; FORNER, S. Anatomia da medula espinhal e fisiopatologia da lesão medular. In: SCHOELLER, S. D.; MARTINI, A. C.; FORNER, S.; NOGUEIRA, G. C. *Abordagem Multiprofissional em Lesão Medular: Saúde, Direito e Tecnologia*. Florianópolis: Publicação do IFSC, 2016.

25. MAZZEO, F.; SANTAMARIA, S.; IAVARONE, A. Boosting in paralympic athletes with spinal cord injury: doping without drugs. **Functional Neurology,** v. 30, n. 2, p. 91-98, 2015.

26. NOBREGA, A. C. L.; HERNANDEZ, A. J.; BAPTISTA, C.; ARAÚJO, C. G. S.; KOPILER, D.; DAHER, D.; Drummond, F. A.; NETO, J. A. G.; TEIXEIRA, J. A. C.; LAZZOLI, J. K.; ESPÓSITO, J. M.; TÁVORA, M. Z. P.; ORTIZ, M.; SOBRINHO, M. I. H.; Ghorayeb, H.; MEHTA, N.; Baptista, P.; MICHELOTTO, P. V.; CASTRO, R. R.; NAHAS, R. M.; BARROS, R. R.; VITAL, R.; DAHER, S. A.; BORGES, S. F.; CARVALHO, T. Morte Súbita no Exercício e no Esporte. Diretriz da Sociedade Brasileira de Medicina do Esporte. *Revista Brasileira de Medicina do Esporte*, v. 11, s. 11, 2005.

27. NOCE, F.; SIMIM, M. A. de M; MELLO, M. T. de. A percepção de qualidade de vida de pessoas portadoras de deficiência física pode ser influenciada pela prática de atividade física? *Revista Brasileira de Medicina do Esporte*, v. 15, n. 3, 2009.

28. OLIVEIRA, A. S. B.; MAYNARD, F. M. Síndrome Pós-Poliomielite: Aspectos Neurológico. *Revista Neurociências*, v. 10, n. 1, p. 31-34, 2002.

29. OLIVEIRA FILHO, J. A.; SILVA, A. C.; LIRA FILHO, E.; LUNA FILHO, B.; COVRE, S. H.; LAURO, F. A. *et al.* Coração de Atleta em Desportistas Deficientes de Elite. *Arquivos Brasileiros de Cardiologia*, v. 69, n. 6, p. 385-388, 1997.

30. OLIVEIRA FILHO, J. A.; NÓBREGA, A. C. L.; EMED, L. G. M.; LEITÃO, M. B.; VITAL, R. Paralímpicos – Adendo à Atualização da Diretriz em Cardiologia do Esporte e do Exercício da Sociedade Brasileira de Cardiologia e da Sociedade Brasileira de Medicina do Exercício e Esporte. Artigo Especial. Arquivos Brasileiros de Cardiologia, v. 113, n. 3, 2019.

31. O SULLIVAN, S.B.; SCHMITZ, T.J. *Fisioterapia: Avaliação e Tratamento*. 2.ed. São Paulo: Manole, 1993.
32. REINHEL, A, F; SCHERMA, A, P; PERALTA, F, S; PALMA, I, C, R. Saúde bucal e performance física de atletas. *ClipeOdonto*, v. 7, v. 1, p. 45-46, 2015.
33. ROSENBAUM, P.; PANETH, N.; LEVITON, A.; GOLDSTEIN, M.; BAX, M.; DAMIANO, D.; A report: the definition and classification of cerebral palsy. Developmental Medicine and Child Neurology, v.109, p.8-14, 2007.
34. SMELTZER, S. C.; BARE, B. G. *Brunner e Suddarth – Tratado de Enfermagem Médico-Cirúrgica. 11ªed*. Rio de Janeiro: Guanabara-Koogan, 2009.
35. SILVA, A.; MATTIELLO, S. M.; ZANCA, G.; SOUZA, R. P. A.; VITAL, R.; ITIRO, R.; WINCKLER, C.; TUFIK, S.; MELLO, M. T. Queixas musculoesqueléticas e procedimentos fisioterapêuticos na Delegação Brasileira Paralímpica durante o Mundial Paralímpico de Atletismo em 2011. *Revista Brasileira de Medicina do Esporte*, v. 19, p. 256-259, 2013.
36. SILVA, A., ZANCA, G., ALVES, E. S., LEMOS, V. L., GÁVEA, S. A., WINCKLER, C., MATTIELLO, S. M., PETERSON, R., VITAL, R., TUFIK, S., MELLO, M. T. Isokinetic Assessment and Musculoskeletal Complaints in Paralympic Athletes: A Longitudinal Study. *American Journal of Physical Medicine & Rehabilitation*, Post Author Corrections: March 3, p, 2-7. 2015.
37. SILVA, A.; VITAL, R.; MELLO, M. T. Atuação da fisioterapia no esporte paralímpico. Revista Brasileira de Medicina do Esporte, v.22, n. 2, p. 157-161, 2016.
38. VITAL, R. Avaliação Clínica In: MELLO, M. T. Paraolímpiadas Sidney 2000. São Paulo: Atheneu; 2004.
39. VITAL, R.; LEITÃO, M. B.; DE MELLO, M. T.; TUFIK, S. Avaliação clínica dos atletas paralímpicos. Revista Brasileira de Medicina do Esporte, v.8, n. 3, 2002.
40. VITAL R., SILVA, H. G. P. V. As Lesões Traumato-ortopédicas. In: MELLO, M. T. Avaliação Clínica e da Aptidão Física dos Atletas Paralímpicos Brasileiros: conceitos, Métodos e Resultados. São Paulo: Atheneu; 2004.
41. VITAL R; SILVA, H. G. P. V.; NASCIMENTO, R. B.; ROCHA, E. A.; MIRANDA, H. F.; KNACKFUSS, M. I.; FILHO, J. F. Lesões traumato-ortopédicas nos atletas paralímpicos. *Revista Brasileira de Medicina do Esporte*, v. 13, n. 3, 165-168, 2007.
42. WEBBORN, N.; VAN DE VLIET, P. Paralympic medicine. Lancet, v. 380, p. 65-71, 2012.
43. WIDEMANN, H.P.; MATTHAY, R. A. Pulmonary manifestations of the collagen vascular diseases. *Clinics in Chest Medicine*, p. 677-722, 1989.
44. WILLICK, S. E.; WEBBORN, N.; EMERY, C.; BLAUWET, C. A.; PIT-GROSHEIDE, P.; STOMPHORST, J. VAN DE VLIET, P.; PATINO MARQUES, N. A.; MARTINEZ-FERRER, J. O.; JORDAAN, E.; DERMAN, W.; SCHWELLNUS, M. The epidemiology of injuries at the London 2012 Paralympic Games. *British Journal of Sports Medicine*, v. 47, n. 7, p. 426-32. 2013.
45. ZUCHETTO A, CASTRO R. As contribuições das atividades físicas para a qualidade de vida dos deficientes físicos. *Revista Kinesis*, n. 26, p. 52-68, 2002.

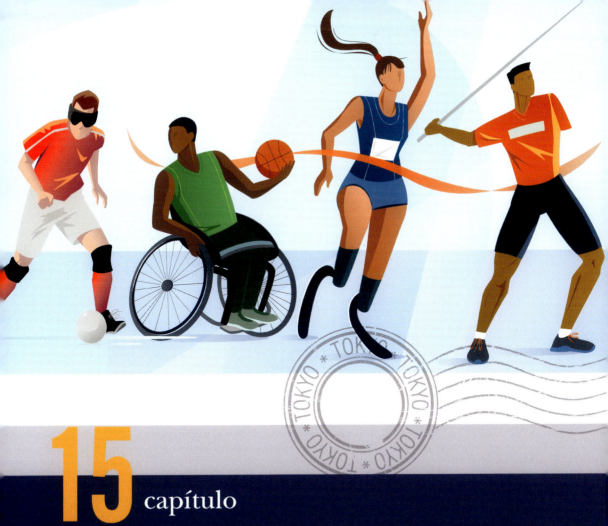

15 capítulo

Fisioterapia no Esporte Paralímpico: Atuação, Epidemiologia de Lesões Musculoesqueléticas, Avaliação e Avanços Científicos

- Larissa Santos Pinto Pinheiro
- Andressa Silva
- Juliana Melo Ocarino
- Renan Alves Resende

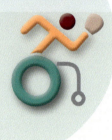

Introdução

Atuação do Fisioterapeuta no Esporte Paralímpico

Juntamente com a evolução do esporte paralímpico, o fisioterapeuta se tornou, ao longo do tempo, um profissional de extrema importância. Isso se deve ao fato do fisioterapeuta ser o profissional que atua na reabilitação, viabilizando a participação da pessoa com deficiência física no esporte. Especificamente no esporte paralímpico, o fisioterapeuta tem competências para atuar não só na avaliação, reabilitação de atletas com lesões no sistema musculoesquelético, na recuperação após treinos e competições e na prevenção de ocorrência de novas lesões decorrentes de sua prática esportiva, mas também na classificação funcional desses atletas de acordo com sua deficiência física (SILVA; VITAL; DE MELLO, 2016).

A alta demanda de trabalho do fisioterapeuta põe em evidência as necessidades desse profissional no cenário esportivo paralímpico, proporcionando, desta forma, uma visão sobre as razões pelas quais os atletas buscam apoio da fisioterapia durante a realização dos Jogos Paralímpicos (MACEDO et al., 2019). Levando em consideração que o fisioterapeuta é de suma importância no processo de avaliação física-funcional, tratamento e prevenção de lesões, no retorno do paratleta ao esporte e no acompanhamento deste nos treinos e em competições, ao longo desse capítulo iremos abordar sobre os diferentes aspectos da atuação do fisioterapeuta no esporte paralímpico. Especificamente, iremos apresentar o papel e a participação do fisioterapeuta no acompanhamento de atletas paralímpicos, a epidemiologia das lesões musculoesqueléticas mais frequentes nessa população, uma proposta de lógica de avaliação do atleta paralímpico baseado em raciocínio clínico e, por fim, os avanços científicos atuais na área do estudo das lesões no esporte. Esses dados poderão nortear os fisioterapeutas que possam vir a trabalhar no esporte paralímpico e outros profissionais envolvidos na área.

Atuação do Fisioterapeuta na Classificação Funcional

Antes de participar de qualquer competição paralímpica, o atleta com deficiência deve obrigatoriamente passar por uma classificação funcional realizada por uma banca. O fisioterapeuta, juntamente com médicos, terapeutas ocupacionais, psicólogos e educadores físicos, compõe essa banca de classificação tendo como objetivo realizar uma avaliação física e funcional detalhada do atleta para classificá-lo funcionalmente dentro das classes elegíveis da modalidade paralímpica pretendida. O detalhamento sobre os fundamentos da Classificação Funcional pode ser encontrado no capítulo de Classificação Funcional da presente obra.

Atuação do Fisioterapeuta Junto ao Atleta Paralímpico

O primeiro registro na literatura sobre a participação do fisioterapeuta na equipe de saúde foi nos Jogos Paralímpicos de Barcelona em 1992, no qual a Delegação da Inglaterra, composta por 205 atletas, levou uma equipe de saúde formada por 12 profissionais, sendo que 7 eram fisioterapeutas, e ainda, relataram alta demanda de trabalho da fisioterapia. A massagem terapêutica foi descrita como um dos recursos mais utilizados com os atletas antes a após as competições, seguido pelos recursos de eletrotermoterapia. O fisioterapeuta esportivo exerce um papel importante no esporte paralímpico, que inicia na indicação e na apresentação do esporte adaptado às pessoas com deficiência que acontece ainda no processo de reabilitação do paciente. No esporte, o fisioterapeuta atua na avaliação, na prevenção e no tratamento de atletas com lesões musculoesqueléticas decorrentes da prática esportiva. No Brasil, o Comitê Paralímpico Brasileiro (CPB) tem fisioterapeutas em suas delegações desde a Paralimpíada de Atlanta 1996, com 2 fisioterapeutas para 60 atletas, crescendo na Paralimpíada de Sidney 2000, com 3 fisioterapeutas para 64 atletas, e na Paralimpíada de Atenas 2004, que contava com 5 fisioterapeutas para 98 atletas. Na Paralimpíada de Pequim 2008, participaram 188 atletas e 14 fisioterapeutas; na Paralimpíada de Londres 2012, 182 atletas e 16 fisioterapeutas, e nos últimos Jogos Paralímpicos do Rio de Janeiro, em 2016, foram 286 atletas com uma equipe de 28 fisioterapeutas (Figura 15.1). Esses dados revelam que, com o passar dos anos, houve um aumento discreto no número de fisioterapeutas nas equipes, mas acompanhado de um aumento expressivo no número de atletas. Dessa forma, embora crescente, a participação de fisioterapeutas nas equipes de atenção à saúde do atleta durante os jogos paralímpicos ainda precisa ser fomentada.

Durante esses eventos esportivos, cada modalidade tinha um fisioterapeuta alocado com a equipe de atletas e acompanhando a rotina de treinamento de competições. Nesses grandes eventos esportivos, uma clínica de fisioterapia é montada com toda a estrutura necessária num espaço fornecido pelo CPB para atender a todos os atletas da delegação que tenham lesões de início repentino ou de início gradual em decorrência da prática esportiva (DA SILVA *et al.*, 2013). De acordo com a literatura, a organização de um setor de fisioterapia durante Jogos Paralímpicos precisa oferecer as melhores intervenções para prevenção, reabilitação e recuperação do atleta. O cuidado adequado na policlínica pode influenciar o desempenho do atleta e, assim, impactar o nível das competições durante os Jogos Paralímpicos (GRANT *et al.*, 2014). Dessa forma, o número crescente de fisioterapeutas na equipe e suas diferentes frentes de atuação com o atleta paralímpico revelam a importância desse profissional para essa modalidade. Além disso, o crescimento da popularidade e da participação de pessoas com deficiência física nesses esportes no âmbito profissional ou amador revela a necessidade de que o fisioterapeuta precisa estar cada vez mais presente na área esportiva paralímpica, com uma atuação imprescindível na equipe de saúde que cuida do atleta.

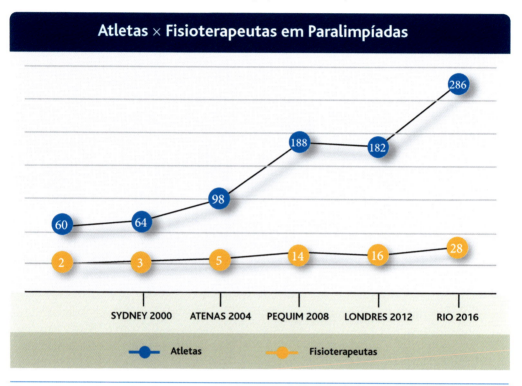

Figura 15.1 Evolução do número de atletas e fisioterapeutas ao longo das Paralimpíadas.
Fonte: Adaptada de Silva, Vital e de Mello, 2016.

Epidemiologia de Lesões Musculoesqueléticas no Esporte Paralímpico

A maior parte dos estudos que avaliaram a ocorrência de lesões musculoesqueléticas em atletas paralímpicos foi realizada durante eventos esportivos, como os Jogos Paralímpicos. Esses estudos apontam que lesões de partes moles, como as contusões e a formação de pontos-gatilhos, e lesões articulares, como as entorses, são as mais comuns entre os atletas paralímpicos. Além disso, as lesões de início repentino são mais frequentes que as lesões conhecidas como lesões de início gradual (DERMAN et al., 2018). Isso pode estar relacionado ao fato de as lesões de início gradual serem frequentemente subnotificadas durante eventos e competições esportivas, uma vez que a maioria das definições de lesão esportiva é baseada no afastamento da participação do atleta em treinos ou competições ou na necessidade de atendimento médico, o que dificulta a detecção de lesões que têm início insidioso e muitas vezes severidade de leve a moderada, como as lesões de início gradual (WEILER *et al.*, 2016).

A maior parte dos estudos que investigou o perfil das lesões no esporte paralímpico demonstrou que o ombro é a região corporal mais frequentemente afetada, principalmente em modalidades esportivas compostas majoritariamente por atletas que não deambulam, como no Basquete em cadeira de rodas, Rugby em cadeira de rodas, Esgrima em cadeira de rodas e Halterofilismo. Isso pode ser explicado pelas maiores demandas impostas aos membros superiores tanto nas atividades diárias quanto durante a prática esportiva desses atletas (DERMAN *et al.*, 2018; VAN DE VLIET, 2012; WILLICK *et al.*, 2016). A interação de fatores como desequilíbrio dos músculos da cintura escapular, carga excessiva de treinamento e assimetrias na cinemática escapular durante a propulsão na cadeira de rodas também pode ajudar a explicar a maior incidência de lesões no ombro em atletas paralímpicos que não deambulam.

Em contrapartida, as lesões nos membros inferiores, principalmente na região da coxa e no joelho, são as mais comuns em atletas paralímpicos que deambulam, como no Futebol de Cinco e no Atletismo, especificamente nas provas de pista e rua (BLAUWET *et al.*, 2016; DERMAN *et al.*, 2013). No Futebol de Cinco, o membro inferior é a região de maior demanda durante o jogo. Especificamente, as demandas de deslocamentos no campo, posse de bola e a própria imprecisão do chute realizado pelos atletas paralímpicos com deficiência visual também contribuem para o contato físico direto e, assim, para a maior incidência de contusões (MAGNO E SILVA *et al.*, 2013; WEBBORN *et al.*, 2016). Já em atletas do para atletismo com paralisia cerebral, o aumento do tônus muscular associado à diminuição de mobilidade dos membros inferiores pode contribuir para sobrecarga dos componentes teciduais articulares e, consequentemente, para a ocorrência de lesão nesses tecidos. Finalmente, em atletas paralímpicos com amputação unilateral, a protetização contribui para alterações da biomecânica da corrida em decorrência das assimetrias entre os membros inferiores (MORRIËN; TAYLOR; HETTINGA, 2017). Por exemplo, Arellano *et al.* (2015) investigaram os efeitos da velocidade da corrida e da protetização unilateral em corredores recreacionais e atletas paralímpicos no posicionamento mediolateral do pé relativo à linha média do corpo. Eles encontraram que a variabilidade do posicionamento mediolateral do pé em corredores recreacionais aumentou de forma simétrica, entre os membros inferiores, com o aumento da velocidade da corrida, enquanto em atletas paralímpicos, esse aumento de variabilidade ocorreu de forma assimétrica, sendo maior no membro inferior afetado, o que parece ser uma estratégia compensatória para manutenção do equilíbrio mediolateral nesses atletas.

Em relação à prevalência e à incidência de lesões, os Jogos Paralímpicos de Inverno de Pyeongchang, 2018, apresentaram 19,8% de prevalência de lesão e incidência de 20,9 lesões por 1.000 atleta-dias (Intervalo de Confiança [IC] 95% de 7,4 a 25,0). Entre os esportes de inverno, o *snowboard* foi o que apresentou a maior taxa de incidência de lesões (40,5 lesões por 1.000 atleta-dias [IC 95% de 28,5 a 57,5]). Em contrapartida, nos Jogos Paralímpicos de Verão do Rio 2016, a prevalência de lesão foi de 12,1% e a incidência foi de 10,0 lesões por 1.000 atleta-dias (IC 95% de 9,1 a 10,9), sendo o Futebol de Cinco o esporte com maior incidência (22,5 lesões por 1.000 atleta-dias [IC 95% de 14,8 a 34,1]) (DERMAN et al., 2018, 2020). Apesar do número cada vez mais expressivo de estudos sobre a epidemiologia das lesões em atletas paralímpicos em competições esportivas, poucos estudos avaliaram a epidemiologia das lesões em atletas paralímpicos ao longo de uma temporada esportiva. Fagher et al. (2020a, 2020b) avaliaram atletas paralímpicos suecos durante 52 semanas e encontraram incidência de lesão de 6,9/1.000 horas de exposição esportiva (IC 95% de 6,0 a 8,0) e prevalência por período de 31% (CI 95% de 23,0 a 40,0) para lesões severas. Além disso, esses estudos demonstraram prevalência de 32% de lesões traumáticas, 16% de lesões com mecanismo repetitivo, porém de apresentação aguda (por exemplo, fratura por estresse) e 52% de lesões com mecanismo repetitivo, porém de apresentação gradual (por exemplo, tendinopatia) (BAHR et al., 2020). Essa prevalência foi maior do que a dos Jogos Paralímpicos, o que reforça a hipótese de lesões de início gradual serem subdiagnosticadas durante eventos competitivos.

Como citado anteriormente, de modo geral, ainda há na literatura científica um número limitado de estudos prospectivos avaliando a epidemiologia das lesões esportivas nos atletas paralímpicos com estudos de baixa qualidade, e inconsistências nas definições de lesões esportivas, métodos e taxas de lesões. Em um consenso publicado recentemente pelo Comitê Olímpico Internacional, os autores definiram e conceituaram parâmetros amplamente utilizados no processo de vigilância de lesões e doenças em estudos epidemiológicos, já que esses são elementos fundamentais nos esforços para proteger a saúde do atleta (BAHR et al., 2020). Além disso, a coleta de dados dos estudos deve incluir informações relacionadas ao nível competitivo, classificação funcional, a gravidade e o tipo da lesão, porque esses parâmetros também podem influenciar na prevalência estimada e na incidência de lesões em atletas paralímpicos.

Os estudos sobre epidemiologia de lesões musculoesqueléticas em atletas paralímpicos apresentam maiores prevalências e incidências, se comparadas às taxas em atletas olímpicos, o que demonstra que os mecanismos de ocorrência de lesões musculoesqueléticas nessa população precisam ser melhor compreendidos. Atletas paralímpicos podem apresentar diferentes classes funcionais, variando desde perda de força muscular até atletas paralímpicos com deficiência intelectual (IPC, 2015). Essa gama de perfis requer abordagens específicas e diferenciadas para tratar e prevenir a ocorrência de lesões musculoesqueléticas. Além disso, os atletas paralímpicos utilizam equipamentos próprios para competir, como cadeira de rodas ou dispositivos protéticos, o que aumenta a complexidade de estratégias projetadas para reduzir o risco de lesões (VAN DE VLIET, 2012). As lesões esportivas em atletas paralímpicos, diferentemente das lesões em atletas fisicamente aptos, também podem estar relacionadas à sua própria deficiência ou ao dispositivo de assistência que eles utilizam em suas vidas diárias. Portanto, para entender melhor as lesões em atletas paralímpicos e os fatores relacionados, é necessário realizar uma avaliação que leve em consideração as especificidades da modalidade esportiva, o nível de classificação e da própria condição de saúde dos atletas paralímpicos para, assim, projetar e implementar abordagens mais individualizadas.

Avaliação Fisioterápica do Atleta Paralímpico

O processo de avaliação musculoesquelética requer um exame sistemático, adequado e completo com a finalidade de compreender em sua totalidade as queixas apresentadas pelo atleta paralímpico. Esse processo se baseia no raciocínio clínico, que pode ser definido como "pensamento e tomada de decisão associados à prática clínica que permite que o terapeuta tome a ação mais bem julgada e individualizada para o atleta" (HIGGS et al., 2008). Através de um método sequencial é possível garantir que nenhum aspecto seja negligenciado durante a avaliação. Iniciando com a anamnese, o fisioterapeuta é capaz de identificar informações para o entendimento da queixa, ou quadro clínico, e quais os fatores que podem exercer alguma influência sobre esses aspectos, como por exemplo posturas ou movimentos que agravam ou minimizam sintomas (BAKER et al., 2016). Nesse processo irá se estabelecer o tipo de raciocínio clínico denominado narrativo. Trata-se de um "processo de investigação e de gestão reflexiva", pelo qual o fisioterapeuta entende o problema apresentado, a perspectiva do atleta paralímpico e o contexto desse problema. Por ser um processo colaborativo, exige comunicação eficaz e raciocínio contínuo até que um plano de gerenciamento seja acordado (JONES; RIVETT, 2003). A partir da anamnese, é possível estabelecer hipóteses diagnósticas, as quais serão subsequentemente testadas durante o restante do processo de avaliação, chamado de raciocínio hipotético-dedutivo. Em outras palavras, o fisioterapeuta gera hipóteses com base nos dados apresentados, e que serão testadas. A partir da confirmação ou não dessas hipóteses inicias, o fisioterapeuta gera outras hipóteses a serem testadas até que um caminho de gerenciamento seja definido claramente (MAY et al., 2008). Com o teste de hipóteses, o fisioterapeuta, baseado em seu conhecimento teórico e raciocínio clínico, irá estabelecer como será conduzida a sequência da avaliação, contemplando as etapas de observação e do exame físico, para enfim, traçar o plano de tratamento (MAGEE, 2013).

Quanto aos aspectos práticos, a anamnese do atleta paralímpico deve compreender, além das questões relacionadas à queixa principal e história (que engloba localização, início, intensidade, frequência e comportamento dos sintomas), os objetivos e as expectativas para que possam ser discutidos e ajustados. Por exemplo, durante a anamnese de uma atleta do para halterofilismo que utiliza cadeira de rodas devido à lesão medular em região torácica alta, com queixa de dor nos ombros, o fisioterapeuta identifica uma dor de intensidade moderada na região do peitoral menor e do tendão da cabeça longa do bíceps, bilateralmente, que piora em movimentos de abdução e rotações do ombro. Durante a entrevista, a atleta relata que gostaria de voltar a realizar a atividade de natação, pois considera uma atividade prazerosa que auxilia na diminuição da ansiedade, porém, teve que interrompê-la devido à dor. Além disso, uma anamnese detalhada também envolve os aspectos da funcionalidade que podem estar relacionados com as limitações na prática esportiva, mas também com a realização em determinadas atividades do dia a dia, para posterior avaliação das capacidades necessárias para lidar com essas demandas. No exemplo citado anteriormente, a atleta relata dificuldade nas transferências, como entrar e sair do carro, e no manejo da cadeira de rodas após longas distâncias percorridas, sendo essas tarefas realizadas em uma intensidade e volume maiores que o próprio treinamento esportivo. Por fim, as características da modalidade esportiva, incluindo o gesto esportivo que pode influenciar na queixa e os aspectos da deficiência, abrangendo os antecedentes médicos, tratamentos complementares e possíveis "bandeiras vermelhas", complementam a parte subjetiva da avaliação (VANNATTA; HABERL, 2018). Seguindo o exemplo, a atleta complementa que a dor também ocorre durante o movimento de supino nos treinos, o que dificulta a realização de tal atividade.

Seguindo para a etapa de observação, o fisioterapeuta analisa o gesto esportivo ou movimentos globais que se aproximam do gesto esportivo ou a atividade em que a paratleta relatou dor e/ou limitações funcionais na etapa anterior. Essa fase tem como principal objetivo identificar alterações do padrão de movimento que possam estar relacionadas ao aumento de estresse tecidual e/ou contribuir para as limitações funcionais relatadas pela atleta. No caso clínico apresentado, o fisioterapeuta observa, por exemplo, diminuição da rotação superior da escápula na fase final do ritmo escapuloumeral e anteriorização da cabeça do úmero, bilateralmente, durante o movimento de supino, com consequente reprodução da dor em ambos os movimentos. Ao término da etapa de observação, o fisioterapeuta retorna à hipótese diagnóstica original, estabelecida ao final da anamnese, para verificar se alguma alteração deve ser feita a partir das informações adicionais coletadas (BAKER et al., 2016).

Em seguida, a condução do exame físico pode ser feita por meio de uma proposta de avaliação que consiste na identificação de alterações locais e não locais relacionadas com a queixa apresentada pela paratleta. Primeiramente, identifica-se as deficiências de estrutura e função corporal no segmento acometido (fatores locais). Em seguida, realiza-se a avaliação das deficiências presentes em outros segmentos (fatores não locais) que podem ter relação com a queixa e com as alterações iniciais observadas nas outras etapas da avaliação. A escolha dos parâmetros a serem avaliados deve estar articulada com o que foi observado na história da atleta, e com as deficiências observadas na avaliação do movimento funcional ou do gesto esportivo. Esses parâmetros podem incluir aspectos da mobilidade articular, função muscular, alinhamento, função neural, palpação e testes específicos, incluindo os testes de capacidade funcional. No exemplo apresentado, o fisioterapeuta identifica, durante o exame físico, as deficiências de mobilidade ativa e passiva de rotação medial dos ombros, encurtamento de peitoral menor (Figura 15.2), predomínio de ativação da porção superior do músculo trapézio quando comparada com a porção inferior, redução da força da musculatura da cintura escapular (abaixo da média do grupo de atletas que treinam a mesma modalidade – Figura 15.3) e aumento da tensão muscular na região dos músculos deltoide e peitoral (fatores locais, ou seja, na região onde a atleta relata sintomas), além de diminuição da flexibilidade de grande dorsal, hipomobilidade da região torácica média para o movimento de extensão e instabilidade de tronco na postura sentada sem apoio (fatores não locais, ou seja, em regiões diferentes da região onde a atleta relata sintomas). Por fim, o fisioterapeuta poderá avaliar os exames de imagem apresentados pela atleta, que no presente caso, identificaram uma artrodese entre as vértebras T4-T5. Além disso, na condução dessa etapa avaliativa, o fisioterapeuta com maior tempo de experiência poderá utilizar de outro tipo de raciocínio clínico, o reconhecimento de padrões, no qual, baseado em informações iniciais, e associando os problemas do atleta paralímpico atual a casos clínicos prévios, o fisioterapeuta adota uma estratégia que já foi bem-sucedida (MAY et al., 2008). O exame físico deve ser realizado de modo sistemático, com o fisioterapeuta buscando entender a relação entre as diferentes informações coletadas, em outras palavras, como o conjunto de hipóteses confirmadas e negadas, que pode estar associado à queixa principal do atleta. Ao final dessa etapa, o fisioterapeuta poderá confirmar a hipótese diagnóstica ou refutá-la, seguindo para nova investigação dos achados (BAKER et al., 2016).

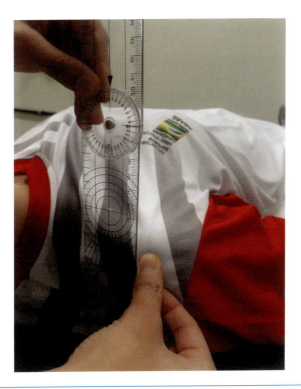

Figura 15.2 Avaliação da flexibilidade do músculo peitoral menor.
Fonte: Acervo do autor.

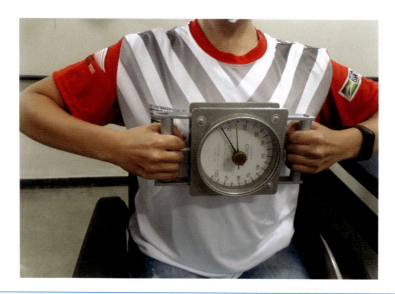

Figura 15.3 Avaliação da força muscular da cintura escapular pelo dinamômetro de Crown®.
Fonte: Acervo do autor.

O processo envolvido na avaliação e no raciocínio clínico busca identificar, também, quais as capacidades necessárias para o atleta paralímpico lidar com a demanda na execução de determinada atividade, incluindo a atividade esportiva (FONSECA et al., 2007). O fisioterapeuta deve ser capaz de associar as deficiências identificadas na avaliação com a queixa ou com alterações dos movimentos observados, para então definir um plano terapêutico adequado (VANNATTA; HABERL, 2018). Além disso, caso haja fatores possíveis de modificação do ambiente, dos dispositivos de auxílio do atleta paralímpico e do próprio treinamento esportivo que tenham relação com o quadro clínico, esses também devem ser considerados durante a implementação do plano de tratamento e discutidos com a equipe de saúde esportiva (SILVA; VITAL; DE MELLO, 2016). A Figura 15.4 apresenta um esquema baseado na Classificação Internacional de Funcionalidade sobre o caso clínico apresentado.

O plano de tratamento fisioterapêutico deverá incluir intervenções para as deficiências ou limitações apresentadas pelo atleta paralímpico que iniciará o processo de reabilitação. A reabilitação de lesões esportivas apresenta como característica fundamental a identificação de marcos funcionais a serem alcançados e a documentação do progresso utilizando uma avaliação contínua, para assim garantir o retorno adequado à prática esportiva (MOKSNES; GLASGOW, 2012). Nessa etapa, é primordial que o atleta paralímpico se responsabilize pelo seu processo de reabilitação, esteja cercado por uma equipe multidisciplinar e seja colocado no centro de um processo compartilhado de tomada de decisões para o retorno ao esporte (KING et al., 2019). O plano inicial de tratamento do caso clínico apresentado inclui exercícios de mobilidade de rotação medial dos ombros e de extensão da região torácica média, realizados diariamente pela própria atleta; técnica de energia muscular do peitoral menor e grande dorsal; forta-

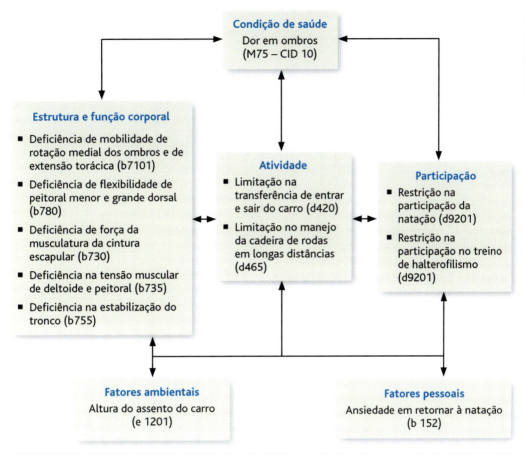

Figura 15.4 Avaliação do caso clínico apresentado com base na estrutura da Classificação Internacional de Funcionalidade.
Fonte: Adaptada de Atkinson e Nixon-Cave, 2011.

lecimento da musculatura da cintura escapular, priorizando músculos como trapézio, fibras médias e inferiores; técnicas de mobilização tecidual nas regiões de maior tensão muscular; trabalho do gesto esportivo, incorporando as capacidades adquiridas pela atleta com o processo de reabilitação. Além disso, também faz parte do plano terapêutico, o controle das cargas de treinamento, ajustadas em conjunto com o preparador físico e treinador, e da demanda das atividades diárias, acordada com a própria atleta. O processo de avaliação contínua permite o monitoramento desses parâmetros, como por exemplo, ganhar força da musculatura da cintura escapular comparada à média do grupo da mesma categoria que a atleta treina. O retorno completo à prática esportiva e às atividades diárias, incluindo a retomada da atividade de natação, de forma gradual, acontecerá de acordo com os progressos da atleta na reabilitação.

A avaliação fisioterápica também poderá auxiliar o fisioterapeuta para direcionamento do atleta paralímpico na prevenção de lesões esportivas. Já está bem estabelecido na literatura científica o modelo de prevenção de lesão de van Mechelen, com os seguintes passos: 1) Estabelecer a extensão do problema; 2) Estabelecer a causa e os mecanismos de lesão; 3) Introduzir medidas preventivas; e 4) Avaliar a efetividade do programa (VAN MECHELEN; HLOBIL; KEMPER, 1992). Entretanto, as pesquisas científicas ainda não apresentam programas preventivos com atletas paralímpicos. Isso porque ainda se observa a necessidade de um consenso quanto à metodologia dos estudos com coleta sistemática de dados, utilização de métodos confiáveis e validados, e com atenção às especificidades dos atletas paralímpicos.

Para garantir a consistência na coleta de dados epidemiológicos sobre lesões, durante a primeira etapa do modelo de prevenção devem ser utilizados métodos para registrar e reportar tais dados, como por exemplo, o questionário desenvolvido pela equipe de *Oslo Sport Trauma Research Center* (CLARSEN et al., 2020). Esse questionário tem sido utilizado com atletas paralímpicos (CLARSEN et al., 2014; KUBOSCH et al., 2017) e já foi traduzido e validado para o português (Versão Brasileira do Questionário para Problemas de Saúde no Esporte – OSTRC-Br). Trata-se de uma ferramenta de monitoramento clínico para avaliar tendências de saúde e garantir atendimento oportuno ao atleta. Ao se aplicar esse questionário durante uma temporada esportiva, por exemplo, é possível conhecer a epidemiologia dos problemas de saúde do atleta paralímpico, incluindo lesões e doenças. A partir dessas informações, a equipe de saúde esportiva poderá adotar estratégias preventivas, que incluam as necessidades do atleta paralímpico em cada momento da temporada esportiva.

Avanços na Pesquisa Científica Relacionada com a Atuação da Fisioterapia no Esporte Paralímpico

Nas últimas décadas, observa-se um avanço crescente no número de pesquisas relacionadas ao estudo do desempenho de atletas e da ocorrência de lesões no esporte. A aplicação da abordagem dos sistemas complexos para o estudo das lesões esportivas tem sido amplamente discutida na literatura científica, com estudos apresentando esse modelo teórico para o entendimento da ocorrência de lesão no esporte (BITTENCOURT et al., 2016; FONSECA et al., 2020; STERN; HEGEDUS; LAI, 2020). De acordo com essa perspectiva, a lesão esportiva deveria ser considerada um fenômeno complexo de causas multifatoriais envolvendo fatores relacionados aos aspectos fisiológicos, físicos, psicológicos do atleta, bem como fatores relacionados ao contexto da prática esportiva. Essa natureza multifatorial e dinâmica representa um grande desafio para os profissionais que buscam predizer a ocorrência de lesões e também para aqueles que trabalham no sentido de minimizar a sua ocorrência por meio de treinamentos preventivos ao logo da temporada.

No que se refere às estratégias experimentais para a previsão de lesões no esporte, Fonseca et al. (2020) propuseram uma abordagem experimental baseada nos princípios da sinergética para ser utilizada nos futuros estudos da área. De acordo com esses princípios, a lesão seria um fenômeno emergente precedido pela perda de estabilidade no comportamento de uma determinada variável coletiva (parâmetro de ordem) que represente a mudança de estado do atleta. De forma geral, essa abordagem envolveria uma série de etapas para identificar possíveis parâmetros de ordem que possam revelar a mudança do atleta ao longo do tempo e mapear as mudanças dessas variáveis durante a temporada para identificar, por meio de métodos de análise específicos, o momento de iminência da ocorrência de uma lesão (também chamada de transição de fase). Os autores argumentam que variáveis relacionadas à mudança de padrão de movimento poderiam ser possíveis candidatas ao parâmetro de ordem. Essa abordagem experimental oferece um grande desafio não apenas no que se refere à identificação de possíveis parâmetros de ordem, mas também em relação à logística, uma vez que para esse acompanhamento do parâmetro de ordem, para mapeamento da sua mudança ao longo da temporada, deve ser feito com grande periodicidade (semanalmente, por exemplo).

O avanço das pesquisas científicas no contexto do estudo da ocorrência de lesão do atleta paralímpico se dará a partir desses conceitos bem estabelecidos, usando uma linguagem comum entre pesquisadores e clínicos e seguindo métodos robustos e adequados à natureza do fenômeno a ser estudado. Assim, é possível estabelecer perguntas científicas e métodos que permitam obter essas respostas, tendo como suporte teórico a abordagem dos sistemas complexos. Consequentemente, medidas preventivas poderão ser estabelecidas, considerando as especificidades do atleta paralímpico.

Considerações Finais

O crescimento do esporte paralímpico ao longo dos anos possibilitou maior atuação do fisioterapeuta na equipe de saúde esportiva. A reabilitação promovida pelo fisioterapeuta se torna tanto a porta de entrada da pessoa com deficiência no esporte, quanto proporciona o retorno ao esporte do atleta paralímpico após uma lesão. Com a atuação do fisioterapeuta, desde a avaliação até o tratamento, sendo pautada em raciocínio clínico, é possível traçar objetivos alcançáveis durante a reabilitação e também definir metas e métodos para a prevenção de lesões esportivas, que são mais prevalentes em atletas paralímpicos quando comparadas aos atletas olímpicos. Além disso, a atuação na pesquisa científica também garante ao fisioterapeuta outra área de atuação ligada ao esporte. Muitos avanços foram alcançados nas últimas décadas, o que permitiu novos caminhos a serem percorridos, tanto por clínicos quanto por pesquisadores na área da Fisioterapia no esporte paralímpico.

Revisão de Conteúdo

1. Apresente as principais atuações do fisioterapeuta no esporte paralímpico.

2. Qual o perfil de lesões em atletas paralímpicos?

3. Descreva, de forma resumida, as etapas do processo de avaliação fisioterápica do atleta paralímpico.

Referências

1. ARELLANO, C. J.; MAC ERMOTT, W. J.; KRAM, R.; GRABOWSKI, A. M. Effect of running speed and leg prostheses on mediolateral foot placement and its variability. *Plos One*, v. 10, n. 1, p. 1-12, 2015.

2. ATKINSON, H. L.; NIXON-CAVE, K. A tool for clinical reasoning and reflection using the international classification of functioning, disability and health (ICF) framework and patient management model. *Physical Therapy*, v. 91, n. 3, p. 416-430, 2011.

3. BAHR, R.; CLARSEN, B.; DERMAN, W.; DVORAK, J.; EMERY, C. A; FINCH, C. F.; HAGGLUND, M.; JUNGE, A.; KEMP, S.; KHAN, K. M.; MARSHALL, S. W.; MEEUWISSE, W.; MOUNTJOY, M.; ORCHARD, J. W.; PLUIM, B.; QUARRIE, K. L.; REIDER, B.; SCHWELLNUS, M.; SOLIGARD, T.; STOKES, K. A.; TIMPKA, T.; VERHARGEN, E.; BINDRA, A.; BUDGETT, R.; ENGEBRETSEN, L.; ERDENER, U.; CHAMARI, K. International Olympic Committee consensus statement: Methods for recording and reporting of epidemiological data on injury and illness in sport 2020 (including STROBE Extension for Sport Injury and Illness Surveillance (STROBE-SIIS)). *British Journal of Sports Medicine*, v. 54, n. 7, p. 372–389, 2020.

4. BAKER, S. E.; PAINTER, E. E.; MORGAN, B.C.; KAUS, A. L.; PETERSEN, E.J.; ALLEN, C.S.; DEYLE, G. D.; JENSEN, G.M. Systematic clinical reasoning in physical therapy (SCRIPT): tool for the purposeful practice of clinical reasoning in orthopedic manual physical therapy. *Physical Therapy*, v. 97, n. 1, p. 61-70, 2016.

5. BITTENCOURT, N. F. N.; MEEUWISSE. W. H.; MENDONÇA, L.D.; NETTEL-AGUIRRE, A.; OCARINO, J. M.; FONSECA, S. T. Complex systems approach for sports injuries: moving from risk factor identification to injury pattern recognition:

narrative review and new concept. *British Journal of Sports Medicine*, v. 50, n. 21, p. 1309-1314, 2016.

6. BLAUWET, C. A.; CUSHMAN, D.; EMERY, C.; WILLICK, S. E.; WEBBORN, N.; DERMAN, W.; SCHWELLNUS, M.; STOMPHORST, J.; VAN DER VLIET, V. Risk of injuries in paralympic track and field differs by impairment and event discipline: a prospective cohort study at the london 2012 paralympic games. *American Journal of Sports Medicine*, v. 44, n. 6, p. 1455-1462, 2016.

7. CLARSEN, B.; CLARSEN, B.; RONSEN, O.; MYKLEBUST, G.; FLORENES T.W.; BAHR, R. The Oslo sports trauma research center questionnaire on health problems: a new approach to prospective monitoring of illness and injury in elite athletes. *British Journal of Sports Medicine*, v. 48, n. 9, p. 754-760, 2014.

8. CLARSEN, B.; BAHRT, R.; MYKLEBUST, G.; ANDERSSON, S. H.; DREW, M.; FINK, C. F.; FORTINGTON, V.; HAROY, J.; LHAN, K. M.; MOREAU, B. Improved reporting of overuse injuries and health problems in sport: an update of the oslo sport trauma research center questionnaires. *British Journal of Sports Medicine*, v. 54, n. 7, p. 390-396, 2020.

9. DA SILVA, A.; MELLO, M. T. Musculoskeletal complaints and physiotherapeutic procedures in the brazilian paralympic delegation during the paralympic athletics world championship in 2011. *Revista Brasileira de Medicina do Esporte*, v. 19, n. 4, p. 256-259, 2013.

10. DERMAN, W.; SCWELLNUS, M.; JORDAAN, N.; BÇAIWET, C. A; PIT-GROSHEIDE, P.; MARQUES, N. A. Illness and injury in athletes during the competition period at the london 2012 paralympic games: development and implementation of a web-based surveillance system (web-IISS) for team medical staff. *British Journal of Sports Medicine*, v. 47, n. 7, p. 420-425, 2013.

11. DERMAN, W.; RUNCIMAN, P.; SCHWELLNUS M.; KPRDAAM, M.; BLAWETT, C.; WEBBORN, N.; LEXELL, J. High precompetition injury rate dominates the injury profile at the rio 2016 summer paralympic games: a prospective cohort study of 51 198 athlete days. *British Journal of Sports Medicine*, v. 52, n. 1, p. 24-31, 2018.

12. DERMAN, W.; RUNCIMAN, P.; SCHWELLNUS, M.; JORDAAN, E.; BLAUWET, C.; WEBBOM, N.; VAN DE VLIET, P.; KISSICK J.; STOMPHORST J. High incidence of injuries at the pyeongchang 2018 paralympic winter games: a prospective cohort study of 6804 athlete days. *British Journal of Sports Medicine*, v. 54, n. 1, p. 38-43, 2020.

13. FAGHER, K.; JACOBSSON, J.; TIMPKA T.; LEXELL, J. Prevalence of sports-related injuries and illnesses in paralympic athletes. *Pm & R*, v. 12, n. 3, p. 271-280, 2020a.

14. FAGHER, K.; JACOBSSON, J.; TIMPKA T.; LEXELL, J. Injuries and illnesses in swedish paralympic athletes: a 52 week prospective study of incidence and risk factors. *Scandinavian Journal of Medicine & Science in Sports*, v. 30, n. 8, p. 1457-1470, 2020b.

15. FONSECA, S. Integration of stresses and their relationship to the kinetic chain. In: MAGEE, D.; ZACHAZEWSKI, W. K.; QUILLEN, W. *Scientific foundations and principles of practice in musculoskeletal rehabilitation*. New York: Sounders, 2007. p. 720.
16. FONSECA, S. T.; SOUZA, T. R.; VEHAGEN, E.; VAN EMMERIK, R.; BITTENCOURT, N. F. N.; MENDONÇA, L. D. M.; ANDRADE, A. G. P.; RESENDE, R. A.; OCARINO, J. M. Sports injury forecasting and complexity: a synergetic approach. *Sports Medicine*, v. 50, n. 10, p. 1757-1770, 2020.
17. GRANT, M. E.; STEFFEN, K.; GLASGOW, P.; PHILLIPS, N.; BOOTH, L.; GALLIGAN, M. The role of sports physiotherapy at the london 2012 olympic games. *British Journal of Sports Medicine*, v. 48, n. 1, p. 63-70, 2014.
18. HIGGS, J.; JONES, M. A.; LOFTUS, F. *Clinical reasoning in the health professions*. 3rd ed. New York: Butterworth-Heinemann, 2008.
19. IPC ATHLETE CLASSIFICATION CODE. Bonn, Germany: International Paralympic Committee, 2015. p. 1-21.
20. JONES, M.; RIVETT, D. *Clinical reasoning for manual therapists*. New York: Butterworth-Heinemann, 2003.
21. KING, J.; ROBERTS, G.; HARD, S.; ARDERN, C. L. Want to improve return to sport outcomes following injury? Empower, engage, provide feedback and be transparent: 4 habits! *British Journal of Sports Medicine*, v. 53, n. 9, p. 526–528, 2019.
22. KUBOSCH, E. J.; KUBOSCH, E. J.; FASSBENDER, K.; STEFFEN, K.; SUDKAMP, N.; HIRSCHMULLER, A. Implementation of an injury and illness surveillance system in paralympic athletes (ISSPA): a study in german paracycling athletes. *British Journal of Sports Medicine*, v. 51, n. 4, p. 347-349, 2017.
23. MACEDO, C. S. G.; TADIELO, F. F.; MEDEIROS, L. T.; ANTONELO, M. C.; ALVES, M. A. F.; MENDONÇA, L. D. Physical therapy service delivered in the polyclinic during the rio 2016 paralympic games. *Physical Therapy in Sport*, v. 36, p. 62-67, 2019.
24. MAGEE, D. J. *Orthopedic physical assessment*. 4th ed. New York: Elsevier Health Science, [s.d]
25. MAGNO E SILVA, M. P.; MORATO, M. P.; BILZON, J. L. J.; DUARTE, E. Sports injuries in Brazilian blind footballers. *International Journal of Sports Medicine*, v. 34, n. 3, p. 239-243, 2013.
26. MAY, S.; GREASLEY, A.; REAVE, S.; WHITERS, S. Expert therapists use specific clinical reasoning processes in the assessment and management of patients with shoulder pain: a qualitative study. *Australian Journal of Physiotherapy*, v. 54, n. 4, p. 261-266, 2008.
27. MOKSNES, H.; GLASGOW, P. Principles of sports injury rehabilitation. In: *Clinical sports medicine: injuries clinical sports medicine collection*. 5th ed. Australia: MacGrawHill, 2019. p. 1268.

28. MORRIËN, F.; TAYLOR, M. J. D.; HETTINGA, F. J. Biomechanics in paralympics: implications for performance. *International Journal of Sports Physiology and Performance*, v. 12, n. 5, p. 578-589, 2017.
29. SILVA, A.; VITAL, R.; DE MELLO, M. Atuação da fisioterapia no esporte paralímpico. *Revista Brasileira de Medicina do Esporte*, v. 22, n. 2, p. 23-29, 2016.
30. STERN, B. D.; HEGEDUS, E. J.; LAI, Y. C. Injury prediction as a non-linear system. *Physical Therapy in Sport*, v. 41, p. 43-48, 2020.
31. VAN DE VLIET, P. Paralympic athlete's health. *British Journal of Sports Medicine*, v. 46, n. 7, p. 458-459, 2012.
32. VAN MECHELEN, W.; HLOBIL, H.; KEMPER, H. C. G. Incidence, severity, aetiology and prevention of sports injuries. *Sports Medicine*, v. 14, n. 2, p. 82-99, 1992.
33. VANNATTA, C. N.; HABERL, M. Clinical decision making and tretament in a runner with hip pain and neuromuscular control dysfunction: a case report. *International Journal of Sports Physical Therapy*, v. 13, n. 2, p. 269-282, 2018.
34. WEBBORN, N.; CUSHMAN, D.; BLAUWET, C.; EMERY, C.; DERMAN, W.; SCHWELLNUS, M.; STOMPHORST, J.; VAN DE VLIET, P.; WILLICK, S. The epidemiology of injuries in football at the London 2012 paralympic games. *PM & R*, v. 8, n. 6, p. 545-552, 2016.
35. WEILER, R.; VAN MECHELEN, W.; FULLER, C.; VERHAGEN, E. Sport injuries sustained by athletes with disability: a systematic review. *Sports Medicine*, v. 46, n. 8, p. 1141-1153, 2016.
36. WILLICK, S. E.; CUSHMAN, D. M.; BLAWET, C. A.; EMER, C.; WEBBOM, N.; DERMAN, W.; SCHWELLNUS, M.; STOMPHORST, J.; VAM DE VÇOET, P. The epidemiology of injuries in powerlifting at the london 2012 paralympic games: an analysis of 1411 athlete-days. *Scandinavian Journal of Medicine and Science in Sports*, v. 26, n. 10, p. 1233-1238, 2016.

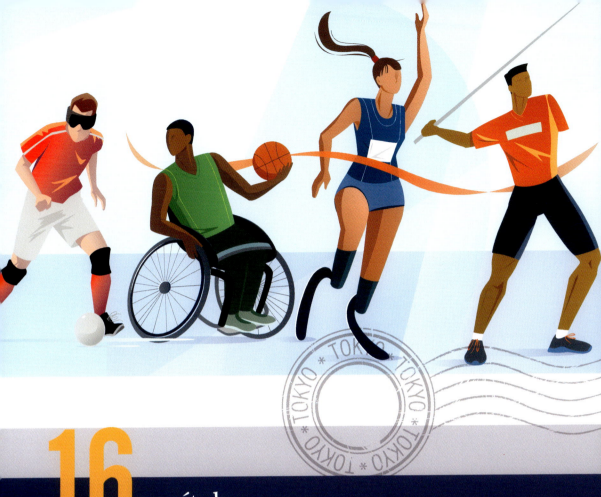

16 capítulo

Nutrição em Atletas Paralímpicos

- Claudia Ridel Juzwiak
- Daniel Paduan Joaquim
- Mirtes Stancanelli

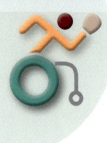

Introdução

A influência de aspectos nutricionais sobre o desempenho esportivo já está amplamente evidenciada na literatura, possibilitando que, cada vez mais, as recomendações nutricionais sejam adaptadas às especificidades dos diferentes esportes (ACSM, 2016). Apesar do crescimento do esporte voltado às pessoas com deficiências, ainda há uma lacuna no conhecimento sobre as necessidades nutricionais desses atletas, o que gera desafios no seu atendimento nutricional (BROAD; BURKE, 2019).

Neste capítulo pretende-se uma abordagem teórico-prática, com a apresentação de alguns aspectos que devem ser considerados nas diferentes etapas do atendimento nutricional de paratletas, considerando o estado de arte do conhecimento sobre nutrição e alimentação para esse grupo, além dos relatos das vivências em nutrição das equipes paralímpicas de Atletismo e de GoalBall.

Avaliação Nutricional

A avaliação nutricional consiste em uma etapa fundamental para o atendimento de atletas. Neste capítulo serão apontados alguns aspectos relativos às avaliações dietética e antropométrica/composição corporal, com especial foco nos paratletas.

Avaliação Dietética

A avaliação dietética detalhada deve ser conduzida para que se compreenda as práticas alimentares e os fatores que definem as escolhas alimentares dos atletas. Assim se garante que o planejamento nutricional possa atender as demandas fisiológicas, adaptado à realidade do atleta, promovendo maior adesão às orientações. As escolhas alimentares realizadas no cotidiano são complexas e envolvem inúmeros fatores que incluem aspectos fisiológicos (por ex.: fome e aspectos sensoriais dos alimentos), emocionais (por ex.: experiências, imagem corporal, preferências alimentares), culturais (por ex.: religião, crenças), conhecimento nutricional, disponibilidade e acessibilidade aos alimentos (não só quanto ao poder aquisitivo, mas também de autonomia para a compra e manipulação dos alimentos) e as habilidades culinárias (JUZWIAK, 2016).

Existem vários métodos que possibilitam a coleta de dados dietéticos, tanto prospectiva (registro alimentar) como retrospectivamente (recordatório de 24h, Questionários de Frequência Alimentar); no entanto, todos eles apresentam limitações (JUZWIAK, 2011). Entre os paratletas algumas especificidades devem ser observadas:

- No caso de alguns atletas com deficiência visual (DV), pode haver dificuldade no relato e entendimento sobre o tamanho das porções de alimentos, o que pode limitar a acurácia do inquérito alimentar. Neste caso, é importante explorar a relação com os atletas-guias e familiares no momento da alimentação, pois são eles que se responsabilizam por auxiliar os atletas com DV (JUZWIAK et al., 2015).
- Alguns atletas com paralisia cerebral (PC) podem apresentar dificuldade na fala, o que dificulta a compreensão sobre a história/hábito alimentar. É importante explorar se esses atletas apresentam dificuldade de mastigação e deglutição. A dificuldade em relatar com precisão e maior sensibilidade as cores e temperatura dos alimentos e modificações no ambiente podem ocorrer em casos de deficiência intelectual (DI), e esses atletas muitas vezes apresentam maior dificuldade em compreender as orientações sugeridas (BROAD; BURKE, 2019; BROAD; JUZWIAK, 2019).

Explorar o curso de vida pode trazer informações valiosas sobre como o atleta vem lidando com sua alimentação – vale lembrar que alguns atletas migram para outras regiões e aspectos culturais podem ser particularmente importantes nesses casos. Outros aspectos da trajetória de vida podem indicar tanto a redução na capacidade de autocuidado (por ex.: piora de doenças progressivas), como a melhora (por ex.: maior adaptação à deficiência).

Avaliação Antropométrica e da Composição Corporal

A avaliação antropométrica e da composição corporal é um grande desafio, tanto na aferição das medidas – mesmo as medidas mais básicas como massa corporal (MC) e estatura podem ser desafiantes – como na interpretação dos resultados. Existem inúmeros métodos para a avaliação da composição corporal de atletas (VAN DE VLIET et al., 2010; SLATER; GOOSEY-TOLFREY, 2019). No entanto, em paratletas, deve-se considerar suas características individuais e especificidades da deficiência, as quais podem ter implicações sobre a utilização do método escolhido (Quadro 16.1) e a interpretação dos resultados, uma vez que os pressupostos têm como base um corpo convencional e os índices e equações preditivas, usualmente utilizados, não foram validados para a população paratlética (SLATER; GOOSEY-TOLFREY, 2019).

Quadro 16.1 Antropometria e composição corporal: aspectos que devem ser considerados em paratletas.

Medidas	Desafios e limitações
Massa corporal	Na impossibilidade da aferição do atleta em pé no centro da balança adotar outras estratégias de aferição da medida: a) sentados, de pernas cruzadas sobre a plataforma da balança, que deve ser ampla; b) o atleta é pesado sendo segurado por outra pessoa (previamente pesada), e estima-se a massa corporal por diferença; c) utilizar equações para predição da massa corporal, como por exemplo, as equações propostas por Chumlea et al.[1] Para amputados, o peso pode ser ajustado considerando-se o percentual de amputação.[2]
Estatura	Em algumas situações pode ser aferida a estrutura recumbente, a envergadura[3] ou obtida a estimativa por meio de equações.[4,5]
Composição corporal	DXA: não é indicada quando há presença de espasmos (ex: esclerose múltipla, alguns tipos de PC).
	BIA: contraindicada na presença de edema, atletas com LM (por apresentarem alteração na razão água intra e extracelular) ou com amputações (unilateral ou de membros inferiores).
	Pletismografia: dificuldade para o posicionamento do atleta sentado (ex: atletas com quadriplegia), atletas amputados.

Legenda: DXA: *dual energy x-ray absorptiometry*; PC: paralisia cerebral; LM: lesão medular; BIA: *bioelectrical impedance*.

[1] As equações propostas por Chumlea et al. (1994) para a estimativa da MC levam em consideração as medidas de altura do joelho, circunferência braquial e da panturrilha e a dobra subescapular.
[2] Proposto por Brunnstroms, Lehmkuhl e Smith (1983). Também pode ser utilizada a proposta de Osterkamp (1995) para a estimativa percentual em relação a massa corporal do membro amputado.
[3] Medidas menos precisas (MELO et al., 2014).
[4] Chumlea et al. (1988) propõem equações para a estimativa da estatura considerando a altura do joelho e a idade.
[5] Canda (2009) propõe diversas equações usando diversas variáveis para a estimativa da estatura.

Fonte: O autor adaptado de Ribeiro e Silva (2009); Melo *et al.* (2014); Broad e Juzwiak (2019); Slater e Goosey-Tolfrey (2019).

A utilização da somatória das dobras cutâneas (mm) possibilita o acompanhamento longitudinal do atleta com deficiência, evitando-se a utilização das equações preditivas não adequadas a essa população. Em alguns casos há necessidade de adaptação: mudança do lado da mensuração das dobras cutâneas ou definição das dobras possíveis de serem aferidas (VAN DE VLIET *et al.*, 2010; SLATER; GOOSEY-TOLFREY, 2019). Esse método não permite a estimativa dos compartimentos corporais aplicados em algumas equações para a estimativa da necessidade de energia diária. No entanto, a associação da informação sobre a MC (kg) e a somatória de dobras (mm) permite interpretar as mudanças da composição corporal. Sugere-se associar medidas de circunferências e de comprimentos ósseos para o acompanhamento da evolução do atleta. É importante estabelecer rotinas de avaliação e adoção de protocolos que sejam os mais adequados possíveis às características individuais dos paratletas (SLATER; GOOSEY-TOLFREY, 2019).

Planejamento Alimentar e Estratégias para o Desempenho Atlético

A nutrição do atleta deve visar seu desempenho, ao mesmo tempo em que garante a manutenção e a promoção da saúde. Durante o treino, o plano alimentar deve ser ajustado às características de cada esporte, considerando frequência, intensidade, duração dos diferentes períodos e ciclos, objetivos relativos à massa e composição corporais e metas competitivas. Para o período competitivo devem ser adotadas estratégias nutricionais nos períodos pré, durante e pós-competição (ACSM, 2016). Scaramella et al. (2018) aponta vários estudos que mostram o consumo inadequado de energia e nutrientes em grupos de paratletas, o que pode afetar negativamente a performance e trazer prejuízos à saúde.

Até o presente momento não foram publicadas recomendações nutricionais específicas para paratleta, tendo sido sugerida a adaptação das recomendações existentes, considerando-se suas condições fisiológicas (SCARAMELLA et al., 2018; BROAD; BURKE, 2019).

Determinação da Necessidade de Energia

A necessidade energética pode ser definida a partir dos componentes do gasto energético (GE) – taxa metabólica basal/repouso (TMR), efeito térmico dos alimentos e o gasto com a atividade física (GEAF). Os métodos mais recomendados para a identificação do gasto de energia são a água duplamente marcada, a calorimetria direta e a calorimetria indireta (VAN DE VLIET et al., 2010). No entanto, esses métodos exigem equipamentos de alto custo, pessoal especializado e nem sempre são acessíveis.

Na impossibilidade de mensuração da TMR, são usadas equações para sua estimativa; no entanto, as disponíveis devem ser usadas com cautela, pois foram validadas para a população geral (e nem mesmo atlética). Broad e Burke (2019) resumem alguns achados: a equação proposta por Cunningham (1980)[1] teve boa performance quando usada para predizer a TMR de cinco atletas homens com lesão medular (LM). Já Juzwiak et al. (2016) verificaram que as equações de Owen et al. (1986, 1987)[2] e Mifflin et al. (1990)[3] apresentaram melhor performance na predição da TMR de paratletas do atletismo. Chun et al. (2017)[4] propuseram uma equação, a partir de estudo realizado

---

[1] Cunningham (1980): TMR = 500 + [22 x MLG em kg].
[2] Owen (1986, 1987): Homens: TMR= 290 + [22,3 x MLG em kg]; Mulheres: TMR= 50,4 + [21,1 X MC em kg].
[3] Miflin (1990): TMR = [9,99 x MC em kg] + [6,25 x Estatura em cm] − [4,92 x idade] + [166 x (1 para homens e 0 para mulheres).
[4] Chun et al. (2017): TMR = [24,5 X MLG] + 244,4.

com 50 indivíduos, não atletas, de ambos os sexos, com LM (27 quadriplégicos e 23 paraplégicos) e encontraram limites de concordância de 229 a 241 kcal/dia. Em estudo realizado com jogadores de Rugby cadeirantes, as equações de Cunningham, Mifflin, Owen[5] e Chun foram boas para a predição da TMR.

O GEAF deve considerar o gasto com locomoção, laser, ocupação e exercício. Pode ser estimado por meio de aparelhos (calorímetro, acelerômetros) ou a partir do registro das atividades realizadas, as quais podem ser posteriormente convertidas, por meio de tabelas, em um fator atividade ou em valores em kcal ou em unidades metabólicas (METs) (AINSWORTH et al., 2015; BROAD; BURKE, 2019). Vale lembrar que essas tabelas também foram construídas a partir de estudos com atletas convencionais.

No caso de paratletas, alguns desafios adicionais devem ser considerados para a estimativa da necessidade energética (NE). Nos casos de atletas com PC, a atividade física espontânea decorrente de espasmos pode aumentar a NE. No entanto, avaliação deve ser individual – por exemplo, na paralisia cerebral atetoide os movimentos descoordenados podem provocar aumento da TMR, mas podem restringir a quantidade de atividades realizadas na vida diária. Em atletas com amputações pode ocorrer aumento do GE devido à assimetria no movimento, alteração da marcha por uso de prótese (avaliar o ajuste e o grau de adaptação do atleta) ou muletas. Quanto mais proximal a amputação, menor a TMR, porém, maior o GE durante o movimento (VAN DE VLIET et al., 2010; BROAD; BURKE, 2019).

Os atletas com LM apresentam TMR 5% a 32% menor do que atletas convencionais (VAN DE VLIET et al., 2010). O GE desses atletas com o exercício apresenta-se reduzido em 30% a 75% em relação aos atletas sem deficiência, sendo essa redução associada ao nível da lesão (menor gasto entre atletas tetraplégicos) e ao tipo de exercício (menor gasto principalmente naqueles mais estáticos, como Esgrima) (PRICE, 2010). Conger e Basset (2011) publicaram valores para atividades físicas realizadas em cadeira de rodas, a partir da revisão sistemática de estudos, enquanto Collins et al. (2010) avaliaram adultos com LM, realizando atividades esportivas recreativas e da vida diária. Esses autores sugerem o valor de 2,7 mL/kg/min como equivalente a 1 MET para indivíduos com LM.

Atualmente tem sido proposto o conceito de Energia Disponível (ED) para identificar se o consumo de energia está adequado. A ED representa a quantidade de energia remanescente para os processos fisiológicos, após o GE com o exercício ser considerado, sendo esse valor ajustado para a massa livre de gordura (MLG). Para o cálculo, a equação proposta é: [Energia consumida (kcal) – Energia gasta no exercício (kcal)]/kg MLG. É considerado adequado o valor de 45 kcal/kg MLG e uma situação de baixa energia disponível (BED), com consumo inferior a 30 kcal/kg MLG (LOUCKS et al., 2011).

Há maior risco de BED em atletas que controlam peso e composição corporal. Atenção deve ser dada a atletas com dificuldade de mastigação e deglutição, ou com

---

5 As equações de Cunningham (1980), Miflin et al. (1990) e Owen et al. (1986, 1987) foram desenvolvidas a partir de populações não atléticas.

maior aversão a alimentos (SCARAMELLA et al., 2018). A BED foi sugerida como o fator central da Tríade da Mulher Atleta[6] (TRIAD), que envolve também o estado menstrual e a saúde óssea e da Energia Deficiente Relativa no Esporte[7] (REDs) (MOUNTJOY et al., 2017), síndrome que implica no comprometimento de vários sistemas corporais, maior risco de deficiência de nutrientes, fadiga crônica, aumento no risco de doenças infecciosas e prejuízo da performance. No entanto, ainda há carência de dados sobre a prevalência da BED em paratletas, assim como de TRIAD e REDs. Vale ressaltar a dificuldade na acurácia dos dados necessários para a estimativa da ED, principalmente no caso de paratletas (BROAD; JUZWIAK, 2019).

Recomendações de Nutrientes

O consumo de nutrientes deve ser ajustado de acordo com a carga de treino, que deverá variar de acordo com o ciclo em que o atleta se encontra ou período competitivo (ACSM, 2016). A aplicação das recomendações deve ser ajustada às necessidades individuais, levando-se em consideração as dificuldades inerentes à deficiência, disponibilidade e preferência de alimentos e metas esportivas. Todas as estratégias de pré-competição devem ser testadas durante a fase de treino. Deve-se estar atento ao volume de alimentos oferecidos pré e entre eventos, no caso de atletas cadeirantes, que por conta do posicionamento são mais propensos a náuseas e vômitos, saciedade precoce ou esvaziamento gástrico mais lento. Paratletas hipertensos devem fazer controle de sódio.

Abaixo segue um resumo das principais recomendações de nutrientes propostas pelo ACSM (2016), com considerações sobre questões específicas em paratletas segundo Scaramella et al. (2018) e Broad e Burke (2019):

- **Carboidratos (CHO):** Os valores de CHO recomendados variam de 3 a 5 g/kg/dia para treino leves, e de 8 a 12 g/kg/dia para treinos com volume muito elevado. É fundamental o ajuste da quantidade de acordo com a periodização. Ainda, sugere-se que para atletas com menor massa muscular ativa em relação à massa corporal total (por ex.: biamputados, LM), deve-se usar os valores inferiores das faixas recomendadas. A estratégia de realizar algumas sessões de exercício com baixa disponibilidade de CHO (*train low*) pode promover adaptações ao uso de substratos, mas sua aplicação deve ser avaliada com cuidado. Vale ressaltar que atletas com LM e PC podem ter menor capacidade de armazenamento de glicogênio muscular.

    Fontes de CHO devem ser oferecidas principalmente nos períodos pré e pós-treino, com especial atenção na recuperação entre sessões de treinamento/competições (principalmente se o intervalo entre elas for inferior a 8 horas). Em treinos a partir de 45 minutos, dependendo da intensidade, o bochecho com água e carboidrato pode ser uma estratégia interessante. Para exercícios mais longos,

---

[6] Traduzido do inglês Female Athlete Triad (FAT).
[7] Traduzido do inglês Relative Energy Deficiency in Sport (REDs)

sugere-se a oferta de 30 a 60 g/h e para exercícios com duração superior a 2 horas, é possível a oferta de até 90 g/h, preferencialmente de CHOs que possam ser absorvidos por diferentes mecanismos, otimizando sua taxa de oxidação.

Em preparação para as competições, atletas devem dar especial atenção ao consumo de alimentos-fonte de CHO nos dias (24h a 48h) que antecedem o evento. O consumo de 1 a 4 g/kg é recomendado pré-competição (1 a 4 horas antes da prova) e na recuperação fontes de CHO devem ser consumidas a fim de promover a repleção dos estoques de glicogênio.

- **Proteínas (PTN):** Sugere-se o consumo desse nutriente distribuído ao longo do dia em doses de 0,25 a 0,30 g/kg (principalmente após o exercício e a cada 3 a 5 horas), totalizando 1,2 a 2 g/kg/dia (chegando até 2,3 g/kg/d em casos de restrição de energia para a preservar a massa muscular), principalmente de alto valor biológico. Atletas com úlceras por pressão necessitam maior consumo de energia e proteína.

- **Lipídeos (LIP):** Deve garantir a complementação das calorias, após o cálculo individualizado de CHO e PTN (em g/kg). O consumo de gorduras saturadas não deve exceder 10% do total de energia (TE) consumida e deve ser dada atenção ao consumo de fontes dos ácidos graxos essenciais. Dietas muito restritas em lipídeos (< 20% do TE) podem afetar o aporte de vitaminas lipossolúveis.

- **Micronutrientes:** Quanto aos micronutrientes e substâncias bioativas, há maior risco de consumo inadequado entre atletas que restringem a ingestão energética, apresentam padrões alimentares restritivos/seletivos e que baseiam sua alimentação em alimentos de elevada densidade energética e baixo valor nutricional. Nesses casos é preciso iniciar um processo de educação alimentar e nutricional e, caso necessário, suplementação após cuidadosa análise nutricional, que deve ser avaliada periodicamente para ajustes. Especial atenção deve ser dada à vitamina D, ferro e minerais antioxidantes.

Suplementação

Os suplementos podem ser usados para complementar dietas insuficientes, após cuidadosa análise dietética, bioquímica e dos sinais clínicos, e a sua indicação deve ser reavaliada de acordo com o sucesso na melhora da alimentação a partir de um trabalho educativo.

O uso dos suplementos como ergogênicos deve ser indicado após identificarmos se é uma substância legal, se há evidências científicas sólidas e fidedignas sobre seus efeitos, e se há riscos. Estudos reportam a ausência ou menor quantidade da substância indicada no rótulo, contaminação microbiológica por metais pesados e por substâncias consideradas *doping* (MAUGHAN; GREENHAFF, 2011). A presença de substâncias consideradas *doping*, não declaradas no rótulo, é particularmente preocupante, uma vez que pode resultar em graves consequências à saúde e comprometer a carreira do atleta, caso seja detectada, independente da intencionalidade de uso (MAUGHAN; GREENHAF, 2011; BROAD; BURKE, 2019).

São necessárias medidas que reforcem as políticas públicas de segurança alimentar e vigilância sanitária, o cuidado dos profissionais habilitados na prescrição de suplementos e a instituição de um processo de educação em saúde que sensibilize os atletas para a reflexão sobre mitos, crenças e riscos em relação ao uso de suplementos e sobre a importância da adoção de uma alimentação equilibrada e adequada às suas necessidades.

Importante ter atenção ao uso de medicamentos e possíveis interações com alimentos e, principalmente, suplementos. Atletas com comprometimento dos sistemas renal e hepático devem ter especial cuidado com a suplementação de substâncias de natureza proteica.

Hidratação

Atletas devem iniciar o exercício eu-hidratados, principalmente em ambientes com elevada temperatura e umidade relativa do ar. O ideal é definir um esquema individualizado de hidratação para paratletas considerando suas características individuais. Atletas com PC podem ter aumento da sudorese e maior risco à desidratação, enquanto atletas com LM (o nível da lesão influencia a situação), esclerose múltipla ou amputados podem ter menor capacidade de sudorese e/ou de dissipar o calor, aumentando o risco de hipertermia (PRICHETT et al., 2020). Usar muletas, manejar a cadeira de rodas, apresentar tremores e espasmos, e a dificuldade de acesso ao banheiro, podem afetar o processo de hidratação (BROAD; BURKE, 2019). Além disso, a escolha da melhor estratégia deverá estar pautada em outros aspectos como as vestimentas, condições climáticas e caraterísticas do exercício.

O atleta e a equipe que o acompanha devem estar atentos aos marcadores de hidratação, considerando pelo menos dois deles, uma vez que se discute sobre sua acurácia: coloração da urina ao despertar (em comparação à tabelas com coloração da urina em diferentes níveis de desidratação; não possível para atletas com DV), frequência (pode ser afetada pelo nervoso e medicamentos) e volume urinário, variação na MC antes e depois da sessão de exercício,[8] sede em repouso e, caso possível, avaliação da gravidade da urina com refratômetro portátil (PRICHETT et al., 2019; PRICHETT et al., 2020).

A taxa de sudorese do atleta (predita a partir do acompanhamento ao longo dos treinos), as oportunidades de consumo de líquidos durante o exercício e as consequências associadas ao consumo insuficiente ou exagerado deverão nortear a definição do plano de hidratação, que deverá ser testado antes das competições. É importante escolher líquidos com sabor e temperatura que estimulem a aceitação e verificar a necessidade de oferta de CHO. Na recuperação, o consumo de aproximadamente 125% a

---

8 Taxa de sudorese/h = [(peso inicial kg – peso final kg) + consumo de líquidos – volume urinário/tempo de treino]x 60. Déficit de perda de fluido: [peso perdido kg/ peso inicial kg] x100. Perdas superiores a 2% indicam desidratação.

150% do déficit provocado na MC deve acontecer nas horas subsequentes. O consumo de líquidos, associado ao sódio, contribui com o processo de reidratação e a oferta de CHO promove a reposição de glicogênio (BROAD; BURKE, 2019; PRICHETT et al., 2019).

É importante estar atento para que não ocorra a hiper-hidratação, acompanhada de hiponatremia. Atenção especial aos atletas com LM que podem ter menor taxa de sudorese, mas sentir maior necessidade de hidratação devido ao acúmulo de calor, e aos atletas com deficiência intelectual, que podem gerenciar sua ingestão com menor eficiência (BROAD; BURKE, 2019). Todas as estratégias de hidratação devem ser experimentadas antes de competições.

A experiência no Atletismo Paralímpico

Nesta seção será relatado o trabalho desenvolvido na área de nutrição com a equipe paralímpica de atletismo no período de 2013 a 2019.

Características do Esporte

O atletismo está presente nos Jogos Paralímpicos desde a primeira edição em Roma, 1960 (WINCKLER, 2012). Os atletas competem de acordo com um sistema de classes esportivas que minimiza o impacto da deficiência e possibilita a equidade de chance dos atletas em competir entre si, em um programa de provas que contempla dez provas de pista, que incluem provas de velocidade (100, 200, 400 m e revezamentos), provas de fundo (800 m, 1.500 m, 5.000 m, 10.000 m e maratona), e sete provas de campo (lançamentos, arremesso e saltos), sendo regida pelas regras do *International Paralympic Committee* (IPC) (WINCKLER, 2012; IPC, 2018).

Aspectos Gerais do Planejamento Nutricional: da Teoria à Prática

A avaliação do consumo alimentar realizada com a equipe de atletismo paralímpica[9] foi desenvolvida de forma a contemplar não somente as questões relacionadas à nutrição adequada à periodização do treino, mas também as práticas alimentares, hábitos e crenças, a regionalidade, a disponibilidade e acesso aos alimentos e as características da deficiência, minimizando as dificuldades de entendimento às orientações propostas.

Para a avaliação dietética aplicava-se os métodos de recordatório alimentar de 24 horas ou o registro fotográfico dos alimentos, sendo que os atletas enviavam as fotos das refeições via aplicativo de mensagem (Figura 16.1). Além disso, usualmente os atletas eram acompanhados durante as refeições no restaurante do local de treino, possibilitando orientá-los para a adequação das orientações na prática. Utilizando o método de registro fotográfico dos alimentos, nosso grupo realizou um estudo sobre a qualidade da dieta de paratletas com DV, PC e deficiência de membros (DM), todos velocistas. Os autores observaram a necessidade de modificações da qualidade da dieta para

---
9 Informações referentes até dezembro de 2019.

todos os atletas, principalmente com relação ao consumo de cereais integrais, leite e derivados, hortaliças e frutas (JOAQUIM *et al.*, 2019). Estes achados foram importantes para auxiliar nas orientações e planejamento nutricional, levando em consideração os ajustes da ingestão alimentar, respeitando-se as características do período de treino e metas da composição corporal, assim como a definição de temáticas a serem desenvolvidas em ações de educação alimentar e nutricional.

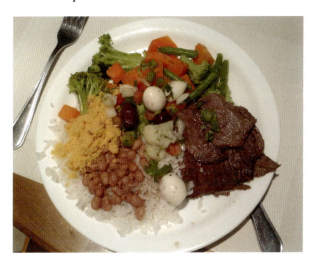

Figura 16.1 Exemplo de refeição enviada pelos atletas via aplicativo de mensagem.
Fonte: Imagem cedida pelo autor.

Assim, como uma abordagem complementar, eram realizadas atividades de educação alimentar e nutricional com o objetivo de incentivar melhores escolhas alimentares com foco na otimização da *performance* e na saúde, além de criar autonomia dos atletas para escolhas mais conscientes. Estas atividades eram elaboradas de acordo com as demandas e solicitações levantadas pelos atletas e técnicos ao longo dos atendimentos.

Determinação da Necessidade de Energia

Um desequilíbrio entre o consumo e o GE pode causar prejuízos à saúde e à *performance*, levando a um risco de lesão, fadiga muscular, aumento do tempo de recuperação entre as sessões de treino e um maior risco de BED (BROAD; BURKE, 2019). Assim, com a exigência de identificar a melhor maneira de estimar a necessidade de energia, nosso grupo realizou estudo para verificar qual equação preditiva era a que melhor estimava a TMR dos paratletas. Nesse estudo (JUZWIAK *et al.*, 2016), comparou-se a TMR mensurada por calorimetria indireta com a TMR estimada por diferentes equações preditivas. Os autores encontraram média de TMR de 25(4,2), 26(2,4) e 26(2,7) kcal/kg/MLG para atletas com DV, PC e DM, respectivamente. Ainda, identificou-se que as equações propostas por Owen *et al.* (1986, 1987), foram as que estimaram a TMB com menor diferença para a calorimetria indireta em atletas com DM e PC (superestimativa de 104 e 125 kcal/dia, respectivamente), enquanto a equação proposta por Mifflin et al. (1990) foi a que melhor estimou a TMR para atletas com DV (146 kcal/dia). Este resultado foi extremamente importante, pois trouxe informações mais precisas sobre como estimar a necessidade de energia dos atletas. Em atletas com lesão medular a estimativa da TMR era realizada utilizando a equação proposta por Chun et al. (2017), já citada anteriormente.

Determinação do Gasto Energético com Atividade Física (GEAF)

Um dos grandes desafios na estimativa da necessidade de energia dos paratletas é a identificação do GEAF, uma vez que não existem compêndios de atividade física desta população (BROAD; BURKE, 2019). A ferramenta ideal para avaliação do GEAF deve ser versátil, acurada e de fácil utilização na mensuração da frequência, duração e intensidade do exercício (AINSWORTH, et al., 2015), o que pode ser avaliado a partir de acelerômetros e outros aparelhos com sensores de movimento.

A partir da identificação de lacuna de informações em paratletas, Joaquim et al. (2018) mensuraram o GEAF de atletas com DV (n = 10), DM (n = 03) e PC (n = 04), todos velocistas (100, 200 e 400 m), por meio de um monitor de atividade física (acelerômetro), dispositivo que mede a atividade física por meio da aceleração do corpo em movimento e, a partir daí, estima-se o GEAF. As avaliações foram realizadas durante semanas padronizadas de avaliação, em treinos não habituais, que consistiam em 180 minutos de exercícios de aquecimento (cardiovascular e 10 tipos de corrida educacionais), atividades de mobilidade, corrida de velocista (9,8 m/s) e exercícios de força. Os autores encontraram valores médios de GEAF de 314, 324, 293 kcal/hora para atletas com DV, DM e PC, respectivamente. Com esses resultados foi possível dar o passo inicial na identificação do GEAF e motivar o desenvolvimento de outros estudos que permitam ampliar o conhecimento sobre o GEAF de paratletas em condições habituais de treino, além de possibilitar ajustes mais precisos na orientação nutricional.

Na prática, após reunião com os técnicos responsáveis por cada modalidade para discussão do planejamento, identificação dos objetivos de treino e metas do período, realizava-se na semana inicial do planejamento de treino, a observação direta das sessões de treino para quantificar as informações sobre a duração e as características dos exercícios realizados, permitindo que, posteriormente, essas informações fossem convertidas a valores de MET para se estimar o GEAF.

Avaliação da Antropometria e da Composição Corporal

No que diz respeito à antropometria, a massa corporal dos atletas era mensurada no início e final das sessões de treinamento, para o acompanhamento e controle do percentual de variação da massa corporal, com intuito de avaliar as perdas hídricas pela sudorese.

No cotidiano, os atletas eram avaliados regularmente, a cada seis semanas, quanto à MC e dobras cutâneas. Os atletas eram pesados em pé, no centro da balança, com o mínimo de roupa possível e sem uso de prótese ou órtese. Os atletas que utilizam cadeira de rodas costumavam ser pesados na própria cadeira, sendo descontado o peso da mesma para a obtenção da MC do atleta. Já no caso de atletas com amputação, a massa corporal era realizada sem prótese e ajustada levando em conta a parte do corpo amputada – dados relativos à ausência do membro amputado correspondem a cada segmento do corpo, segundo Osterkamp (1995).

Embora existam vários métodos para avaliação da composição corporal, a avaliação de paratletas é um desafio devido às características de cada deficiência e da falta de métodos desenvolvidos para essa população (BROAD; JUZWIAK, 2019; SLATER; GOOSEY-TOLFREY, 2019).

Como parte da rotina do atleta era realizada a mensuração das dobras cutâneas (mm), usualmente considerando dez medidas (bíceps, tríceps, subescapular, crista ilíaca, supraespinal, peitoral, axilar média, abdominal, coxa e panturrilha), utilizando sempre o mesmo adipômetro e seguindo os protocolos propostos pela *International Society for the Advancement of Kinanthropometry* (ISAK)[10] (2011) e por Heyward e Stolarczyk (2000).[11] As adaptações realizadas devido às características individuais dos atletas eram registradas e mantidas em todo seu acompanhamento longitudinal. A somatória das 10 dobras era analisada e interpretada em conjunto com os valores de MC, de acordo com a proposta de Slater e Goosey-Tolfrey (2019).

O monitoramento constante dos indicadores, a partir da elaboração de uma rotina de avaliação, e o desenvolvimento de protocolos de avaliação nutricional e de ferramentas de controle periódico, possibilitaram o acompanhamento cuidadoso de cada atleta e foi fundamental para o seguimento de sua evolução, principalmente pela ausência de um padrão-ouro na avaliação da composição corporal, auxiliando na definição da conduta a ser tomada e no desenvolvimento de futuras investigações sobre determinado fenômeno.

A Experiência no Goalball

Nesta seção será relatado o trabalho desenvolvido na área de nutrição com a equipe paralímpica de Goalball no período de 2014 a 2020.

Características do Esporte Levadas em Consideração para o Planejamento Nutricional

O GoalBall é um esporte paralímpico, coletivo, exclusivo para deficientes visuais. Por não possuir o sentido da visão, jogador tem de organizar o mundo mediante os outros sentidos. Assim, dentre as particularidades do esporte, destacam-se as percepções

---

10 Utiliza-se o protocolo proposto pelo ISAK para as dobras cutâneas: tríceps, bíceps subescapular, crista ilíaca, supraespinal, abdominal, coxa e panturrilha.
11 Para mensuração das dobras cutâneas peitoral e axilar média utiliza-se o protocolo segundo Heyward e Stolarczky (2000).

tátil e auditiva, habilidades cognitivas (concentração) e emocionais (capacidade de antecipação e domínio da ansiedade) e perceptivo-motora, onde destaca-se a orientação espacial, a velocidade de reação, o equilíbrio e a resistência (AMORIM *et al.*, 2010).

O treinamento físico busca melhora da força, flexibilidade, mobilidade e potência. Em termos metabólicos, é uma modalidade anaeróbica com predomínio da via alática, tendo a participação da via glicolítica aumentada quanto menor o tempo de descanso entre as ações. Menor ênfase é dada ao metabolismo aeróbico, sem deixar de dar a devida importância para sua participação na recuperação (ALVES *et al.*, 2018).

Aspectos Nutricionais: da Teoria à Prática

Na equipe paralímpica masculina de GoalBall, o consumo energético foi estabelecido de acordo com o volume e a intensidade do treinamento, respeitando as metas com a composição corporal e as diretrizes do estado de recuperação. A maioria dos treinamentos neste desporto é considerada intensa. Tendo como média do grupo (7 atletas) estatura de 177 cm, massa total 86,9 kg e idade 24,6 anos, o valor calórico total diário foi calculado pelas diretrizes *Dietary Reference Intake* (DRIs) (MANORE; THOMPSON, 2015) e o consumo energético se aproximou de 3.000 Kcal/dia (dados não publicados).

Em uma revisão da literatura, Rodrigues (2002) destacou algumas habilidades perceptivo-motoras fundamentais para o deficiente visual, como a composição corporal e a imagem corporal. Porém, para alcançar um eixo excelente entre a composição corporal, um ótimo rendimento físico e um adequado consumo energético, muitas intervenções nutricionais foram organizadas no decorrer da preparação do GoalBall com foco na cognição, como mostra o Quadro 16.2.

Manter adequados o estado energético nas 24h e o fluxo dos mais variados nutrientes é de fundamental importância para evitar os efeitos potenciais da deficiência de energia (LOUCKS *et al.*, 2011) como já indicado na primeira parte deste capítulo. Além da rotina de consumo de energia adequado, alguns nutrientes são de extrema importância para manter a funcionalidade cerebral e a performance cognitiva (KENNEDY, 2016).

- A vitamina C, cuja função no cérebro está bem documentada, age diretamente diminuindo os radicais livres gerados no metabolismo celular. Além deste papel, o ascorbato é essencial na síntese e modulação de neurotransmissores, na regulação da liberação de acetilcolina e catecolamina das vesículas sinápticas.
- Dentre as vitaminas do complexo B, muito importantes para as funções cerebrais, a tiamina, quando tem consumo adequado, exerce papel crucial na propulsão dos impulsos nervosos.
- Descobertas recentes sugerem que o ácido retinoico potencializa a região hipocampal (aprendizagem e memória) e tem importante ação na plasticidade cerebral. Alimentos como frutas, vegetais e sucos contêm excelentes quantidades de vitamina C, vitaminas do complexo B e vitamina A.

Quadro 16.2 Intervenções aplicadas no Goalball com foco na cognição.

Ajustes na rotina alimentar com intervenções com foco na cognição

- Programação da frequência alimentar para 5 refeições ao dia
- Aumento da acessibilidade e variedade dos alimentos e das preparações
- Ingestão de vegetais em média 180 g/dia
- Ingestão de frutas em média 400 g/dia
- Fornecimento de alimentos próximo aos treinos
- Manutenção do bom estado de hidratação
- Aplicação de um processo educativo com o intuito de gerar autonomia e percepções na relação da quantidade e qualidade alimentar versus imagem corporal versus performance
- Gestão da ambiência permitindo que o atleta alcance rotinas pessoais

Adaptado de LAMPORT et al., 2014.

- Componentes funcionais como ômega 3 influenciam a sinalização sináptica positivamente.
- Substâncias bioativas, como os polifenóis, têm sua principal fonte dietética nas frutas, chá verde, vinho tinto, cacau e café, salsa, aipo, especiarias, soja, cebola, alho porró, brócolis, mirtilos, ameixa e maçã, que exercem ação neuroprotetora.
- A vitamina D tem papel neuroimune, protege os neurônios do hipocampo e modula o transporte de glicose para o cérebro.

Um olhar para esses nutrientes sempre esteve em foco na disponibilidade dos alimentos em lanches e refeições intermediárias. Com os atletas, uma discussão era realizada para explicação do porquê da oferta daquele alimento em específico, da importância do seu consumo associado às adaptações do treino e demandas da modalidade.

Níveis intensos de treinamento causam um impacto no sistema imunológico do atleta e aumentam sua susceptibilidade em adquirir infecções do trato respiratório superior e resfriado comum. Estratégias nutricionais e de educação foram aplicadas a fim de manter o sistema imunológico eficaz (GLEESON, 2016). Dentre as frequentes orientações, destacamos: lavar as mãos antes de comer; beber fonte de água segura e em garrafinhas individuais; incluir coalhada e/ou iogurte natural na dieta cotidiana; trocar a camisa molhada após o treinamento; manter adequada a ingestão energética e o balanceamento de carboidratos, e aumentar o consumo de componentes anti-inflamatórios e antioxidantes.

Balanceamento dos Macronutrientes

A energia é fornecida pelos carboidratos, proteínas e lipídeos contidos nos alimentos, e o planejamento dietético inteligente é necessário para otimizar os benefícios proporcionados pela nutrição esportiva. O Quadro 16.3 resume as recomendações que foram aplicadas à seleção Paralímpica Brasileira de GoalBall.

Quadro 16.3 Aplicação das recomendações de macronutrientes para atletas de GoalBall

Macronutriente	Funções	Consumo orientado
Carboidrato	Combustível principal para o exercício de alta intensidade. As reservas devem ser repostas frequentemente para apoiar o treinamento. Baixas reservas resultam em fadiga precoce, comprometimento do rendimento durante o treinamento e competições e um impacto negativo no sistema imunológico.	Mínimo 10g/kg/dia, considerando treinamento de pelo menos 3 horas por dia.
Proteína	Gatilho e substrato para a síntese de proteínas contráteis e metabólicas. Necessária após os treinos para o processo de reparação de tecidos corporais danificados e a construção de novas proteínas.	1,7 a 2g/kg/dia, pelo menos 80% de AVB. Pode ser indicado consumo mais elevado em períodos curtos quando realizam treinamento muito intenso ou com redução no consumo de energia. O balanço nitrogenado negativo e ingestão inadequada de CHO durante o treinamento intenso também aumentam a necessidade da PTN. A divisão das porções proteicas entre as refeições e após o treinamento deve ter dispersão harmoniosa a fim de otimizar a taxa de síntese proteica em resposta ao exercício.
Lipídeos	Fornecer energia, mantém a membrana celular fluidificada, é precursor de eicosanoides, promove acilação de proteínas, está envolvido nas reações de peroxidação, atua como ligante para fatores de transcrição molecular e facilita a absorção de vitaminas lipossolúveis.	Entre 25-30% do VET, dos quais não são ultrapassados 10% de ácidos graxos saturados

Legenda: AVB = Alto valor biológico; CHO = carboidrato; PTN=proteína; VET = Valor energético total
Fonte: ACSM, 2016.

Estratégias Nutricionais Durante e Após os Treinamentos

As referências para o consumo de alimentos, em relação ao tempo, tipo e quantidade, próximo aos treinamentos, são bem estabelecidas na literatura (ACSM, 2016). Desta forma, o Quadro 16.4 indica algumas intervenções junto aos atletas, pré, durante e após o treinamento.

Quadro 16.4 Exemplo de preparações consumidas pelos atletas durante e pós-treinos. Produzido pelo próprio autor a partir dos alimentos ofertados a equipe.

Momento	Alimentos	Carboidrato	Proteína	Lipídio	Recomendação Carboidrato	Recomendação Proteína
Pós-treino	Açaí (50 g), caldo de cana (100 mL), rapadura (30 g), semente de linhaça (1 colh. chá) e proteína em pó (1 scoop)	58 g	31 g	3,4 g	1,2 g/kg/h média = 52 g nos primeiros 30 minutos	PTN: 30 g/kg média = 30 g após
Durante	Mamão (1 ft. pequena), banana nanica (1 uni. pequena), beterraba (5 colh. sopa)	40,4 g	3,1 g	0,1 g	30-60 g/h	Não recomendado

Durante todo o trabalho, algumas respostas foram observadas (dados submetidos à publicação): melhora da composição corporal; aumento da concentração e memória; maior bem-estar e sensação de produtividade; aumento no consumo de diferentes alimentos favorecendo a qualidade de vida e os aspectos emocionais, e diminuição dos acometimentos e indisposições.

Considerações Finais

Atletas paralímpicos apresentam necessidades específicas que devem ser muito bem analisadas pelos nutricionistas a fim de adequar as condutas nutricionais para promover a saúde e apoiar o desenvolvimento da performance. Neste processo dinâmico, o atleta deve ter a oportunidade de perceber, analisar, selecionar, planejar e executar as orientações nutricionais e buscar a autonomia, o que é determinante para o sucesso pessoal e da equipe.

Revisão de Conteúdo

1. Quais os principais aspectos relacionados à avaliação nutricional de paratletas que devem ser considerados para o sucesso do acompanhamento nutricional?

2. A susceptibilidade dos paratletas a uma inadequada ingestão alimentar e disponibilidade de energia podem afetar de forma diferente as deficiências e as diferentes provas do atletismo?

3. Quais aspectos da adaptação do deficiente visual podem ser potencializados com a alimentação e que irão influenciar positivamente na performance esportiva? Liste as ações que você aplicaria.

Referências

1. ALVES, I. S.; KALVA-FILHO, C. A.; AQUINO, R.; TRAVITZKI, L.; TOSIM, A.; PAPOTI, M.; MORATO, M. P. Relationships between aerobic and anaerobic parameters with game technical performance in elite goalball athletes. *Frontiers of physiology*, v. 20, n. 9, p. 1-10, 2018.
2. THOMAS, T.; ERDMAN, K. A.; BURKE, L. M. Position of the Academy of Nutrition and Dietetics, Dietitians of Canada, and the American College of Sports Medicine: nutrition and athletic performance. *Journal of the Academy of Nutrition and Dietetics*, v. 116, n. 3, p. 501-528, 2016.
3. AMORIM, M.; CORREDEIRA, R.; PAIO, E.; BASTOS, T.; BOTELHO, M. Goalball: uma modalidade desportiva de competição. *Revista Portuguesa de Ciência do Desporto*, v. 10, n. 1, p. 221-229, 2010.

4. AINSWORTH, B.; CAHALIN, L.; BUMAN, M.; ROSS, R. The current state of physical activity assessment tools. *Progress in Cardiovascular Diseases*, v. 57, n. 4, p. 387-395, 2015.
5. BROAD, E.; BURKE, L. Principles of sports nutrition. *In*: Broad, E. (Org.) *Sports nutrition for paralympic athletes*. Boca Raton: CRC Press, 2019. p. 21-69.
6. BROAD, E.; JUZWIAK, C. Sports Nutrition in para athletes. *Aspetar Sports Medicine Journal*, v.7, p.170-175, 2019.
7. BRUNNSTROM, S.; LEHMKUHL, L. D.; SMITH, L. K. *Brunntrom's clinical kinesiology*. 4th ed. Philadelphia: F.A. Davis, 1983.
8. CANDA, A. Stature estimation from body segment lengths in young adults: application to people with physical disabilities. *Journal of Physiological Anthropology*, v. 28, n. 2, p. 71-82, 2009.
9. CHUMLEA, W. C.; GUO, S.; ROCHE, A. F.; STEINBEUGH, M. L. Prediction of body weight for the nonambulatory elderly from anthropometry. *Journal of the American Dietetic Association*, v. 88, n. 5, p. 564-568, 1988.
10. CHUMLEA, W. C.; GUO, S. S.; UGH, M. L. S. Prediction of stature from knee height for black and white adults and children with application to mobility-impaired or handicapped persons. *Journal of the American Dietetic Association*, v. 94, n. 12, p. 1385-1391, 1994.
11. CHUN, S.; KIM, H. R.; SHIN, H. Estimating the basal metabolic rate from fat free mass in individuals with motor complete spinal cord injury. *Spinal Cord*, v. 55, n. 9, p. 1-4, 2017.
12. COLINS, E. G.; GATER, D.; KIRATLI, J.; BUTLER, J.; HANSON, K.; LANGBEIN, W. E. Energy cost of physical activities in persons with spinal cord injury. *Medicine & Science* in *Sports & Exercise*. v. 42, n. 4, p. 691-700, 2010.
13. CONGER, A. S.; BASSET JR, D. R. Compendium of energy costs of physical activities for individuals who use manual wheelchair. *Adapted Physical* Activity *Quarterly*, v. 28, n. 4, p. 310-325, 2011.
14. CUNNINGHAM, J. J. A reanalysis of the factors influencing basal metabolic rate in normal adults. *American Journal of Clinical Nutrition*, v. 33, n. 11, p. 2372-2374, 1980.
15. GLEESON, M. Immunological aspects of sport nutrition. *Immunology Cell Biolology*, v. 94, n. 2, p. 117-123, 2016.
16. HEYWARD, V. H.; STOLARCZKY, L. M. *Avaliação da composição corporal aplicada*. São Paulo: Manole, 2000. 215p.
17. INTERNATIONAL SOCIETY FOR THE ADVANCEMENT OF KINANTHROPOMETRY. *The international standards for anthropometric assessment*. Australia: Underdale [ISAK], 2011. 131p.
18. INTERNACIONAL PARALIMPIC COMITTE [IPC]. Classification in para athletics. Germany, 2018. Disponível em: https://www.paralympic.org/athletics/classification. Acesso em 24 de junho de 2020.

19. JOAQUIM, D. P.; JUZWIAK, C. R.; WINCKLER, C. Do paralympic track and field athletes have low energy availability? *Revista Brasileira de Cineantropometria e Desempenho Humano*, v. 20, n. 1, p. 71-81, 2018.

20. JOAQUIM, D. P.; JUZWIAK, C. R.; WINCKLER, C. Diet quality profile of track-and-field paralympic athletes. *International Journal of Sport Nutrition and Exercise Metabolism*, v. 29, n. 6, p. 589-595, 2019.

21. JUZWIAK, C. R. Avaliação dietética. In: SILVA, S. M. C.; MURA, J. D. P. (Orgs.) *Tratado de alimentação, nutrição e dietoterapia*. 2 ed. São Paulo: Roca, 2011. p. 163-72.

22. JUZWIAK, C. R.; FRUTUOSO, M. F.; LOURENÇO, L.; ROMANO. F. Percepciones sobre el comer de atletas deficientes visuales de alto rendimento. In: *Anales del IV Congreso Internacional Otras Maneras de Comer: Elecciones, Convicciones, Restriciones*, 2015. Barcelona: España: 2015. p.1400-1417.

23. JUZWIAK, C. R.; OLIVEIRA FILHO, C. W.; JOAQUIM, D. P.; SILVA, A.; MELLO, M. T. Comparison of measured and predictive values of basal metabolic rate in brazilian paralympic track and field athletes. *International Journal of Sport Nutrition and Exercise Metabolism*, v. 26, n. 4, p. 330-337, 2016.

24. JUZWIAK, C. R. Reflection on sports nutrition: where we come from, where we are and where we are headed. *Revista de Nutrição*, v. 29, n. 3, p. 435-444, 2016.

25. KENNEDY, D. O. B vitamins and the brain: mechanisms, dose and efficacy: a review. *Nutrients*, v. 27, n. 8, p. e68, 2016.

26. LAMPORT, D. J.; SAUNDERS, C.; BUTLER, L. T.; SPENCER, J. P. Fruits, vegetables, 100% juices, and cognitive function. *Nutrition Review*, v. 72, n. 12, p. 774-789, 2014.

27. LOUCKS, A. B.; KIENS, B.; WRIGHT, H. H. Energy availability in athletes. *Journal of Sports Science*, v. 29, supplement 1, p. s7-s15, 2011.

28. MANORE, M.; THOMPSON, J. Energy requirements of the athlete: assessment and evidence of energy efficiency. In: BURKE, L.; DEAKIN, V. (Org.) *Clinical sports nutrition*. Sydney: Mcgraw-hill, 2015. p. 114-139.

29. MAUGHAN, R. J.; GREENHAFF, P. L.; HESPEL, P. Dietary supplements for athletes: emerging trends and recurring themes. *Journal of Sports Science*, v. 9, p. s57-66, 2011.

30. MELO, A. P. F.; DE SALLES, R. K.; VIEIRA, F. G. K.; FERREIRA, M. G. Métodos de estimativa de peso corporal e altura em adultos hospitalizados: uma análise comparativa. *Revista Brasileira de Cineantropometria e Desempenho Humano*, v. 16, n. 4, p. 475-484, 2014.

31. MIFFLIN, M. D.; ST JEOR, S. T.; HILL, L. A.; SCOTT, B. J.; DAUGHERTY, S. A.; KOH, Y. O. A new predictive equation for resting energy expenditure in healthy individuals. *The American Journal of Clinical Nutrition*, v. 51, n. 2, p. 241-247, 1990.

32. MOUNTJOY, M.; SUNDGOT-BORGEN, J.; BURKE, L.; CARTER, S.; CONSTANTINI, N.; LEBRUN, C.; MEYER, N.; SHERMAN, R.; STEFFEN, K.; BUDGETT, R.; LIUNQQVIST, A. The IOC consensus position: beyond the female athlete triad: relative energy deficiency in sport (red-s). *British Journal of Sports Medicine*, v. 48, n. 21, p. 491-497, 2014.

33. OSTERKAMP, L. K. Current perspective on assessment of human body proportions of relevance to amputees. *Journal of the American Dietetic Association*, v. 95, n. 2, p. 215-218, 1995.

34. OWEN, O. E.; KAVLE, E.; OWEN, R. S.; POLANSKU, M.; CAPRIO, S.; MOZZOLI, M. A.; KENDRICK, M. C.; BUSCHMAN, M.; BODEN, G. A reappraisal of caloric requirements in healthy women. *The American Journal of Clinical Nutrition*, v. 44, n. 1, p. 1-19, 1986.
35. OWEN, O. E.; HOLUP, J. L.; D'ALESSIO, D. A.; GRAIG, E.S.; POLANSKY, M.; KAVLE, E. C.; BUSHMAN, M. C.; OWEN, L. R.; MOZZOLI, M. A. A reappraisal of the caloric requirements of men. *The American Journal of Clinical Nutrition*, v. 46, n. 6, p. 875-885, 1987.
36. PRICE, M. Energy expenditure and metabolism during exercise in person with spinal cord injury. *Sports Medicine*, v. 40, n. 8, p. 681-696, 2010.
37. PRICHETT, K.; BROAD, E.; SCARAMELLA, J.; BAUMANN, S. Hydration and cooling strategies for paralympic athletes. *Current Nutrition Reports Journal*, v. 9, n. 3, p. 137-146. 2020.
38. PRICHETT, K.; PRICHETT, R.; BROAD, E. Cooling and hydration for the para athlete. *In*: BROAD, E. (Org.) *Sports nutrition for paralympic athletes*. Boca Raton: CRC Press, 2019. p. 87-102.
39. RIBEIRO, S. M. L.; SILVA, R. C. Avaliação do estado nutricional de portadores de necessidades especiais. *In*: TIRAPEGUI, J.; RIBEIRO, S. M. L. *Avaliação nutricional: teoria e prática*. Rio de Janeiro: Guanabara Koogan, 2009. p. 268-277.
40. RODRIGUES, N. M. S. *Goalball: estudo sobre o estado de conhecimento da modalidade e avaliação desportivo-motora dos atletas*. 2002. Dissertação (Mestrado em Ciências do Desporto) – Faculdade de Ciências do Desporto e de Educação Física, Universidade do Porto. Porto, 2002.
41. SCARAMELLA, J.; KIRIHENNEDIGE, N.; BROAD, E. Key nutritional strategies to optimize performance in para athletes. *Physical Medicine and Rehabilitation Clinics of North America*, v. 29, p.283-298, 2018.
42. SLATER, G.; GOOSEY-TOLFREY, V. Assessing body composition of athletes. *In*: BROAD, E. (Org.) *Sports nutrition for paralympic athletes*. Boca Raton: CRC Press, 2019. p. 245-264.
43. VAN DE VLIET, P.; BROAD, E.; STUPLER, M. Nutrition, body composition and pharmacology. *In*: VANLANDERWIJCK, Y. C.; THOMPSON, W. *The paralympic athlete: handbook of sport medicine and science*. Chichester: Willey-Blackwell, 2010. p. 172-197.
44. WINCKLER, C. Atletismo. *In*: MELLO, M. T.; WINCKLER, C. (Org.) *Esporte paralímpico*. São Paulo: Atheneu, 2012. p. 65-74.

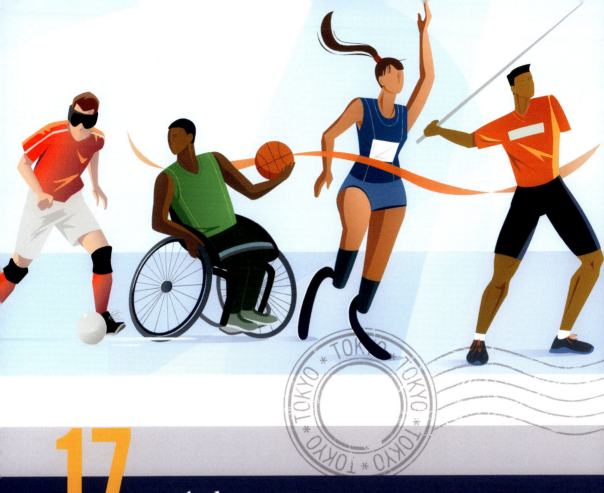

capítulo 17

Aspectos Psicobiológicos e o Atleta Paralímpico

- Andrea Maculano Esteves
- Heloísa Pereira Pancotto Ruy
- Victor Sanz Milone Silva

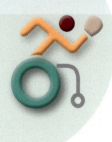

Introdução

O termo *psicobiologia* é frequentemente usado para se referir aos fenômenos psíquicos e biológicos que trazem explicações acerca do comportamento humano. A Neurociência Comportamental pode ser definida pelo estudo das estruturas neurais do comportamento humano e sua relação com outros fenômenos (RELVAS, 2012). Além disso, através da Neurociência Comportamental podemos oferecer explicações sobre as relações ou interações entre corpo e comportamento, especialmente as exibidas no sistema nervoso.

Ansiedade, depressão, transtornos de humor e distúrbios do sono são alterações comportamentais que cada vez mais apresentam maior prevalência no dia a dia da população em geral.

A ansiedade é um distúrbio de humor comum que pode se manifestar de diferentes formas. Estas formas podem variar desde pequenas preocupações até reações que congelam e alteram as funções corporais, podendo atingir até mesmo a paralisação e a agitação mental. No entanto, os sintomas da ansiedade não podem ser considerados apenas como expressões de alguma disfunção do indivíduo. Tais sintomas se desenvolvem a partir do tempo e resultam de inúmeras interações entre a pessoa com ansiedade e o ambiente em que ela se encontra, sendo modulados pelas características e o jeito de lidar com o sentimento (GLAS, 2020).

No caso de atletas, existe a ansiedade-traço competitiva que se define por ser uma emoção negativa responsável por fazer com que o atleta apresente predisposição de perceber as situações competitivas como ameaçadoras, fazendo com que o mesmo duvide de suas capacidades técnicas e físicas (MARTENS *et al.*, 1990; LEARY, 1992). Muitas vezes a ansiedade está atrelada ao quadro de depressão, uma vez que ambas apresentam relações diretas com a vulnerabilidade do indivíduo e também com a afetividade negativa (MINEKA, 1998).

A depressão é considerada um problema de saúde pública, principalmente por incapacitar o indivíduo a realizar as atividades do dia a dia e também de se envolver socialmente (BLAS, 2010). Um estudo realizado no Brasil constatou que 7,6% dos entrevistados confirmaram o diagnóstico de depressão, sendo mais comum em mulheres do que em homens, e com maior prevalência do distúrbio em pessoas que apresentam escolaridade superior completa (STOPA *et al.*, 2015).

Existem duas classificações para a depressão: a primeira é classificada como transtorno depressivo maior, quando o indivíduo apresenta, por duas semanas consecutivas, humor depressivo além do desinteresse em realizar tarefas sociais. Já a segunda classificação é a distimia, quando o indivíduo apresenta um quadro crônico de duração aproximada de dois anos, no entanto, menos severo que o transtorno depressivo maior (QUELLO et al., 2005).

Os efeitos da depressão atuam em múltiplas áreas do organismo, tanto em níveis cerebrais como mentais e interpessoais; além disso, muitos sintomas podem ser observados em outros distúrbios (MANSEL et al., 2008).

Existem outros transtornos de humor. Os mais comuns na população, atualmente, além da depressão, são os transtornos bipolares, que podem se manifestar de diferentes formas. A primeira delas com episódios maníacos, quando a pessoa apresenta irritabilidade exagerada por pelo menos uma semana; episódios misturados, quando o indivíduo apresenta momentos maníacos e depressivos durante todos os dias da semana, e episódios hipomaníacos (QUELLO et al., 2005).

Além disso, o transtorno bipolar pode ser classificado em três tipos diferentes: **transtorno bipolar I**, quando a pessoa irá apresentar um ou mais episódios maníacos, misturados e depressivos; **transtorno bipolar II** quando os episódios são depressivos e acontecem pelo menos um episódio hipomaníaco e, por fim, a **ciclotimia**, quando a manifestação é crônica, de menor intensidade, do distúrbio bipolar, com duração de pelo menos dois anos, apresentando múltiplos episódios de depressão e hipomania (QUELLO et al., 2005).

Existem também os transtornos desencadeados devido às consequências e efeitos colaterais que algumas substâncias trazem ao organismo. Este transtorno se caracteriza por alterações proeminentes e persistentes de humor (SACKS et al., 2005).

Os transtornos de humor e a depressão têm influência direta no sono, uma vez que pacientes depressivos que procuram ajuda profissional relatam que há uma deterioração do sono em qualidade ou quantidade (KRAHN, 2005).

Outros distúrbios também podem influenciar tanto na quantidade quanto na qualidade do sono, e são chamados de distúrbios do sono que podem ser classificados em três categorias: a primeira refere-se aos **distúrbios de ciclo vigília-sono**, por exemplo, insônia, narcolepsia, apneia obstrutiva do sono, entre outros. A segunda categoria é classificada como **distúrbios relacionados ao ritmo circadiano**, por exemplo, atraso ou avanço das fases do sono. Por fim, a terceira categoria consiste nos **distúrbios relacionados a parassonias**, por exemplo, síndrome das pernas inquietas, terror noturno e o sonambulismo (THORPY, 2017).

A insônia é o distúrbio do sono com maior prevalência na população em geral, sendo mais comum em mulheres do que em homens. Este distúrbio se caracteriza pela dificuldade de iniciar ou manter o sono de 3 a 4 vezes na semana, podendo incluir despertares no início da manhã e sono não restaurativo (AASM, 2005). Pode ser classificada como insônia aguda e relacionar-se com situações estressantes no dia a dia do indivíduo; no entanto, a maioria dos casos classifica-se como insônia crônica relacionada com outras comorbidades, como por exemplo, ansiedade ou uso inadequado de substâncias (SMITH, HAYTHORNTHWAITE, 2004).

A apneia obstrutiva do sono é um distúrbio do sono com alta prevalência em indivíduos do sexo masculino, relacionado diretamente com o envelhecimento e a obesidade (AASM, 2005). Seus sintomas são divididos em duas categorias: os sintomas que acontecem durante o sono, que incluem ronco, engasgos, paradas respiratórias e atividades motoras estranhadas. A segunda categoria é composta por um sintoma que acontece durante a vigília: alta sonolência diurna, principalmente durante momentos em que o indivíduo está relaxando (GUILLEMINAULY, ZUPANCIC, 2009).

A síndrome das pernas inquietas é considerada um distúrbio do movimento que acomete cerca de 10% da população, no entanto, os casos graves acometem apenas 2,5%, com maior prevalência em mulheres do que homens. Pode ser crônico e progressivo, e costuma se manifestar no início da vida, entretanto, na maioria das vezes, só é diagnosticado durante a adolescência ou até mesmo após a vida adulta, tendo seu pico em torno dos 85 a 90 anos de idade (XIONG et al., 2009). Os sintomas desse distúrbio consistem em um formigamento, incômodo ou coceira entre os joelhos e calcanhares. Este desconforto causa no indivíduo a necessidade incontrolável de movimentar os membros inferiores para aliviar tais sentimentos. Os movimentos são mais prevalentes durante a noite, enquanto a pessoa está deitada na cama. Noventa por cento das pessoas que apresentam o distúrbio da síndrome das pernas inquietas também sofrem com o movimento periódico das pernas que têm impacto direto no sono, fazendo com que o indivíduo apresente queixas em se manter dormindo devido a movimentação das pernas (CHOKROVERTY, 2010).

Para todas as alterações comportamentais acima citadas existem diferentes formas de tratamento, como o uso de abordagens farmacológicas e não farmacológicas. O exercício físico é considerado uma forma não farmacológica de tratamento.

Transtornos de Humor e Exercício Físico

O exercício físico tem ação direta na ansiedade. Acredita-se que uma sessão de treinamento é suficiente para o organismo gerar respostas antipânico (ESQUIVEL et al., 2008). Além disso, o treinamento físico é responsável por causar efeitos moderados na redução dos níveis de ansiedade (STROHLE, 2009).

No caso da depressão, o exercício físico atua de duas formas, tanto como um agente redutor, fazendo com que haja diminuição dos níveis de depressão no indivíduo (TEYCHENNE, SALMON, 2008), como um agente protetor, mostrando que indivíduos que praticam atividade física de maneira regular apresentam risco menor de desenvolver a depressão em relação a pessoas sedentárias (MEAD et al., 2008).

O exercício físico é responsável por melhorar a qualidade do sono e diminuir os distúrbios do sono, tanto em prevalência como em intensidade (KLINE, 2012). Uma sessão de exercício físico aeróbio, 3 horas antes do horário de dormir em uma pessoa com insônia, é responsável por causar diminuição da latência de sono, da ansiedade pré-sono e aumento do tempo total de sono (PASSOS *et al.*, 2010).

Pessoas com o distúrbio de apneia obstrutiva do sono também apresentam benefícios provenientes do exercício físico, uma vez que tal distúrbio está diretamente relacionado ao peso corporal e, por essa razão, é importante que o indivíduo perca peso para melhorar os sintomas do distúrbio do sono (RUEDA *et al.*, 2009). Além disso, o exercício também é responsável por melhorar a qualidade de vida do indivíduo por meio da diminuição da sonolência diurna e melhora do estado de humor (ACKEL-D'ELIA *et al.*, 2012).

Os benefícios do exercício físico podem ser observados em indivíduos com síndrome das pernas inquietas, sendo que o treinamento crônico é responsável pela melhora dos sintomas subjetivos do distúrbio e da qualidade de vida (ESTEVES *et al.*, 2011).

A relação entre distúrbios de humor e exercício físico também é positiva: pessoas que apresentam bipolaridade têm benefício duplo proveniente do exercício físico, uma vez que essa população tende a ser sedentária. O exercício traz benefícios tanto físicos como mentais (KILBOURNE *et al.*, 2007).

A Influência dos Aspectos Psicobiológicos no Atleta Paralímpico

O desenvolvimento técnico-científico dos esportes paralímpicos, com foco na melhoria do desempenho de parâmetros técnicos, biomecânicos e fisiológicos de atletas com deficiência, é fundamental (BURKETT, 2016; FULTON, PYNE, HOPKINS, BURKETT, 2009; GOOSEY-TOLFREY, 2005). No entanto, outros fatores como a interface entre fatores psicológicos e biológicos e seu impacto no comportamento, também devem ser considerados no processo de treinamento e desempenho de atletas de alto rendimento (ROSA et.al., 2020).

Parâmetros hormonais, imunológicos e psicológicos são fundamentais e devem ser frequentemente avaliados em resposta ao treinamento intensificado, devido à sua relação com potencial fadiga aguda e estresse de treinamento ou não treinamento (STEPHENSON *et al.*, 2018). É provável que ocorram flutuações nos fatores comportamentais durante a temporada competitiva devido ao treinamento, desempenho e expectativa de resultados no atleta. Esse processo pode causar efeitos negativos em fatores comportamentais importantes, como ansiedade e tensão. Em atletas paralímpicos, os fatores físicos e/ou emocionais, podem ser intensificados por conta dos traumas sofridos (BARBOSA-LEIKER *et al.*, 2013), de barreiras ambientais, estruturais, sociais, médicas e econômicas, com influência direta no treinamento (MARTIN, 2010). Consequentemente, as deficiências física, visual e intelectual podem agravar e aumentar substancialmente os fatores de estresse, afetando o desempenho de atletas paralímpicos (ROSA *et al.*, 2020).

Além disso, estudos mostram que diferentes fontes de estresse também podem alterar o desempenho no esporte de alto rendimento (TUROŃ et al., 2020). Os fatores que geram estresse podem não estar relacionados aos esportes praticados ou diretamente conectado a eles (MELLALIEU et al., 2006; GOLDEN-KREUTZ et al., 2004). Acredita-se que esses fatores, que afetam os atletas, estejam relacionados à sua qualidade de vida (GOLDEN-KREUTZ et al., 2005; NORVELL et al., 1993), à satisfação (CARPENTER et al., 2004), à depressão (COHEN et al., 1988) e aos hábitos de sono (GUPTA et al., 2016).

O sono, sem dúvida, é um estado vital e complexo caracterizado por processos ativos e altamente organizados, e representa um processo fisiológico fundamental para a manutenção saudável de diversos organismos (ROTH; ROEHRS, 2000). Alterações na quantidade e na qualidade do sono foram descritas como responsáveis por diversas consequências físicas, comportamentais, metabólicas, cognitivas e até mesmo moleculares (WALKER, 2008; LEVY et al., 2009; TUFIK et al., 2009).

Entre os atletas de alto rendimento, os eventos previsíveis no ciclo de treinamento/competição estão associados a um risco aumentado de sintomatologia de insônia e padrões de sono perturbados, em função de competições, viagens e treinamento de alta intensidade (GUPTA et al., 2016). Problemas relacionados ao sono também têm sido observados com frequência em indivíduos com deficiência visual (LEGER et al., 2002; LOCKLEY et al., 1999). É relatado que, principalmente em pessoas sem percepção luminosa, a transmissão de sinais luminosos é inibida para os núcleos supraquiasmáticos, podendo causar problemas relacionados ao sono devido à dessincronização externa do relógio biológico, influenciando na melhoria do desempenho atlético (SCHMOLL et al., 2011). Pancotto et al. demonstraram que atletas de atletismo com deficiência visual apresentaram uma piora na qualidade do sono e aumento de despertares em relação aos atletas com deficiência intelectual (PANCOTTO et al., 2019).

Em um estudo realizado com atletas paralímpicos chilenos, praticantes das modalidades de Tênis de Mesa, Futebol 5, Natação, Levantamento de Peso e Tênis de Cadeira de Rodas, em período de preparação para os Jogos Pan-americanos de Toronto 2015, foi observado que 78,7% desses atletas apresentavam baixa qualidade do sono, sendo que 69,6% relataram insônia e apenas 33,3% dormiam as horas suficientes (AGÜERO et al.; 2015). Outro estudo demonstrou que atletas com deficiência física (lesados medulares) apresentaram índices maiores para despertares noturnos e movimentos de membros inferiores, quando comparados a não atletas. Estes resultados podem ser explicados por uma maior excitabilidade dos circuitos intrínsecos da medula, gerando tônus muscular e automatismos maiores na categoria de desportistas (DE MELLO et al., 1995).

A perda de sono aguda (CIRELLI et.al., 2004) e crônica (BESEDOVSKY et al., 2012) podem prejudicar os sistemas metabólico e imunológico e a plasticidade cerebral. Todas essas funções podem afetar o desempenho físico (ARNAL et al., 2016).

Estudos sobre restrição e privação do sono destacaram os efeitos adversos no desempenho atlético, afetando negativamente a parte cognitiva, o tempo de reação (PIL-

CHER, HUFFCUTT, 1996) e influenciando em alterações de humor (MINKEL et al., 2012). O sono antes de uma competição pode ser interrompido por ansiedade, viagem e *jet-lag* (REYNER, HORNE, 2013). Hábitos gerais de sono necessitam ser ideais para ajustar as demandas específicas do atleta e consequentemente obter um melhor desempenho. Neste contexto, o mecanismo de adaptação ao efeito do *jet-lag* (alteração no ritmo biológico) mais eficiente e menos traumático seria o adiantamento do relógio biológico, pois o nosso organismo se prepara de forma mais rápida em tal procedimento. Já o processo inverso é mais traumático, ou seja, "voltar no tempo", pois o mecanismo de adaptação biológica está mais preparado para um ciclo de 28 horas. Além disso, é importante destacar a importância da temperatura corporal nesse processo, visto que a sua adaptação ao novo ciclo claro-escuro faz com que o nosso organismo responda aos efeitos do *Jet-lag*. O indivíduo que cruza fusos de forma rápida fica totalmente alerta durante o ciclo escuro e com muita sonolência no período claro; esse processo leva um grande prejuízo social, físico e cognitivo durante essa fase de sincronização (DE MELLO et al., 2002).

Por outro lado, a extensão do sono pode ter um impacto positivo no bem-estar do atleta e no desempenho (VAN RYSWYK et al., 2017). Os estudos de extensão do sono vêm demonstrando uma contramedida não farmacológica para limitar os efeitos negativos da privação total de sono. Em um estudo com indivíduos saudáveis observou-se que seis noites de extensão do sono resultaram em melhora na atenção, melhora no estado de alerta, limitaram a degradação desses dois parâmetros durante a privação total de sono e melhoraram a velocidade de recuperação após o período de privação (ARNAL et al., 2015). Esses resultados corroboraram com os resultados encontrados no estudo de Rupp et al., os quais também demonstraram que a extensão do sono em noites anteriores à noite de restrição do sono foram positivas para o desempenho, recuperação e para o estado de alerta durante o período de restrição do sono, sugerindo que o "banco" de sono antes da perda de sono pode ajudar a manter um bom desempenho e acelerar a recuperação (RUPP et al., 2009).

Assim, pesquisas vêm investigando os efeitos dessa extensão por períodos relativamente mais longos e a relação com o desempenho físico. A compreensão da influência que a extensão do sono pode ter sobre os atletas deve envolver índices de qualidade do sono, desempenho físico, função imunológica e estresse.

Mah et al. demonstraram que a extensão do sono por semanas contribuiu para a melhora no desempenho atlético, no tempo de reação, na sonolência diurna e no humor de atletas de basquetebol (MAH et al., 2011). Agregando valor à estratégia de extensão do sono, as perturbações do sono podem alterar o estado imunológico e inflamatório. Swinbourne et al. demonstraram que a implementação de um programa de extensão do sono entre atletas profissionais de Rúgbi melhorou a qualidade do sono, com mudanças benéficas na expressão do hormônio do estresse e no desempenho do tempo de reação (SWINBOURNE et al.,2018).

Avaliar a relação entre respostas psicológicas, biológicas e o desempenho de parâmetros técnicos, biomecânicos e fisiológicos de atletas paralímpicos, fornece uma perspectiva avançada das variáveis relacionadas ao esporte, orientando tanto o treinamento quanto as estratégias motivacionais e a periodização, contribuindo para o desempenho individual e em equipe. Essa relação tem se refletido em um corpo crescente de pesquisas científicas no campo do esporte paralímpico (LEE; PORRETTA, 2013; REID; PRUPAS, 1998).

Atualmente, nesse cenário das publicações paralímpicas, números crescentes de estudos ganharam destaque, sendo esses com foco na melhora do desempenho atlético, levando em consideração os aspectos psicobiológicos. Nas publicações recentes sobre o tema são discutidos e analisados dados referentes a neuro-reabilitação, estresse físico e psicológico e aos biomarcadores hormonais.

No estudo de Nakagawa *et al.*, foram analisados novos protocolos para a neuro-reabilitação e melhora do treinamento e aprendizado motor de atletas paralímpicos, deficientes físicos, através da elucidação dos mecanismos neurais e das habilidades motoras, reorganizando os circuitos neurais no cérebro. Esses resultados sugerem uma expansão da área dos neurônios corticomotores que inervam os músculos, sendo positivo para o aprendizado motor e no desempenho físico dos atletas (NAKAGAWA *et al.*, 2020).

Já o estudo de Turón *et al.* mostrou que o nível de estresse, quando comparado a respostas fisiológicas e psicossociais, tem resultados menos intensos em pessoas que praticam regularmente exercício físico, indicando que o envolvimento com o esporte é um elemento positivo. E para pessoas com deficiência, a participação em competições desenvolve um sentimento de pertencer a um grupo, permitindo a aceitação da deficiência mais facilmente (TURON *et al.*, 2020).

Porém, o estudo também mostra que no esporte paralímpico, há muitas exigências impostas aos atletas, o que pode causar e aumentar as situações de estresse. Em relação ao deficiente físico, a forma como o atleta vai lidar com esse estresse está relacionado ao nível de lesão medular, educação e tempo da deficiência, concluindo que as condições anatômicas e sociais são fatores importantes no enfrentamento do estresse (TURON *et al.*, 2020).

Além de fatores do estresse físico e psicológico, em geral, situações esportivas (treinamento ou competição) podem promover mudanças também na concentração e nos níveis de hormônios, modulando ou sendo modulados pelos aspectos psicológicos da competição (CASTO; EDWARDS, 2016).

Ao considerar esse contexto, o estudo de Rosa *et al.* mostrou associações entre o estado hormonal e variáveis relacionadas ao estresse (geral e esportivo), recuperação (geral e esportiva) e níveis motivacionais dos atletas paralímpicos, demonstrando a interação e a potencial influência dos biomarcadores em domínios psicobiológicos, sugerindo que o monitoramento multiparamétrico de tópicos psicobiológicos, associados a biomarcadores hormonais, seja realizado para uma melhor compreensão das variáveis inerentes ao treinamento esportivo (ROSA *et al.*, 2020).

Por outro lado, a motivação dos atletas também pode ser evocada pela necessidade de desafiar a si mesmo, melhorar seu desempenho e, assim, aumentar sua competência e habilidades em seu esporte (DECi *et al.*, 1981).

Considerações Finais

Assim, o estudo das variáveis psicobiológicas auxilia no entendimento dos contextos que podem influenciar no desempenho do atleta. É notável que o exercício físico seja uma ferramenta fundamental na manutenção saudável dos aspectos psicobiológicos, no entanto, o estresse causado pela pressão imposta ao atleta, em relação ao máximo desempenho, pode desencadear processos que afetam um melhor julgamento desses parâmetros. Os aspectos comportamentais abordam uma gama de importantes inter-relações que podem afetar o dia a dia do atleta, afetando diretamente ou indiretamente seu relacionamento familiar, social e profissional, podendo refletir na maioria das vezes no seu desempenho esportivo. Pode ser valioso para investigações futuras abordar mais de perto as associações entre as alterações psicobiológicas no desempenho esportivo de atletas paralímpicos, a fim de lançar uma luz adicional sobre como esses aspectos podem intervir no desempenho esportivo.

Revisão de Conteúdo

1. O que é a Psicobiologia?

2. As variáveis intensidade e volume do exercício físico são extremamente importantes na relação com o tratamento de forma não farmacológica da ansiedade, depressão, transtornos de humor e distúrbios do sono. Como se dá essa relação?

3. De que forma as variáveis psicobiológicas podem influenciar no desempenho do atleta paralímpico?

Referências

1. AGÜERO, S.D.; JOFRE, P.A.; STANDEN, C.V.; HERRERA-VALENZUELA, T.; CANTILLANA, C.M.; ROBLEDO, R.P.; Y VALDÉS-BADILLA, P. Calidad del sueño, somnolencia e insomnio en deportistas paralímpicos de elite chilenos. *Nutrición Hospitalaria*, v.32, p. 2832-2837, 2015.

2. ARNAL, P. J.; SAUVET, F.; LEGER, D.; BAYON V.; BOUGARD, C.; RABAT, A.; MILLET, G. Y.; CHENNAOUI, M. Benefits of sleep extension on sustained attention and sleep pressure before and during total sleep deprivation and recovery. *Sleep*, v.38 n.12, p. 1935-1943, 2015.

3. ARNAL, PIERRICK J.; LAPOLE, THOMAS; ERBLANG, MÉGANE; GUILLARD, MATHIAS; BOURRILHON, CYPRIEN; LÉGER, DAMIEN; CHENNAOUI, MOUNIR; MILLET, GUILLAUME Y. Sleep extension before sleep loss: effects on performance and neuromuscular function. *Medicine & Science in Sports & Exercise*, v.48, p. 1595-1603, 2016.

4. BARBOSA-LEIKER, C.; KOSTICK, M.; MCPHERSON, S.; ROPER, V.; HOEKSTRA, T.; WRIGHT, B. Measurement invariance of the perceived stress scale and latent mean differences across gender and time. *Stress Health*, v.29, p. 253-260, 2013.

5. BESEDOVSKY, L.; LANGE, T.; BORN, J. Sleep and immune function. *Pflugers Archives – European Journal of Physiology*, v.463 n.1, p. 121-137, 2012.

6. BLAS, E.; SIVASANKARA KURUP, A. *Equity, social determinants and public health programmes*. World Health Organization, 2010.

7. BURKETT, B. *Contribution of sports science to performance: swimming training and coaching the paralympic athlete*. Hoboken, NJ: Wiley-Blackwell Publishing, 2016. p. 199-215.

8. CARPENTER, L.; TYRKA, A.; MCDOUGLE, C.; MALISON, R.; OWENS, M.; NEMEROFF, C.; PRICE, LH. Cerebrospinal fluid corticotropinreleasing factor and perceived early life stress in depressed patients and healthy control subjects. *Neuropsychopharmacology*, v.29, p. 777-784, 2004.

9. CASTO, K. V.; EDWARDS, D. A. Before, during, and after: how phases of competition differentially affect testosterone, cortisol, and estradiol levels in women athletes. *Adaptive Human Behavior and Physiology*. v.2 n.1, p. 11-2, 2016.

10. CIRELLI, C.; GUTIERREZ, C.M.; TONONI, G. Extensive and divergent effects of sleep and wakefulness on brain gene expression. *Neuronology*, v.41 n.1, p. 35-43, 2004.

11. CHOKROVERTY, S. Overview of sleep & sleep disorders. *Indian Journal of Medical Research*, v.131, p.126-140, 2010.

12. COHEN, S.; WILLIAMSON, G. Perceived stress in a probability sample of the United States. In: The social psychology of health: Claremont Symposium on Applied Social Psychology. Newbury Park, CA: Sage, 1988. p. 31-67.

13. DE MELLO, M.T., LAURO, F. A. A., SILVA, A. C., TUFIK, S. Sleep study after acute physical activity in spinal cord injury. *Sleep Research*, v. 24, p. 391, 1995.

14. DE MELLO, M. T., ESTEVES, A. M., COMPARONI, A., BENEDITO-SILVA, A. A., TUFIK, S. Avaliação do padrão e das queixas relativas ao sono, cronotipo e adaptação ao fuso horário dos atletas Brasileiros participantes da paraolimpíada em sidney – 2000. *Revista Brasileira de Medicina do Esporte*, v. 8, n. 3, p. 122-128, 2002.
15. ESQUIVEL, G.; DÍAZ-GALVIS, J.; SCHRUERS, K.; BERLANGA, C. Acute exercise reduces the effects of a 35% co2 challenge in patients with panic disorder. *Journal of Affective Disorders*, v.107 n.1-3, p. 217-220.
16. ESTEVES, A.; MELLO, MT.; BENEDITO-SILVA, A.; TUFIK S. Impact of aerobic physical exercise on restless legs syndrome. *Sleep Science*. v.4 n.2, p. 45-48, 2011.
17. FULTON, S. K.; PYNE, D. B.; HOPKINS, W.G.; BURKETT, B. Variability and progression in competitive performance of paralympic swimmers. *Journal of Sports Sciences*, v. 27, n. 5, p. 535-539, 2009.
18. GLAS, G. An enactive approach to anxiety and anxiety disorders. *Philosophy, Psychiatry, & Psychology*, v. 27, n.1, p. 35-50, 2020.
19. GOLDEN-KREUTZ, D.; BROWNE, M.; FRIERSON, G.; ANDERSON, B. Assessing stress in cancer patients: a second-order factor analysis model for the perceived stress scale. *Assessment*, v.11, p. 216-222, 2004.
20. GOLDEN-KREUTZ, D.; THORNTON, L.; WELLS-DI, G.; FRIERSON, G.; JIM, H.; CARPENTER, K. Traumatic stress, perceived global stress, and life events: prospectively predicting the quality of life in breast cancer patients. *American Psychological Association*, v.24 n.3, p. 288-296, 2005.
21. GOOSEY-TOLFREY, V. L. Physiological profiles of elite wheelchair basketball players in preparation for the 2000 paralympic games. *Adapted Physical Activity Quarterly*, v.22, n. 1, p. 57-66, 2005.
22. GUILLEMINAULY, C.; ZUPANCIC, M. *Obstructive sleep apnea syndrome*. Philadelphia: Saunders/Elsevier, 2009. p. 319–39.
23. GUPTA, L.; MORGAN, K.; GILCHRIST, S. Does elite sport degrade sleep quality? a systematic review. *Journal of Sports Medicine*, v. 47, n. 7, p. 1317-1333, 2016.
24. INTERNATIONAL CLASSIFICATION OF SLEEP DISORDERS. *Diagnostic and coding manual*. 2nd ed. Westchester, Illinois: American Academy of Sleep Medicine, 2005.
25. KILBOURNE, A. M.; ROFEY, D. L.; MCCARTHY, J. F.; POST, E. P. Nutrition and exercise behavior among patients with bipolar disorder. *Bipolar Disorders*, v.9, n. 5, p. 443-452, 2007.
26. KLINE, C. E.; SUI, X.; HALL, M. H.; YOUNGSTEDT, S. D. Dose–response effects of exercise training on the subjective sleep quality of postmenopausal women: exploratory analyses of a randomized controlled trial. *BMJ Open*, v.2, n. 4, p. e001044, 2012.
27. KRAHN, L. E. Psychiatric disorders associated with disturbed sleep. *Seminars in Neurology*, v.25, n.1, p. 90-96, 2005.
28. LEARY, M. R. Self-presentational processes in exercise and sport. *Journal of Sport and Exercise Psychology*, v.14, n. 4, p. 339-351, 1992.

29. LEE, J.; PORRETTA, D. L. Document analysis of sports literature for individuals with disabilities. *Perceptual and Motor Skills*, v.116, n.3, p. 847-858, 2013.
30. LEGER, D.; GUILLEMINAULT, C.; SANTOS, C.; PAILLARD, M. Sleep/wake cycles in the dark: sleep recorded by polysomnography in 26 totally blind subjects compared to controls. *Clinical Neurophysiology*, v.113, p. 1607-1614, 2002.
31. LEVY, P.; BONSIGNORE, M. R.; ECKEL, J. Sleep, sleep-disordered breathing and metabolic consequences. *European Respiratory Journal*, v.34, p. 243-260, 2009.
32. LOCKLEY, S. W.; SKENE, D. J.; BUTLER, L. J.; ARENDT, J. Sleep and activity rhythms are related to circadian phase in the blind. *Sleep*, v.22, p. 616-623, 1999.
33. MAH, C. D.; MAH, K. E.; KEZIRIAN, E. J.; DEMENT, W. C. The effects of sleep extension on the athletic performance of collegiate basketball players. *Sleep*, v.34, p. 943-950, 2011.
34. MANSELL, W.; HARVEY, A.; WATKINS, E. R.; SHAFRAN, R. Cognitive behavioral processes across psychological disorders: a review of the utility and validity of the transdiagnostic approach. *International Journal of Cognitive Therapy*, v.1, n.3, p. 181-191, 2008.
35. MARTENS, R.; VEALEY, R. S.; BURTON, D. *Competitive anxiety in sport*. Chicago, IL: Human Kinetics, 1990.
36. MARTIN, J. J. Athletes with physical disabilities. *Routledge Handbook of Applied Sport Psychology*, v.1, p. 432-440, 2010.
37. MEAD, G. E.; MORLEY, W.; CAMPBELL, P.; GREIG, C. A.; MCMURDO, M.; LAWLOR, D. Exercise for depression. *Cochrane Database Systematic Reviews*, v.4, p. cd004366, 2008.
38. MELLALIEU, S. D.; HANTON, S.; FLETCHER, D. A. Competitive anxiety review: recent directions in sport psychology research. *Literature Reviews in Sport Psychology*, v.1, p. 45-49, 2006.
39. MINEKA, S.; WATSON, D.; CLARK, L. A. Comorbidity of anxiety and unipolar mood disorders. *Annual Review of Psychology*, v.49, p. 377-412, 1998.
40. MINKEL, J. D.; BANKS, S.; HTAIK, O.; MORETA, M. C.; JONES, C. W.; MCGLINCHEY, E. L. Sleep deprivation and stressors: evidence for elevated negative affect in response to mild stressors when sleep deprived. *Emotion*, v.12, p. 115-120, 2012.
41. NAKAGAWA, K.; TAKEMI, M.; NAKANISHI, T.; SASAKI, A.; NAKAZAWA, K. Cortical reorganization of lower-limb motor representations in an elite archery athlete with congenital amputation of both arms. *Neuroimage, Clinical*, v.25, p. 102144, 2020.
42. NORVELL, N.; WALDEN, K.; GETTELMAN, T.; MURRIN, M. Understanding occupational stress in child welfare supervisors. *Journal of Applied Social Psycology*, v.23, p. 2043-2054, 1993.
43. PASSOS, G. S.; POYARES, D.; SANTANA, M. G.; GARBUIO, A. S. Effect of acute physical exercise on patients with chronic primary insomnia. *Journal of Clinical Sleep Medicine*, v.6 n.3, p. 270-275, 2010.

44. PANCOTTO, H. P.; SILVA, A. N.; ESTEVES, A. M. Extension and restriction of sleep time in the physical performance of athletes with visual and intellectual disabilities: new possibilities. *Brazilian Journal of Motor Behavior*, v.13 n.4, p. 104-112, 2019.

45. PILCHER, J. J.; HUFFCUTT, A. I. Effects of sleep deprivation on performance: a meta-analysis. *Sleep*, v.19, p. 318-326, 1996.

46. QUELLO, S. B.; BRADY, K. T.; SONNE, S. C. Mood disorders and substance use disorder: a complex comorbidity. *Science and Practice Perspectives*, v.3, n.1, p. 13-21, 2005.

47. REID, G.; PRUPAS, A. A documentary analysis of research priorities in disability sport. *Adapted Physical Activity Quarterly*, v.15, p. 168-178, 1998.

48. RELVAS, M. P. *Neurociência na prática pedagógica*. Rio de Janeiro: Wak, 2012.

49. REYNER, L. A.; HORNE, J. A. Sleep restriction and serving accuracy in performance tennis players, and effects of caffeine. *Physiology and Behavior*, v.120, p. 93-96, 2013.

50. ROTH, T.; ROEHRS, T. Sleep organization and regulation. *Neurology*, v.54, p. s2-s7, 2000.

51. ROSA, J. P.; SILVA, A.; RODRIGUES, D. F.; MENSLIN, R.; ARAÚJO, L. T.; VITAL, R.; TUFIK, S.; STIELER S; MELLO M. T. Association between hormonal status, stress, recovery, and motivation of paralympic swimmers. *Research Quarterly for Exercise and Sport,* v. 91, n. 4, p.1–10, 2020.

52. RUEDA, A.; SANTOS-SILVA, R.; TOGEIRO, S.; TUFIK, S. Improving cpap compliance by a basic educational program with nurse support for obstructive sleep apnea syndrome patients. *Sleep Sciences*, v. 2, n. 1, p. 8-13, 2009.

53. RUPP, T. L.; WESENSTEN, N. J.; BALKIN, T. J. Banking sleep: realization of benefits during subsequent sleep restriction and recovery. *Sleep,* v.32, n.3, p. 311-21, 2009.

54. SACKS, S.; RIES, R. K.; ZIEDONIS, D. M. Center for substance abuse, t. *substance abuse treatment for persons with co-occurring disorders: treatment Improvement Protocol (TIP) Series*, No. 42. Rockville (MD), 2005. Substance abuse and mental health services administration (US). Report no. (SMA) 05-3922, 2005.

55. SCHMOLL, C.; LASCARATOS, G.; DHILLON, B.; SKENE, D.; RIHA, R. L. The role of retinal regulation of sleep in health and disease. *Sleep Medicine Reviews*, v.15, p. 107-13, 2011.

56. SMITH, M. T.; HAYTHORNTHWAITE, J. A. How do sleep disturbance and chronic pain inter-relate? Insights from the longitudinal and cognitive-behavioral clinical trials literature. *Sleep Medicine*, v.8, n.2, p. 119-132, 2004.

57. STEPHENSON, B.; LEICHT, C.; TOLFREY, K.; GOOSEY-TOLFREY, V. A Multi-factorial assessment of elite paratriathletes' response to two weeks of intensified training. *International Journal of Sports Physiology and Performance*, v.14, p. 21-23, 2018.

58. STOPA, S. R.; MALTA, D. C.; OLIVEIRA, M. M. D.; LOPES, C. D. S. Prevalence of self-reported depression in Brazil: 2013 national health survey results. *Revista Brasileira de Epidemiologia*, v.18, p. 170-180, 2015.
59. STRÖHLE, A. Physical activity, exercise, depression and anxiety disorders. *Journal of Neural Transmission, Vienna*, v.116, n. 6, p. 777-784, 2009.
60. SWINBOURNE, R., MILLER, J., SMART, D., DULSON, D.K., GILL, N. The effects of sleep extension on sleep, performance, immunity and physical stress in rugby players. *Sports, Basel*, v. 6, n. 2, p. 42, 2018.
61. TEYCHENNE, M.; BALL, K.; SALMON, J. Physical activity and likelihood of depression in adults: a review. *Preventive Medicine*, v.46, n.5, p. 397-411, 2008.
62. THORPY, M. International classification of sleep disorders. *Sleep Disorders Medicine, Springer*, v. 15, p. 475-484, 2017.
63. TUFIK, S.; ANDERSEN, M.; BITTENCOURT, L. R.; MELLO, M. T. Paradoxical sleep deprivation: neurochemical, hormonal and behavioral alterations. evidence from 30 years of research. *Anais da Academia Brasileira de Ciências*, v.81, p. 521-38, 2009.
64. TUROŃ, A.; PAWLUKOWSKA, W.; SZYLIŃSKA, A.; TOMSKA, N.; MIKOŁAJCZYK-KOCIECKA, A.; PTAK, M.; DUTKIEWICZ, G.; ROTTER, I. Assessment of the relationship between selected factors and stress-coping strategies in handcyclists: a preliminary study. *Medicina*, v.56, n.5, p. 211, 2020.
65. VAN RYSWYK, E.; WEEKS, R.; BANDICK, L.; O'KEEFE, M.; VAKULIN L.; CATCHSIDE, P.; BARGER, L.; POTTER A. A novel sleep optimisation programme to improve athlete's well-being and performance. *European Journal of Sports Sciences*, v.17, p. 144-151, 2017.
66. XIONG, L.; TURECKI, G.; LEVCHENKO, A.; GASPER, C.; HENING, W. A.; MONTPLAISIR, J. *Genetics of restless legs syndrome*. Philadelphia: Saunders/Elsevier, 2009. p. 31-49.
67. WALKER, M. P. Cognitive consequences of sleep and sleep loss. *Sleep Medicine*, v.9, suppl 1, p. s29-34, 2008.

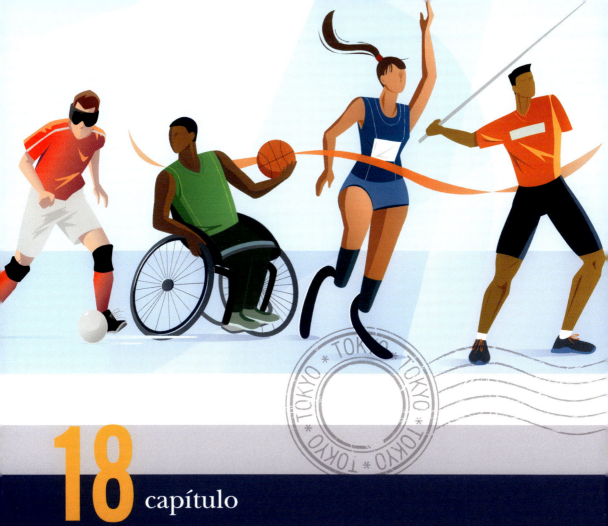

capítulo 18

Atenção Fisioterapêutica no Centro de Treinamento Paralímpico Brasileiro
A Reabilitação no Paratletismo como Modelo

▶ Mauro Melloni
▶ Kamila Teixeira
▶ Marco Antônio Alves

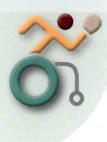

Introdução

Grande legado brasileiro dos jogos paralímpicos Rio 2016, o Centro de Treinamento Paralímpico do Brasil (CTPB), na Cidade de São Paulo, impulsionou, desde sua inauguração, a quantidade e a qualidade de atenção oferecida aos atletas nacionais nas mais diferentes áreas de serviço. Não diferente, o Serviço de Fisioterapia iniciou suas atividades no local durante a aclimatação para os jogos Rio 2016, ocasião em que mais de 20 profissionais fisioterapeutas utilizaram o local diuturnamente na assistência aos atletas convocados por ocasião dos jogos. Após os jogos Paralímpicos daquele ano, os profissionais de Fisioterapia do quadro permanente do CPB continuaram com as atividades de rotina, iniciando o novo ciclo paralímpico para Tóquio, e este grupo de profissionais é, até o presente momento, responsável pela assistência às modalidades permanentemente estabelecidas no Centro de Treinamento, sendo elas o Atletismo, Natação e Tênis de Mesa. Além disso, todas as outras modalidades paralímpicas e seus profissionais fisioterapeutas, sob convocação oficial, também utilizam a estrutura oferecida pelo serviço em competições e semanas de treinamento, fazendo com que mais de 30 profissionais de Fisioterapia, em algum momento do ano de 2019, tenham feito uso daquele espaço.

Estrutura Física

Situada no espaço compreendido entre a academia, pista Indoor de Atletismo, e os outros departamentos da área de saúde, o serviço de Fisioterapia tem capacidade para atender até 12 atletas por hora. São 12 macas, bicicletas ergométricas, *transports*, equipamentos de cinesioterapia variados, eletrotermofototerapia, entre outros, tudo alocado em uma sala bastante ampla, dividida em setores de atendimento efetivamente terapêutico e setor de manutenção, adaptada para a capacidade física de atletas afastados. O setor de Hidroterapia, anexo à sala de Fisioterapia, é disposto em uma área com 4 piscinas, sendo uma para crioterapia por imersão, com temperatura variando entre 8°C e 12°C, uma para contrastes ou técnicas em água quente (temperatura entre 33°C a 37°C), e duas em temperatura ambiente, sendo uma profunda e utilizada para a prática do *deep water running*, e uma com turbilhão que oferece resistência ao nado. Além disso, o serviço de Massoterapia, com capacidade de atendimento de 4 atletas por horário, também é anexo e gerido pelo Departamento de Fisioterapia.

Diretrizes da Atuação

São pilastras sólidas e inegociáveis do serviço de reabilitação do CTPB:

- Avaliação e controle;
- Promoção do equilíbrio funcional;
- Reabilitação com desempenho.

Entretanto, para discutirmos sobre essas primeiras diretrizes, é preciso mencionar um grande e importante objetivo dentro de um Centro de Treinamento: a prevenção. Todos sabemos que uma lesão musculoesquelética, em um atleta profissional, traz consigo prejuízos das mais diferentes naturezas, como gastos com reabilitação, afastamento de períodos importantes do treinamento, prejudicando o ganho de desempenho e, se próximo de competição, a grande chance de comprometer a participação do atleta. Nessa condição, em um grupo muito forte e submetido a um processo detalhado de acompanhamento e planejamento do desempenho, certamente a ocorrência dessa lesão custará uma medalha nos esportes individuais e o comprometimento do planejamento técnico e tático nos esportes coletivos, possivelmente comprometendo, igualmente, o resultado. Para se ter uma ideia, 10 atletas do Paratletismo que treinavam em São Paulo, compuseram a seleção brasileira da modalidade nos jogos Paralímpicos Rio 2016. Dos dez, nove foram medalhistas, sendo que 9 também alcançaram a melhor marca da temporada justamente nos jogos, e 7 alcançaram a melhor marca da carreira. Em contrapartida, apenas um atleta deste grupo não foi medalhista, atleta este que sofreu uma lesão na própria competição, o que nos leva a crer que diante de um planejamento detalhado para um determinado grupo, o resultado deve surgir, ao menos que um evento desastroso como uma lesão às vésperas da competição comprometa essa expectativa.

Reforçando este sentido, Alonso *et al.* (2012) acompanharam, em um estudo observacional, 1.512 atletas participantes do Campeonato Mundial de Atletismo realizado na cidade de Daegu, em 2011, e observaram a ocorrência de 248 lesões, e que 67% delas resultaram em perda da participação. Portanto, como mostrou nossa experiência e a literatura mencionada, uma lesão no esporte profissional custa e custa muito. Pode custar o resultado, e somando-se a isso o impacto na carreira do atleta, que pode deixar de contar com eventuais patrocínios e inserções em programas de bolsas destinadas a medalhistas. Desse modo, não há outro caminho senão a prevenção, que no esporte deve receber o mesmo ou maior relevo que a própria reabilitação. Para a prevenção, faz-se fundamental a observância de uma sequência de critérios: primeiro, deve-se analisar os dados epidemiológicos da literatura específica da modalidade em que se está inserido. Logo após, é fundamental pesquisar os fatores de risco para as lesões mais prevalentes naquela modalidade. E por fim, e entendendo os fatores de risco, trabalhar no controle das variáveis de risco, propondo ações de prevenção de acordo com o princípio da especificidade. Dito isso, podemos discutir sobre o processo de prevenção por meio das pilastras mencionadas anteriormente. Os exemplos mencionados adiante serão discutidos com vistas à consideração da especificidade e particularidades do paratletismo, e são considerados igualmente dentro da esfera das outras modalidades, sempre respeitando sua especificidade.

Avaliação e Controle

No centro de treinamento paralímpico brasileiro, este item é dividido em duas grandes vertentes: avaliar e controlar o risco agudo, e avaliar e controlar o risco crônico.

Avaliação de Controle do Risco Agudo

Pensar em prevenção passa necessariamente por um bom planejamento de periodização, onde as cargas de treino são impostas gradualmente e permitem o ganho de desempenho pela aplicação da sobrecarga, mas, em contrapartida, também garantindo fisiologicamente a recuperação segura do atleta no período compreendido entre um treino e o próximo. A literatura estabelece consenso de que a carga do treino deve ser avaliada e planejada de acordo com a análise constante de dois subtipos de carga: a **carga interna**, relativa aos estresses biológicos variáveis ocorridos a partir de um determinado treino ou competição (como a frequência cardíaca, alteração sérica de enzimas em análises bioquímicas, percepção de esforço e dor) e a **carga externa**, que diz respeito às variáveis objetivas do treinamento ou competição propostos, como o volume e a intensidade (BOURDON *et al.*, 2017).

Notadamente, ao se repetir exatamente o mesmo treino relativo à carga externa em dois dias diferentes, dependendo das condições do sujeito, as variáveis biológicas (carga interna) não se manifestarão com os mesmos parâmetros do dia anterior. Em outras palavras, em dias diferentes, a carga externa pode ser a mesma, mas isso não garante a uniformidade da carga interna e da maneira com que o sujeito e seu corpo lidam com o estímulo. As cargas externas são muito bem ajustadas e coerentemente delimitadas pelos membros da comissão técnica como treinadores, preparadores físicos e fisiologistas no processo de planejamento. Mas a forma com que cada atleta vai reagir a partir dessa carga é logicamente variável, sendo de difícil planejamento, e é justamente neste contexto que a participação do fisioterapeuta, como membro integrante da comissão técnica deve ser ativa, num processo rotineiro de avaliação do grupo, tudo visando identificar eventuais condições de risco de lesão.

No CTPB, o monitoramento constante das condições individuais do atleta e consequente avaliação do que chamamos de risco agudo (respostas agudas dos parâmetros fisiológicos do atleta nos primeiros dias após estímulo de treino) se dá pela consideração de que um treino deve gerar microtraumas e consequente microprocesso inflamatório (subclínico), com a possível presença aguda dos cinco conhecidos sinais cardinais: dor, calor, rubor, edema e perda de função. Monitorar a presença desses sinais pode garantir uma intervenção e adaptação da rotina, evitando efeito cumulativo do microtrauma e a consequente imposição do risco. Observado isto, a mensuração de variáveis relativas à carga interna no paratletismo no CTPB ocorre duas vezes por semana, sendo essas variáveis: queda de desempenho, presença de dor, alteração de temperatura e alteração bioquímica. Por uma questão logística, obviamente é inviável que as quatro variáveis sejam monitoradas semanalmente e para todos os atletas. Dessa, forma, dois grandes "gatilhos" são obrigatoriamente monitorados e, quando presentes, indicam para a avaliação das outras duas variáveis. Esses "gatilhos" de escolha são a queda de desempenho e a presença de queixas dolorosas. Quando duas das quatro variáveis avaliadas indicarem para alteração dos parâmetros considerados normais e fisiológicos, reúne-se, neste caso, subsídios suficientes para afastamento momentâneo do treino convencional por 72 horas e consequente encaminhamento para o Setor de Fisioterapia onde, se possível, além da atenção relativa à recuperação dos parâmetros avaliados, a pausa ativa com especificidade deve ser encorajada, desde que não comprometa a recuperação do quadro dentro deste período de três dias.

É importante salientar que, apesar desse fluxograma de 4 avaliações e do critério de afastamento baseado na alteração de duas variáveis, a soberania dos critérios clínicos também deve ser respeitada, e o afastamento preventivo a critério médico ou fisioterapêutico pode ocorrer a partir da queixa e avaliação clínica, por vezes de forma suficiente e independente, tudo visando preservar o atleta do risco mencionado. Cada uma das quatro variáveis da avaliação do risco agudo será abordada a seguir:

Queda do Desempenho

É primordial que no esporte de rendimento, as comissões técnicas construam rotina de avaliação de ao menos um teste de desempenho (coerente com a modalidade e à luz do princípio da especificidade), a fim de construir um banco de dados com o qual seja possível avaliar o progresso do desempenho dos atletas nas diferentes fases de periodização. Isto possibilita que, diante de uma queda vertiginosa de desempenho num teste que até então vinha em franca evolução, as outras variáveis que representem microdano vigente e processo inflamatório sejam cuidadosamente avaliadas, vislumbrando a prevenção de lesões. No CTPB, os velocistas e saltadores do paratletismo, por exemplo, realizam o teste de salto vertical com esse objetivo, sendo realizado duas vezes por semana, antes do treino. Este teste é amplamente utilizado pela literatura com objetivo de estimar o microdano ao tecido muscular nos membros inferiores por meio do desempenho (COCHRANE et al., 2013; PEARCEY et al., 2015). O Departamento de Ciência do Esporte, é responsável pela aplicação e registro do teste, demonstrado na Figura 18.1.

Em caso de observação relevante de queda do desempenho no referido teste, e sendo este um importante "gatilho", o fisioterapeuta presente no treino realiza, imediatamente, o exame físico para observação da presença de dor, bem como é o responsável por garantir que o atleta realize as outras avaliações previstas no protocolo. A Figura 18.2 representa a sequência de avaliação dos parâmetros mencionados onde, em caso de alteração de desempenho, avaliar a presença de dor será mandatório e vice-versa e de forma intercambiável. Além disso, os dois "gatilhos" também indicam para a avaliação termográfica e bioquímica. Notadamente, a presença do fisioterapeuta no local

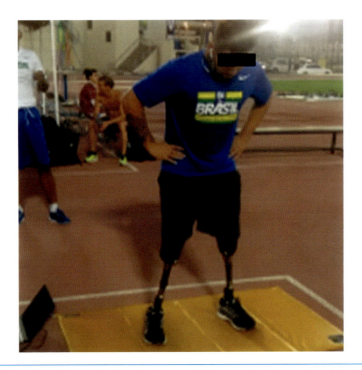

Figura 18.1 Teste de salto vertical realizado em atleta paralímpico no local de treinamento.
Fonte: Arquivo pessoal dos autores

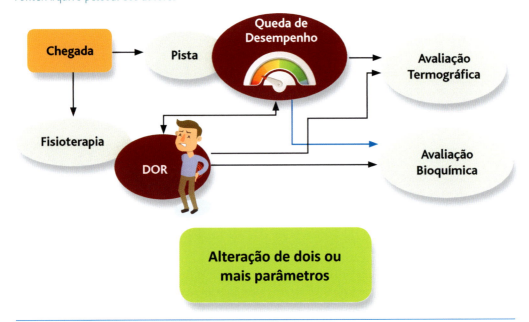

Figura 18.2 Fluxograma de avaliações visando a prevenção baseada na mensuração do risco agudo (no critério clínico, o afastamento também pode ocorrer de forma independente).
Fonte: Arquivo pessoal dos autores

de treino viabiliza o controle e observância dessas variáveis, a fim de garantir que um atleta sob risco de lesão seja conduzido ao Serviço de Fisioterapia.

Aqui, cabe um importante adendo: além do objetivo comentado, bem como a correção biomecânica de possíveis gestos esportivos, a presença do fisioterapeuta no local de treino tem como meta encorajar o grupo de atletas para a adoção de medidas de *recovery*, visando a recuperação precoce das repercussões do treino frequente, utilizando condutas que encontram amparo na literatura, justamente na tentativa de manter os atletas com parâmetros normais na avaliação do risco agudo. No paratletismo, o fisioterapeuta presente no treino é o responsável por disponibilizar os rolos de liberação miofascial pré-treino e supervisionar sua utilização (Figura 18.3). Tem sido observado que o uso frequente deste recurso proporciona controle da dor muscular pós-exercício, bem como efeitos positivos em variáveis de desempenho em testes funcionais (PEARCEY *et al.*, 2015).

Além disso, é de responsabilidade do fisioterapeuta presente no treino encorajar e supervisionar o uso, pelo atleta, do setor de hidroterapia após treinos importantes para uso da crioterapia por imersão (Figura 18.4), considerando, evidentemente, a não existência de contraindicações individuais. Este recurso tem demonstrado bons efeitos no controle da dor e da perda de desempenho após exercícios (BAILEY *et al.*, 2007; MACHADO *et al.*, 2015).

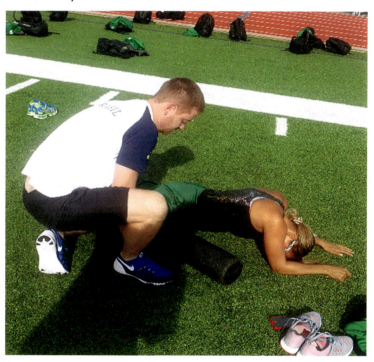

Figura 18.3 Fisioterapeuta esportivo auxiliando atleta do paratletismo na utilização do rolo de liberação miofascial.
Fonte: Arquivo pessoal dos autores.

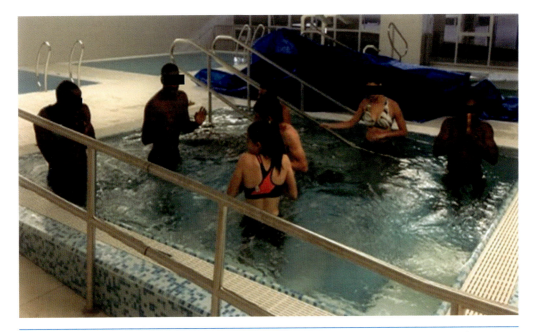

Figura 18.4 Atletas do paratletismo fazendo uso, após um treino, da crioterapia por imersão.
Fonte: Arquivo pessoal dos autores.

Exame Físico no Setor de Fisioterapia: Presença de Dor e a Triagem do Risco

Além do exame físico realizado pelo fisioterapeuta presente no local de treinamento em caso de alteração de desempenho no teste mencionado, cabe salientar que a presença de dor pode, frequentemente, ser um "gatilho" observado mesmo antes da realização do teste de desempenho. Por este motivo, no CTPB, adota-se a prerrogativa de que o Serviço de Fisioterapia inicia suas atividades pela manhã, geralmente 30 minutos antes do horário do treino. Estes 30 minutos que precedem o treinamento são dedicados preferencialmente para a triagem de atletas que, eventualmente, apresentem algum desconforto musculoesquelético em virtude de treinos anteriores. Apesar de procedimentos terapêuticos rápidos pré-treino serem também realizados neste momento, o grande objetivo é, de fato, tomar conhecimento de eventuais riscos, procedendo, a partir de um exame físico positivo, a avaliação dos outros parâmetros mencionados. Investir na cultura dos atletas para que, ao sinal de dor importante, façam uso deste recurso antes do treino é, sem dúvida, fundamental para o sucesso de um plano preventivo como esse.

Avaliação Termográfica

A termografia, também denominada termometria cutânea infravermelha, é um método de avaliação que capta a emissão de calor da superfície do corpo humano, visto que essa emissão pode estar alterada em diferentes condições e patologias. Este recurso vem sendo utilizado no esporte profissional justamente para "triar", por meio da avaliação de emissão de calor e desequilíbrio de temperatura entre partes corporais, o risco de lesão, considerando que com excesso de emissão de calor de uma determinada região corporal, subentende-se a vigência de um processo inflamatório mais exacerbado, e os pormenores da avaliação das outras variáveis devem ser considerados.

Considerando todas as recomendações comuns da literatura para a realização fidedigna do exame, como temperatura ideal da sala entre 18°C e 20°C, controle do fluxo do ar, umidade relativa ideal, aclimatização do paciente em temperatura ambiente antes da realização da imagem, entre outros (BRIOSCHI et al., 2012), é claro que há dificuldade logística para uso rotineiro deste recurso num centro de treinamento onde muitas atividades são desenvolvidas pelos atletas de elite. Por este motivo, a realização deste exame ocorre apenas quando há queda substancial no teste de desempenho ou frente à presença da queixa, como forma complementar. Consideramos uma assimetria a diferença bilateral entre as regiões de interesse acima de 0,4°C (CÔRTE et al., 2019), situação em que, se associada a mais uma variável alterada, o atleta deverá ser encaminhado ao Setor de Fisioterapia. Ressalta-se, ainda, que este recurso também é utilizado como complementar durante a reabilitação de lesões em atletas afastados, monitorando indiretamente o progresso do processo inflamatório pela emissão do calor proveniente da região da queixa.

Por outro lado, há que se fazer uma ressalva sobre a utilização deste método em atletas paralímpicos com hemiplegia, por exemplo. A hipótese de que o lado funcionalmente comprometido também apresente composição corporal diferente do lado são, nos vislumbra a possibilidade clara de diferença de metabolismo entre os lados, influenciando na emissão de calor.

Dito isso, cabe o comentário sobre um caso em que, durante uma competição internacional de paratletismo, um atleta velocista com hemiplegia direita procurou pelo Serviço de Fisioterapia queixando-se de dores musculares exacerbadas na região posterior da coxa direita, com dores importantes à contração e ao alongamento deste grupo muscular após uma prova. A Figura 18.5 representa a imagem termográfica realizada após 15 minutos de aclimatização, com o objetivo de contribuir para a avaliação. Ressalta-se que esta não é uma imagem ideal por não ter sido trabalhada no *software* específico, e tampouco não conter o fundo recomendado para o procedimento, tendo sido realizada na dinâmica do atendimento como guia rápido. Notadamente, em uma avaliação mais qualitativa e subjetiva, o lado da queixa (direito, e hemiplégico) apresenta temperatura regional menor que o lado esquerdo, onde a predominância mais esbranquiçada representa maior temperatura dentro do espectro. A hipótese de que a diferença na composição corporal, com possível menor massa magra no lado direito interfira no metabolismo, gerando falso negativo e induzindo ao erro não pode ser descartada, e acreditamos que estudos que comparem a composição corporal segmentada e a emissão de calor devam ser encorajados. Portanto, em atletas com hemiplegia, acredita-se que este método deve ser usado com esta ressalva.

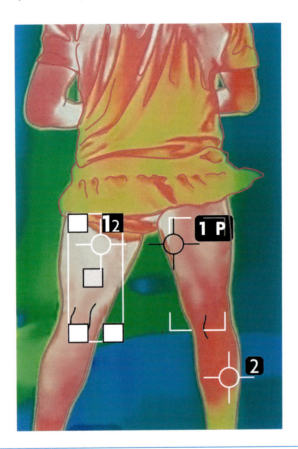

Figura 18.5 Comparativo qualitativo da emissão de calor entre a região posterior da coxa direita e esquerda de um atleta velocista hemiplégico.
Fonte: Acervo dos autores.

Alteração Bioquímica

Com objetivo de mensurar as condições subclínicas de microdano ao tecido muscular induzido pelo exercício em atletas, diversas variáveis bioquímicas têm sido utilizadas pela literatura. Neste contexto, as proteínas são frequentemente quantificadas no sangue, considerando-se que, frente a ocorrência de dano ao tecido muscular e consequente ruptura da membrana do mesmo tecido, essas proteínas extravasam para o plasma sanguíneo. São exemplos dessas proteínas a creatina quinase (LAZARIM et al., 2009), lactato desidrogenase e aspartato transaminase (CHEVION et al., 2003), e mioglobina (SAYERS; CLARKSON, 2003). Por outro lado, tem sido observado que o pico de concentração plasmática de variáveis bioquímicas como a creatina quinase pode ocorrer até 48 horas após o exercício que induziu ao dano subclínico (SPIRIRLIDIS et al., 2008), mostrando que a consideração irrevogável da alteração dessas variáveis para proceder ao afastamento preventivo pode incorrer num importante erro, justamente por se mostrarem, por vezes, pouco sensíveis nos momentos mais imediatos após um exercício danoso. Por este motivo, e somado à questão logística que dificultaria a avaliação rotineira semanal do grupo de atletas, no paratletismo no CTPB, a creatina quinase plasmática é dosada como método complementar a partir da alteração de um ou dos dois "gatilhos" mencionados: dor e perda de função (queda de desempenho).

Avaliação e Controle do Risco Crônico: a Busca pelo Equilíbrio Funcional

No esporte, o equilíbrio intrínseco de variáveis como força/torque muscular, flexibilidade e equilíbrio/propriocepção se fazem imprescindíveis para a prevenção de lesões e, quando pensa-se em equilíbrio, considera-se a relação contralateral entre membros, bem como a relação agonista-antagonista, ou seja, de um membro com ele mesmo.

Em atletas convencionais, a assimetria nos padrões de movimento é um fator de risco importante para lesões (FERNANDEZ et al., 2019) e, quando trata-se de paratletas, a assimetria é inerente à de deficiência, sendo a busca por equilíbrio algo inquestionável, ainda que haja limitações impostas por sequelas e deformidades.

Para manutenção e controle do equilíbrio, o Centro de Treinamento Paralímpico Brasileiro (CTPB) implementa testes periódicos a cada 6 semanas a fim de avaliar variáveis de equilíbrio com base na epidemiologia de lesões de cada esporte e seus respectivos fatores de risco.

A exemplo do paratletismo, em Jogos Paralímpicos (BLAUWET et al., 2016) observa-se uma incidência total de lesões de 22,1%. Nas provas de pista, a incidência é de 19,1%, sendo maior em amputados e deficientes visuais e menor em corredores em cadeira de rodas e paralisados cerebrais. Nas provas de campo, a incidência é de 25,2%, sendo maior nas provas de salto, seguida do lançamento sentado e lançamento para ambulantes. Em atletas de pista ambulantes, há um acometimento maior de coxa (26,8%), lombar (13,8%), perna (13,8%), pé (10%), joelho (8,8%), quadril/virilha (7,5%) e tornozelo (5%), enquanto em corredores em cadeira de rodas as regiões mais envolvidas são ombro (13,3%), braço (13,3%) e cervical (13,3%). Em atletas de campo ambulantes, as regiões mais envolvidas são joelho (15,2%), tornozelo (12,7%), ombro (11,4%), coxa (8,9%), lombar (8,9%), pé (7,6%), perna (7,6%), cotovelo (6,3%), quadril/virilha (5%) e punho (3,8%), ao passo que lançadores sentados sofrem mais em ombro (21,4%), cotovelo (19,4%), joelho (11,9%), braço (7,1%), punho (7,1%), coxa (7,1%), lombar (4,8%), pelve (4,8%) e torácica (4,8%).

Estes dados são importantes na orientação para tomada de decisão quanto a escolha de testes que avaliam os fatores relacionados às lesões, tal como estratégias preventivas para os subgrupos da modalidade. Assim sendo, identifica-se a necessidade de maior atenção aos fatores de risco para lesões de membro inferior em atletas ambulantes, e de ombro e membro inferior aos cadeirantes e lançadores sentados.

No paratletismo, o CTPB elegeu testes clínicos que avaliam flexibilidade muscular considerando a alta incidência de lesões de coxa; amplitude de movimento (ADM) pensando nas lesões articulares de membro inferior, ombro e virilha; torque isocinético, direcionado a lesões de ombro e coxa; e propriocepção como fator de risco para lesões de membro inferior.

A avaliação da flexibilidade dos músculos isquiotibiais, quadríceps e grupo flexor de quadril é um parâmetro importante na identificação de risco de lesões musculares de coxa e dor lombar (WITVROUW *et al* 2003). A flexibilidade dos músculos isquiotibiais e flexores de quadril é mensurada por flexímetria, quando o primeiro grupo citado é avaliado com o atleta em decúbito dorsal, flexímetro posicionado do tornozelo, membros inferiores estendidos e pelve estabilizada, para que o lado avaliado seja levado passivamente em flexão máxima de quadril com joelho estendido e feita a aferição. A flexibilidade do segundo grupo citado é realizada com o atleta em decúbito dorsal, membros inferiores posicionados para fora do apoio da maca a partir do terço distal da coxa, flexímetro posicionado no membro avaliado acima do epicôndilo femoral lateral, e então o membro inferior contralateral é levado passivamente em flexão máxima de quadril, com joelho relaxado. A elevação do membro avaliado é registrada. Em ambos os testes, as diferenças contralaterais são calculadas para posterior utilização em protocolo preventivo. Além destes testes para grupos musculares específicos, é feito um teste global de cadeia muscular posterior a partir do teste de sentar e alcançar com banco de Wells, onde o atleta senta-se no chão de frente para o banco, com pés apoiados no banco e joelhos estendidos. e assim deverá flexionar o tronco sobre o quadril tentando alcançar o máximo em 3 tentativas, cuja média será utilizada para cálculo da diferença contralateral.

No CTPB, a avaliação de ADM é aplicada para avaliar as articulações coxofemoral e ombro, sendo a redução de ADM um preditivo de risco para lesões de membro inferior como pubalgia, impacto femoroacetabular e lesões de joelho (GOMES *et al.*, 2008; SHAH *et al.*, 2009; TAK *et al.*, 2016), e também de membro superior como ombro arremessador, relacionado a alterações capsulares, lesões labrais e discinesia escapular (HELLEM *et al.*, 2019). A ADM de quadril é avaliada por flexímetria, com o atleta em decúbito ventral, membros inferiores paralelos e joelhos flexionados a 90°, e flexímetro posicionado na tíbia distal. A pelve é estabilizada por um examinador, enquanto outro avalia as rotações medial e lateral ativa e passiva do quadril para aferição. Os valores são registrados para o cálculo da relação entre rotação lateral e medial, bem como avaliação da diferença contralateral. No ombro, o atleta posiciona-se em decúbito dorsal, o lado avaliado é estabilizado contra a maca enquanto o avaliador mensura as rotações passivas e ativas. A ADM é analisada de acordo com o conceito de amplitude de movimento total do ombro no qual presume-se que a ADM total em ombros de lançadores deve ser de 180°, e não necessariamente a mesma amplitude em rotação lateral e medial, considerando que em muitos casos ocorre uma assimetria em que a rotação lateral é maior que a medial devido à retração da cápsula articular posterior ou torção umeral (ELLENBECKER *et al.*, 2002).

A avaliação de propriocepção é feita a partir de testes de equilíbrio que sugerem um aumento no risco de lesões de membro inferior (GUILD *et al.*, 2020; NAKAGAWA *et al.*, 2020) tais como: 1) *Y balance test* (YBT), no qual o atleta, situado no centro de um grande "Y" no chão, permanece em apoio unipodal enquanto o membro inferior livre realiza o maior alcance possível em 3 direções: anterior, posterolateral e posteromedial. Não mensurados os alcances, a média de 3 tentativas é registrada e relacionada ao comprimento do membro inferior para posterior comparação entre os membros inferiores. Assimetrias são interpretadas como déficits, cuja correção dependerá também da análise visual da qualidade de execução do movimento; e 2) *Hop Test Triplo Cruzado* que é um preditor clínico de lesões do joelho e tornozelo (NOYES *et al.*, 1991; AHMADIAN *et al.*, 2020; GUILD *et al.*, 2020), executado a partir de três saltos consecutivos em uma única perna por sobre uma linha reta no chão de 8 m de comprimento e 15 cm de largura. Os saltos devem sempre cruzar a linha com o objetivo de atingir a maior distância possível. A melhor de 3 tentativas para cada membro inferior é registrada para posterior comparação contralateral.

Reabilitação com Desempenho

Todos sabemos da necessidade, no esporte profissional, de minimizarmos o tempo de afastamento do atleta lesionado, considerando todos os prejuízos que longos períodos distante da rotina de treinos e competições podem trazer. Desse modo, a excelência no que tange aos aspectos relacionados à reabilitação pós-lesão num Serviço de Fisioterapia esportiva é condição elementar. A mescla de recursos eletrotermofototerápicos, de cinesioterapia, hidroterapia, de bandagens funcionais, terapias manuais, abordagens psicossomáticas, entre outros, deve ser bem associada, com cada recurso contribuindo para o grande objetivo. Para isso o autoaperfeiçoamento dos profissionais deve ser constante e é estimulado entre os profissionais de reabilitação no CTPB, e todo o aprendizado adquirido em cursos de formação, pós-graduações *latu sensu* e *stricto sensu* deve ser aplicado primeiramente para o bem do atleta, sempre com uma condição preponderante: o amparo da ciência. Considerando-se essa premissa (que é inerente aos fisioterapeutas do CTPB), costuma-se dizer que reabilitar a lesão de um atleta profissional é elementar (dadas as condições constantes de autoaperfeiçoamento dos profissionais), e o ponto a ser discutido passa a ser: apesar da reabilitação clínica, em que condições físicas estamos devolvendo os atletas ao treinamento ou, por vezes, para competir? Por experiência, não foram raras as vezes em que um atleta competiu internacionalmente sem ter tido oportunidade de realizar um treino sequer com o treinador após a lesão. Neste contexto surge a terceira grande pilastra do Serviço de Fisioterapia do CTPB: reabilitar com desempenho, cujos conhecimentos de Bioquímica e Fisiologia do Exercício, de princípios de treinamento e da especificidade da modalidade devem ser aplicados, considerando se tratar de um sujeito lesionado, impossibilitado do treino convencional com o treinador ou preparador físico.

No CTPB, ao recebermos um atleta lesionado do paratletismo, a primeira coisa a fazer é entender as provas disputadas por este atleta, que pode ser fundista ou meio fundista *(endurance)*, lançador, arremessador, saltador ou velocista. Cada prova tem sua peculiaridade em termos de exigência de capacidade física e isso é determinante para construir um cronograma de treino adaptado a partir da lesão, o que começamos a discutir agora, sendo este ponto tão importante quanto a própria reabilitação, pois a velha máxima que diz que "o importante é competir" não traduz a realidade relativa à cobrança por sucesso no esporte profissional.

Entendidas as peculiaridades das provas disputadas pelo atleta, outro aspecto essencial é entender a fase de preparação (se o atleta está em uma pré-temporada, ou próximo de uma competição, por exemplo), e conversar com treinadores e preparadores físicos para entender o que estava sendo previsto em termos de trabalho físico para o momento. Então, a partir dessas duas grandes informações, estabelecer um cronograma semanal de treino adaptado deve ser encorajado, priorizando as capacidades físicas predominantes e determinantes à luz da especificidade das provas a serem competidas. Desse modo, a distribuição de treinos de força, de capacidade aeróbia, anaeróbia, flexibilidade, entre outras, em um cronograma semanal, dependerá da importância de cada uma delas para a modalidade em questão.

No CTPB, os atletas do paratletismo em tratamento por exemplo, realizam o treino adaptado de acordo com a seguinte distribuição:

- **Treino de Força:** realizado na academia do CTPB três vezes por semana, no mesmo dia e horário do treino de força do grupo de atletas. O volume de treino deve seguir o mesmo previsto para o atleta e o grupo para a fase de preparação (número de séries e repetições, velocidade de contração, etc.), e a supervisão é de responsabilidade do fisioterapeuta do treino, que deve estar atendo à garantia da sobrecarga. Os grupos musculares a serem treinados são os não envolvidos com a lesão (preferencialmente, uma lesão de membros inferiores indica para o treinamento de força apenas dos membros superiores nas fases iniciais), e o início e progressão do treino de força do membro envolvido também é de responsabilidade do Departamento de Fisioterapia. Para garantir que o fisioterapeuta seja capaz de formular critérios para alta fisioterapêutica (conforme prevê o regimento da profissão), assumir a responsabilidade pela transição é tão importante quanto a reabilitação e o trabalho adaptado das capacidades físicas.

- **Treino Anaeróbio:** predominante e determinante para as provas de velocidade, por exemplo, a capacidade de resistência anaeróbia é trabalhada, desde que sem contraindicação para a fase três vezes por semana para esse grupo. Os recursos utilizados são a bicicleta ergométrica, a piscina de *deep water running*, ou a própria pista de atletismo (na transição, testando o estado funcional clínico do atleta).

- **Treino Aeróbio:** capacidade auxiliar para velocistas, mas predominantemente nas provas de fundo, treinos adaptados de maior volume são realizados uma vez por semana para velocistas e três vezes por semana para fundistas e meio fundistas. Os recursos utilizados são: bicicleta ergométrica, a piscina de *deep water running*, ou a própria pista de atletismo (transição).

- **Flexibilidade:** capacidade física considerada auxiliar, é trabalhada nos atletas lesionados do paratletismo uma vez por semana, ao menos (desde que sem restrição para tal), visto que a redução da flexibilidade tem sido relacionada a risco aumentado de lesão em membros inferiores (WITVROUW *et al.*, 2003).

- **Core, Propriocepção:** trata-se de capacidades auxiliares trabalhadas ao menos uma vez por semana.

Objetiva-se, com este plano, que os atletas cumpram dez sessões de tratamento por semana, buscando que em todas haja a adição de algum tipo de treinamento de capacidade física, cujo tempo deverá ser estabelecido pelos fisioterapeutas responsáveis, sem prejuízo do tratamento da lesão.

Considerações Finais

Como se pode observar, o esporte de rendimento, especialmente o paradesporto de rendimento, impõe à Equipe de Fisioterapia desafios dos mais variados, passando pela prevenção, reabilitação irretratável e sem falhas, e a garantia de desempenho. Para isso, além da disponibilidade e dedicação dos membros da equipe, o aguçado senso de comunicação e o registro de dados são fundamentais. Todavia, a inequívoca consideração da maior regra que é a valorização da ciência, garante que a tomada de decisão far-se-á de forma eficiente. Como membros integrantes de uma comissão que visa objetivo comum, façamos, e bem, a nossa parte.

Aproveitamos para parabenizar a Delegação Brasileira de Paratletismo, atual vice-campeã mundial da modalidade, e a todos os profissionais do Departamento de Fisioterapia e Massoterapia do CTPB por sua dedicação, muitas vezes diuturna, ao serviço.

Revisão de Conteúdo

REVISÃO 1. O que é risco agudo e quais variáveis podem ser monitoradas para controle deste risco?

REVISÃO 2. Como definir as variáveis a serem monitoradas para controle de risco crônico do atleta de alto rendimento?

REVISÃO 3. Quais os passos para realizar uma reabilitação que permita a manutenção do desempenho do atleta?

Referências

1. AHMADIAN, N.; NAZARAHARI, M.; WHITTAKER, J. L.; ROUHANI, H. Instrumented triple single-leg hop test: A validated method for ambulatory measurement of ankle and knee angles using inertial sensors. *Clin Biomech (Bristol, Avon)*, v.29, n.80, p.105-134, 2020.
2. ALONSO, J. M.; EDOUARD, P.; FISCHETTO, G.; ADAM, B.; DEPIESSE, F.; MOUNTJOY, M. Determination of future prevention strategies inelite track and field: analysis of Daegu 2011 IAAF championships injuries and illness surveillance. *Br J Sports Med*, v. 46, p. 505-514, 2012.
3. BAILEY, D. M.; ERITH, S. J.; GRIFFIN, P. J.; DOWSON, A.; BREWER, D. S.; GANT, N.; WILLIANS, C. Influence of cold water-immersion on indices of muscle damages following prolonged intermittent Shuttle-running. *J Sports Sci*, v.25, n.11, p.1163-1170, 2007.
4. BORDON, P. C.; CARDINALE, M.; MURRAY, A.; GASTIIN, P.; KELLMANN, M.; VARLEY, M.C.; GABBETT, T. J.; COUTTS, A. J.; BURGESS, D. J.; GREGSON, W.; CABLE, N. T. Monitoring athletes training loads: consensus statement. *Int J Sport Physiol*, p. 161-170, 2017.
5. BRIOSCHI, M. L.; TEIXEIRA, M. J.; YENG, L. T.; SILVA, F. M. R. M. *Manual de termografia medica*. Ed Andreoli, 1° edição, 2012.
6. CHEVION, S.; MORAN, D. S.; HELED, Y.; SHANI, Y.; REGEV, G.; ABBOU, B.; BERENSHTEIN, E.; STADTMAN, E. R.; EPSTEIN, Y. Plasma antioxidant status and cel injury after severe physical exercise. *Pnas*, v. 100, n.9, p. 5119-5123, 2003.
7. COCHRANE, D. J.; BOOKER, H. R.; MUNDEL, T.; BARNES, M. J. Does intermittent pneumatic leg compression enhance muscle recovery after strenuous eccentric exercise? *Int J Sports Med*, v. 34, p. 969-974, 2013.
8. CÔRTE, A. C.; PEDINELLI, A.; MARTTOS, A.; SOUZA, I. F. G.; GRAVA, J. HERNANDEZ, A. J. Infrared thermography study as a complementary method of screening and prevention of muscle injuries: pilot study. *BMJ open sport exerc med*, v. 5, p.1-5, 2019.
9. ELLENBECKER, T. S.; ROETERT, P.; BAILIE, D. S.; DAVBIES, G. J.; BROWN, S. W. Glenohumeral joint total rotation range ofmotion in elite tennis players and baseballpitchers. *Med Sci Sports Exerc*, v. 34, n. 12, p. 2052-2056, 2002.
10. FERNANDEZ, M. T.; GONZALEZ-SANCHEZ, M.; CUESTA-VARGAS, A. I. Is a low Functional Movement Screen score (≤14/21) associated with injuries in sport? A systematic review and meta-analysis. *BMJ Open Sport Exerc Med*, v. 18, n. 5, 2019.
11. GOMES, J. L.; DE CASTRO, J. V.; BECKER, R. Decreased Hip Range of Motion and Noncontact Injuries of the Anterior Cruciate Ligament. *The Journal of Arthroscopic and Related Surgery*, v.24, n. 9, p. 1034-1037, 2008.
12. GUILD, P.; LININGER, M. R.; WARREN, M. The Association Between the Single Leg Hop Test and Lower-Extremity Injuries in Female Athletes: A Critically Appraised Topic. *J Sport Rehabil*, v. 13, p. 1-7, 2020.

13. HELLEM, A.; SHIRLEY, M.; SCHILATY, N.; DAHM, D. Review of Shoulder Range of Motion in the Throwing Athlete: Distinguishing Normal Adaptations from Pathologic Deficits. *Curr Rev Musculoskelet Med*, v. 12, n.3, p.346-355, 2019.

14. LAZARIM, F. L.; ANTUNES-NETO, J.M.F; DA SILVA, F. O. C.; NUNES, L. A. S.; BASSINI-CAMERON, A.; CAMERON, L. C.; ALVES, A. A.; BRENZIKOFER, R.; DE MACEDO, D. V. The upper values of plasma creatine kinase of professional soccer players during the Brazilian national championship. *J Sci Med Sport*, v. 12, p. 85-90, 2009.

15. MACHADO, A. F.; FERREIRA, P. H.; MICHELETTI, J. K.; DE ALMEIDA, A. C.; LEMES, I. R.; VANDERLEI, F. M.; NETTO JUNIOR, J.; PASTRE, C. M. Can water temperature and immersion time influence the effect of cold water immersion on muscle soreness? A systematic review and meta-analysis. *Sports Med*, v.46, p. 503-514, 2016.

16. NOYES, F.; BARBER, S. D.; MANGINE, R. E. Abnormal lower limb symmetry determined by function hop tests after anterior cruciate ligament rupture. *Am J Sports Med*, v. 19, n. 5, p. 513-518, 1991.

17. PEARCEY, G. E. P.; BRADBUY-SQUIRES, D. J.; KAWAMOTO, J. E.; DRINKWATER, E. J.; BEHM, D. J.; BUTTON, D. C. Foam rolling for delayed onset-muscle soreness and recovery of dynamic performance measures. *J Athl Train*, v. 50, p. 5-13, 2015.

18. SAYERS, S. P.; CLARKSON, P. M. Short-term immobilization after eccentric exercise: Part II. Creatine Kinase and Myoglobin. *Med Sci Sports Exerc*, v. 35, n.5, p. 762-768, 2003.

19. SHAH, S. S.; TESTA, E. J.; GAMMAL, I.; SULLIVAN, J.; GERLAND, R. W.; GOLDSTEIN, J.; SHERIDAN, B.; MASHURA, M.; SHAH, A. S.; GOODWILLIE, A.; COHN, R .M. Hip Range of Motion: Which Plane of Motion Is More Predictive of Lower Extremity Injury in Elite Soccer Players? A Prospective Study. *J Surg Orthop Adv*, v. 28, n. 3, p. 201-208, 2019.

20. SPIRIRLIDIS, I.; FATOUROS, I. G.; JAMURTAS, A. Z.; NIKOLAIDES, M. G.; MICHAILIDIS, I.; DOUROUDOS, I.; MARGONIS, K.; CHATZINIKOLAOU, A.; KALISTRATOS, E.; KATRABASAS, I.; ALEXIOU, V.; TAXILDARIS, K. Time-course of changes in inflammatory and performance responses following a soccer game. *Clin J Sport Med*, v. 18, n. 5, p. 424-431, 2008.

21. TAK, I.; GLASGOW, P.; LANGHOUT, R.; WEIR, A.; KERKHOFFS, G.; AGRICOLA, R. Hip Range of Motion Is Lower in Professional Soccer Players With Hip and Groin Symptoms or Previous Injuries, Independent of Cam Deformities. *Am J Sports Med*, v. 44, n. 3, p. 682-688, 2016.

22. WITVROUW, E.; DANNEELS, L.; ASSELMAN, P.; D'HAVE, T.; CAMBIER, D. Muscle flexibility as a risk factor for developing muscle injuries in male professional soccer players. A prospective study. *Am J Sports Med*, v. 31, n. 1, p. 41-46, 2003.